急诊介入护理学

特约顾问 徐 克

主　审 李麟荪　毛燕君

主　编 徐 阳　王雪梅　李 玫

副主编 莫 伟　冯英璞　郝卫文　刘雪莲

编　委（按姓氏汉语拼音排序）

包建英　（南京医科大学第一附属医院）

曹宏霞　（唐山市工人医院）

陈冬萍　（华中科技大学同济医学院附属协和医院）

陈澜涛　（哈尔滨医科大学附属肿瘤医院）

崔 萍　（哈尔滨医科大学附属肿瘤医院）

董 兰　（上海长征医院）

范本芳　（南通市第一人民医院）

冯英璞　（河南省人民医院）

高方琪　（中国医科大学附属第一医院）

高 岚　（东南大学附属中大医院）

高永霞　（南京医科大学第一附属医院）

顾 梅　（南京医科大学第一附属医院）

关 雪　（哈尔滨医科大学附属第二医院）

郝卫文　（南京医科大学第一附属医院）

黄 宇　（贵州医科大学附属肿瘤医院）

季学丽　（南京医科大学第一附属医院）

贾金良　（哈尔滨医科大学附属肿瘤医院）

姜 宴　（哈尔滨医科大学附属第四医院）

赖莉莉　（中国医科大学附属第一医院）

黎金玲　（同济大学附属上海市肺科医院）

李 莉　（中国医科大学附属第一医院）

李 玫　（南京医科大学第一附属医院）

李 霞　（中国医科大学附属第一医院）

李晨龙　（哈尔滨医科大学附属肿瘤医院）

李春霞　（郑州大学第一附属医院）

李俊梅　（北京大学第一医院）

李小勤　（苏州大学附属第一医院）

李晓飞　（中国医科大学附属第一医院）

李晓蓉　（复旦大学附属中山医院）

刘佩莹　（广州市妇女儿童医疗中心）

刘士龙　（哈尔滨医科大学附属肿瘤医院）

刘文萍　（南京医科大学第一附属医院）

刘雪莲　（中山大学附属第三医院）

卢 涛　（中国医科大学附属第一医院）

吕晓颖　（中国医科大学附属第一医院）

莫 伟　（湖南省人民医院）

牛 红　（辽宁省抚顺市中心医院）

牛广颖　（郑州大学第三附属医院）

钱 多　（苏州大学附属第一医院）

宋春雨　（哈尔滨医科大学附属肿瘤医院）

孙笑晗　（中国医科大学）

王 迪　（哈尔滨医科大学附属肿瘤医院）

王 芳　（中国医科大学附属第一医院）

王秋程　（哈尔滨医科大学附属肿瘤医院）

王晓静　（南京鼓楼医院）

王校媛　（哈尔滨医科大学附属肿瘤医院）

王雪梅　（南京医科大学第一附属医院）

吴 敏　（南京医科大学第一附属医院）（兼学术秘书）

吴玲玲　（南京医科大学第一附属医院）（兼学术秘书）

夏五妹　（江西省人民医院）

向 华　（湖南省人民医院）

徐 苗　（郑州大学第一附属医院）

徐 阳　（中国医科大学附属第一医院）

阳秀春　（湖南省人民医院）

杨 奕　（哈尔滨医科大学附属肿瘤医院）

杨海霞　（南通市第一人民医院）

杨丽萍　（江苏大学附属医院）

杨旻斐　（浙江大学附属第二医院）

杨淑萍　（中国医科大学附属第一医院）

尹 航　（哈尔滨医科大学附属肿瘤医院）

张 峥　（同济大学附属上海市肺科医院）

张桂芳　（河南省人民医院）

张海洋　（哈尔滨医科大学附属第一医院）

张婧爽　（河南省人民医院）

张永慧　（中国科学技术大学附属第一医院）

赵文利　（河南省人民医院）

郑 雯　（徐州医科大学附属医院）

周云英　（江西省人民医院）

人民卫生出版社

·北 京·

图书在版编目（CIP）数据

急诊介入护理学 / 徐阳,王雪梅,李玫主编. —北京：人民卫生出版社,2020.8
ISBN 978-7-117-30299-9

Ⅰ.①急… Ⅱ.①徐… ②王… ③李… Ⅲ.①急诊 – 介入性治疗 – 护理学 Ⅳ.①R472.2

中国版本图书馆 CIP 数据核字（2020）第 145034 号

人卫智网	www.ipmph.com	医学教育、学术、考试、健康，购书智慧智能综合服务平台
人卫官网	www.pmph.com	人卫官方资讯发布平台

急诊介入护理学
Jizhen Jieru Hulixue

主　　编：徐　阳　王雪梅　李　玫
出版发行：人民卫生出版社（中继线 010-59780011）
地　　址：北京市朝阳区潘家园南里 19 号
邮　　编：100021
E - mail：pmph @ pmph.com
购书热线：010-59787592　010-59787584　010-65264830
印　　刷：三河市宏达印刷有限公司（胜利）
经　　销：新华书店
开　　本：787×1092　1/16　印张：21　插页：2
字　　数：524 千字
版　　次：2020 年 8 月第 1 版
印　　次：2020 年 8 月第 1 次印刷
标准书号：ISBN 978-7-117-30299-9
定　　价：129.00 元

打击盗版举报电话：010-59787491　E-mail：WQ @ pmph.com
质量问题联系电话：010-59787234　E-mail：zhiliang @ pmph.com

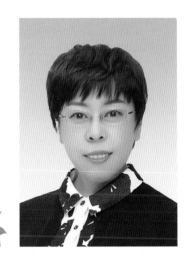

徐阳，主任护师，中国医科大学附属第一医院影像科科护士长，介入病房护士长。现任中华医学会第八届影像技术分会医学影像护理专委会副主任委员，中国抗癌协会肿瘤介入专委会第二届护理专业委员会副主任委员，中国医师协会腔内血管学专委会第一届护理专业委员会副主任委员，中国医师协会第二届介入医师分会介入围手术专委会委员，中国研究型医院学会第一届出血专委会护理专家委员会委员，中国抗癌协会第二届肿瘤微创治疗专委会粒子治疗分会护理学组委员。*Journal of Interventional Medicine* 第一届编委会通讯编委，《介入放射学杂志》第八届编辑委员会通讯编委。曾任中华医学会第十四届放射学分会放射护理专委会副主任委员，辽宁省护理学会第一、二届影像护理专委会副主任委员。

从事护理管理工作23年，主要研究方向为护理管理、肿瘤和血管病介入护理及护患身心健康等。以第一或通讯作者发表论文40余篇，主编《介入护理学》《中华医学影像案例解析宝典——护理分册》《急诊介入护理案例解析》，参编专著12部。主持完成省院级课题二项，获实用新型专利7项。

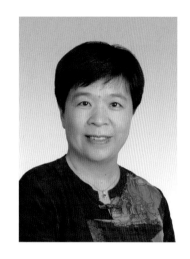

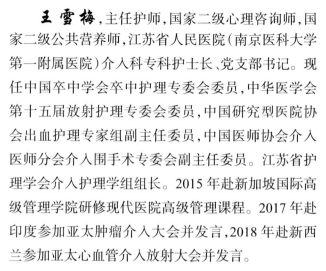

王雪梅，主任护师，国家二级心理咨询师，国家二级公共营养师，江苏省人民医院（南京医科大学第一附属医院）介入科专科护士长、党支部书记。现任中国卒中学会卒中护理专委会委员，中华医学会第十五届放射护理专委会委员，中国研究型医院协会出血护理专家组副主任委员，中国医师协会介入医师分会介入围手术专委会副主任委员。江苏省护理学会介入护理学组组长。2015 年赴新加坡国际高级管理学院研修现代医院高级管理课程。2017 年赴印度参加亚太肿瘤介入大会并发言，2018 年赴新西兰参加亚太心血管介入放射大会并发言。

从事临床护理工作 28 年。发表国内核心期刊论文 20 余篇，参编《介入护理学》《介入护理实践指南》等 10 部，实用新型专利 2 项。获威海市卫生厅医疗新技术二等奖 1 项、三等奖 1 项。参与南京医科大学护理学院理论和临床教学，获多项教学荣誉。2019 年获第五届南京地区"人民满意的卫生健康工作者""十佳护士"称号。

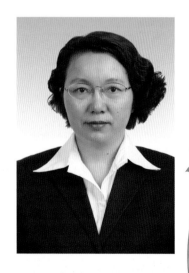

李玫，主任护师，江苏省人民医院（南京医科大学第一附属医院）急诊医学科科护士长。现任中华护理学会急诊专委会专家库副组长，中华护理学会科学传播专家，江苏省护理学会急诊急救专委会副主任委员。2000 年起先后赴中国香港、中国台湾、新加坡、韩国等地访学。

从事临床护理工作 38 年。发表国内核心期刊论文近 20 篇，参编《实用临床护理"三基"》《心肺脑复苏》《胸痛诊疗路径》等，实用新型专利 2 项。获南京医科大学第一附属医院新技术一等奖 1 项，主持完成省、院级课题 3 项。参与南京医科大学急救护理学理论和临床教学，1998～2020 年担任多项国家级及省级继续护理学教育项目负责人，获多项荣誉。

徐阳、王雪梅与李玫三位护理学专家主编了《急诊介入护理学》一书,邀请我主审,但是很抱歉,我不是护理学专家,尤其不懂护理学的最新进展,我的观点可能陈旧了,我这个"前浪"恐怕会妨碍"后浪"前进的脚步。所以,说实话,我没能逐句审阅。不过我相信她们三位在急诊学、介入学与护理学方面确实已是专家,而且早已主编过专业著作,在这方面的工作经验远远超过了我。我相信本书应该是很棒的,值得从事急诊、介入与护理学的同仁们认真参考。

我从事临床实践得益于护士的很多指导,以至于在大学毕业返回家乡的火车上,听到广播里说有一产妇临产需要紧急救援时,敢于挺身而出。因为我在常州一院实习时,产科护士指导我如何接生,特别认真、非常耐心,到实习结束时,我已是一个熟练的助产士了。当然,在冲向那位需要帮助的产妇时,我给自己的原则是:如果刚好有正规的妇产科医生或助产士在的话,我就只做助手。

车厢很挤,当我到达时,果然,已经有一位助产士在忙,我的心就定下来了。因为我曾犹豫了一会儿,我怕谁会相信一个小伙子去接生?这位助产士很谦虚,以为我是产科医生,邀我做产后检查。我看她像我的那位老师,50岁开外,那种自信、谦虚、干练的神态,我知道自己不必"折腾"患者了。

这位助产士的样子,我至今仍记忆犹新。一个好人,当有人呼救时,立即挺身而出。(否则怎么我刚到,她就已处理完了?)她不计报酬、不怕风险、主动承担,这就是医护人员的天职。那时候人们想到的是救人要紧,没有人会去想这是不是异地行医?出了事谁负责?家属会不会揪住不放?即使是现在老人倒地不敢扶,我们作为医护人员,也还是应该敢于不辜负"天使"的使命。

我们学医,不仅仅要掌握书上的救护技术,更重要的是为了拯救生命、关爱灵魂。现代医学专业分工很细,专业知识又太多,我们不可能什么都会,也不可能记住书上的所有内容。紧急状态时可能没有器械、没有药品,但是我们毕竟掌握了基本知识。出血的患者我可以帮他止血,呕吐的患者我可以把他的头侧过来防止窒息,休克的患者我可以让他躺下,抬高他的下肢……有些情境下我甚至可能什么都不会,但我还是可以让周围人群散开,握着他的手,说几句安慰的话,这样也能给患者带去关爱,即便我们终究无法救活他,他的灵魂也会得到安定、升华。

所以,无论任何灾难来临时,医护人员都要敢于挺身而出,尽我们的天职!

我还常说,在学习介入护理知识前,我希望你先把自己当患者,想着如果我就是患者,我希望得到什么样的护理。

有一位特鲁多医生,他的墓志铭久久流传,它告诉我们什么是行医人的作用。原话"to cure sometimes, to relieve often, to comfort always",我的理解是"有时会治愈,常常能缓解,总是给宽慰"。医生不是万能的,病不是都能看好的,治疗效果也不都是百分之百的……这些大家都能接受,但是假如医护人员不给患者宽慰、不给患者关心,那就有损"天使"形象。不可否认,我们身边有着冷漠的现象,我曾听到过这样一个故事:一位踝部骨折的患者在某医院急诊科挂号,当时急诊患者很多,医生过来看了一下,让患者等着,就走了。1h过去了,没有医生护士来,2h过去了,3h过去了,依然是没有人来……眼瞅着这个患者踝部肿胀起来,不能急诊手术了,连石膏都没打上! 这样的结果是我不愿意看到的!

当然也有让我欣慰的事情。一天,我接到一个电话:"老李呀,我现在住在你们病房里。"我赶紧问,要我做点什么吗? 他说:"不需要,我只想告诉你,我的感觉太好了,你们的护士不认识我,但是都叫我'老爷爷',不像以前,护士叫患者都说床号的,就像牢房里叫犯人的代号一样……"一个简单的称呼居然如此感动了一位退休多年的老医生! 他从来不与我联系,这辈子留下的就是这一个电话。我把他的感受写在这里,这个感受也将随着本书永远传留。

这让我也非常感动,马上打电话谢谢病房的护士长(本书主编之一),我请她代我谢谢全体护士,并在全国护士大会上传达患者的感受。

对于护士的工作,我也曾经在全国介入护士大会上说过:

母亲的伟大体现在平凡之中,
护士的伟大淹埋在平凡之中。
我们毋需要天天被称为天使,
我们是出于自己真心的善良。
学习那南丁格尔的高贵精神,
以一个微笑,一个招呼,温暖患者,
在平凡而繁杂的护理事业中,
你,就是那赛似母亲的亲人。

一点小小的改动能如此感人,那么我们是不是还有什么可以做得更好的地方呢? 肯定有的,譬如……我不一一说了,你懂的。作为你们口中、眼中的那个行医多年的"长者",我相信你愿意把好的技术和爱心传承下去,培养一代一代的护士,对吗? 来,我们拉钩,"不许赖"!

这不是我贪心,想得寸进尺,而是我希望今后当我生病的时候,能得到良好的护理。那时候,我只是一个普普通通的生了病的老头儿,享受着你们正常的护理。

谢谢全国的急诊介入护士们,你们拼搏在急诊的第一线,把快速、高效、安全而简易的介入治疗施惠于患者。

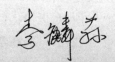

南京医科大学第一附属医院
2020 年 6 月

20 世纪 90 年代以后，介入医学快速发展，各种介入技术不断发展，治疗领域不断扩大。急诊医学与介入医学密切相关，介入技术作为急诊救治的核心技术之一，许多急诊科的危重患者可以通过微创、快速、有效的介入技术得到及时救治，特别是心血管、脑血管、创伤救治、危重症孕产妇救治等。因此，促进介入学科的发展、提升介入人才建设、完善介入在各学科的诊疗、护理尤为重要。

面对急诊介入医学的发展、介入技术的进步，临床护理实践也随之发生了巨大变化，急诊介入护理专业的发展急需进一步补充。本书由国内著名介入专家李麟荪教授策划并设计，中国医科大学附属第一医院介入科徐阳主任护师、南京医科大学第一附属医院介入科王雪梅主任护师、急诊科李玫主任护师联合编写，并作为《急诊介入治疗学》的姊妹篇供广大读者学习使用。本书在多年临床经验的基础上，以循证为基石，集合多位临床专家之力创作完成。本书内容较为全面，包括急诊介入护理管理、各急诊中心建设、急诊介入重症监护及其他急诊介入疾病护理，每部分又详细涵盖管理组织架构、模式、紧急处置、护理监测与流程，以及该专科护理质控指标。故本书可作为急诊介入护理领域的重要参考书籍。

"镜里形容水底天，定将何物喻真禅。"本书经过各位介入医护专家的呕心沥血，充分展示出介入护理所独具的专科特色，拓展了护理学的深度和广度。本书的出版必将在护理学科发展的道路上添加浓墨重彩的一笔！

北京大学人民医院

2020 年 6 月

急诊作为医院急救前沿，是医院重症病人最集中、病种最多、抢救和管理任务最重的科室。进入 21 世纪以来，影像设备、放射介入技术不断发展，推动了急诊医学与介入医学的学科融合，急诊介入治疗已成为急诊抢救中不可或缺的治疗手段之一，在急诊医疗救治中发挥着不可估量的作用。

近年来，胸痛中心、卒中中心救治体系的建设与持续推进，进一步推进了急诊介入技术的快速发展，提升了心脑血管疾病的救治水平，为患者构建了抢救生命的快速通道，降低了死亡率和致残率。

急诊介入治疗技术的发展必然推进急诊介入护理学理论和实践的研究，急诊介入护理已发展为以患者为中心贯穿检查、治疗、诊断各环节的整体护理模式。为了满足临床急诊介入护理发展的需求，《急诊介入护理学》集中急诊护理和介入护理的临床骨干力量，在总结专科实践经验的基础上，结合循证护理学证据和国家政策文件撰写而成，堪称急诊介入护理的规范性书籍，可直接为临床护士提供指导。

祝贺本书的出版发行，同时也希望本书对推动急诊介入护理的规范化、标准化和科学化发挥积极的作用，为推动建成快速、高效的急危重症医疗救治体系做出贡献！

浙江大学医学院附属第二医院

2020 年 6 月

曾有言曰:时间,生命,功能,不经意间在医护人员的指缝中流逝,故而急诊医学又称为时间窗医学。"Time is life""Time is brain""the green channel"等耳熟能详,所谓"the green channel",其本质是为急、危、重症患者,提供的高效和便捷的救治体系。高效、便捷和体系化是其精髓。我和施海彬教授是有些许个性与抱负的临床医生,一次机缘巧合让我们的个性和抱负终于合而为一,施海彬教授戏谑为"臭味相投",由此急诊－影像－介入,一条可见、可触、可及的卒中救治轴,在南京医科大学第一附属医院,已经延展了六年。这条轴线在南京医科大学第一附属医院不单有型,且材质钢性。

《急诊介入治疗学》一书在 2018 年出版发行,主编为施海彬、张劲松和赵卫三位教授,该书的特色是涉及急诊、影像、介入为主轴的多学科,出版之初提出应该有其姐妹篇。近期由徐阳、王雪梅和李玫三位主任护师主编的《急诊介入护理学》已然完稿,由此《急诊介入治疗学》和《急诊介入护理学》彼此均觅得知音,功德圆满。

《列子》八篇,有高山流水,伯牙绝弦。但我以为这两部姐妹篇,将会随着现代信息化、智能化、临床医学和护理学的发展,在这知识大爆炸的时代,在担负当下使命的同时,必将为承载未来谱写新章。本书的出版,将使得急诊介入这一门新兴的专业更加香气四溢,一发不可收。

张劲松

南京医科大学第一附属医院

2020 年 6 月

序 5

　　近年来，国家卫生健康委员会与各地方卫生行政管理部门提出了卒中中心、胸痛中心、创伤中心、危重孕产妇救治中心及危重新生儿救治中心建设，中国研究型医院协会出血专委会提出了建设出血中心的理念。这些中心的建设大多与急诊医学和介入医学相关。2015年国家卫健委脑防委开始推行的高级卒中中心建设，需要急诊状态下的多学科密切合作，其中急诊介入取栓技术作为脑卒中急诊救治的核心技术需求越来越大，并提出了更高的急诊救治流程化要求，也是医疗机构急救综合实力的一个象征。2018年我院急诊科张劲松教授、昆明医科大学第一附属医院赵卫教授与我联合主编了《急诊介入治疗学》，我们在书中系统阐述了介入技术在各系统疾病急诊救治中的应用，总结了几种重大疾病的急诊救治流程。在此基础上，中国医科大学附属第一医院介入科护士长徐阳主任护师联合我院介入科专科护士长王雪梅主任护师、急诊科护士长李玫主任护师编写了可作为《急诊介入治疗学》姊妹篇的《急诊介入护理学》，创新性地将急诊专科护理的深度和介入专科护理的广度新颖地结合在一起，就各大急诊救治中心建设和相关急诊介入疾病的围介入期护理和急诊重症监护展开阐述，体现了介入护理的稳和准、急诊护理的急和效以及急诊介入护理的技术性和人文性。尤其附上了急诊介入护理相关的护理敏感质量指标体系，符合护理学发展的要求和特色，为急诊介入护理从业人员提供了理论上和实践上的支撑。疾病三分靠治疗，七分靠护理，护理是急诊介入医学发展不可或缺的一部分。本人非常感谢参与编写的各位专家付出的辛勤劳动，同时也非常感谢奋战在急诊介入一线的护士们，让我们共同努力为健康中国贡献自己的一份力量！

南京医科大学第一附属医院

2020 年 6 月

前言

近年来,国家卫生健康委员会和国家中医药管理局先后出台《进一步改善医疗服务行动计划(2018—2020年)》和《深入落实进一步改善医疗服务行动计划重点工作方案》,以增强人民群众就医获得感和优化就医服务为重要目标,明确要求各级医院完善以胸痛中心、卒中中心、创伤中心、危重孕产妇救治中心、危重儿童和新生儿救治中心为主体的急危重症患者救治体系建设。急诊医学与介入医学是天然的学科间依存关系,许多急诊科患者可以通过介入技术得到及时救治。介入诊疗作为急危重症患者的主要救治手段在各类中心建设中发挥着重要的作用。如何建设救治中心、设计什么样的急救流程、各部门如何协调等是摆在医院管理者以及急诊、介入医护人员面前的首要问题。江苏省人民医院介入科施海彬教授和急诊科张劲松教授联合昆明医科大学第一附属医院赵卫教授于2018年12月出版了《急诊介入治疗学》,继之,我们筹划编写了这部《急诊介入护理学》。

本书以临床实用性为原则,紧紧结合健康中国战略,在充分循证基础上撰写。内容主要包括急诊介入护理管理、急诊介入手术室护理管理、急诊介入重症监护、各急诊中心建设和急诊介入疾病护理及其他急诊介入疾病护理。将近几年国内迅速兴起的出血中心相关内容也编写进去,形成六大急诊中心介入诊治护理的整体框架。本书内容涵盖利用介入方法进行急救的几乎所有疾病,既包括疾病知识,含有急救流程,同时又详细介绍了人文关怀和专科护理方法,创新性地加入了专科敏感护理指标相关内容,以文字、图片、表格、流程图等丰富多样的形式进行编写,使读者有画面感、新鲜感,堪称《急诊介入治疗学》的姊妹书。本书旨在面向介入科与急诊科护士读者群体,也希望能对急诊介入疾病相关的护理管理者和其他学科护士提供参考。

这部专著由国内著名介入专家李麟荪教授策划与设计,他始终给予密切的关注和指导。主编所在单位科室主任对本书的编写也给予了大力支持。在此,对专家们的指导和帮助及编委们的辛勤付出表示衷心的感谢! 由于时间有限、能力有限,不到之处敬请广大读者多提宝贵意见,共同商榷提高!

徐 阳 王雪梅 李 玫
2020年8月

目 录

第一篇　急诊介入护理管理

第二篇　急诊中心建设

第三篇   其他急症行急诊介入治疗的护理

第四篇   急诊介入监护

第一篇　急诊介入护理管理

第一章　急诊医疗服务体系

第一节　急救医疗服务体系发展概况

一、概念

急救医疗服务体系（emergency medical services system，EMSS）是近些年发展起来的急诊急救医学模式，是集院前急救、院内急诊科诊治、重症监护病房（ICU）救治和各专科"生命绿色通道"为一体的急救网络。院前急救负责现场急救和途中救护，医院急诊科和 ICU 负责院内救护。它们既有各自独立的工作职责和任务，又相互紧密联系，构成一个科学、高效、严密的组织和统一指挥的急救阵营。完备的 EMSS 应围绕院前急救、院内急诊和危重症救护三方面开展工作，保证其高效运行，为人类健康铺设通畅的生命通道。

二、急救医疗服务体系发展史

近年来，EMSS 在国内外迅速发展，受到各级卫生机构和患者的关注。各国政府机构也逐渐认识到发展 EMSS 的迫切性和重要性，发达国家尤其重视发展和完善 EMSS 体系。法国是最早组建 EMSS 的国家，美国、日本、德国等国家都先后完善了 EMSS 体系。如：1968年美国麻省理工学院提议建立"急症医疗系"，1970 年日本规定了急救车标准，1973 年美国总统颁布了急诊医疗服务体系（EMSS）法案，1980 年德国开始运用直升机运送伤病员等。目前，急救医疗服务已向国际化、全球化发展。国际 SOS 救援中心现已在多个国家和地区设有办事机构和急救中心，其专业的工作方式、应对突发事件的快速反应能力、全球网络化的密切配合等优势对 EMSS 发挥了重要的支持作用，全球性的医疗服务网络已经形成。

我国 EMSS 起源于抗日战争时期和人民解放战争时期对伤员的战地初级救护和快速转运。20 世纪 50 年代，我国部分大、中城市成立了院前急救的专业机构，即"救护站"，其功能只是简单的初级救护和单纯转运患者。1980 年 10 月国家卫生部颁发了中华人民共和国成立后第一个关于急救的文件《关于加强城市急救工作的意见》。随后，我国的 EMSS 进入快速发展阶段，建立了日益完善的城乡急救组织。它是院前急救中心（站）、医院急诊科、重症或专科监护单元三部分有机联系起来的一个完整的现代化医疗机构。目前，我国二级以上的医院设有急诊科，地市级城市设有急救中心或急救站，综合性大医院都建立了 ICU，并配备一定的专业医护队伍。全国设统一急救电话号码 120。1995 年 4 月国家卫生部发布了《灾害事故医疗救援工作管理办法》有力地促进了我国 EMSS 的发展。2003 年"非典"之后,各级政府投入巨资,建立健全了具有中国特色的院前急救网络。

目前我国 EMSS 已基本完善了相关法制标准,人才队伍建设初见雏形。面对全球一体化的医学救援发展趋势,救援模式多样化需求的现况,未来 EMSS 的发展将向着国际化、规范化、职业化、社会化的方向大踏步地迈进。急救是一项涉及全社会的工作,要想整体提升我国急救的综合实力与救治水平,不仅需要医疗机构重视及各级政府关注,还必须有全社会各部门及公众个人共同参与,各尽其责,共同协作。

(杨丽萍)

第二节　急救医疗服务体系的组成与管理

一、院前急救

(一)概述

院前急救也称院外急救,是在医院之外的环境中对各种危及生命的急症、创伤、中毒、灾害事故等伤病者进行现场救护、转运及途中救护的统称,即从患者发病或受伤开始到医院就医之前这一阶段的救护。及时有效的院前急救,对于维持患者生命、防止再损伤、减轻患者痛苦、提高抢救成功率、减少致残率,具有极其重要的意义。一个有效的院前急救组织应具备以下标准:以最短的时间快速到达患者身边,根据具体病情转运到合适的医院;给患者最大可能的院前医疗救护;平时能满足该地区院前急救需求,灾害事件发生时应急能力强;合理配备和有效使用急救资源,获取最佳的社会、经济效益。用上述标准衡量不同组织形式,可以比较客观地反映其急救功能。

(二)院前急救的任务及工作范围

1. 为院外呼救的患者提供院前急救　是院前急救的主要和经常性的任务。呼救患者一般分为三种类型。

(1)短时间内有生命危险的患者,如急性心肌梗死、严重创伤、大面积烧伤、休克等,占呼救患者总数的 10%～15%。对此类患者必须实施现场急救,目的在于挽救患者生命或维持其生命体征。

(2)病情紧急但短时间内尚无生命危险的患者,如骨折、急腹症、重症哮喘等,占呼救患者总数的 70%～80%,对此类患者也需要进行现场急救。

(3)慢性病患者,占呼救患者总数的 10%～15%,对此类患者不需要现场急救,只需提供救护车转运服务。

2. 突发公共卫生事件或灾害性事故发生时的紧急救援　在自然灾害和人为灾害中,由于伤病员多、伤情重、情况复杂,除了做好现场医疗急救外,还需要与现场其他救灾队伍如消防、交通、公安等部门密切配合,并做好自身安全防护措施。

3. 执行特殊任务时的救护值班　特殊任务指当地的大型集会、重要会议、国际比赛、外国元首来访等。

4.普及急救知识和技能 为了实现非医护人员和专业医护人员的救护相结合,应大力开展急救知识和初步急救技能训练的普及工作,使在现场的第一目击者能首先给伤病员进行必要的初步急救。有条件的急救中心可承担一定的科研教学任务。

5.通信网络中的枢纽任务 通信网络一般由三方面组成。

(1)市民与急救中心的联络。

(2)急救中心与救护车、急救医院即 EMSS 内部的联络。

(3)急救中心与上级领导、卫生行政部门和其他救灾系统的联络。

(三)院前急救人员配置模式

我国院前急救人员配置模式主要为医师和护士模式。2013 年 11 月国家卫生和计划生育委员会颁布了《院前医疗急救管理办法》,规定了医疗救护员(emergency medical technician,EMT)从业的相关内容,提出了 EMT 是当前医学专业院前急救人员的重要补充。EMT 是指运用救护知识和技能,对各种急症、意外事故、创伤和突发公共卫生事件等施行现场初步紧急救护的人员。长期以来我国 EMT 处于空白状态,影响着院前急救的实施和质量。《院前医疗急救管理办法》中明确指出:"第十九条 从事院前医疗急救的专业人员包括医师、护士和医疗救护员。医疗救护员应当按照国家有关规定经培训考试合格取得国家职业资格证书。"因此,从该办法开始施行起,我国院前医疗急救新增了力量。

(四)院前急救的模式

目前世界上主要存在有两类院前急救模式:美-英模式和法-德模式。美-英模式的主要特征是将患者运往医院治疗,而法-德模式的主要特征是将医院带到患者身边。我国院前急救模式总体上位于两种模式之间,有独立型、指挥型、院前型、依托型、附属消防型等急救模式(表 1-1-2-1)。

表 1-1-2-1 我国院前急救常见模式

模式	组织形式	代表城市
独立型	具备病房、门急诊及院前急救部,可对患者实施院前和院内治疗	沈阳、北京(2004 年前)
院前型	不设病房,专门从事院前急救	上海、杭州、北京(2004 年后)
依托型	具备病房、门急诊及院前急诊部,附属于一家综合医院	重庆、海口
行政型	不配备车辆和人员,只负责指挥和调度	广州
附属消防型	附属于消防机构,共同使用一个报警电话号码,总部下设有多个救护站,形成急救网络	香港

二、医院急诊科

(一)概念

医院急诊科是 EMSS 最重要的中间环节,又是医院内急救的第一站,24h 不间断地对来院的各类急危重症患者实施救治。急诊科的应急能力是考核一所医院管理水平、医护人员基本素质和救治水平的综合指标。卫生部在 2009 年颁布的《急诊科建设与管理指南（试行）》中要求应加强对急诊科的建设和管理，不断提高急诊医疗水平。近年来，随着临床医学的飞速发展，社会保障体系的建立健全及社会需求的不断增长，正在促进和推动着我国急诊医学、急诊学科建设和急诊急救人才的培养和发展。

（二）医院急诊科的运转模式

1. 独立自主型　该模式下的急诊科医护人员完全固定，全部医生为急诊科专科医生，负责诊治所有急诊患者，同时还管理急诊 ICU 和急诊病房。该模式将院前急救、院内急救、重症监护治疗集一体，有利于急诊的管理。

2. 半独立型　该模式下的急诊科有部分固定医护人员，急诊专科医师主要负责危重患者的抢救并管理急诊 ICU 和专科病房；其他医师定期轮换，主要负责急诊患者的接诊救治。

3. 轮转型　该模式下的急诊科无固定医师，患者均由各科派出在急诊科轮转的医师接诊，再交由各专科病房医师诊治。

（三）医院急诊科的主要任务

1. 医疗工作　对急诊患者进行分级分区诊疗救护并转运至专科病房或 ICU，包括因各种急症、中毒、意外伤害出现危及生命情况的患者，暂不影响生命而病情紧急或遭受痛苦需要及时诊治和处理的患者。

2. 教学培训　培训急诊医学专业医师、急诊专科护士、院校医学生。为培养急诊高素质人才，必须在内容、形式、人员、时间、范围等方面制订计划并落实安排。为进一步提高全民自救互救能力，还需承担公众急救知识普及工作。

3. 科学研究　开展有关急诊病因、病程、机制、诊断与治疗、急危重症护理等方面的研究工作，进一步寻找规律、研究、分析，以提高急诊医疗护理质量、科研教学、管理水平。

4. 灾害事故的紧急救护　当突发事件或自然灾害发生时，急诊医护人员应遵从上级领导安排，前往第一现场参加有组织的救治活动。

（四）急诊绿色通道

急诊绿色通道是指医院为急危重症患者提供快捷、高效的服务系统，包括在接诊、分诊、检查、治疗、手术及住院等环节上，实施快速、有序、安全、有效的急救服务。

1. 急诊绿色通道的适应证　包括但不仅限于以下急诊患者：① 各种急危重症患者，心搏呼吸骤停、休克、昏迷、严重心律失常、急性严重脏器功能衰竭的生命垂危者。② 无家属陪同且需急诊处理的患者。③ 批量患者，如群体伤、中毒等。

2. 急诊绿色通道的管理

（1）标识统一，专用窗口：急诊绿色通道如收费处、化验室、药房等部门应有统一、醒目的急救绿色通道标志，设置急救绿色通道患者专用窗口。

（2）及时评估，预检分诊：对患者意识情况、生命体征、病情等进行评估，及时救治急危重症患者。加强急诊预检分诊工作，及时、高效地识别出急危重症患者。

（3）首诊负责，加强合作：首诊负责制是指第一位接诊医师（首诊医师）对其接诊患者特别是急危重患者的检查、诊断、治疗、会诊、转诊、转科、转院等工作负责到底的制度。建立与基层医疗机构的急诊、急救转接服务制度与流程，有效沟通，准确、及时获得患者信息。

（4）流程优化，分区救治：按轻重缓急优先就诊顺序，将急诊患者的病情分为四级，即 Ⅰ级、Ⅱ级、Ⅲ级和Ⅳ级。从功能结构上将急诊科分为三大区域，即红区、黄区和绿区。红区为抢救监护区，适用于 Ⅰ级和Ⅱ级患者的处置。黄区为密切观察诊疗区，适用于Ⅲ级患者。原则上按照时间顺序处置患者,当出现病情变化或分诊护士认为有必要时可考虑提前应诊,病情恶化的患者应被立即送入红区。绿区为普通诊疗区,适用于Ⅳ级患者。实行"三区四级"救治,保障急诊患者医疗安全。

(5)制定流程,及时救治:根据医院的实际情况制定急诊绿色通道的流程,包括:接诊医师根据患者的病情确定符合急救绿色通道收治范围,需立即启动急诊绿色通道服务;在其处方、检查申请单、治疗单、手术通知单、入院通知单等医疗文件的右上角标明"急诊绿色通道"或专用章,先抢救后再收费;急诊绿色通道体系中每一个责任部门(包括急诊科、各医技检查部门、药剂科及挂号收费处等)各司其职,确保患者能够获得连贯、及时、有效的救治。

(6)检查监督,持续改进:定期评价患者在"急诊绿色通道"平均停留时间,相关部门对评价、监管结果进行持续改进。

(五)急诊护理应急预案

急诊护理应急预案是为迅速、有序地对突发情况开展及时有效的救治而预先制定的实施方案。

1. 基本原则

(1)简明扼要,明确具体:急诊护理应急预案包含有常见急症的应急预案、突发事件的应急预案(停水、停电等)、灾难批量伤(病)员的应急预案等,要求内容标准化、程序化。

(2)责任明确,分级负责:制定急诊护理应急预案需明确各级人员职责,使其在启动响应、增援等过程中责任明确。

(3)培训演练,快速反应:建立定期培训、演练制度,使医护人员熟练掌握急救措施、急救程序、急救配合及各自的职责,保证工作协调、有效、迅速开展。

2. 分类

(1)常见急症的应急预案:其内容包括常见急症的病情评估、急救处理措施及处理流程,如心搏骤停、气道异物、过敏性休克、急性中毒、严重创伤的应急预案等。

(2)灾难批量伤(病)员的应急预案:其内容包括急救组织体系、人员物资增援方案、检伤分流、急救绿色通道实施、各级各类人员的职责及应急预案的启动、运行、总结、反馈等。

(3)突发事件的应急预案:其内容包括请示报告、患者安全处理措施、评价与反馈等,如停水、停电、患者跌倒、地震、火灾等。

3. 处理流程

(1)接诊汇报:护士第一时间接到通知应尽可能了解事件的重要信息,如群发伤应了解事件的发生情况、患者数量、危重程度、到达时间等相关信息,做好准备工作。护士及时向上级汇报并启动相应应急预案。

(2)及时处置:参与并组织人员做好相应处置。群伤患者应根据病情做好标识,分区就诊。

(3)反馈记录:关注患者各项信息、去向、资料汇总,做好记录与存档。对事件过程做好总结并分析,薄弱环节重点讨论并改进。

(六)急诊患者转运流程

急诊患者实施标准化分级转运流程(图 1-1-2-1),是确保转运操作规范和有效的关键,可大幅降低转运风险,进一步优化急诊资源,同时也是检查和评价转运效果的标准。根据急诊危重症患者的特点和临床工作实际情况,制定了 ACCEPTANCE 标准化分级转运流程,包括:评估分级、沟通解释、充分准备、正常转运、应对管理标准化、总结评价。

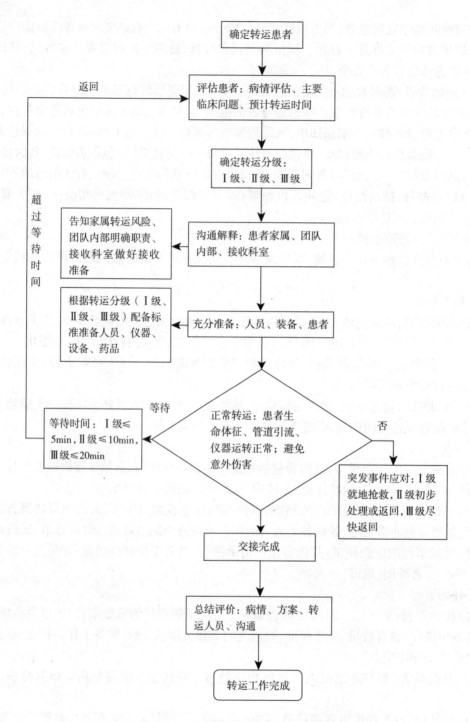

图 1-1-2-1　标准化分级转运流程图

1.评估分级　评估分级由转运决策者(抢救室主班及以上医师)负责,从患者病情(包括生命体征、意识、呼吸支持、循环支持、主要临床问题 5 项)和预计转运时间进行评估,确定转运分级,分级标准见表 1-1-2-2。分级标准按照转运风险由高到低分为Ⅰ级、Ⅱ级、Ⅲ级,按照所有评估项目对应的最高风险等级确定分级等级(例如,患者生命体征Ⅱ级、呼吸支持

情况 Ⅰ 级、意识情况为 Ⅲ 级,则患者转运分级确定为 Ⅰ 级)。

表 1-1-2-2　转运分级标准

评估项目	转运分级		
	Ⅰ级	Ⅱ级	Ⅲ级
生命体征情况	在生命支持条件下,生命体征不平稳	在生命支持条件下,生命体征相对稳定	无需生命支持条件下,生命体征尚平稳
意识状态（GCS 评分）	昏迷,GCS 评分 < 9 分	轻度昏迷,GCS 评分 9~12 分	GCS 评分 > 12 分
呼吸支持情况	人工气道,呼吸支持条件高,PEEP ≥ 8cmH$_2$O,FiO$_2$ ≥ 60%	人工气道,呼吸支持条件不高,PEEP < 8cmH$_2$O,FiO$_2$ < 60%	无人工气道,可自主咳痰
循环支持情况	泵入 2 种及以上血管活性药物	泵入 1 种及以上血管活性药物	无需血管活性药物
临床主要问题	急性心肌梗死、严重心律失常、严重呼吸困难、反复抽搐、致命创伤、夹层、主动脉瘤等	ECG 怀疑心肌梗死、非 COPD 患者 SaO$_2$ < 90%、外科急腹症、剧烈头痛、严重骨折、持续高热等	慢性病症
转运时间	≥ 20min	≥ 10min 且 < 20min	< 10min

注:前 5 项为主要评估项目,依据 5 项中的最高级别进行分级;转运时间为次要指标,可依据实际情况进行相应调整;1cmH$_2$O=0.098kPa;COPD= 慢性阻塞性肺疾病;PEEP= 呼气末正压。

　　2. 沟通解释　根据转运分级等级进行有效沟通。
　　(1)与患者家属沟通:告知转运风险,获取家属的知情同意及配合。
　　(2)与团队内部沟通:明确职责,相互配合。
　　(3)与接收部门沟通:详细告知患者病情及预计转运时间,做好相应准备工作。
　　3. 充分准备　包括转运人员、转运装备、患者及接收方的准备。
　　(1)转运人员准备:按照转运分级人员配备标准要求选定相应的医护人员(表 1-1-2-3);做好转运人员分工,明确职责,根据急诊的特殊性,护士群体相对固定,熟悉工作流程及应急方案,由转运护士来担当领队,负责转运过程中的协调管理工作。

表 1-1-2-3　转运人员配备标准

人员	转运分级		
	I级	II级	III级
医师	急诊工作时间≥2年;急诊住院医师培训1阶段第三年;掌握急救技能:胸外按压、气管插管、除颤、电复律	急诊工作时间≥2年;急诊住院医师培训1阶段第二年;掌握基本急救技能	急诊工作时间≥1年;急诊住院医师培训1阶段第一年;掌握基本急救技能
护士	N3能级护士;取得急诊专科护士证书;熟练使用抢救仪器	N2能级护士;熟练使用抢救仪器	N1能级护士;基本使用抢救仪器

注:以上分级标准为推荐配备标准,各医院可根据自身实际情况按照推荐原则进行调整。

(2)转运装备准备:按照转运分级装备配备标准要求配备相应的仪器设备和药品(表1-1-2-4);转运仪器设备调试并试运行,及时发现问题并解决问题。

(3)患者准备:出发前按照转运分级再次评估病情(主要包括生命体征、意识、呼吸及循环情况等),并检查各种管路,确保妥善固定,引流通畅,尽量在患者病情稳定的情况下转运。

(4)接收方准备:告知接收方患者的病情及生命体征、所用仪器设备、用药情况及到达时间等,使其做好充分接收患者的准备。

表 1-1-2-4　转运装备配备标准

装备	转运分级		
	I级	II级	III级
仪器设备	氧气2瓶、转运监护仪、转运呼吸机或PEEP简易呼吸器、口咽气道、微量泵2个、AED除颤仪、便携式吸痰器、插管用物、穿刺用物	氧气1瓶、转运监护仪、简易呼吸器、口咽气道、微量泵1个、AED除颤仪(必要时)、穿刺用物	氧气1瓶、指夹式脉搏血氧仪、简易呼吸器(必要时)、穿刺用物
药品	肾上腺素、多巴胺、胺碘酮、咪达唑仑、利多卡因、阿托品、生理盐水	肾上腺素、咪达唑仑、生理盐水	生理盐水

注:以上分级标准为推荐配备标准,各医院可根据自身实际情况按照推荐原则进行调整。AED=自动体外心脏除颤器。

4.正常转运　要确保患者安全及医护人员安全。

(1)为确保患者安全,医护人员各司其职,在转运过程中持续监测生命体征;患者在移动时,要注意各种管路连接的有效性,避免牵拉松脱;保证仪器正常工作;力求在最短时间完成转运工作。

(2)为确保医护人员安全,转运仪器须规范放置,防止被仪器砸伤;同时,在转运途中也要注意行人,避免不必要的意外事件。

5.应对管理标准化　主要是转运过程对突发事件的应对与控制。

(1)患者病情加重,根据不同转运级别,按如下原则处理:转运分级为I级的患者就地抢救;转运分级为Ⅱ级的患者进行初步处理后如病情平稳可继续转运,否则须尽快返回病室抢救;转运分级为Ⅲ级的患者须尽快返回病室处理。

（2）未能检查需要等待的患者,一般处理原则:转运分级为Ⅰ级的患者允许等待时间不得超过 5min;转运分级为Ⅱ级的患者允许等待时间不得超过 10min;转运分级为Ⅲ级的患者允许等待时间不得超过 20min。

6. 总结评价　转运完成后,对整体转运工作进行综合评价,为后续完善转运方案及患者治疗决策提供依据。再次评价患者转运的获益与风险,评估病情是否稳定,并对转运人员组成的合理性、计划措施的针对性和预见性、沟通的有效性进行评价。

三、急诊重症监护

（一）概念

重症监护是 EMSS 的重要组成部分,重症监护单元（intensive care unit,ICU）是重症医学学科的临床基地,它对因各种原因导致一个或多个器官与系统功能障碍危及生命或具有潜在高危因素的患者及时提供系统的、高质量的医学监护和救治技术,是医院集中监护和救治重症患者的专业科室。急诊重症监护单元（emergency intensive care unit,EICU）是急诊科集中监护和救治危重患者的医疗单元。中华医学会在 2006 年颁布的《中国重症加强治疗病房（ICU）建设与管理指南》中指出,重症医学的学科建设和 ICU 的组织与管理,应该符合国家有关标准。

（二）ICU 的运作模式

1. 专科 ICU　为收治某个专科的危重患者而设立的 ICU,如急诊 ICU、心内科 ICU、呼吸内科 ICU 等。

2. 综合 ICU　在专科 ICU 基础上逐渐发展起来的跨科室的全院性 ICU,以处理多学科危重患者为主要工作内容,是医院的一个独立科室。

3. 部分综合 ICU　介于专科 ICU 与综合 ICU 之间,主要收治各专科或手术后危重患者,如外科 ICU、内科 ICU 等。

（三）EICU 的主要任务

EICU 的职能是应用先进的诊断、监护和治疗设备与技术,对病情进行连续、动态的定性和定量观察,并通过有效的干预措施为急危重症患者提供规范的、高质量的生命支持,改善生存质量。急危重症患者的生命支持技术水平直接反映医院的综合救治能力,体现医院整体医疗实力,是现代化医院的重要标志。

（杨丽萍）

第三节　急诊介入护理的概念与范畴

一、急诊介入护理的概念

随着国内外介入放射学领域的扩大和发展,介入护理学已逐渐成为一门与内、外科并驾齐驱的独立学科。介入护理学就是应用多学科的护理手段,对各种利用影像介入手段诊治疾病的患者进行全身心的整体护理,并帮助健康人群预防疾病、提高生活质量的一门学科。急诊介入护理是介入护理学中重要的一部分。急诊患者病情变化快,所以在介入治疗中护理人员需要密切观察患者的病情变化并配合医师做好抢救工作。术后严密监测患者生命体征及病情变化,做好各项基础护理及专科护理,促进患者机体功能恢复,提高其健康水平。

二、急诊介入护理的范畴

急诊介入治疗技术的开展是介入放射学工作成熟的必然结果和重要标志。其治疗范围包括各类急诊大出血、急性血管闭塞、急性炎症、急性非血管管腔狭窄等,常需及时处理。开展急诊介入治疗能有效地处理部分急危重患者,使得介入放射科的工作真正纳入正常临床医疗工作的轨道,成为现代临床医学不可或缺的重要学科。

急诊介入护理除一般的基础护理以外,如床单元整理、口腔护理、会阴护理等,还应掌握介入专业知识、专业技术、预防医学、急诊医学、康复知识及心理知识等。在介入诊疗中,急诊介入护理包括介入治疗前的准备、介入手术中的护理与配合、介入急救、观察记录、介入治疗的疾病及其症状护理、并发症的观察与预防、患者的健康教育与康复指导,以及对患者住院过程中生理、心理及专科护理工作等。介入治疗的疾病与症状可能与其他临床科室有交叉,介入治疗前后的观察相似于外科,但所用器械、术后观察内容等又有所差异。介入疗效的优劣与护理水平密切相关,介入护士往往专业知识较缺乏,因此,必须在工作中加强学习,提高专业水平。

(王晓静)

第四节　急诊介入护理的发展与现状

介入放射学是以影像学为基础的新兴诊疗手段,历经 30 多年的发展,显示了其在医疗领域中的强大的生命力,它推动着各学科的发展,一定程度上改变了传统的内、外科治疗模式。20 世纪 70 年代末 80 年代初,随着介入放射学的蓬勃发展,一些介入放射学家开始意识到护理对于介入放射学的重要性。介入放射学的发展必然催生介入护理学实践和理论,介入护理学对介入放射学的发展起到了补充和促进的作用。近 10 年来,有关介入学科的护理基础理论知识和实践技能也不断发展,介入治疗护理学正逐渐形成护理学的一个新的分支。介入治疗护理者通过积极学习,能结合我国医药卫生工作现状进行深入的护理探索,并在临床实践中不断摸索和总结经验,显现了与介入诊疗工作相适应的护理理论、护理研究、护理干预,逐渐形成规范化护理管理模式的构建等。

一、国外介入护理学发展现状

欧洲一项研究对 997 位介入放射学家进行调查发现,51% 的介入放射学家拥有观察床位,30% 拥有住院床位。1997 年美国一项大型调查显示,87% 的介入治疗患者需要整体护理。由此可见,介入放射学的发展需要与之相适应的介入治疗护理学。另外研究发现,介入放射学疗效的改善与护理人员的参与密切相关。在过去 10 余年里,介入治疗护理学已经发生了根本性的变化,其中许多变化的发生是源于护理理论知识和实践技能的革命性变化。研究认为,介入护理学的作用是改善治疗的基础条件,缩短治疗时间及减少并发症的发生,以利于患者的治疗与康复。目前介入护理学关注的重点是患者症状和功能的观察,减少并发症,对患者及家属的健康教育,对患者心理、生理及日常生活活动的护理等,主要表现在提高介入治疗效果、促进介入护理学的发展、提高护理质量、加强护理人员培训。

国外介入治疗护理学专业的发展情况不容乐观,欧洲、亚洲的相关国家尚未成立介入治疗护理学。美国在1981年成立了放射治疗护理学会,其中包含了介入治疗护理内容。在美国介入手术室护士的学历要求比其他领域高,其中护理硕士占7%,本科占38%,大专占26%。美国注册护士的工作经验平均为25.8年,因放射护士是新兴的护理队伍,平均时间为10.06年。美国放射学院在2004年联合神经介入协会、介入治疗协会共同颁布了《临床介入治疗实践指南》。英国皇家护理学院在2001年就出台了《介入手术室护士工作指南》,该指南对介入手术室护士的准入标准提出明确的要求与说明,2006年皇家护理学院联合放射医学院对上述指南做了更新。澳大利亚1986年成立了放射治疗护理学会,介入治疗护理也属于其中一部分。日本于2000年在介入治疗放射学会下成立了放射介入治疗护理学组,经过10年的发展已经趋于成熟,每年3月举办介入治疗护理年会,介入治疗护理人员拥有较好的学术交流平台,于2008年制定了介入治疗专科护士的培养制度,目前已培养了517名介入治疗专科护士。但是,介入治疗专科护士仍未得到日本护理学会的认可,因此介入治疗专科护士在待遇上仍然没有得到相应的提高。

二、国内介入治疗护理学发展现状

国内介入治疗护理学起步较晚,但是发展很快。20世纪70年代,护士与医师配合参与疾病的介入诊治;80年代,部分医院成立介入手术室,由护士专门负责介入手术室的管理和术中配合,但需要住院进行介入治疗的患者仍然分散在各临床科室。自1990年4月卫生部医政司发出《关于将具备一定条件的放射科改为临床科室的通知》以来,一部分有条件的医院相继成立了放射科介入病房,真正地成为临床科室,拥有自己单独的护理单元,使介入治疗的护理工作逐渐走向专业化、规范化发展的道路。2007年5月国家卫生部办公厅下发了《专科护理领域护士培训大纲》,根据临床专科护理专业领域的工作需要,有计划地培养专业护理骨干,建立和发展临床专业护士。中国目前还没有介入护理专业学会。在中国抗癌协会的帮助下,于2004年11月在第3届全国肿瘤学术大会上成立了第一个肿瘤介入护理学专业学组,组织发展完善,学术地位逐渐巩固,建立了肿瘤介入护理网站,出版了《肿瘤介入护理手册》。

近年来,一些资深的介入护理者与关心介入护理发展的医师共同编撰了具有系统的理论和实践指导意义的介入治疗与护理学专著。由于介入技术不断发展与完善,治疗领域扩大,相关基础研究和设备进步,介入工作者在充分领略其优势的同时,也预见了其广阔的应用前景,提出了更具有战略意义的专科、专病介入治疗理念,重视专科队伍的建设。介入医学从理论到技术的最新进展,促使介入护理从泛泛的常规护理向专、精、细的高素质专科护理发展,才能跟上学科发展的步伐。然而,介入护理学在发展中受各种因素的制约,产生了许多不适应介入放射学发展的问题。第一,缺乏统一、规范、具有可操作性的介入护理常规和介入护理质量控制标准。第二,介入护理作为一门独立的专科护理学,在护理教育中没有设置相应的课程和实用教材。第三,目前在岗的介入护士没有经过介入专科护理的系统培训,缺少专科理论知识和技能,介入护理还在经验积累和探索发展之中。第四,介入护理队伍人力资源严重不足,缺乏稳定性,这显然不利于专业化发展和一体化模式的建立,不利于介入专科护理人才的培养和学科建设,难以适应介入放射学的发展需要。因此,加强介入护理的学科和队伍建设是当前亟待解决的问题。

　　未来应对介入护理人员加强教育和培训,增强其对于介入放射学发展前景的认同感,稳定介入护理人员的专业思想。制订介入护理常规及质量控制标准,把介入护理纳入标准化、科学化、规范化的管理轨道,充分发掘介入护理人力资源的潜能,稳定护理队伍。重视介入护理的学校教育和在职教育,建议把介入护理学纳入全日制护理教育课程,组织编写适合课堂教学的介入护理教材。介入放射学逐步向专科化发展显示其已达到较高的水平,而介入护理专科化发展也是衡量护理专业化水平的重要标志。当前国内护理领域还在探索中国式的护理专业化发展之路,介入护理专业的发展要依赖护理人员综合素质的提高,并非短期内可以速成,而建立介入护士规范化培训与专业化发展一体化模式具有一定的前瞻性,能保证介入护理的可持续发展,也必将促进介入放射学的整体水平的提高。

(王晓静)

第二章 急诊介入护士管理

近几年影像介入医学发展迅速,在患者检查、诊治过程中的优势日趋明显。急诊介入护理团队作为其中的重要成员,也从过去单纯的检查护理发展为检查、治疗、诊断等以患者为中心的整体护理模式。急诊介入患者病情急重、变化快,因此对于护理人员的综合素质提出了更高的要求。

第一节 急诊介入护理的人力管理

一、建立岗位准入制度

急诊介入护理是临床护理的一个分支,是相对比较新的专业护理类别,是随着影像介入医学不断发展而进步的,具有很大的发展前景。急诊介入护理单元应设立一名护士长,护士长要求主管护师以上技术职称,熟练掌握专科疾病的护理知识,各项仪器使用方法、各种紧急处置原则与技术,熟悉无菌技术操作和感染控制原则,医患沟通能力较强,能做好术前术后患者的心理护理,胜任介入手术护理工作。护士应具备本科及以上学历,在临床护理工作5年以上,具有较强的护理专业知识和比较丰富的临床实践能力,尤其对各种紧急抢救流程和抢救设备仪器能够熟练操作,对急救药品熟练规范使用。急诊介入护理人员需经过相关培训及考核合格后上岗。

二、制定严格明确的岗位职责

急诊介入护士是介入放射学团队的重要成员,其职责是实施介入治疗护理管理,对患者实施整体护理,帮助患者恢复健康;承担着术前准备、术中术后配合、观察记录工作以及并发症的观察与预防、处理;也肩负着转运、交接以及疾病健康教育等任务。针对各岗位职责、工作流程、内容制定岗位说明书,明确任职资格、工作要求和工作标准,遵从工作流程上注重人员互补,工作内容安排注重能级对应的原则,保证患者安全与护理内涵。以岗定人,人岗匹配,最大限度的发挥岗位人员的工作效能。

三、建立健全各中心人力协调预案与规章制度

建立各中心人力协调预案,所有值班人员需24h保持通讯通畅,确保绿色通道通畅,一旦启动应急预案,相关人员必须在规定时间内到达现场,保证中心运行时效性。

健全的规章制度是做好日常管理,保证护理质量的依据和前提。制定日常工作制度、人员弹性排班制度、消毒隔离制度、物资耗材管理制度、无菌手术操作制度、放射防护制度等,强化制度的落实。建立急诊介入护理专科质量指标,持续监测,及时纠正偏移。以指标为抓手,及时发现护理质量缺陷,积极使用质量管理工具如戴明循环(PDCA)、根本原因分析法(RCA)、品管圈等,以不断提升护理质量与内涵。

建立风险防控机制,建立健全各项应急预案,关注不良事件、医患纠纷中暴露的薄弱环节,关注患者对比剂过敏、血管损伤、术中体位摆放时间过长等重点事件,关注接诊、术中、转运、院感监测等重点环节,重视放射线暴露职业防护问题。放射线防护管理作为防控重点之一,护理人员在日常工作中要进行防护培训,进入辐射操作区域时要规范佩戴防护用品,术中尽量减少曝光时间,缩短手术时间,减少辐射量,发现异常要及时处理。对工作场所定期进行辐射监测,符合国家防护标准。

四、构建激励管理机制

建立公平、公正的护理绩效考核机制,考核内容包括工作量、工作质量、能级、岗位等,考核的导向为多劳多得、优劳优得。考核结果可与每月绩效、评优、职称晋升、外出培训相关。注重精神情感激励,护士遇到困难,护士长主动帮助并予以关心。对于工作积极进取的护士,给予及时的表扬与肯定,发挥其榜样激励作用;新护士进步时予以放大优点,积极鼓励,激发进取心。

五、实施分层培训模式

建立定期培训学习制度,提倡良好学习风气,给每位护士提供各种学习机会。做好三基三严的基础护理培训和考核,在护理部统一安排下对护士进行分层培训,不断夯实护士基础护理能力,提高专科护理水平。低年资的护士重点夯实基础知识与技能、专科常规护理知识与技能,高年资的护士重点培训专科疑难、危重护理知识与技能。

制定专科分层培训计划,制定急诊介入护士胜任能力为基础的培训模块。内容包括直接提供临床护理能力、沟通协作能力、应急抢救能力、科研与发展能力等,以各种形式开展培训,注重护士临床能力的培养。

六、注重团队文化建设

急诊科应定期召开会议,传播并强调正确的核心价值观;护士之间、护士与护士长之间保持通畅的沟通途径,通过面谈、信息、网络等各种途径进行沟通,及时保证信息的通畅,倾听不一样的声音,允许"生态雨林"的存在,建立一种宽容的护理文化环境。

科室内努力营造与核心价值观匹配的氛围,使得护士为充分认可,建立自己的使命感与归属感。积极加大正面人物、事件的宣传,让护士具有责任感,为个人、为团队,也为责任主动去参与各种培训,不断学习与进步。

团队领导人是科室团队文化的工程师,要加强自身素养的培养,做好示范作用;为护士

提供舒适、安全的工作硬件环境,在生活区提供便利、舒适的设施;让护士保持愉悦、阳光的心态,从而实现个体与团队的共同进步。

合理的人力资源关系着患者的结局、医院的运转及护士个人职业生涯的发展。人力资源管理应该以人为本,从人的发展和需要出发,给予个人发挥才能的平台,尽最大可能地把个人发展和专业发展统一起来,更好更快地向前发展。

(杨丽萍)

第二节　急诊介入护士的素质要求

随着医学事业的发展,急诊科作为医院的特殊高危科室,面对的患者病情危重且复杂,因此急诊介入护理人员除了具有基本要素还应具有扎实的专业知识、精湛的急诊介入护理技术、敏锐的病情观察能力、突出的应变能力才能胜任急诊介入护理工作。

一、基本要素

(一)职业要素

爱岗敬业,崇尚、热爱这个专业,有了热爱,才能全身心地投入工作中。用自己的专业知识、技能、态度满足了患者点点滴滴的需要,在一次次成功的抢救后,在每一台成功的手术后及每一位患者的满意中获得自我价值感。

(二)心理素质

急诊介入患者大多病情危重、复杂,手术有一定的风险性,同时介入工作节奏快且紧张。为了适应这样高压、高强度的工作环境,护士需要不断调节自己,以沉着冷静、审慎的姿态来完成护理工作。

(三)身体要素

介入工作是特殊的工作岗位,医护人员长期工作在对身体有害的 X 射线照射环境中,需要身负相当沉重的防护衣,工作时间长而且没有规律,体力消耗相对较大。因此应该保持良好的身体素质,在紧张繁忙的工作之余加强户外活动,增强体质,才能精神饱满地投入工作中。

(四)情感要素

树立人性化护理理念。积极创造良好和谐的工作环境,护士要用爱心、耐心、细心处处关心、关爱他人,关爱就是雨中的一把伞,就是困难中的一个帮助。护理工作中一个细微的动作、一个发自内心的微笑都会给患者留下深刻的影响,从而传递出战胜疾病的勇气。此外要处处尊重患者的权利、保护其隐私,满足患者身心需求。

二、专业实践能力

娴熟的专业技术为患者赢得宝贵的生命时间提供了有力保障,在实践中树立时间就是生命的观念,时刻保持积极主动和认真负责的态度,操作准确无误,快速、准确地使用各项仪器,沉重冷静地应对各种突发病情变化,保证患者的安全。

三、评判性思维

评判性思维是护士专业素养和高尚情感的结合,是衡量一名优秀的急诊介入护士的重要指标。急诊介入护理工作忙、急、乱,要求护士有主动思考、主动解决问题的能力,面对具体问题时能迅速进行评估、分析、判断、决策,充分发挥评判性思维。

四、管理协调能力

急诊患者病种多,病情变化多端,急诊介入护士需要有眼观六路、耳听八方的能力,做到心中有数。每天对自己工作有良好的工作计划与安排。在紧急情况时,能及时调配和组织相关的资源应对突发事件,并能对各项工作进行评价和监督,以保证患者安全。在危重患者救助中,护士扮演着举足轻重的角色,护士与患者接触时间长,有效的沟通能增加患者与疾病作斗争的信心,有助于医疗护理工作的落实。

五、专业发展能力

急诊介入护士要具有促进学科发展的意识,着眼于专业的整体发展形势,在新的经济体制下,成为一名"学习型"护士,并逐级成长为一名"专家型"护士。

综上所述,一名合格的急诊介入护士需要有着一名护士所该有的基本要素,还需要具备过硬的技术与优秀的综合能力才能够为抢救患者的生命赢得更多的时间,更好的服务急诊介入患者。

(杨丽萍)

第三节　急诊介入护理的人文管理

人文管理是指按照不同人的不同需求,有序和谐地进行不同层次的管理,以促进人的全面发展。这是一种在人性复苏的前提下,以人为主体的管理。人文管理的精髓应该是人文精神,按人的发展进程,人文管理可分为两个阶段:一是人性化管理;二是人格化管理。前者是按人的发展属性进行有序的管理,后者是按人的生存方式进行和谐的管理。在科学化管理不断发展的今天,人文管理的出现无疑是有着重大意义的。随着医学向生物－心理－社会医学模式的转变,加强护理人文管理尤为重要,护理人文管理包括两个方面:患者的人文管理和护士的人文管理。

一、急诊介入患者的人文管理

(一)患者人文管理的内涵

患者人文管理即人文护理,是指在护理过程中医护人员以人道主义的精神对患者的生命与健康、权利与需求、人格与尊严的真诚关怀和照护。即除了为患者提供必需的诊疗技术服务之外,还要为患者提供精神的、文化的、情感的照护,以满足患者的身心健康需求,体现对人的生命与身心健康的关爱,是一种实践人类人文精神信仰的具体过程。人文护理是情感护理的一部分,是对人生存状况的关怀、对人的尊严与符合人性的生活条件的肯定,关怀人的精神生活。

护理界普遍认为人文护理有三层内涵:第一层涵义为照顾,即护理行为,护士照顾患者,必须采取适当的护理活动来满足患者的需要;第二层涵义为关心和爱护,即对待患者的态度及情感支出;第三层涵义为小心谨慎,即对自己行为负责的一种责任心。人文护理能力已成为护理工作者必须具备的职业能力。

目前以人为本的护理模式已成为护理发展的趋势,护理行为的目的是提高患者的舒适度,缩短治疗和康复时间。然而不同患者的生理及心理特征存在差异性,应针对患者开展个性化的人文护理。

(二)急诊介入患者人文管理的必要性

急诊介入治疗属于新兴治疗技术,介入治疗的费用较高,手术风险较大,且具有创伤性,患者均会出现不同程度的负性情绪,如焦虑、紧张、抑郁、悲观、恐惧、依赖等,对其手术的顺利进行和术后康复造成较大影响。患者对介入相关知识和技术知之甚少,对介入治疗的效果存在疑虑,且介入治疗中患者一般处于清醒状态,手术操作的刺激、患者对对比剂的耐受性、手术时间长短、医护人员在手术台上的言行举止等均会让患者产生相关心理问题,从而影响临床治疗效果及生活质量。此外,急诊介入患者病情危重,医护人员往往重视抢救生命,而忽视了患者的心理需求和护理,导致患者不能以最佳的心理状态配合介入手术治疗,增加了介入操作并发症,延长了手术时间,增加了患者的住院时间及医疗费用。

在急诊介入手术中给予患者人文关怀护理,有利于化解和转移患者的负性情绪,建立和培养积极的心态,提高患者的认知能力和对医护人员的信任,使急诊介入诊疗过程更加便捷、高效,从而提升患者满意度。

(三)急诊介入患者人文管理的实施

1. 急诊介入术前的人文管理　向患者详细说明急诊介入治疗必要性和有关注意事项,减轻患者由于信息缺乏而产生的恐惧、焦虑。

(1)说明介入检查和治疗的重要性及必要性,让患者从主观上认识到介入治疗的价值,抛开顾虑,以良好的精神状态接受检查和治疗。

(2)术前应认真履行告知义务,做好术前签字,向患者及家属说明术中、术后可能的并发症,术后的注意事项等,取得理解和配合。

(3)护理人员应多与患者交谈,耐心地解答各种问题,认真地听取患者的陈述,了解其生理及心理需求,并尽量予以满足,让患者感到自己被重视和尊重。

(4)评估患者知识缺乏程度和接受能力,选择合适的方法给予宣教。

(5)针对医疗费用问题向患者及家属详细介绍,尤其让患者了解目前价格构成与设备、耗材等关系。

(6)了解患者家庭等情况,鼓励家庭成员及亲朋好友与患者交流,帮助其建立良好的社会支持网,使之感受到家庭、亲友的关爱,激发其珍惜生命、热爱生活的热情,树立战胜疾病的信心。

2. 急诊介入术中的人文管理

(1)以和蔼的态度、诚恳的语气给患者以亲切感和信赖感。

(2)应有针对性地做好个体化宣教,提高患者对手术的认知程度。护理人员在不影响手术的前提下,向患者自我介绍,并介绍介入手术室的环境、手术人员、手术方法、所需时间、术中体位配合及术中可能出现的异常感觉、配合要求和术后注意事项等。

(3)介入手术一般是在局部麻醉条件下进行,患者始终处于清醒状态,护理人员应根据患者不同的文化生活背景选择话题,以分散其注意力,指导患者深呼吸和放松训练。避免其因情绪紧张造成心率增快、血压升高、肌肉紧张、血管痉挛等影响手术顺利进行。适时轻拍或紧握患者双手,给予进一步心理支持。

（4）术中医务人员动作要轻、准、稳,缩短手术时间。手术结束时以安抚性语言予以安慰解释,减轻患者的心理负担。

3. 急诊介入术后的人文管理

（1）对患者的生命体征进行有效的监测,尽可能减轻因监护设施对患者造成的不适。

（2）术后患者因穿刺部位疼痛、强迫体位及肢体活动限制可出现烦躁、焦虑等情绪,应向患者解释术后卧位及肢体位置限制的重要性,告知其是一个暂时的过程,通过探视、转移注意力的交谈及暗示疗法,缓解其不良情绪,淡化患者的角色意识,提升恢复质量,减少术后并发症。

（3）观察患者动脉穿刺部位包扎敷料有无渗血、渗液,足背动脉、桡动脉搏动情况及下肢、足部、上肢、手部皮肤的温度、湿度、色泽,有无肿胀、麻木、疼痛等情况,并与对侧做比较。

（4）介入术后通常需要加压包扎伤口,会增加患者的不适感,告知患者加压包扎的原因及时间,以减轻患者的焦虑情绪。

（5）做好饮食、饮水、活动的指导,增加患者舒适度,促进其早日康复。

通过急诊介入患者术前、术中、术后的人文管理护理,使患者能够以平静稳定的情绪接受手术,以良好的心态配合手术过程及术后早期康复,提高急诊介入治疗的成功率,从而使治疗取得满意的效果。

护理人文管理是护理的本质,在临床护理实践中的重要性已逐渐被认可。人文护理有别于传统护理,其理念并不仅仅是给予医疗护理措施,更是在护理工作中将患者需求作为护理基础。人文护理强调护理人员应与患者进行沟通,并给予心理安慰和支持,让患者感受到被尊重和被关心。应用人文护理,可以使患者生理和心理处于舒适状态,从而减少急诊介入治疗产生的心理应激反应,提高患者生活质量。若患者负性情绪持续存在,将会通过一定的生物学机制影响机体的生理平衡,甚至影响手术效果及术后生活质量。而人文护理不仅可以改善患者心理状态,还能有效提高患者治疗积极性和依从性,增强患者手术成功的信心,使其更加信任医护人员。

二、急诊介入护士的人文管理

（一）护士人文管理的内涵

营造适宜的人文环境是人文管理的基础。人文精神是人文管理的精髓,它突显人的文化意义与文化价值。人文精神是一个普遍性的概念,也是护理专业的一个核心概念,其本质主要体现在以"人自身的生命价值"为本,其特征是具有人文学科的文化知识,具有"人权平等、人格尊重、人性自由、人情博爱"的人文或人道主义思想。人文精神的本质是指尊重人的主体地位和个性差异,关心人丰富多样的个体需求,激发人的主动性、积极性和创造性,促进人的自由全面发展。

（二）急诊介入护士人文管理的必要性

介入治疗是急诊治疗中的重要手段,急诊介入突出的是一个"急"字,这就要求急诊介入护士具有扎实的介入理论知识、丰富的急诊救治经验,不仅要配合医师做好疾病诊断工作,还应与医师密切配合担负起救治的重要责任。因此,急诊介入护士比普通病房护士承受的工作强度和压力更大。调查结果发现,94.5%的护士渴望得到人性化关爱,希望严格护理管理与人文关怀并重。有研究表明,将人文管理融入护理管理中,能充分调动护理人员的积极性,发挥护理人员的最大潜能,提高护理管理效能。因此,对急诊介入护士实施人文关怀尤为重要,不仅可以帮助护士减轻工作及心理压力,提高工作积极性和创造性,而且可以提高职业成就感。

（三）急诊介入护士人文管理的实践

1. 共建和谐良好的人文关怀环境

（1）营造关怀氛围:定期组织科内聚会、外出旅游,营造团结、和谐、融洽的氛围,让护士们在活动中增进了解,减轻压力,团结协作,互助互爱。

（2）成立关爱护士小组,对每位护士实施个性化关怀:小组成员要及时了解护士的压力和困难,为她们排忧解难,与她们保持相互信任关系。对高年资护士,多尊重,多关心,在夜班、日常工作时间的安排上给予适当的照顾;对年轻护士,充分了解性格特征及兴趣爱好,多赞美、多鼓励,生活上关心她们,及时提供帮助。当护士生病时,主动去探望和慰问,合理安排病休时间,病愈后的前几个工作日,安排强度适中的岗位。在节假日,特别是春节或其他长假,尽可能让外地护士回家,对不能回家过节的护士,可以发放相应节日小礼物。护士生日时,酌情安排送生日蛋糕或根据个人喜好送小礼物,设立文化墙可以写上生日祝福语。加强对妊娠期护士的关爱,尽量安排工作量相对小的岗位,5个月后不安排夜班;妊娠期护士不安排院内的相关考试,减轻心理压力;护士长关注妊娠期护士的心理变化及需求,给予真诚的关心和帮助。在工作和生活中,努力让每一位护士都能感受到集体的温暖,使她们有强烈的归属感。

（3）关注护士身心健康:安排医院心理科专业人员为护士每半年做一次心理访谈,了解护士的心理状况;提供学习沟通技巧的平台,鼓励护士参加心理防护和心理健康方面的培训,教会护士进行自我心理调适,保持良好的身心状态。

2. 构建人文关怀的管理体系

（1）鼓励参与质控管理:成立科室质量控制管理小组,根据每个人的能力,安排参与科室管理活动。如法律意识较强的护士参与病历质控;专科业务水平高的护士参与实习生及进修生带教与讲课;处事严谨的护士参与院内感染管理;工作细心的护士参与基础护理质控等,并在管理活动中适当授权,使护士能够自我发展和自我实现,让大家感到自己是科室的主人,从而调动其积极性,体现自我价值。

（2）处理问题人性化:护理工作是一种风险性很高的工作,当护士出现护理过失或差错时,护士长应采取及时有效措施避免或降低差错造成的不良影响;平心静气、诚恳地与护士交流,避免使用斥责或伤害性语言;帮助护士分析差错发生的根本原因并提出改进措施;进行科室安全事件讨论时,仅针对事件本身进行分析,避免提及当事人;避免惩罚性措施。

（3）激励护士的工作热情:激励管理是为调动人的工作积极性而采取的各种措施,有利于增强护理人的自信心和责任感,具有鼓舞作用。护士长应制定合理、有意义的目标,能够为科室护士指引方向,提供推动力,让护士能在工作中主动奉献。当她们完成目标时,应给予积极的肯定和鼓励,提升护士的价值感和成就感;在进行绩效考评时,实事求是,公平公正;在职称晋升时,以工作业绩为基础,择优录取;做好优秀、先进护士评选工作,激发护士的荣誉感和责任感;效益分配时,以绩效考核结果为依据,体现多劳多得、优劳优得;充分发挥护士的工作积极性及主观能动性。

（4）提供良好的发展平台：管理者应该发挥不同人才的优势，加大培养力度。专业知识技能突出的护士，选派其参加市级及以上专科护士培训班，承担专科护士的角色，体现学科优势，打造专业化的护理人才梯队。大胆启用优秀护士，坚持"以用为本"，以岗位需求为导向，给予能胜任管理岗位的护士不断提高自身管理能力和创造性的机会。另外，管理者还可以为护士提供良好的学习机会。平时加强护士的业务训练，鼓励她们积极参加继续教育，使自身的专业知识和业务水平不断提高，能适应和及时处理各种紧急情况。鼓励护士报名参加护理部的护理专项组，认真学习专科知识技能，带动科室成员业务水平的提高。每年根据计划对护士进行院内培训，包括护士分层级培训、专科护士的培训、护理管理人员的岗位培训等，丰富了理论知识，对护理质量的提升也具有至关重要的作用。

（5）加强职业安全教育，做好职业防护：介入放射治疗服务于临床诊断和治疗的同时，也给参与其中的医护人员的身体健康构成了一定的危害。作为一名急诊介入护士，必须明确职业危害的严重后果，提高防范意识，合理规范操作，把危害降到最低。指导护士严格遵守国家介入放射治疗影像质量标准，穿好铅衣、围好铅脖、戴上铅帽，不要图一时的轻松和方便而损伤身体，使用好防护用品，避免不必要的放射照射。

只有满意的护士，才会有优质的护理服务，才会有满意的患者。关怀和爱能够产生关怀和爱。对护士的人文关怀，不仅可以稳定护理队伍，增强科室凝聚力，而且可以提高护士的工作积极性，使护理质量得以提高。

（郝卫文）

第三章 急诊介入常见并发症的病理生理过程

第一节 休克

休克是指机体在严重失血失液、感染、创伤等强烈致病因子的作用下,有效循环血量急剧减少,组织血液灌注量严重不足,引起细胞缺血、缺氧,以致各重要生命器官的功能、代谢障碍或结构损害的全身性危重病理过程。

一、病因

休克的发病机制与病理生理改变相似,均引起有效循环血量不足。有效循环血量、心泵功能正常和周围血管保持一定张力是正常血液循环的三要素,其中任何一个环节发生障碍,均可导致循环血量不足。心脏排血功能障碍见于缺氧、感染等对心肌的损伤;血容量不足见于失血、脱水,严重感染时毒素与内外源性血管活性物质(炎性细胞因子)致血管平滑肌麻痹、管壁通透性增加,则有效血容量不足;血管舒缩功能障碍多由于毒素或变态反应产生活性物质作用于血管,血管床容积增加;或剧痛通过神经反射使血管运动中枢功能障碍,引起血管扩张,进而使有效循环血量减少。

二、分期

根据微循环的变化,可将休克的进展分为3期:休克早期、休克期、休克晚期。

1.休克早期　患者意识清楚,自觉口渴,皮肤黏膜苍白,皮温正常或发凉,脉搏<100次/min,收缩压正常或稍高、舒张压增高、脉压缩小,周围循环基本正常,尿量无明显异常。此时循环血量减少<20%。

2.休克期　患者意识尚清楚,表情淡漠、反应迟钝,自觉口渴,皮肤黏膜苍白,皮肤发冷,脉搏100～120次/min,脉搏细速,收缩压下降至70～90mmHg、脉压小,表浅静脉塌陷,尿量<30ml/h,休克进入失代偿期。此时循环血量减少在20%～40%。

3.休克晚期　患者意识模糊甚至昏迷,皮肤黏膜苍白,肢端青紫,皮肤冰凉,脉搏速而细弱或摸不清,收缩压<70mmHg甚至测不到,表浅静脉塌陷,少尿甚至无尿。此时循环血量减少>40%。

三、分类

休克按病因和病理生理特点分为低血容量性休克(包括失血性休克和创伤性休克)、感染性休克、心源性休克、过敏性休克和神经源性休克 5 种。

(一)低血容量性休克

低血容量性休克是各种原因引起的循环血容量丢失而导致的有效循环血量及心排血量减少、组织灌注不足、细胞代谢紊乱和功能受损的病理生理过程。其中最主要的是内外出血导致的出血性休克、严重创伤、烧伤使得血管内液流失于局部(水肿)、皮肤(烧伤渗出)、第三腔(体液或血液滞留于胸腹腔或肠道)。急诊介入多用于食管胃底静脉曲张破裂出血、肝癌破裂出血、咯血、胆道出血、产后大出血、肾动脉破裂出血、主动脉疾病等出血性疾病。

(二)感染性休克

感染性休克即中毒性休克、脓毒性休克,是严重的全身性感染伴有血流动力学障碍、脏器灌注不足、组织缺血缺氧的危重症。其由病原体及毒素所致,常见病原体为革兰氏阴性菌,如大肠埃希菌、肺炎杆菌、铜绿假单胞菌等。急诊介入后感染性休克多见于肝脓肿引流术后、脾脓肿引流术后、胆道引流术后、肾造瘘引流术后或肝硬化、恶性肿瘤及长期使用免疫抑制药、放疗者。通常经历全身性炎症反应综合征的三个阶段。

1. 脓毒症 表现为体温、心率、呼吸和白细胞异常。

2. 脓毒综合征 脓毒症伴有脏器灌注不足,如缺氧、混合静脉血氧饱和度改变、血浆乳酸浓度增高、少尿、意识障碍。

3. 脓毒性休克 脓毒综合征伴低血压、微循环障碍。

(三)心源性休克

由于心肌严重受损,引起心泵功能的损害导致心排血量急剧减少,造成全身微循环功能障碍、组织灌注不能满足休息状态下代谢的需要,出现以缺氧、代谢障碍及重要脏器损害为特征的临床综合征。多见于急性心肌梗死、急性心脏压塞、重症心肌疾病、肺血栓栓塞、严重心律失常等造成心泵功能衰竭导致心排血量过低。患者可表现为严重而持久的胸痛伴心力衰竭、心律失常等急性循环功能不全表现。根据心电图、血清心肌损伤标志物、超声心动图等可明确诊断。

(四)过敏性休克

外界变应原进入机体后产生的快速、强烈、全身性的变态反应,导致血液重新分布、循环血量骤减,进而周围循环衰竭。介入常见变应原有血制品、生物制剂、对比剂、动脉化疗栓塞时使用的化疗药、抗生素等。

(五)神经源性休克

强烈精神刺激、外伤、剧痛、麻醉意外等因素作用于神经而使周围血管扩张、有效血容量下降,进而休克。

第二节 缺氧

一、分类

缺氧是指因组织的氧气供应不足或用氧障碍,而导致组织的代谢、功能和形态结构发生异常变化的病理过程。大气中的氧通过呼吸进入肺泡,弥散入血,与血红蛋白结合,由血液循环输送到全身,被组织、细胞摄取利用。其中任一环节发生障碍都可以引起缺氧。根据病因和血氧变化的特点,缺氧一般分为以下四种类型。

（一）低张性缺氧

低张性缺氧多见于肺癌咯血及呕血引起的窒息、食管气管瘘引起的误吸等,也见于登山、高山病、高山作业等。

1. 低张性缺氧的原因　包括吸入气体氧分压过低,肺通气、肺换气功能障碍,静脉血分流入动脉。

2. 低张性缺氧患者血氧变化特点　包括以下五个方面。① 进入血液的氧减少,PaO_2 降低。② 血液中与血红蛋白结合的氧量减少,动脉血氧含量降低。③ 动脉血氧饱和度降低。④ 血氧容量正常或增高。⑤ 动 - 静脉血氧的含量差降低或正常。

（二）循环性缺氧

由于组织血流量减少使组织供氧量减少所引起的缺氧为循环性缺氧。

1. 循环性缺氧的原因　全身循环功能障碍,见于心力衰竭和休克;局部循环功能障碍,见于动脉硬化、血管炎、血栓形成或栓塞等。

2. 血氧变化特点　① 外呼吸功能正常,氧的摄入和弥散正常,PaO_2 正常,动脉血氧饱和度也正常。② 血红蛋白的质和量没有改变,血氧容量和血氧含量正常。③ 循环障碍、血流淤滞、二氧化碳含量增加,使氧离曲线右移,释氧增加,动 - 静脉血氧的含量差增大。

（三）血液性缺氧

血液性缺氧是由于血红蛋白含量减少或血红蛋白性质改变,使血液携氧能力降低,或血红蛋白结合的氧不易释出引起的缺氧。见于肝癌破裂出血、消化道出血、肺癌大咯血、肺栓塞等;也见于异常血红蛋白增多,如一氧化碳中毒、氰化物中毒等。

1. 血液性缺氧的原因　血红蛋白含量减少,见于各种原因引起的严重贫血;一氧化碳中毒;高铁血红蛋白血症;血红蛋白与氧的亲和力异常增高。

2. 血氧变化特点　① 外呼吸功能正常,氧的摄入和弥散正常,PaO_2 正常。② CO 中毒和高铁血红蛋白血症引起缺氧时,SaO_2 可降低。③ 血红蛋白含量减少或性质改变,使血氧容量降低,血氧含量减少。④ 贫血患者,动 - 静脉氧含量差减小。⑤ 血红蛋白与氧亲和力增强引起的血液性缺氧,其动脉血氧容量和氧含量可不降低,动 - 静脉血氧含量差小于正常。

（四）组织性缺氧

在组织供氧正常的情况下,因组织、细胞氧利用障碍,引起三磷酸腺苷（ATP）生成减少,该现象为组织性缺氧或氧利用障碍性缺氧。

1. 组织性缺氧的原因　药物对线粒体氧化磷酸化的抑制,呼吸酶合成减少,线粒体损伤等。

2. 血氧变化特点　细胞对氧的利用障碍,此时动脉血氧分压、血氧含量、血氧容量和血氧饱和度均正常。由于组织对氧的利用减少,静脉血氧分压、血氧含量和血氧饱和度都高于正常,动 - 静脉血氧含量差减少。

二、机体的功能代谢变化

（一）呼吸系统的变化

1. 肺通气量增大　PaO_2 降低可刺激颈动脉体和主动脉体化学感受器,反射性兴奋呼吸中枢,使呼吸加深加快,肺泡通气量增加。

2. 高原肺水肿   因低压缺氧而发生一种高原特发性疾病,临床表现为呼吸困难,严重者出现发绀,咳粉红色泡沫痰或白色泡沫痰,肺部有湿啰音等。

3. 中枢性呼吸衰竭   当 $PaO_2 < 30mmHg$ 时,可严重影响中枢神经系统的能量代谢,直接抑制呼吸中枢,导致肺通气量减少。表现为呼吸抑制、呼吸节律和频率不规则,甚至停止。

(二)循环系统的变化

1. 心脏功能和结构变化   急性轻度或中度缺氧时,反射性兴奋交感神经,使心率加快、心肌收缩力增强,回心血量增加。严重缺氧时可直接抑制心血管运动中枢,使心率减慢,心肌收缩力减弱。

2. 血流分布改变   缺氧时,全身各器官的血流分布发生改变,心和脑的血流量增多,而皮肤、内脏、骨骼肌和肾的组织血流量减少。

3. 肺循环的变化   急性缺氧引起肺血管收缩,慢性缺氧不仅引起肺血管收缩,还可以引起以管壁增厚、管腔狭窄为特征的肺血管结构改建,导致持续的肺动脉高压。

(三)中枢神经系统的变化

急性缺氧可引起头痛、思维能力降低、情绪激动及动作不协调等。严重者可出现惊厥或意识丧失。慢性缺氧时表现为注意力不集中、记忆力减退、易疲劳、轻度精神抑郁等。

第三节   缺血再灌注损伤

缺血再灌注损伤即缺血再灌注后不但不能使组织、器官功能恢复,反而加重组织、器官的功能障碍和结构损伤。缺血再灌注损伤是一种广泛而复杂的病理生理过程,可发生于心脏、脑、肺、肝、肾、胃肠、肌肉、皮肤等各种器官。

一、损伤加重的因素

(一)常见损伤加重因素

1. 缺血时间   缺血时间愈长,损伤愈重。
2. 氧需求   缺血组织对氧需求愈高,损伤愈重,与氧自由基形成愈多有关。
3. 侧支循环   已有侧支循环形成者,损伤减轻。
4. 电解质   高钾和高镁对再灌注损伤有保护作用,而高钠和高钙可加重再灌注损伤。

(二)发生机制

目前对缺血再灌注损伤的发生机制尚不完全清楚,随着研究的深入,已有以下几个方面认识。主要包括:氧自由基的大量生成,导致组织损伤、细胞凋亡;钙超载及钙振荡;内皮细胞激活;中性粒细胞介导的损伤;无再流现象和微血管损伤等。急诊介入常见肝、肾、心肌、肠道、脑的缺血再灌注损伤及急性肢体动脉缺血恢复血供后的再灌注损伤。

二、机体的功能代谢变化

(一)肝缺血再灌注损伤

多见于各种肝手术,如肝叶切除、肝硬化合并门脉高压患者实施肝移植术,由于手术时间长、出血多,容易发生肝缺血再灌注损伤,其可影响肝术后余肝的再生、供肝的活力及肝功能恢复。无肝期时间长、术中出血、代谢性酸中毒等都是造成肝缺血再灌注损伤的主要因素。再灌注时肝组织损伤较单纯缺血明显加重,主要表现为光镜下肝细胞肿胀、脂肪变性、空泡变性及点状坏死。

(二)肾缺血再灌注损伤

由于肾供血障碍后血流再灌注而引起的常见应激性疾病,临床上肾缺血再灌注损伤在肾移植中最多见。肾缺血-再灌注时,血清肌酐浓度明显增高,肾功能严重受损。再灌注时肾组织损伤较单纯缺血明显加重,表现为线粒体高度肿胀变形、嵴减少、排列紊乱,甚至崩解、空泡形成等,再灌注激活肿瘤坏死因子(TNF)转录因子,引起肾小球滤过率降低。

(三)心肌缺血再灌注损伤

当出现心肌缺血性疾病时,临床上目前主要以心肌血液灌注及心功能保护为主要治疗原则,急诊冠状动脉旁路移植术、急诊冠状动脉介入术及药物治疗是临床上常用的治疗方法。然而,当缺血心肌再灌注时通常会引起诸如组织水平无复流、心肌舒缩功能降低及再灌注心律失常等心血管不良事件的发生,这种现象称为心肌缺血再灌注损伤,严重影响患者预后。

(四)肠道缺血再灌注损伤

肠道缺血再灌注损伤是急性肠梗阻、创伤、休克、肠套叠、急性肠系膜动脉栓塞等常见疾病重要的病理生理过程。在缺血时,细胞代谢障碍及组织结构发生损害,重新恢复血液灌注后,会加重缺血的组织细胞损伤。缺血再灌注引发局部及全身多系统发生重要病理生理改变,主要由于细胞毒素物质的释放、中性粒细胞和内皮细胞的相互作用及肠道细菌移位。多器官功能衰竭是肠道缺血再灌注损伤后一种常见并发症,常会累及肝、心脏、肾、肺。

(五)缺血性脑卒中溶栓再灌注损伤

脑卒中是目前全球第二大致死性疾病,且致残率高。缺血性脑卒中通常是由于脑动脉的血流被阻断,脑内氧气和葡萄糖供应减少,促发细胞内一系列复杂的级联反应进而导致脑内细胞死亡及神经功能障碍。目前针对缺血性脑卒中急性期,主要的治疗方法是血管再通治疗,即静脉溶栓、血管介入治疗等。但闭塞的大脑动脉再通后,缺血的脑组织重新获得血液灌注,同侧脑血流量显著增加,从而导致脑水肿而引起脑组织肿胀和急性颅内压增高,当患者出现剧烈头痛、脉压增大、脉搏减慢、瞳孔对光反射异常、意识障碍及呕吐时,应考虑溶栓再灌注所致。

(六)急性肢体动脉缺血再灌注损伤

多为急性动脉栓塞或动脉硬化闭塞症继发急性血栓形成、手术治疗恢复肢体血供后出现再灌注损伤。急性动脉栓塞后几小时内患肢可出现苍白甚至肿胀,组织缺血缺氧导致肌纤维内无氧代谢和一些毒素产生及肌纤维膜的通透性增加。特别是患肢血运重建及再灌注期,患肢产生的氧自由基等代谢毒素物质进入血液,主要表现为术后患肢肿胀、疼痛、皮肤感觉异常、张力增高,非凹陷性水肿,趾、踝关节活动受限,重者可出现代谢性酸中毒、高钾血症和急性肾衰竭等。

第四节　水电解质失衡

水和电解质是维持生命基本物质的组成部分,是细胞正常代谢所必需的条件,是维持人体生命、各脏器生理功能所必需的条件。体内水的容量和分布及溶解于水中的电解质浓度都由人体的调节功能加以控制,使细胞内和细胞外体液的容量、电解质浓度和渗透压等能够维持在一定的范围内,这就是水与电解质的平衡。如果机体无能力进行调节或超过了机体可能代偿的程度,便会发生水与电解质紊乱。当疾病发展到一定阶段,水与电解质平衡紊乱可以成为威胁生命的主要因素。

一、脱水

(一)等渗性脱水

等渗性脱水的特点是水钠成比例地丢失,血容量减少,但血清 Na^+ 浓度和血浆渗透压仍在正常范围。常见于频繁呕吐、腹泻、胃肠减压、胆道引流、肠梗阻等消化液丢失;胸腹腔炎性渗出液的抽吸或引流等。患者有厌食、恶心、乏力、尿少,但不口渴,皮肤黏膜及口唇干燥,眼球下陷和周围血管萎陷等。当体液丢失量达体重的 5% 时,患者出现脉搏细弱、肢端湿冷、发绀、血压不稳定或下降;当体液丢失量达体重的 6% ~ 7% 时,患者出现周围循环衰竭、休克,常伴有代谢性酸中毒。若体液丢失主要是胃液,则可伴代谢性碱中毒。

(二)低渗性脱水

低渗性脱水特点是失 Na^+ 多于失水,血清 Na^+ 浓度 < 135mmol/L,血浆渗透压 < 290mmol/L,伴有细胞外液量的减少。常见于补充水分过多;过量使用噻嗪类、呋塞米等排钠利尿剂、急性肾衰竭多尿期等。

1. 轻度缺钠   血清钠 < 135mmol/L,患者出现乏力、头晕、表情淡漠、起立性晕倒及直立性低血压等。

2. 中度缺钠   血清钠 < 130mmol/L,患者除上述症状外还会出现恶心、呕吐、脉搏细速、血压不稳定或下降、皮肤弹性差、浅静脉萎陷、眼窝凹陷。

3. 重度缺钠   血清钠 < 120mmol/L,患者意识恍惚、肌肉痉挛性抽搐、腱反射减弱或消失、甚至昏迷。

(三)高渗性脱水

高渗性脱水特点是失水多于失 Na^+,血清 Na^+ 浓度 > 150mmol/L,血浆渗透压 > 310mmol/L,细胞外液和细胞内液均减少。常见于食管疾病导致饮水障碍、昏迷患者、静脉注射大量高渗盐水;水丢失过多,如大量使用甘露醇、高渗葡萄糖等脱水剂、介入术后高热导致大量出汗等。

1. 轻度脱水   口渴为主要症状,失水量为体重的 2% ~ 4%。

2. 中度脱水   极度口渴、乏力、烦躁、皮肤黏膜干燥、尿少、尿比重增高,失水量为体重的 4% ~ 6%。

3. 重度脱水   除上述症状外,患者可能会出现幻觉、谵妄、精神失常,甚至昏迷等,失水量超过体重的 6%。

二、水中毒

水中毒的特点是患者水潴留使体液量明显增多,血钠下降,血清 Na^+ 浓度 < 135mmol/L,血浆渗透压 < 290mmol/L,但体内钠的总量正常或增多。

正常情况下由于神经、内分泌和肾等的调节,一般不易出现水过多。常见于肾排水能力减低的同时不断摄入液体;抗利尿激素分泌过多,见于疼痛、失血、大手术后应激状态;门脉高压、水钠潴留、低蛋白血症等。重症肝炎患者水潴留最早且突出的表现为腹水形成,同时伴有体重增加,随着水排泄障碍进一步加重,患者可出现尿量减少,下肢水肿。

三、钾代谢紊乱

(一)低钾血症

血清钾浓度< 3.5mmol/L 称为低钾血症。

1. 原因

(1)摄入不足:多由于长期食欲不佳或厌食,摄入钾减少。

(2)丢失过多:肝衰竭时肝对醛固酮的灭活功能减弱,从而导致血中醛固酮增多,钾随尿排出增加;重型肝炎伴腹水时,有效循环血量减少,也可反射性引起醛固酮分泌增加,钾随尿排出;药源性,如使用排钾利尿药可导致大量钾随尿排出;大量放胸腔积液、腹水;胆道引流患者。

(3)分布异常:频繁呕吐,丢失胃酸,产生碱中毒,细胞外钾转移到细胞内。

2. 对机体的影响　患者常出现肌肉无力、精神不振,严重者可出现呼吸衰竭、嗜睡或昏迷;腹胀,便秘,严重时可出现麻痹性肠梗阻;心律失常,包括房性或室性期前收缩、窦性心动过缓甚至心室颤动等。短时间内发生严重低钾可导致猝死;严重缺钾也可出现多尿,其原因是缺钾能阻碍抗利尿激素的作用,以致肾的浓缩功能下降,出现低比重尿;因血钾降低,细胞内钾离子外移,细胞外 H^+ 进入细胞内,使细胞外液氢离子浓度下降引起碱中毒。

(二)高钾血症

血清钾浓度> 5.5mmol/L 称为高钾血症。

1. 原因

(1)钾摄入过多:多见于处理不当,如经静脉输入过多钾盐或输入大量库存血等。

(2)钾排出减少:肾排钾减少,为高钾血症最主要的原因。多由于肾功能障碍导致少尿或尿闭所致,代谢性酸中毒、细胞膜上的 Na^+-K^+-ATP 酶活性降低致细胞内钾外移。另外,重型肝炎患者多尿或非少尿性高钾血症易导致患者猝死,其主要与长期大剂量应用保钾利尿剂有关。

(3)细胞内钾转到细胞外:细胞内钾迅速转到细胞外,当超过了肾的排钾能力时,血钾浓度升高,如静脉补充钾过多过快、长期服用 β 受体阻滞剂等。

2. 对机体的影响　轻中度高钾血症,一般无特殊症状,偶有意识模糊或淡漠、肌肉无力。严重高钾血症有微循环障碍(如皮肤苍白、发冷、青紫、低血压等)、心率慢、心律失常甚至舒张期停搏。当血钾> 7mmol/L 时,有心电图改变,早期 T 波高尖,底变窄,QT 间期延长;以后 QRS 时限增宽和 P-R 间期延长,R 波及 P 波幅度下降,S 波加深,ST 段下降;而高钾血症继续加重,则 P 波可消失,P-R 间期继续延长,QRS 波增宽,甚至心室颤动、心脏停搏。

四、钠代谢紊乱

(一)低钠血症

低钠血症指血清钠浓度< 135mmol/L。原因:肝衰竭时肝灭活抗利尿激素(antidiuretic hormone,ADH)的功能降低,血中 ADH 增多,增强了水在肾小管的重吸收,从而形成体内水潴留,这是形成稀释性低钠血症的主要原因;水潴留使血容量扩张,继发性引起醛固酮分泌减少,尿中排钠增加;重型肝炎患者频繁呕吐,不能进食,使体液大量丧失,摄入不足,有效循

环血量减少,促使 ADH 大量分泌,引起低钠血症;医源性因素,排钾利尿药与保钾利尿药等均具有很强的排钠作用,治疗脑水肿时大量输注甘露醇。低钠血症一般临床表现不突出,易被忽视。当血清钠在短期内急剧下降,可出现急性低钠综合征,表现为意识障碍、低血压、心动过速、尿少,甚至休克等。

(二)高钠血症

高钠血症指血清钠浓度 > 145mmol/L,常见于各种原因导致的高渗性失水(浓缩性高钠血症),也见于肾排钠减少,如皮质醇增多症、心肝肾功能不全。高渗状态导致细胞内失水,患者可出现乏力、头痛,甚至昏迷。

五、钙代谢紊乱

(一)低钙血症

低钙血症指当血清蛋白浓度正常时,血钙 < 2.25mmol/L 或血清钙 < 1mmol/L。多见于维生素 D 代谢障碍、甲状旁腺功能减退、降钙素增多;慢性肾衰竭、排磷障碍、血磷升高、血钙降低;严重全身感染也可造成低血钙症。患者常出现感觉异常,严重者出现手足抽搐、肌肉痉挛等。

(二)高钙血症

高钙血症指当血清蛋白浓度正常时,血钙 > 2.75mmol/L 或血清钙 > 1.25mmol/L。多见于甲状旁腺功能亢进症;骨转移性恶性肿瘤可直接破坏骨质,骨钙释放;非骨转移性恶性肿瘤可能由于肿瘤细胞释放甲状旁腺激素样多肽,具有生物活性导致骨钙释放;长期大量服用维生素 D、碱性药物等。患者常出现乏力、嗜睡、肢体麻木、恶心、呕吐、腹胀、便秘。当血清钙升至 4.5mmol/L 以上时,可出现严重呕吐、嗜睡、意识障碍、肾衰竭及心律失常,甚至死亡。

六、镁代谢紊乱

(一)低镁血症

低镁血症指血清镁浓度 < 0.75mmol/L。常发生于镁摄入不足或丢失过多和镁离子分布异常。多见于长期禁食、厌食;腹泻、利尿、某些药物(如顺铂、袢利尿剂、氨基糖苷类抗生素、洋地黄类、多巴胺)等造成镁的损耗。患者可出现肌肉震颤、腱反射亢进、精神障碍甚至昏迷。严重低镁时,横纹肌溶解可致血中肌酐增加诱发急性肾衰竭。

(二)高镁血症

高镁血症指血清镁浓度 > 1.25mmol/L。多见于肾功能不全导致的排泄量减少,甲状腺功能减退或医源性因素(如注射镁盐)、严重烧伤、糖尿病酮症酸中毒、创伤和横纹肌溶解使细胞内镁释放到细胞外等。患者可出现肌肉无力、呼吸肌麻痹、昏迷、心动过缓、血压下降、心脏传导阻滞。

(陈冬萍   吴   敏)

第四章　急诊介入围手术期检验的护理配合

急诊介入治疗与护理主要涉及创伤、大出血、急性腔道梗阻、急性血管栓塞等疾病。在此过程中，各类疾病检验项目的护理规范非常重要，尤其在初次诊断及随后的治疗监测中，可对疾病性质及治疗效果起到指导和评估的作用。首先，介入治疗的检验主要集中在血液、尿液、粪便及体液方面。同时，为了提高检验的效果及速度，检验项目的选择和意义、采集时的工具和部位、送检时间是否及时都与介入治疗的效果密切相关。其次，急诊介入治疗患者的检验项目主要包含血常规、血栓和止血检验、心肌损伤和心力衰竭标志物、血气和酸碱分析、肝功能、肾功能、糖代谢等。

第一节　血液检验项目采集及检验结果的意义

一、血液常规

临床上，急诊介入患者受疾病及手术的多重打击，导致免疫力下降和感染风险增加。因此，血常规检验是对介入患者观察治疗效果、指导用药、评估预后的常用指标。

(一)白细胞

白细胞(white blood cell，WBC) 可分为5种类型：中性粒细胞、嗜酸性粒细胞、嗜碱性粒细胞、淋巴细胞和单核细胞。参考值：成年人$(3.5\sim9.5)\times10^9/L$，儿童$(5\sim12)\times10^9/L$。

1. 中性粒细胞　参考值：50%～70%。临床意义：病理性增多见于急性化脓性感染。

2. 嗜酸性粒细胞(eosinophil，EO)　参考值：0.5%～5%。临床意义：增多见于寄生虫感染、变态反应性疾病、过敏性疾病、剥脱性皮炎、淋巴瘤、肺嗜酸性细胞增多症、嗜酸性粒细胞综合征及少见的嗜酸性粒细胞白血病。

3. 嗜碱性粒细胞(basophil，BASO)　参考值：0%～1%。临床意义：增多见于慢性粒细胞性白血病、霍奇金病和铅中毒。

4. 淋巴细胞(lymphocyte，LYM)　参考值：20%～40%。临床意义：增多见于病毒感染；减少见于免疫缺陷病。

5. 单核细胞(monocyte，MONO)　参考值：3%～8%。临床意义：增多见于某些细菌感染及单核细胞白血病等。

（二）红细胞

红细胞（red blood cell，RBC）的参考值：成年男性，$(4.5 \sim 5.5) \times 10^{12}$/L；成年女性，$(3.5 \sim 5.0) \times 10^{12}$/L。临床意义：① 病理性减少，见于骨髓造血功能障碍、造血物质缺乏或利用障碍、急慢性失血、血细胞破坏过多及其他疾病造成或伴发的贫血。② 病理性绝对性增高，见于原发性红细胞增多症，其在临床较为常见。继发性红细胞增多症与某些肿瘤和肾疾病有关，此外，还见于家族性自发性促红细胞生成素浓度增高、药物引起的红细胞增多等。

（三）血红蛋白

在急诊介入治疗中，术后监测血红蛋白（hemoglobin，Hb）的变化，能及时反映患者失血情况。参考值：男性 120～160g/L，女性 110～150g/L，新生儿 180～190g/L，婴儿 110～120g/L，儿童 120～140g/L。临床意义：① 病理性降低见于各种贫血、骨髓造血功能障碍、造血物质缺乏或利用障碍、急慢性失血、血细胞破坏过多及其他疾病（如炎症、肝病、内分泌系统疾病）造成或伴发的贫血。② 病理性相对性增高见于脱水血液浓缩时；绝对性增高见于真性红细胞增多症、先天性心脏病、肺源性心脏病等。

（四）血小板计数

血小板计数（platelet count，PLT）的参考值为 $(100 \sim 300) \times 10^9$/L。临床意义如下：

1. 血小板增多　当血小板计数 $> 350 \times 10^9$/L 为血小板增多，见于：① 原发性增多。原发性血小板增多症、慢性粒细胞性白血病。② 反应性增多。急性和慢性炎症、急性大失血、急性溶血、肿瘤。③ 其他疾病，如心脏疾病、肝硬化、慢性胰腺炎、烧伤、肾衰竭、先兆子痫、严重冻伤等。

2. 血小板减少　当血小板计数 $< 125 \times 10^9$/L 为血小板减少，见于：① 血小板生成障碍。再生障碍性贫血、急性白血病等。② 血小板破坏增多。原发性血小板减少性紫癜、脾功能亢进等。③ 血小板消耗过多。弥散性血管内凝血、血栓性血小板减少性紫癜等。

（五）红细胞平均指数

包括红细胞平均体积（mean corpuscular volume，MCV）、红细胞平均血红蛋白量（mean corpuscular hemoglobin，MCH）和红细胞平均血红蛋白浓度（mean corpuscular hemoglobin concentration，MCHC）。临床意义：红细胞平均指数可用于贫血形态学分类及提示贫血的可能原因。

（六）血细胞比容

血细胞比容（hematocrit，Hct）的参考值：男性 0.4～0.5，女性 0.35～0.45。临床意义：血细胞比容可作为补液计算的依据。① 增高，见于大面积烧伤、脱水、各种原因所致的低氧血症等。② 减少，见于各种原因引起的贫血等。

二、血栓和止血检验

血栓和止血项目的检验，在血栓病和出血病的诊断与鉴别诊断、抗凝治疗的监测、疾病预后的判断等方面具有重要价值。

（一）出血时间测定

出血时间（bleeding time，BT）的参考值：普通试管法 4～12min。临床意义：① 延长，见于血小板数量异常或质量缺陷，如血小板减少症、某些凝血因子缺乏等。还可见于血管疾病，如遗传性出血性毛细血管扩张症和单纯性紫癜等。② 缩短，见于某些严重的血栓病，但不敏感。

(二)凝血酶原时间

凝血酶原时间(prothrombin time,PT)的参考值:手工法,11～13s,超过对照值 3s 为异常。临床意义:① 延长,见于先天性因子Ⅱ、Ⅴ、Ⅶ、Ⅹ缺乏症或低(无)纤维蛋白原血症,如原发性纤溶症、维生素 K 缺乏症。② 缩短,见于先天性因子 Ⅴ 增多症、高凝状态和血栓病等。

(三)国际标准化比值

国际标准化比值(international normalized ratio,INR)的参考值:INR= 患者 PT/ 正常对照 PT,1.0±0.1。临床意义:测定 INR 是监测口服抗凝剂用量及疗效的首选方法。

(四)活化部分凝血活酶时间

活化部分凝血活酶时间(activated partial thromboplastin,APTT)的参考值:31～43s,较正常延长 10s 以上为异常。临床意义:① 延长,血浆因子Ⅷ、Ⅸ和Ⅺ水平减低,如血友病 A、血友病 B 及因子Ⅺ缺乏症;严重的凝血酶原、因子Ⅴ、因子Ⅹ和纤维蛋白原缺乏,如严重肝疾病、阻塞性黄疸等。② 缩短,高凝状态,如弥散性血管内凝血的高凝血期;血栓性疾病,如心肌梗死、脑血管病变、肺栓塞等。

(五)纤维蛋白原

纤维蛋白原(fibrinogen,FIB)的参考值:2～4g/L。临床意义:① 升高,> 4g/L,见于糖尿病和糖尿病酸中毒、动脉血栓栓塞、急性传染病、结缔组织病、急性肾炎和尿毒症等。② 降低,< 2g/L,见于弥散性血管内凝血、原发性纤溶症、重症肝炎及肝硬化等。

(六)血浆 D- 二聚体

血浆 D- 二聚体(D-dimer,D-D)的参考值:胶乳凝集法,阴性。临床意义:在血栓形成和出血时出现阳性。临床上,D-D 是纤维蛋白的降解产物,有很高的阴性预测价值。用 ELISA 法测定< 500μg/L 可排除急性肺栓塞。另一方面,D-D 的敏感度可能对急性肠系膜动脉栓塞诊断有帮助。

三、心肌损伤与心力衰竭标志物

心肌损伤与心力衰竭标志物的检验,对于诊断是否存在心功能不全及评价预后发挥着重要作用。

(一)心肌损伤标志物

1. 血清肌钙蛋白(cardiac troponin,cTn)　包括肌钙蛋白 T(cardiac troponin T,cTnT)和肌钙蛋白 I(cardiac troponin I,cTnI)。参考值:高敏 cTnT 测定< 0.014μg/L 和高敏 cTnI 测定< 0.034μg/L。临床意义:cTn 对心肌损伤具有很高的敏感性和特异性,已取代肌酸激酶同工酶成为急性冠状动脉综合征(ACS)诊断的首选指标。

2. 血清肌红蛋白(myoglobin,Myo)　参考值:< 70μg/L,Myo 对于需冠状动脉手术的心肌梗死患者的早期诊断价值优于其他标志物。同时 Myo 也是急性心肌梗死溶栓治疗中评价有否再灌注的较为敏感和准确的指标。

3. 肌酸激酶同工酶(creatine kinase isoenzyme,CK-MB)　是由 M 和 B 两种亚单位组成的二聚体,在细胞质内共有 3 种同工酶:CK-MM、CK-MB 和 CK-BB。参考值:电化学发光法(ECUA)测定,男性< 3.61ng/ml,女性< 4.87ng/ml。临床意义:血清 CK-MB 升高常见于肌肉损伤,常用于心肌梗死的诊断。在发生急性心肌梗死后 3～8h,可在血液中检测到 CK-MB 升高,并且维持一段时间的高水平。在其他的一些疾病中,如脑卒中、横纹肌溶解症

也可发现 CK-MB 的升高。

4. 血清心型脂肪酸结合蛋白测定（heart-type fatty acid binding protein，H-FABP）　参考值：阴性。临床意义：升高，见于早期急性心肌损伤。临床上有 1/3 以上的 ACS 患者在缺乏典型临床症状时就已经发生心肌损伤的病理变化，H-FABP 在急性心肌缺血时具有敏感性高、检测时间早等优点，有助于 ACS 的早期诊断。

5. 血清缺血修饰白蛋白（ischemia modified albumin，IMA）　参考值：成年人 IMA ＜ 64.7U/ml。临床意义：可评价早期可逆性心肌缺血，也可用于 ACS 的危险分层和指导治疗。IMA 结合心电图和 cTn 检测结果，有助于 ACS 的早期诊断、干预治疗，改善患者的预后和减少病死率。

（二）心力衰竭标志物

1. 血清氨基末端 -B 型利钠肽前体（N-tern Ⅱ nalpro-B type natriuretic peptide，NT-proBNP）参考值：ECLIA 测定，＜ 125pg/ml（＜ 75 岁），＜ 450pg/ml（≥ 75 岁）。临床意义：升高，见于急慢性心力衰竭、冠心病、慢性肾病等疾病。

2. 血清 B 型利钠肽（B-type natriuretic peptide，BNP）　参考值：＜ 100pg/ml。临床意义：BNP 测定可用于心力衰竭的诊断、危险分级、疗效监测和预后评估。对急性呼吸困难患者，检测 BNP 可用于鉴别诊断心力衰竭引起的呼吸困难和其他原因引起的呼吸困难。BNP 是反映左心室超负荷的标志物可作为左心室射血分数的替代检测指标。

四、血气与酸碱分析

血氧分析是提示严重通气和 / 或氧合障碍的指标。酸碱指标分析是纠正酸碱平衡紊乱的观察方式之一。

（一）血氧分析

1. 氧分压（partial pressure of oxygen，PO_2）　参考值：动脉血为 80～100mmHg。当 PO_2 低于 55mmHg，即表示有呼吸衰竭，低于 30mmHg 可有生命危险。

2. 血氧饱和度（oxygen saturation，SaO_2）　参考值：动脉血为 91.9%～99%。

3. 血红蛋白 50% 氧饱和度时氧分压（partial pressure of oxygen of 50% hemoglobin oxygen saturation，P50）。参考值：动脉血 26mmHg，临床意义：P50 增加，提示氧离解曲线右移；P50 降低，提示氧离解曲线左移。

4. 脱氧血红蛋白或还原血红蛋白（deoxyhemoglobin，DHb）　参考值：0%～5%。临床意义：当毛细血管中脱氧血红蛋白达到 5g/dl 以上时，皮肤、黏膜呈现青紫色，称为发绀（cyanosis），常见于乏氧性缺氧。

5. 氧合血红蛋白（oxyhemoglobin，HbO_2）　参考值：动脉血 92%～98%。临床意义：同血氧饱和度。

6. 高铁血红蛋白（methemoglobin，MetHb）　参考值：0%～6%。临床意义：见于先天性高铁血红蛋白血症或先天性高铁血红蛋白血症伴有异常血红蛋白 M。

7. 碳氧血红蛋白（carboxyhemoglobin，HbCO）　参考值：0%～2%。临床意义：见于心肌缺氧、损伤。当 HbCO 为 2.5% 时，可缩短心绞痛患者的发作时间。

（二）酸碱分析

血液酸碱度（potential of hydrogen，pH）的参考值：动脉血 7.35～7.45。＜ 7.35 为酸血症，＞ 7.45 为碱血症。临床中 pH 正常并不能完全排除酸碱失衡，可能为代偿性酸碱平衡紊乱。

(三)二氧化碳分压

二氧化碳分压(partial pressure of carbon dioxide, PCO_2)的参考值:动脉血 35～45mmHg。临床意义:超出或低于参考区间称高或低碳酸血症, > 55mmHg 时有抑制呼吸中枢的危险,是判断各型酸碱中毒的主要指标。

(四)二氧化碳总量

二氧化碳总量(total carbon dioxide, TCO_2)的参考值:动脉血为 24～32mmHg。临床意义:代谢性酸中毒时明显下降,碱中毒时明显上升。

(五)实际碳酸氢盐和标准碳酸氢盐

实际碳酸氢盐(actual bicarbonate, AB)和标准碳酸氢盐(standard bicarbonate, SB)的参考值:动脉血 AB 为 21～28mmol/L;SB 为 21～25mmol/L。临床意义:AB 与 SB 两个指标联合分析更有参考价值。两者正常为酸碱平衡,两者皆低为代谢性酸中毒失代偿,两者皆高为代谢性碱中毒失代偿,AB > SB 为呼吸性酸中毒,AB < SB 为呼吸性碱中毒。

(六)碱剩余

碱剩余(base excess, BE)的参考值:正常人 BE 值在 0 附近波动。动脉血参考区间:-3～3mmol/L。临床意义:当 BE 正值增加时,常提示代谢性碱中毒;当 BE 负值增加时,常提示代谢性酸中毒。

(七)阴离子间隙

阴离子间隙(anion gap, AG)的参考值:AG 的正常值为 10～14mmol/L。临床意义:目前多以 AG > 16mmol/L 作为判断是否有 AG 增高型代谢性酸中毒的发生。① 增高,见于代谢性酸中毒、糖尿病酮症酸中毒、尿毒症等。② 降低,见于低蛋白血症等。

(八)缓冲碱

缓冲碱(buffer base, BB)的参考值:45～55mmol/L。临床意义:① 增高,见于代谢性碱中毒。② 降低,见于代谢性酸中毒,若此时实际碳酸氢盐正常,有可能为贫血或血浆蛋白低下。

五、肝功能

急诊介入治疗的患者因接受多种药物的治疗,不可避免地会加重肝负担,有潜在肝损伤的危险。此外,疾病的发生也会导致肝功能指标的异常。具体的肝功能指标如下:

(一)蛋白质代谢功能

蛋白质代谢功能反映肝实质细胞储存功能。参考值:血清总蛋白(serum total protein, STP)65～85g/L。白蛋白(albumin, A)40～55g/L, 球蛋白(globulin, G)20～30g/L, A/G 比值为(1.5～2.5):1。临床意义:

1. STP、A 增高　见于各种原因导致的血液浓缩、肾上腺皮质功能减退等。

2. STP、A 降低　见于:① 肝细胞损害,合成减少。② 营养不良。③ 丢失过多(如肾病综合征)。④ 消耗增加(如甲状腺功能亢进症、晚期肿瘤)。

3. STP、G 增高　见于慢性肝病、M 球蛋白血症(如多发性骨髓瘤)、自身免疫性疾病、慢性炎症与慢性感染等。

4. STP、G 降低　见于:① 生理性(如小于 3 岁的幼儿)。② 免疫功能抑制。③ 先天性的低 γ 球蛋白血症。

(二)胆红素功能

血清总胆红素(serum total bilirubin, TBIL)为结合胆红素(conjugated bilirubin, CB)和

非结合胆红素（unconjugated bilirubin, UCB）的总量。参考值：成年人血清总胆红素浓度，3.4～17.1μmol/L。成年人血清结合胆红素浓度，0～6.8μmol/L。血清非结合胆红素浓度，1.7～10.2μmol/L。临床意义：①按黄疸程度来说，隐性黄疸34.2μmol/L＞TBIL＞17.1μmol/L，轻度黄疸34.2～171μmol/L，中度黄疸171～342μmol/L，重度黄疸＞342μmol/L。②按病因来说，TBIL＜85.5μmol/L为溶血性黄疸，17.1～171μmol/L为肝细胞性黄疸，171～265μmol/L为不完全性梗阻性黄疸，＞342μmol/L为完全性梗阻性黄疸。③按黄疸类型来说，溶血性黄疸时CB/TBIL＜20%，肝细胞黄疸时20%～50%，梗阻性黄疸时＞50%。

（三）肝酶学

1. 血清丙氨酸氨基转移酶（alanine aminotransferase, ALT）和血清天门冬氨酸氨基转移酶（aspartate aminotransferase, AST）　参考值：速率法，ALT 10～40U/L，AST 10～40U/L，ALT/AST≤1。临床意义：①ALT和AST均升高，该值可达上限20～50倍，见于急性病毒性肝炎。在急性重症肝炎时AST显著升高，当症状加重恶化时，酶活性降低，提示肝细胞坏死，ALT/AST＞1。②ALT/AST＜1时，见于慢性肝炎活动期、酒精肝、药物性肝损等。③转氨酶活性正常或降低时，见于肝硬化。④转氨酶正常或轻度上升时，见于肝内外胆汁淤积。⑤AST升高，常在心肌梗死后6～8h出现，4～5d后恢复，若再次出现则为更大范围或新发生的梗死情况。

2. 碱性磷酸酶（alkaline phosphatase, ALP）　参考值：40～150U/L。临床意义：与血清总ALP相比，肝ALP和骨ALP分别与肝病和骨骼相关疾病有更密切的关系。多种原因引起的肝外胆道阻塞时，常可见大分子ALP；肝硬化、肠腺化生时，肠ALP可升高。

3. γ-谷氨酰转移酶（gamma-glutamyl transferase, GGT）　参考值：男性11～50U/L，女性：7～32U/L。临床意义：增高见于胆道阻塞性疾病、急/慢性病毒性肝炎或肝硬化、药物和中毒性肝损害。

（四）脂质代谢功能及摄取排泄

1. 血清总胆固醇（total cholesterol, TC）　参考值：＜5.18mmol/L。临床意义：高TC血症是冠心病的主要危险因素之一；低TC血症见于甲状腺功能亢进症、营养不良、慢性消耗性疾病等。

2. 血清三酰甘油（triglyceride, TG）　参考值：＜1.7mmol/L。临床意义：①升高。原发性见于家族性高TG血症与家族性混合型高脂（蛋白）血症等；继发性见于糖尿病、甲状腺功能衰退、肾病综合征、妊娠、口服避孕药、酗酒等。②降低。原发性见于无β-脂蛋白血症和低β-脂蛋白血症；继发性见于继发性脂质代谢异常，如消化道疾病、甲状腺功能亢进症、癌症晚期及肝素等药物的应用。

3. 高密度脂蛋白（high density lipoprotein, HDL）　参考值：男性，1.16～1.42mmol/L；女性，1.29～1.55mmol/L。临床意义：高密度脂蛋白-胆固醇（high density lipoprotein cholesterol, HDL-C）与冠心病呈负相关，HDL-C＜0.9mmol/L是冠心病发生的危险因素，HDL-C＞1.55mmol/L被认为是冠心病的负危险因素。HDL-C降低也多见于心、脑血管病、肝炎及肝硬化等。

4. 低密度脂蛋白（low density lipoprotein, LDL）　参考值：＜3.37mmol/L。临床意义：①升高，见于高脂蛋白血症、急性心肌梗死、冠心病、肾病综合征、慢性肾衰竭和糖尿病等，也可见于神经厌食及孕妇。②降低，见于营养不良、慢性贫血、骨髓瘤、创伤和严重肝病等。

5. 载脂蛋白（apolipoprotein, Apo）　载脂蛋白是血浆脂蛋白中的蛋白质部分，在血浆脂蛋白代谢中具有重要的生理作用。① ApoA1 参考值：女性 1.20～1.90g/L，男性 1.20～1.76g/L。ApoA1 为 HDL 的主要结构蛋白，流行学表明以 ApoAl 表示的 HDL 水平与冠心病的流行率呈负相关。② ApoB 参考值：女性 0.75～1.50g/L，男性 0.60～1.00g/L。ApoB 为 LDL 的主要结构蛋白，ApoB 浓度水平与动脉粥样硬化程度有关。③ APOE 参考值：2.7～4.9mg/dl。升高：见于冠心病、动脉粥样硬化、肾病综合征和糖尿病等疾病。APOE 包含于极低密度、高密度及低密度脂蛋白受体的配体中，其浓度与血浆甘油三酯含量呈正相关。

（五）协助诊断原发性肝细胞癌的酶

甲胎蛋白（alpha fetoprotein，AFP）的参考值为 < 20ng/ml。临床意义：有助于诊断原发性肝癌、肝硬化、酒精肝等。AFP 还可用于肝癌的治疗效果及预后评估。

六、糖代谢测定

血糖测定包括空腹血糖和随机血糖测定。参考值：① 成年人空腹血浆（清）葡萄糖 3.9～6.1mmol/L。② 成年人糖化血红蛋白（glycated hemoglobin，GHb）：GHb 采用亲和色谱或高效液相色谱测定，正常值为 4%～6%。临床意义：血糖是糖尿病诊断的重要指标。① 升高，见于内分泌疾病、胰腺病变、严重的肝病变、应激性高血糖。② 降低，见于胰岛素分泌过多、升高血糖的激素分泌不足等。通过检测血糖、糖代谢中间产物及调节糖代谢的相关激素水平，可评估机体糖代谢状态，判断糖代谢紊乱的原因以协助诊断和指导治疗。

七、肾功能

部分需接受介入治疗的患者对比剂注射后，存在发生急性肾功能不全的危险。因此介入治疗前检查肾功能显得尤为重要。

（一）血尿素氮测定

血尿素氮测定（blood urea nitrogen，BUN）的参考值为 3.2～7.1mmol/L。临床意义：① 肾前性，最重要的原因是失水。② 肾后性，如前列腺肿大、尿路结石、尿道狭窄、膀胱肿瘤等致尿道受压，使尿路受阻。③ 肾性，见于急性肾衰竭。④ 蛋白质代谢增加，见于饥饿、发热等。

（二）血清肌酐测定

血清肌酐测定（creatinine，Cr）的参考值：男性 44～133μmol/L，女性 70～106μmol/L。血 Cr 增高常见于各种原因引起的肾小球滤过功能减退。其指标可在一定程度上准确反映肾小球滤过功能的损害程度。

（三）尿酸

尿酸（uric acid，UA）的参考值：男性 150～416μmol/L，女性 89～357μmol/L。临床意义：① 升高，见于肾功能减退，如痛风、中毒和子痫等。② 降低，见于各种原因导致的肾小管重吸收和功能损害。

八、血清电解质

某些需要进行脑部介入的手术患者，由于胃纳差，易出现营养不良，需及时定期复查电解质等指标。

（一）血钠

血钠（sodium，Na）的参考值：135～145mmol/L，> 145mmol/L 并伴有血液渗透压过高，

为高钠血症;< 135mmol/L 为低钠血症。临床意义:① 升高,见于脱水及肾上腺皮质功能亢进等。② 降低,见于摄入不足、呕吐、腹泻及慢性肾功能不全等。

（二）血钾

血钾(kalemia,K)的参考值:3.5～5.5mmol/L,> 5.5mmol/L 为高钾血症,< 3.5mmol/L 为低钾血症。临床意义:① 升高,见于肾功能障碍、释放性高钾血症、组织低氧、皮质功能减退、利尿剂过度使用等。② 降低,常见于皮质功能减退、摄入不足及服用利尿剂等。

（三）血氯

血氯(chlorine,Cl)的参考值:95～105mmol/L,> 105mmol/L 为高氯血症,< 95mmol/L 为低氯血症。临床意义:① 升高,见于肾衰竭及尿路梗阻等。② 降低,见于严重呕吐、腹泻、使用利尿剂等。

（四）血钙

血钙(calcium,Ca)的参考值:2.25～2.75mmol/L,> 2.75mmol/L 为高钙血症,< 2.25mmol/L 为低钙血症。临床意义:① 升高,见于甲状旁腺功能亢进症、多发性骨髓瘤、结节病、大量应用维生素 D 治疗引起肠道过量吸收钙等。② 降低,见于甲状旁腺功能减退症、严重肝肾疾病及维生素 D 缺乏等。

（五）血磷

血磷(phosphorus,P)的参考值:0.97～1.61mmol/L。临床意义:① 升高,见于甲状旁腺功能减退症及肾衰竭等。② 降低,见于甲状旁腺功能亢进症及糖利用增加等。

第二节　尿液检验项目采集及检验结果的意义

一、尿常规

（一）尿酸碱度

尿酸碱度的参考值:常规饮食条件下,① 晨尿,pH 5.5～6.5。② 随机尿,pH 4.5～8.0。临床意义:尿酸碱度检验是临床上诊断呼吸性或代谢性酸/碱中毒的重要指标。

1. 增高　① 碱中毒,如呼吸性碱中毒。② 肾小管性酸中毒。③ 尿路感染,如膀胱炎、肾盂肾炎等。④ 其他,如尿结石、严重呕吐等。

2. 降低　① 酸中毒、发热、慢性肾小球肾炎等。② 代谢性疾病,如糖尿病、痛风等。

（二）尿蛋白

尿蛋白(urine protein,PRO)的参考值:阴性。临床意义:增高,见于:① 肾前性蛋白尿,如浆细胞病、血管内溶血性疾病、急性肌肉损伤及酶类增高性疾病。② 肾性蛋白尿,如肾小球性蛋白尿、肾小管性蛋白尿。③ 肾后性蛋白尿:泌尿或生殖系统炎症反应、泌尿系统结石、结核、肿瘤等。

（三）尿糖

尿糖(glucosuria,GLU)的参考值:阴性。临床意义:① 代谢性糖尿,如糖尿病。② 内分泌性糖尿:甲状腺功能亢进症、腺垂体功能亢进、嗜铬细胞瘤、库欣综合征。③ 血糖正常性糖尿:因肾小管重吸收葡萄糖能力减低、肾糖阈减低所致如家族性糖尿、新生儿糖尿、妊娠或哺乳期。

（四）尿酮体

尿酮体（ketone，KET）的参考值：阴性。临床意义：酮体阳性，见于不能有效利用碳水化合物，如糖尿病酮症酸中毒、碳水化合物摄入不足或丢失。

（五）尿胆红素

尿胆红素（urine bilirubin，BIL）的参考值：阴性。临床意义：尿胆红素检测用于黄疸的诊断和鉴别诊断。尿胆红素阳性见于胆汁淤积性黄疸、肝细胞性黄疸，而阴性为溶血性黄疸。

（六）尿比重

尿比重（specific gravity，SG）的参考值：成年人随机尿 1.003～1.030；晨尿＞1.020；新生儿 1.002～1.004。临床意义：① 尿液比重＞1.025 时，尿量少比重高，见于急性肾炎、心力衰竭、休克、高热、脱水或大量排汗、肝病等；尿量多比重高，见于糖尿病、使用放射对比剂等。② 尿液比重＜1.015 时，见于慢性肾小球肾炎、肾盂肾炎等。

（七）尿白细胞

尿白细胞（leukocyte，LEU）的参考值：阴性。临床意义：阳性提示尿路炎症，如肾或下尿路炎症，也可见于前列腺炎。

（八）尿亚硝酸盐

尿亚硝酸盐（nitrite，NIT）的参考值：阴性。临床意义：阳性见于尿路细菌感染，如大肠埃希菌属、克雷伯菌属、变形杆菌属和假单胞菌属感染。

（九）隐血

隐血（occult blood，BLD）的参考值：阴性。临床意义：① 尿红细胞，主要见于泌尿道出血性疾病，如肾小球肾炎、尿路结石、泌尿系统肿瘤、感染等。② 尿血红蛋白：当超过 1.00～1.35g/L 时，即出现血红蛋白尿，可见于各种病毒感染、链球菌败血症、疟疾、大面积烧伤、体外循环、肾透析、手术后所致的红细胞大量破坏等。

（十）尿胆原

尿胆原（urobilinogen，URO）的参考值：阴性或弱阳性。临床意义：① 阴性，正常或见于完全阻塞性黄疸。② 阳性，见于溶血性疾病及肝实质性病变。

二、尿沉渣镜检

白细胞增多表示泌尿系统有化脓性炎症。红细胞增多见于肾小球肾炎、泌尿系结石、结核或恶性肿瘤。透明管型在轻度或暂时性肾或循环功能改变时可增多。颗粒管型可见于肾实质性病变，如肾小球肾炎。红细胞管型见于急性肾小球肾炎等。白细胞管型见于急性肾盂肾炎等。脂肪管型见于慢性肾炎肾病型及类脂性肾病。宽形管型见于慢性肾衰竭，提示预后不良。蜡样管型提示肾有长期而严重病变，见于慢性肾小球肾炎晚期和肾淀粉样变。

第三节　粪便检验项目采集及检验结果的意义

粪便检验是对下消化道炎症、出血、寄生虫感染、肿瘤、胃肠道消化吸收功能和黄疸的鉴别都有重要价值。

一、粪便常规

正常为阴性。临床意义：① 发现红细胞,见于下消化道出血、肠道炎症、肠结核、结肠肿瘤等。② 发现白细胞或脓细胞,见于肠道炎症。③ 发现巨噬细胞,见于急性细菌性痢疾、急性出血性肠炎或偶见于溃疡性结肠炎。④ 当肠道发生炎症,如霍乱、副霍乱、坏死性肠炎等,上皮细胞增多。⑤ 假膜性肠炎,粪便的黏膜块中可见到数量较多的肠黏膜柱状上皮细胞,多与白细胞共同存在。⑥ 发现寄生虫卵,见于肠道寄生虫病。

二、隐血试验

隐血试验(occult blood test,OBT)的参考值:阴性。临床意义:粪便 OBT 用于消化道出血、消化道肿瘤筛查和鉴别。① 消化道出血时(如溃疡病、恶性肿瘤、肠结核、伤寒、钩虫病等),本试验可阳性。② 消化道恶性肿瘤时,一般粪便隐血可持续阳性,溃疡病时呈间断性阳性。

第四节　体液检验项目采集及检验结果的意义

一、浆膜腔积液

人体胸膜腔、腹膜腔和心包膜腔统称为浆膜腔。正常情况下,浆膜腔内仅含有少量液体(胸膜腔液 < 20ml,腹膜腔液 < 50ml,心包膜 10 ～ 30ml)。病理情况下,浆膜腔内有大量液体潴留而形成浆膜腔积液。按积液部位不同可分为胸膜腔积液、腹膜腔积液和心包膜腔积液。根据产生原因及性质不同,浆膜腔积液可分为漏出液和渗出液。

参考值:阴性,清晰不显雾状;可疑:(±)渐呈白雾状;阳性:(+)呈白雾状,(++)呈白薄云状,(+++)呈白浓云状。临床意义:主要用于漏出液和渗出液鉴别,漏出液为阴性,渗出液为阳性。

(一)浆膜腔积液蛋白质定量试验

参考值:Rivalta 试验,非炎性积液为阴性,炎性积液为阳性。漏出液 < 25g/L,渗出液 > 30g/L。临床意义:① 炎症性疾病(化脓性、结核性等),浆膜腔积液蛋白质含量多 > 40g/L。② 恶性肿瘤为 20 ～ 40g/L。③ 肝静脉血栓形成综合征为 40 ～ 60g/L。④ 淤血性心功能不全、肾病综合征蛋白浓度最低,多为 1 ～ 10g/L。⑤ 肝硬化患者,腹腔积液蛋白质多为 5 ～ 20g/L。

(二)浆膜腔积液葡萄糖测定

参考值:漏出液葡萄糖为 3.6 ～ 5.5mmol/L。临床意义:降低,见于风湿性积液或积脓、结核性积液、恶性积液及食管破裂等。

(三)浆膜腔积液酶类测定

1. 血清乳酸脱氢酶(lactate dehydrogenase,LDH)　参考值:漏出液 LDH < 200U/L,渗出液 LDH > 200U/L。

2. 血清腺苷脱氨酶(adenosine deaminase,ADA)　参考值:0 ～ 45U/L。临床意义: > 40U/L 时,结核性积液 ADA 活性明显增高,抗结核治疗有效时,ADA 活性随之减低。

3. 血清淀粉酶(amylase,AMY)　参考值:0 ～ 300U/L。临床意义:胸腔积液淀粉酶升高,多见于食管穿孔及胰腺外伤合并胸腔积液,原发性或继发性肺腺癌胸腔积液 AMY 显著升高。胰腺的各类炎症、肿瘤或损伤时,腹腔积液 AMY 水平可高出血清数倍至几十倍。

(四)浆膜腔积液有形成分分析

临床意义:① 大量红细胞提示为出血性渗出液,见于恶性肿瘤(最常见)、穿刺损伤及肺栓塞等。② 中性粒细胞增多(> 50%),见于急性炎症(如类肺炎性胸腔积液)。③ 淋巴细胞增多(> 50%),见于漏出液、结核、肿瘤、冠状动脉分流术、淋巴增生性疾病和乳糜性积液。④ 嗜酸性粒细胞增多(> 10%),见于气胸、肺栓塞、外伤性血胸和寄生虫病。⑤ 原始细胞,见于造血系统恶性肿瘤。⑥ 胆固醇结晶,见于陈旧性胸腔积液和胆固醇胸膜炎积液。⑦ 含铁血黄素颗粒,见于浆膜腔出血。⑧ 乳糜性积液,可查有无微丝蚴。⑨ 包虫性胸腔积液,可查有无棘球蚴头节和小钩。⑩ 阿米巴性积液,可查有无阿米巴滋养体。

二、脑脊液

脑脊液(cerebrospinal fluid,CSF)的检查主要涉及脑部肿瘤及明显脑膜刺激征等的患者。

(一)脑脊液理学检验

正常健康成年人脑脊液的总容量 120～180ml,新生儿为 10～60ml。

1. 颜色　正常为无色透明。临床意义:① 红色,见于穿刺损伤出血、蛛网膜下腔出血或脑室出血等。② 黄色,除陈旧性出血外,脑脊髓肿瘤所致脑脊液滞留时也可呈黄色。③ 米汤样,为白细胞增多,可见于各种化脓性细菌引起的脑膜炎。④ 绿色,见于铜绿假单胞菌、肺炎链球菌、化脓性链球菌引起的脑膜炎。⑤ 褐色或黑色,见于侵犯脑膜的中枢神经系统黑色素瘤。⑥ 褐色,见于脑出血的康复期。

2. 透明度　脑脊液中细胞数 >300×10^6/L 或含大量细菌、真菌时呈不同程度浑浊。

3. 凝固性　放置 12～24h 后无薄膜、凝块或沉淀。临床意义:① 脑脊液中蛋白质(特别是纤维蛋白原含量)多于 10g/L 时出现薄膜、凝块或沉淀。② 化脓性脑膜炎的脑脊液静置 1～2h 即可出现凝固或沉淀物。③ 结核性脑膜炎的脑脊液静置 12～24h,可见液面有纤细的薄膜形成。④ 神经梅毒的脑脊液可有小絮状凝块。⑤ 蛛网膜下腔梗阻的脑脊液呈黄色胶样凝固。

4. 比重　参考值:腰椎穿刺 1.006～1.008,脑室穿刺 1.002～1.004,小脑延髓池穿刺 1.004～1.008。临床意义:① 比重增高,见于各种颅内炎症、肿瘤、出血性脑病、尿毒症及糖尿病。② 比重降低,见于脑脊液分泌增多。

(二)脑脊液化学检验

1. 蛋白质定性试验　阴性为清晰透明,不显雾状,正常时多为阴性。临床意义:有脑组织和脑膜感染性疾患、蛛网膜下腔出血及蛛网膜下腔梗阻等时常呈阳性反应。脑出血时多呈强阳性反应。

2. 蛋白质定量测定　参考区间:腰椎穿刺 0.2～0.4g/L,脑室穿刺 0.05～0.15g/L,小脑延髓池穿刺 0.10～0.25g/L。临床意义:① 中枢神经系统炎症,脑部感染时,首先是白蛋白增高,随后是球蛋白和纤维蛋白增高。② 神经根病变,如梗阻性脑积水、吉兰－巴雷综合征。③ 椎管内梗阻时,脑与蛛网膜下腔互不相通,血浆蛋白由脊髓静脉渗出,脑脊液蛋白质含量显著增高,如脊髓肿瘤、转移癌、粘连性蛛网膜炎等。

3. 葡萄糖测定　参考值:腰椎穿刺 2.5～4.4mmol/L,脑室穿刺 3.0～4.4mmol/L,小脑延髓池穿刺 2.8～4.2mmol/L。临床意义:① 葡萄糖增高,见于脑出血、影响到脑干的急性外伤、中毒及糖尿病等。②降低,见于急性化脓性脑膜炎、结核性脑膜炎、真菌性脑膜炎、脑肿瘤、神经性梅毒及低血糖等。

4. 氯化物测定　参考值:成年人120～130mmol/L,儿童111～123mmol/L。临床意义:①增高,见于脱水、尿毒症、心力衰竭及浆液性脑膜炎等。②降低,见于呕吐、细菌性脑膜炎、真菌性脑膜炎、结核性脑膜炎、病毒性脑膜炎、肾上腺皮质功能减退、肾病变、脊髓灰质炎及脑肿瘤等。

5. 酶类测定　参考值:LDH < 40U/L、AST < 20U/L、ALT < 15U/L、肌酸激酶0.5～2U/L、腺苷脱氨酶< 8U/L。LDH活性增高见于脑组织坏死、出血等。ALT、AST活性增高,见于脑梗死、脑萎缩及急性颅脑损伤等。CK活性增高,见于化脓性脑膜炎、结核性脑膜炎及多发性硬化等。ADA活性增高,见于化脓性脑膜炎、脑出血及吉兰-巴雷综合征等。

6. 免疫球蛋白(immunoglobulin,Ig)　参考值:IgG 10～40mg/L,IgA < 6mg/L,IgM < 0.22mg/L和极少量IgE。临床意义:①IgG增高,见于神经梅毒、化脓性脑膜炎、结核性脑膜炎及病毒性脑膜炎等。②IgA增高,见于化脓性脑膜炎、结核性脑膜炎及病毒性脑膜炎等。③IgM增高,见于化脓性脑膜炎、病毒性脑膜炎、肿瘤及多发性硬化等。④IgE增高,见于脑寄生虫病等。

7. 蛋白质电泳　参考值:前白蛋白3%～6%,白蛋白50%～70%,α_1球蛋白4%～6%,α_2球蛋白4%～9%,β球蛋白7%～13%,γ球蛋白7%～8%,球蛋白/白蛋白比值0.4～0.8。临床意义:①前白蛋白增高,见于舞蹈症、帕金森病及脑积水等;减少,见于中枢神经系统炎症。②白蛋白增高,见于脑血管病变;减少,见于脑外伤急性期。③α_1球蛋白增高见,见于脑膜炎、脑肿瘤等。④α_2球蛋白增高,见于脑肿瘤、转移癌、胶质瘤等。⑤β球蛋白、α_2球蛋白增高,见于退行性病变、外伤后偏瘫等。⑥γ球蛋白增高,见于脑胶质瘤、多发性硬化等。

(三)脑脊液有形成分分析

参考值:正常人脑脊液无红细胞,白细胞因年龄而异。成年人(0～8)×10^6/L,儿童(0～15)×10^6/L。细胞分类为淋巴细胞及单核细胞,有时可见内皮细胞、中性粒细胞。临床意义:①中枢神经系统病变时,脑脊液细胞数可增多。②中枢神经系统病毒感染、结核性或真菌性脑膜炎时,细胞数可中度增加,常以淋巴细胞为主。③细菌感染时,脑脊液细胞数显著增加。④脑寄生虫病时,可见较多嗜酸性粒细胞。⑤脑室或蛛网膜下腔出血时,脑脊液内可见多数红细胞。⑥脑膜白血病和脑膜癌时,可见白血病细胞或癌细胞。

第五节　检验项目的采集及注意事项

一、常用检验项目的采集

(一)血液标本的采集

采血部位选择前臂肘窝的头静脉、正中静脉,此处穿刺比较方便,疼痛也少。对正在静脉输液的患者应在非输液侧手臂采血,若双臂都在输液则不能在静脉输液装置的近端采血,否则所测结果易受输液成分的影响。

1. 血常规　① 如果一次需要采集多管血液标本时,应按以下顺序采血:血培养管—需氧,血培养管—厌氧,凝血项管,无抗凝剂管(含或不含促凝剂和分离胶),有抗凝剂管。② 采用 EDTA 抗凝管采血后立即上下颠倒混匀 5～10 次。③ 应按采血管刻度准确采血。④ 采血后应尽快送检。

2. 血栓和止血　① 采集部位,除了出血时间(BT)及对新生儿的某些检测外,绝大多数凝血检测均应使用静脉血。② 止血带的压力应尽可能小,压力大及束缚时间长均可造成局部血液的浓缩和内皮细胞释放组织型纤溶酶原激活物,后者将引起纤溶活性增加。③ 最好真空负压系统采血,抗凝剂用枸橼酸钠。④ 采血量必须准确、足够。⑤ 采血后应立即上下颠倒混匀 5～10 次,不可有凝块。⑥ 标本放置时间尽量缩短,尽快送检。

3. 生化免疫检测标本　① 多项化学检测一般可用 1 管血。② 采血量单管通常为 4.0～5.0ml。③ 血清(非抗凝血):采血后标本必须颠倒混合 5～10 次,15～25℃(室温)15～30min 后可自行完全凝固。④ 血浆(抗凝血):应采用抗凝管采血,采血后立即颠倒混合 5～10 次。⑤ 冷藏标本:用于稳定血液中温度依赖性成分的标本于 2～8℃冷藏(标本采集后立即置于冰水混合物中,冷藏必须充分);标本需冷藏的测定项目,如 pH、血气分析。血钾测定标本冷藏不得 > 2h。

(二)尿液标本的采集

急诊患者的尿标本可随时留取。通常,尿标本采集后应在 2h 内完成检验,避免使用防腐剂;如尿标本不能及时完成检测,则宜置冰箱保存。于 2～8℃条件下保存,但不能超过 6h。

(三)粪便标本的采集

常规检查应取新鲜标本,选择含有异常成分的粪便,如黏液或脓血等病理成分;外观无异常的粪便必须从表面、深处及粪端多处取材,取 3.5g 粪便送检。化学法隐血试验应于试验前 3d 禁食肉类、动物血和某些蔬菜等食物,并禁服铁剂及维生素 C 等可干扰试验结果的药物。

(四)体液标本的采集

1. 脑脊液　一般行腰椎穿刺,必要时从小脑延髓池或侧脑室穿刺采集。将脑脊液分别收集于 3 个无菌试管中,每管 1～2ml。标本采集后无特殊处理要求,应在 1h 内送检。

2. 浆膜腔积液　放置引流的患者直接从引流管内接取,留取中段液体置于无菌容器内。常规检测及细胞学检查留取 2ml,化学分析留取 2ml,厌氧培养留取 1ml,抗酸杆菌检查则留取 10ml。由穿刺取得的标本为防止细胞变性、出现凝块或细菌破坏自溶等,标本需及时送检。若无法及时送检,可冷藏保存,不宜超过 2h。

二、检验项目采集的注意事项

(一)核对与解释

检验前核对患者姓名、住院号及检验项目等,并向患者解释检验的目的及注意事项,消除患者顾虑,使其配合,保证检查能顺利进行。

(二)患者准备

1. 饮食　大部分的检验项目应在采血前禁食 12h,避免化验结果的影响。但禁食时间太长,也会造成检验不准确。因此需提前告知患者做好准备。

2. 药物　药物对检验可造成复杂的影响,应明确患者的既往病史及用药情况可能对检验造成的影响。

3.状态   患者尽量在安静状态下采血,避免剧烈运动、过度劳累和情绪激动等情况下采血。

4.体位   患者的体位改变可引起一系列生理改变,也包括血液成分的改变,故采血时应保持正确的体位(坐位或卧位)。

(三)避免医源性损伤

护士应尽量避免反复穿刺损伤血管。

(四)采血时间

急诊采血不受时间限制,但应在检测单上标明"急诊"及采血时间。

(五)告知报告时间

参照《三级综合医院评审标准实施细则》对急诊检验项目和报告时限进行设置,急诊检验报告时间:临检项目 ≤ 30min 出报告,生化和免疫项目 ≤ 2h 出报告。急诊检验报告时间详见表 1-4-5-1。

表 1-4-5-1   急诊检验报告时间

检验项目	报告时间
血常规、尿常规、粪常规 + 隐血	24h 送检,收到标本后门急诊 30min 出结果,病房 60min 出结果
凝血四项、D- 二聚体定量、脑脊液相关检查、胸腹水相关检查、电解质、肝功能、肾功能、心功能、糖尿病、淀粉酶、脂肪酶	24h 送检,收到标本后 2h 出结果
血气分析	24h 送检,收到标本后 30min 出结果

(杨旻斐)

第五章 急诊介入围手术期检查的护理配合

第一节 急诊影像学检查过程中的护理

一、影像学检查在急诊介入治疗中的应用及特点

目前,在急诊介入治疗中常用的影像学检查方法包括 CT、X 线、超声及 MRI 这四类检查。

(一)CT

在急诊介入术前的诊断和评估中更倾向于多层螺旋 CT(multi-slice spiral CT,MSCT)的 CT 血管成像(CT angiography,CTA),其图像质量更清晰,同时具有快速、准确和无创的特点,其广泛应用于急诊血管性疾病的鉴别诊断和术前评估中。CT 检查可以逐层显示解剖结构、平面和三维重建。CTA 能准确评估血管结构;CT 灌注(CT perfusion,CTP)技术可对脏器的血流及功能情况进行评估。

(二)X 线

常规 X 线检查存在解剖结构重叠,对急诊介入疾病的诊断仅起到初筛作用。

(三)超声

超声检查在显示脏器解剖结构及血流信息上具有重要作用,但由于其空间分辨率有限,且容易受到声窗及操作者技术限制,在急诊介入疾病中应用受限。

(四)MRI

MRI 具有出色的软组织分辨率、多功能参数成像,但其扫描时间长,部分患者难以完全配合,限制了其在急诊介入术前的应用。

二、CT 检查围手术期的护理措施

(一)CT 检查的护理

1. CT 检查前的护理

(1)评估患者:护士应协助技师核对患者信息。详细询问病史,评估患者病情,同时询问过敏史。严格掌握禁忌证与适应证,如甲状腺功能亢进症、哮喘、妊娠是禁忌证,严重心肺功能不全、肾功能不全患者慎用。同时,对急诊和特殊要求的患者提前电话预约,通过"绿色通道"安排检查,要求临床医师陪同检查,通知 CT 室医师和技师提前做好检查准备。

(2)饮食:一般 CT 平扫不需要禁食,但做增强 CT 的患者检查前需空腹 3h,可适量饮水。

上腹 CT 检查要求空腹 8h,空腹状态至 CT 室后,在护士的指导下 40min 内饮用 2000ml 温开水。

（3）物品准备：准备好急救器材、药品、物品,随时启动应急程序。

（4）知情同意：检查前向患者讲解检查流程和注意事项,签署知情同意书,做好患者的心理护理,安抚患者焦虑状态。

（5）除去金属异物：患者检查前需要清除检查部位的饰物。

（6）健康教育：护士协助技师讲解检查过程所需时间,交代注意事项及需要患者配合的相关事宜(扫描时屏气,注意听扫描时的语音提示)。增强扫描的患者需告知在注射碘对比剂后可能出现的症状和反应,让患者有心理准备,安抚紧张、焦虑的情绪。

（7）镇静：对小儿、昏迷、躁动、精神障碍的患者指导家属陪检,并采取安全措施,必要时镇静后再行检查。

（8）冠状动脉 CTA 检查的护理：① 心率,患者静息状态下心率 < 75 次 /min,且节律整齐者可先行检查;若心率 > 75 次 /min,可遵医嘱给予美托洛尔缓释片或其他药物口服调整;若心率 > 100 次 /min 或无规律的患者不宜此项检查。② 呼吸训练,重点强调如何吸气、屏气。③ 静脉通路,开通静脉通路,要求 20G 以上型号的留置针或耐高压的中心静脉导管。

2. CT 检查中的护理

（1）协助准备：协助患者检查,妥善放置患者的各种导管及氧气袋等治疗设备,避免碰撞、坠床;协助摆好体位;注意保暖。对非照射部位及陪护家属做好 X 线防护。

（2）增强扫描注意事项：在连接高压注射器管路,试注水,做到"一看二摸三感觉四询问",确保高压注射器管路与血管通畅。协助技师设置合适的注射速率及剂量,护理人员在患者进行检查的过程中要时刻对患者的相关指标及生命体征进行监测;一旦判断药液渗漏或变态反应等异常情况,立即配合技师停止注射,给予对症处理,并做好记录。

（3）冠状动脉 CTA 检查注意事项：协助患者摆好体位,安装电极片,严密观察心电图,确认 R 波清晰;协助患者舌下含服硝酸甘油 1 片,但青光眼、白内障等患者除外;检查后询问患者有无不适。指导患者在检查结束后原地观察 30min,同时指导患者进行水化(每小时不少于 100ml)。

（二）CT 常用碘对比剂的使用原则及不良反应的急救护理

1. 碘对比剂的选择　依据其能否在溶液中电离出离子分为离子型和非离子型对比剂两类;依据人体血浆渗透压又可分为高渗、次高渗和等渗三类。建议尽量选择应用非离子型对比剂;使用等渗或次高渗对比剂,尽量避免使用高渗对比剂。严格遵循产品说明书中规定的剂量和适应证范围。

2. 碘对比剂的不良反应与急救护理

（1）过敏样反应：碘对比剂的过敏样反应按其严重程度可分为轻、中、重度反应。轻度反应:咳嗽、喷嚏、一过性胸闷、结膜炎、鼻炎、恶心、全身发热、荨麻疹、瘙痒、血管神经性水肿等;中度反应:严重呕吐、明显的荨麻疹、面部水肿、咳嗽、呼吸困难、血管迷走神经反应等;重度反应:喉头水肿、惊厥、震颤、抽搐、意识丧失、休克等,甚至死亡或其他不可预测的不良反应。

（2）毒性反应：药物的毒性反应是指与药物的理化特性相关,没有抗原抗体复合物形成的机体反应,相当于Ⅰ型变态反应。变态反应发生时,往往同时伴有不同程度毒性反应。碘对比剂理化性质相关的毒性作用包括对神经系统、心血管系统与血液系统的影响。患者可出现一过性恶心呕吐、荨麻疹、迷走神经反射、喉头水肿、支气管痉挛,甚至出现过敏性休克,严重时可危及生命。应重视碘对比剂对肾功能的损害。在排除其他原因的情况下,血管内途径应用碘对比剂后 2～3d 血清肌酐升高至少 44μmol/L(0.5mg/dl)或超过基础值 25%,称为对比剂肾病(contrast-induced nephropathy,CIN)。

(3)急救护理

1)过敏样反应的护理:轻度反应需严密观察 30min(如有必要需延长时间),监测患者的生命体征,嘱其多饮水,一般情况毋需药物治疗;中度反应应积极对症药物治疗,严密监测患者生命体征,直至反应完全消退。建立静脉通路,给予高流量面罩吸氧;重度反应可危及患者生命,须严密观察,快速识别和处理。救治的原则同过敏性休克,即扩容、升压、抗过敏。若患者过敏表现为无应答或无动脉搏动,即按照正规心肺复苏流程进行抢救。

2)毒性反应的护理:根据 CIN 的危险级别进行处理。低危险:无肾功能损害病史,血肌酐＜120μmol/L,适当补液,毋需特殊处理;高危险:有肾功能损害病史,血肌酐＞120μmol/L;注射对比剂前后 12h 内静脉滴注生理盐水 1ml/(kg·h),检查前一天与检查当日可口服乙酰半胱氨酸 600～1200mg 以扩张肾血管,注射对比剂前、注射后 48～72h 每天检查血肌酐。

3)预防 CIN 的措施:严格把握介入诊治适应证,术前详细询问病史,根据患者的危象因子积分预测患者 CIN 发病风险;选用肾毒性较低的等渗对比剂或次高渗对比剂,尽量使用最小剂量的对比剂;全身充分水化是预防 CIN 简单有效的方法。对比剂注射前 6～12h 静脉内补充生理盐水,或 5% 葡萄糖加 154mmol/L 碳酸氢钠溶液,不少于 100ml/h;注射碘对比剂后亦应连续静脉补液,不少于 100ml/h,持续 24h;提倡联合应用静脉补液与口服补液以提高预防对比剂肾病效果。

4)碘对比剂血管外渗的护理:轻度外渗者,多数损伤轻微,毋需处理;嘱咐患者注意观察,如外渗加重,应及时就诊;对个别疼痛明显者,局部给予普通冷湿敷;中、重度外渗者,抬高患肢,促进血液回流;早期使用 50% 硫酸镁保湿冷敷,24h 后改硫酸镁保湿热敷;或用黏多糖软膏等外敷;或用 0.05% 的地塞米松局部湿敷;碘对比剂外渗严重者,在外用药物基础上口服地塞米松 5mg/次,3 次/d,连用 3d;必要时,咨询临床医师用药。

三、超声检查围手术期的护理措施

(一)超声检查的特点及适应证

超声可以清晰地显示各脏器及周围器官的断面图像,因此临床上应用于早期诊断。相比于 X 线和 CT 对骨骼和含气性器官诊断较弱。

(二)超声检查的护理

1.需要空腹的检查 检查肝、胆囊和脾等,需要严格的空腹或者肠道准备。术前禁食产气食物,例如豆制品、牛奶类食物,术前 1d 清淡饮食。

2.需要憋尿的检查 检查盆腔、膀胱、前列腺、精囊腺、输尿管下段、下腹部包块、子宫、附件、早孕等,需充盈膀胱。可在检查前 1～2h 喝水或各种饮料 1000～1500ml,喝水后不要排尿,使膀胱充盈以利于检查。

3.X 线胃肠造影 胃肠、结肠镜检查者需 2d 后再做超声检查,临床如果预约空腹超声与胃镜在同一天,应先做超声再做胃镜。腹部胀气者影响胆囊、胆管及胰腺图像的观察,可服用乳酶生片剂 3d 后再检查。

4.食管超声检查 检查前 1d 清淡饮食,当天禁食禁饮,有义齿的患者,脱下义齿后检查,检查后 2h 方可进食。

5. 下肢静脉滤器植入术　术前 12h 禁食禁水,术前 30min 排便。

6. 检查体位　根据检查部位的不同调整体位。

四、MRI 检查围手术期的护理措施

(一)MRI 检查的特点及适应证

适用于颅脑及脊柱、脊髓病变、五官科疾病、心脏疾病、纵隔肿块、骨关节和肌肉病变、肝、肾、胰、子宫、卵巢、膀胱、前列腺等部位的检查。

(二)MRI 检查的护理

1. MRI 检查前的护理

(1)评估患者,了解病史。

(2)告知患者去除所有金属物件,如有心脏起搏器、金属物件、胰岛素泵,妊娠 3 个月内的孕妇、盆腔有放置金属节育环均不能做检查,有支架植入的患者请在申请单内注明预约 1.5T 的 MRI,同时换上纯棉检查服。

(3)指导患者配合。由于长时间检查需要患者更多的耐心,指导患者呼吸训练。

(4)特殊人群的护理。对于婴幼儿、躁狂及精神病患者需使用镇静药后做检查,危重患者需在临床医师陪同下检查,高热患者禁做 MRI 检查。

(5)操作人员给患者摆体位时要面向大门站立,防止无关人员进入。

2. MRI 检查中的护理

(1)对患者及家属做好心理护理,同时讲解 MRI 检查的意义及在检查过程中的可能出现的不良反应,检查时尽量安静配合技师。

(2)对"幽闭恐惧症"患者进行心理护理,鼓励患者完成检查。

(3)碘对比剂不良反应处理措施,详见本节中"CT 检查围手术期的护理措施"。

3. MRI 检查后的护理　告知患者需观察 30min 后方可离开。一旦发生头晕、恶心、呕吐等情况,以及用药后的不良反应,应及时对症处理。

第二节　急诊穿刺检查的护理

一、急诊穿刺的类型及临床应用

急诊穿刺检查是以影像诊断为基础,在医学影像诊断设备[数字减影血管造影(DSA)、超声(US)、CT、MRI 等]的引导下,利用穿刺针、导管及其他介入器材,对疾病进行治疗或采集组织学、细菌学及生理、生化资料进行诊断的学科,分为血管性介入放射技术和非血管性介入放射技术。该治疗方式一般应用于心脑血管、肿瘤及骨科等疾病。

(一)血管性介入放射技术

1. 急性诊断性血管造影　采用 Seldinger 技术,经股动脉或肱动脉插管,选择性或超选择性地将导管头端送至靶器官的供血动脉中连续摄片或 DSA 摄影,观察动脉期、毛细血管期、静脉期的影像表现,此技术是对各类疾病进行介入治疗的术前常规。血管造影在头颈部

及中枢神经系统疾病、心脏大血管疾病、肿瘤、外周血管疾病的诊断和治疗中都发挥着重要作用。

2.经导管灌注药物止血　经血管造影发现出血灶后,将导管头端尽量靠近病灶,经导管注入药物以达到止血目的。

3.经导管治疗性栓塞术　采用Seldinger技术,经动脉或静脉将栓塞材料有控制地注入靶器官的供血支内,中断血供,以达到止血、治疗病变及消除患者器官功能之目的。用于异常血流动力学的纠正或恢复,最常见的有颈内动脉海绵窦瘘、静脉曲张等。

4.急诊经导管灌注溶栓术　经血管造影明确血栓的部位和范围后,将导管靠近或接触血栓,灌注溶栓药物。行动脉内溶栓时,应尽量将导管穿过血栓进入闭塞远端,以增加药物与血栓的接触面,提高溶栓速度,增加疗效。经导管灌注溶栓药物进行溶栓治疗是在静脉溶栓基础上发展起来的有效治疗方法。临床主要应用于脑动脉急性栓塞所致梗死、急性心肌梗死及周围血管溶栓等,其效果优于一般灌注方法。

5.急诊血管内球囊扩张及内支架植入术　经造影发现血管狭窄后,先用直径和长度与狭窄段相匹配的专用球囊扩张导管将狭窄的血管扩张,使之解除闭塞、狭窄,再根据病情植入支架,保持血管通畅。主要应用于冠心病,良性病变出现食管破裂瘘,保守治疗失败或不能耐受外科手术治疗等。

6.急诊经颈静脉肝内门腔静脉内支架分流术　是一种治疗肝硬化食管静脉曲张大出血的介入新技术。它由颈内静脉穿刺,途经肝静脉,通过扩张及植入内支架建立门-腔静脉肝内通道,同时栓塞胃冠状静脉,以降低门静脉压力,控制大出血。

（二）非血管性介入放射技术

1.急诊CT导向穿刺抽吸引流术　在CT定向引导下,将穿刺针经皮穿刺机体的病变部位,对病变组织或液体进行抽吸或注入药物达到治疗的目的。在紧急情况下可缓解患者症状、降低疾病危险性,为进一步的临床治疗提供帮助。临床上主要应用于高血压性脑出血、外伤性基底节区巨大血肿等治疗。

2.急诊管腔内支架植入术　包括气管内支架植入术、大肠内支架植入术、胆道内支架植入术等。

二、急诊穿刺的护理配合要点

（一）急诊穿刺的护理

1.穿刺前准备　患者完善各项术前检查,包括血常规、凝血功能、肝肾功能、心电图及根据需要完成影像学检查。对于出血量大或者生命体征不稳定的患者应协助医师和麻醉师完成气管插管。准备肝素、对比剂、止血药及抢救药品。准备相应介入手术的导管、导丝、球囊等器械。

2.穿刺配合

（1）核对:患者进入手术室后,护士要热情接待,主动与患者沟通,尽量减轻患者进入手术室后的陌生、无助感。根据检查治疗申请单,严格核对患者的姓名、科室、住院号、年龄、性别、治疗方式及部位,检查病历的碘过敏试验结果,查看穿刺部位是否备皮,嘱患者先排便,年老、体弱患者要陪同到洗手间。

（2）体位:协助患者采取适当的体位,妥善安置患者身上所带管道,并注意保暖。指导练习吸气屏气动作,便于手术配合。

（3）配合：建立静脉通道，常规在患者非术侧的上肢建立一条静脉通道。随时根据医师的需要，及时准确地传递各种器械和药物。严格遵守无菌操作原则，术中物品有污染或疑为污染均应立即更换。

（4）监测：观察患者生命体征及意识的变化，经常询问患者的感受，并观察患者皮肤有无潮红、丘疹等不良反应。保持患者各管道的通畅，并注意保暖。

（二）不良反应和并发症处理

1. 导丝或导管断裂　断裂多由操作不当、产品质量问题而引起，备抓捕器，将残端取出。

2. 血管穿孔、内膜撕裂　可用球囊导管扩张止血，并行备血等外科手术准备。

3. 上报处理　保留问题器材与生产厂家沟通，记录事件经过，上报相关管理部门。

（杨旻斐）

第六章　急诊介入手术室管理

第一节　介入手术室的设置与急救流程

一、介入手术室的设置

(一)手术室的位置

考虑到急症抢救的需要,介入手术室位置应设在离手术室、麻醉科较近的地方。手术间面积可根据手术大小而定,布置力求简洁、实用、便于抢救。

(二)手术室的设施

1.手术室地面需平整、光滑无缝隙,抗化学消毒剂腐蚀,避潮湿。

2.手术室墙壁需光滑、不脱落、不散发或吸附尘粒。门窗装置要紧密、宽大。门两面开启,具有防辐射功能,并要坚固耐用。

3.手术间墙体四周布置射线防护涂料或铅板,墙面采用光滑、抑菌、少缝、易清洁消毒、耐腐蚀、保温、隔音、防火、耐用的浅色材料。

4.手术间地面采用抗静电型浅色塑胶地板,防滑、抑菌、耐腐蚀、易刷洗和清洁消毒,还具有弹性,步感舒适,以减轻手术人员长时间站立的疲劳。室内不设地漏,墙面与地面、天花板交界处呈弧形,防积尘埃。

5.手术间双相供电,配置足够的电源插座,便于各种仪器设备供电。设置两路中心供氧和负压吸引装置,其终端接口设置位置要合理,以保证供氧。

(三)手术室的布局

手术室分为洁净区、相对洁净区和非洁净区。手术室污物间应设有专用通道,各种生活垃圾及医疗垃圾等污物由通道运出手术室。

1.洁净区　内设有手术间、刷手间、无菌导管库房、机房及控制室等。

2.相对洁净区　内设有办公室、医师休息室、消毒间、仪器室、药品室及库房等。

3.非洁净区　内设有男女更衣室、浴室、值班室、杂用间及洗涤间等。

(四)手术室的设备

介入手术室除设有多功能移动透视手术床、大型数字减影血管造影机成像系统、无影灯等设备之外,还必须有监护及治疗设备(如心电监护仪、心电图机、微量注射泵、超声)、抢救设备(呼吸机、麻醉机、简易呼吸器、除颤仪)等。

二、介入手术室急救流程

急诊介入手术患者病情危急、变化快,必须在规定的时间内进行手术。规范介入手术患者急救流程,可保障急诊患者得到及时有效的救治,保证医疗护理质量与安全。

(一)急诊绿色通道

近年来,心血管疾病、脑卒中救治的"绿色通道"已在一些大型医疗中心运作,患者在症状发作后短时间内送达介入手术室,救治成功率明显提高。这一运作模式包含了基层社区医疗、急救转运、急诊科或急救中心、介入诊疗团队及后续治疗支持等单位的通力合作。急诊绿色通道,尤其是以介入诊疗为主要手段者,应建立精干有效的常设急诊会诊和救治体系,一般由急诊科或医疗管理机构牵头,明确急诊会诊范围、参与专业、各专业(科)的责任。

(二)急诊介入诊疗的急救流程

1.一般救治流程　急诊患者到达医院后,应首先由急诊科医护人员进行分诊、抢救及观察,然后视患者的具体情况决定转入相应的专科、各专科重症监护病房或综合性危重病监护病房进行后续诊疗。

2.急诊会诊　一般由急诊科医师主持,对病情疑难复杂或者有特殊情况者,可酌情请医疗行政部门领导主持会诊、协调。介入诊疗专科医师参与会诊时应亲自诊察患者,掌握第一手资料,向参与会诊者客观介绍入诊疗的价值和限度,把握好适应证和禁忌证,注意听取专科医师的意见。

3.急诊介入　经会诊后认为有急诊介入诊疗的适应证者,应将患者先收入相关专科,然后实施介入诊疗。对危重患者,介入治疗术中应有专科医师、麻醉科医师等参与支持,以备应急抢救。对于专科归属不明确、急需介入诊疗的患者,一般应由急诊科承担收容观察患者的任务。

4.完善医疗文件　与一般急诊救治程序相同。急诊介入治疗的术前病情交代、知情同意书的签署等应简明扼要。

(三)急诊介入诊疗的应急措施

1.接到急诊手术通知　立即询问患者的诊断、病情、手术名称、手术部位、手术方式、麻醉方式、特殊要求等,以便安排手术。

2.安排手术间及手术人员　有手术间空出时,不再安排择期手术,遵循急诊优先原则,尽快安排手术间。评估手术及抢救所需护士人数,积极协调,保证工作顺利进行。

3.评估术中所需手术用物及器械　准备好所需仪器、耗材、药品、防护用具、急救车等。

4.患者准备　接诊患者,做好安全核查,建立静脉通路,连接心电监护,予吸氧、摆好体位等。

5.配合手术　传递手术器材及用物,及时给药,关注手术进展,观察病情并做好记录,配合抢救。

6.手术结束后　妥善清点与处理药物,护送患者入病房或 ICU,做好交接。

第二节　介入手术中的监护

患者进入介入室后必须由护理人员负责监护,根据病情确定是否需要进行全面监测,多数患者不一定需要多种设备监测,危重患者则需要进行全面监测。

一、术中监测与护理

监测患者的生命体征、尿量、意识的变化,发现变化及时通知医师进行处理。常规行心电、血压、血氧监测,并将患者出现的各种心律失常及时向医师汇报,根据具体情况做相应的处理。

在介入术中,发生休克、窒息、严重心律失常等患者易发生低氧血症,故护理中应加强血氧饱和度的监测,保持呼吸道通畅,预防舌后坠及分泌物、呕吐物堵塞呼吸道而影响肺通气量。根据要求予以氧气吸入,定时监测血气分析结果。同时,注意患者的皮肤温度、口唇、甲床色泽等变化,预防低氧血症的发生。

由于导管对心肌和冠状动脉的刺激、对比剂注射过多或使用离子型对比剂、导管嵌顿在冠状动脉内等因素,均可导致心律失常。因此,应加强心律、心率的监测。中心静脉压是了解血流动态的可靠手段,病情不稳定时,要密切监测。动脉压力监测在心脏疾病介入术中常用,术中压力突然升高而压力波形示动脉压波形时,应给患者舌下含降压药,待压力恢复正常后再行操作;若压力突然降低,可能与导管插入过深、冠状动脉开口或起始处病变造成的导管嵌顿有关,回撤导管后压力仍不恢复,应及时给予升压药物,并做好急救准备。

当血容量不足的时候患者可表现为烦躁不安,逐渐意识淡漠、嗜睡,并有不同程度的昏迷,应注意观察患者的意识水平、瞳孔变化。同时观察患者有无头痛、呕吐,警惕颅内血肿、脑疝的发生。肌张力的观察对辨别肢体瘫痪有重要意义,因此要关注患者肢体活动及反射情况。必要时行电生理监测如脑电图、颅内压测定等。

二、术中并发症的观察与护理

(一)下肢血液循环的观察与护理

由于反复动脉穿刺或插管时间过长,患有动脉硬化、糖尿病、循环障碍性疾病均可引起暂时性动脉痉挛。动脉痉挛时可致血流减慢、血黏度增高、血栓形成,严重者可造成肢体坏死。术中护士应定时检测患者的足背动脉搏动是否良好,观察穿刺侧肢体的皮肤颜色、温度、感觉、运动等。发现异常及时报告医师进行处理。

(二)对比剂过敏反应的观察与处理

非离子型对比剂的应用较广泛,但在血管内介入治疗中,对比剂过敏仍是变态反应中最常见的原因。发现患者面色潮红、恶心、呕吐、血压下降、呼吸困难、惊厥、休克和昏迷时,应考虑发生变态反应。

(三)疼痛的观察和护理

术中当栓塞剂和/或化疗药到达靶血管时,刺激血管内膜,引起血管强烈收缩,随着靶血管逐渐被栓塞,引起血管供应区缺血,出现组织缺血性疼痛。因此,护士应密切观察患者的疼痛性质。重度疼痛可在术前、术中按医嘱注射哌替啶等药物,以减轻疼痛。

(四)急救中监测与护理

由于疾病本身引起的脏器功能损害、诊疗操作引起的不良反应、疼痛、药物变态反应等因素,均可导致患者呼吸、循环、中枢神经系统意外,甚至心搏呼吸骤停。因此要密切注意病情变化,发现异常及时向医师反映。在抢救患者的过程中,护士应密切观察患者的生命体征、意识、瞳孔、尿量的变化,并做好记录。维持静脉通路的同时遵医嘱进行血气分析、电解质监测等,以指导用药。

第三节　介入手术中的意外处理

一、对比剂引发的意外与急救

在造影工作中,碘剂造影始终存在着变态反应的危险及其他原因所致的意外情况,即使过敏试验是阴性,也不能完全排除变态反应的可能性。从事介入工作的医护人员需高度重视,熟悉变态反应的症状和体征,掌握急救方法。

(一)临床表现

患者身体迅速产生皮肤红肿、瘙痒、神经血管性水肿、荨麻疹、剧烈腹痛(肠痉挛)、呕吐、哮喘、呼吸困难、组织缺氧、口唇发绀、脉搏细而快、面色苍白、出汗、心悸、血压下降、喉头水肿、肺水肿、脑水肿等,甚至休克,心搏、呼吸停止。

(二)急救措施

1. 立即停药　立即停止注射对比剂。

2. 摆放体位　患者取平卧位或半卧位,保持呼吸道通畅,给予氧气吸入,必要时采取面罩高流量吸氧,保温。

3. 观察判断　观察判断对比剂不良反应的类型和种类,嘱患者放松,安静休息,做好解释沟通工作。

4. 恶心呕吐的处理　若患者发生恶心、呕吐,症状较重时应遵医嘱适当使用镇吐药物。

5. 皮疹的处理　若患者出现一过性荨麻疹,建议采用支持性治疗;散发的、持续时间长的荨麻疹应考虑适当的肌内或静脉注射 H_1 受体阻滞剂。

6. 给药　静脉注射 50% 葡萄糖注射液 80～100ml 加地塞米松注射液 5mg,同时肌内注射 0.1% 肾上腺素 0.5ml。静脉补液扩容,备好抢救用品;10% 葡萄糖注射液 500ml 加氢化可的松注射液 100～200mg 静脉滴注,肌内注射异丙嗪注射液 50mg;心率缓慢或血压下降者可加用升压药,皮下注射盐酸肾上腺素注射液 1mg,具体用量根据病情而定;如症状加重,除继续重复使用上述药外,可用 25% 尼可刹米注射液 1～3ml 和安钠咖(苯甲酸钠咖啡因)注射液 0.5g 交替肌内注射。

7. 喉头水肿　如发生急性喉头水肿窒息时,立即咽后壁注入地塞米松注射液 2mg,必要时行气管切开术。

8. 心肺复苏　心搏停止者,需及时做胸外按压和人工呼吸。严密观察生命体征,做好记录。

二、迷走神经反射的急救

迷走神经反射在介入术中较常发生,发生率为 3%～5%。穿刺操作不熟练、局部麻醉不充分、导管及支架刺激颈动脉窦及血容量不足等因素均可导致迷走神经反射的发生。迷走神经反射的发生若不及时处理会引起血压下降、周围器官低灌注等严重后果,甚至死亡。

（一）临床表现

术中患者突然出现面色苍白、胸闷、心悸、恶心、呕吐、出冷汗、全身无力、四肢厥冷、血压下降、打哈欠、头晕等症状，所有患者均有心率缓慢，血压进行性下降，其中最重要表现为窦性心动过缓和低血压，严重者可出现意识模糊和意识丧失。

（二）急救措施

适量减轻穿刺点按压或绷带加压力量；立即给予患者去枕平卧，高流量面罩吸氧，若出现恶心、呕吐症状，立即头偏向一侧，防止误吸；停用硝酸甘油类药物，立即静脉推注阿托品注射液 1mg。阿托品可解除迷走神经对心脏的抑制，能迅速缓解症状；快速大量补充液体，血压明显下降时可静脉推注多巴胺 5～10mg，观察病情变化，无效时重复给予上述药物；持续心电监护，严密观察生命体征、面色和意识等；安慰患者，缓解其焦虑、紧张情绪，消除导致迷走神经反射的其他诱因；动态监护并做好相关记录。

三、脊髓动脉损伤的急救

脊髓动脉损伤是支气管动脉造影、灌注化疗及支气管动脉栓塞治疗的严重并发症，常于术中或术后 2～3h 出现。

（一）临床表现

患者出现感觉或运动障碍、尿潴留、偏瘫或截瘫等症状。

（二）急救措施

治疗原则是扩张血管、改善微循环、神经营养；地塞米松注射液 10mg/d 以减轻脊髓水肿；尼莫地平注射液 10mg 加入液体 500ml 缓慢静脉滴注，严密监测患者血压；罂粟碱注射液 10mg 肌内注射；可用脑复素、维生素等改善神经营养。

四、癫痫全面性强直-阵挛发作的急救

癫痫是一组由已知或未知病因引起的，脑部神经元反复过度同步放电，导致临床上出现反复、短暂、刻板的神经系统功能失常为特征的临床综合征，在神经系统介入术中会有发生。

（一）临床表现

以意识丧失和全身抽搐为主，主要表现为口吐白沫、两眼上翻、四肢抽搐、尖叫等，严重时会造成大小便失禁等。

（二）急救措施

暂停手术，快速控制癫痫发作；遵医嘱给予地西泮注射液 10～20mg 静脉注射，必要时重复用药。也可使用水合氯醛灌肠或苯妥英钠注射液静推；去枕平卧，松开衣领，及时清除口鼻腔分泌物，保持呼吸道通畅，必要时行气管切开，备呼吸机；严密观察患者生命体征及意识瞳孔变化；建立静脉通路，急查血气分析、血常规、生化等相关指标，注意维持机体内环境稳定，纠正酸中毒；动态观察，做好记录。

五、心脏压塞的急救

心脏压塞是指心包腔内液体增长的速度过快，或者积液量过多，压迫心脏而限制心室舒张及血压充盈。心脏介入术中并发心脏压塞常起病急、病情变化快，严重危及患者生命。

（一）临床表现

胸闷胸痛、烦躁不安，呼吸困难，伴血氧下降、皮肤湿冷等。

（二）急救措施

立即停止介入操作及相关抗凝、抗血小板治疗；密切观察生命体征及病情变化，建立静脉通路，高流量面罩吸氧；迅速补液，加快补液速度，在输液的同时输入全血；准备好穿刺包和抢救器械与药品，如除颤仪、肾上腺素、利多卡因等；协助患者采取正确体位，做好心理护理，消除紧张不安情绪；协助医师进行穿刺，做好管道的固定；动态观察患者生命体征、尿量、引流量的颜色、性状、量等，做好记录。

六、脑出血的急救

脑出血是指神经介入手术过程中出现的动脉、静脉或动脉瘤破裂出血。

（一）临床表现

造影时见对比剂溢出血管，患者出现血压升高、心率加快，微导管或弹簧圈脱出动脉瘤腔外，烦躁、头痛及意识瞳孔的改变。

（二）急救措施

停用一切含有肝素的药物；如为动脉瘤患者，快速填塞动脉瘤直至对比剂不外溢；使用鱼精蛋白中和肝素；遵医嘱用药，降低血压，营养神经；血管内治疗结束后立即行头颅 CT 检查，根据检查结果做相应处理；严密观察生命体征及病情变化，并做好记录。

七、急性缺血性脑卒中的急救

介入术中急性缺血性脑卒中是指术中由于血栓脱落、空气进入、异物脱落、急性血栓形成等原因致相应脑血管灌注不足或不显影。

（一）临床表现

造影时见正常脑血管远端灌注不足或不显影；局部麻醉下表现为意识丧失、失语、肢体瘫痪等神经系统症状和体征。

（二）急救措施

立即全身肝素化，备好急救药品，如鱼精蛋白、呋塞米、甘露醇等；经微导管局部推注溶栓药物；用取栓导管或血栓抽吸导管行血管腔内机械取栓术；严密观察生命体征及病情变化，并做好记录。

八、心搏骤停的急救

介入术中发生心搏骤停常因对比剂变态反应、空气栓塞、某些不良刺激、电解质紊乱未得到纠正引起，需紧急处理，否则会造成严重后果，甚至死亡。

（一）临床表现

患者意识丧失、面色死灰，大动脉搏动消失，呼吸停止，瞳孔散大，皮肤苍白或发绀，心尖搏动及心音消失。

（二）急救措施

立即行心肺复苏；迅速准备并实施电除颤；在电除颤时准备或采取心肺复苏的其他必要措施，如保持呼吸道通畅、行人工气管插管术、纠正酸中毒和电解质紊乱的情况等；注意快速性室性心律失常与体内电解质紊乱和酸碱平衡失调有关，积极纠正低血钾和酸中毒；严密观察生命体征，做好记录。

九、窒息的急救

(一)临床表现

患者出现呼吸困难,口唇、颜面青紫,心跳加快而微弱,患者处于昏迷或半昏迷状态,发绀明显,呼吸逐渐变慢而微弱,继而不规则。严重者呼吸、心搏停止,瞳孔散大、对光反射消失。

(二)急救措施

发现患者窒息,立即抢救,同时通知医师并建立静脉通路;根据不同病因,做不同处理,如为痰液堵塞气道者尽快吸痰。如因异物引起,立即行手术取出异物,准备好抢救用物;需要气管切开者备好气管切开包、无影灯、吸引器等,严密观察患者生命体征;气管切开后发生呼吸困难,应立即拔除内套管吸痰,观察血氧饱和度和呼吸困难情况有无改善;固定好外套管,防止滑脱,保持内套管通畅。

十、休克的急救

(一)过敏性休克

1.临床表现

(1)呼吸道阻塞症状:胸闷、气促、哮喘与呼吸困难,伴濒死感。

(2)循环衰竭症状:面色苍白,出冷汗、发绀,脉搏细弱,血压下降。

(3)中枢神经系统症状:面部及四肢麻木,意识丧失,抽搐或大小便失禁等。

(4)其他表现:可有荨麻疹,恶心、呕吐、腹痛与腹泻等。

2.护理措施

(1)停药:患者一旦发生过敏性休克,立即停药,就地抢救,并迅速报告医师。

(2)体位:立即平卧,遵医嘱皮下注射盐酸肾上腺素注射液 1mg,小儿酌减。如症状不缓解,每隔 30min 再皮下注射或静脉注射 0.5mg,直至脱离危险期,注意保暖。

(3)改善缺氧:给予氧气吸入,改善缺氧症状。呼吸抑制时应遵医嘱给予人工呼吸,喉头水肿影响呼吸时,应立即准备气管插管,必要时配合行气管切开。

(4)迅速建立静脉通路:补充血容量。遵医嘱应用晶体液、升压药维持血压,应用氨茶碱解除支气管痉挛,给予呼吸兴奋剂,此外还可以给予抗组胺类及皮质醇类等药物。

(5)心肺复苏:发生心搏骤停,立即给予心肺复苏。

(6)密切观察:密切观察患者的意识、脉搏、呼吸、血压、体温、尿量及其他临床变化。

(二)失血性休克

1.临床表现　皮肤苍白、湿冷,心动过速、呼吸急促、颈动脉搏动减弱、尿量减少、意识改变、血压下降等。

2.护理措施　迅速为患者建立静脉通路,补充血容量;遵医嘱给予血制品、止血剂等,及时查明原因;准备好各种抢救物品;密切观察患者的意识、面色、口唇及指甲的颜色,及时发现病情变化;注意为患者保暖,适当增加盖被;及时留取各种标本并送检。

第四节　介入手术室的信息管理

信息技术已日益成为提高医院科学管理水平、医疗服务质量和医疗工作效率的有效手段。随着医院信息化建设进程的加快及信息技术在介入手术室的逐步应用,介入手术室的信息管理已由传统的手工管理模式向现代信息化、智能化的管理模式转变。近年来,从介入手术的申请与安排、信息发布、护理管理、术中远程会诊、病例管理、物资管理等各个方面的介入手术室信息化系统在不断地更新与发展,极大优化了手术室的工作流程,显著提高了医护人员工作效率、手术医疗护理质量和患者满意度,有效降低了手术资源消耗和医疗风险。

介入手术信息管理系统建立了完善的编码文件,录入方便快捷。录入界面上的所有选择项目都建立了编码库,系统还建立了编码索引库,可以直接利用鼠标打开索引库查找。同时,系统支持条件查询、分类统计,主要有录入、综合查询、统计及设置四大功能。① 录入功能:录入功能页面可以快速方便地录入患者进行手术的各项基本信息,同时设有修改、增加和筛选按钮,可以通过相应按钮修改手术信息、增加手术例数及选择性查询手术信息。② 综合查询功能:任何手术及其信息可以通过此功能进行查询,实现手术人数的基本信息和出库物品、药物等基本信息之间的相互关联,点击患者手术信息查询就会出现与此关联的相关信息。③ 统计功能:任何时间段的信息,都可以通过统计功能进行统计,并且可以自动生成手术信息报表包括分批次库存盘点表、分类库存统计表及领用消耗表等。选择供应商名称后,单击"对账单"按钮系统将生成该供应商统计时间段内对账表。④ 设置功能:此功能具有开放性,可以对任何的信息参数进行设置,尽可能满足各个使用单位的不同需求,同时还具有修改密码及维护字典的功能特点。

一、介入手术安排信息系统

利用现代信息化技术改变现有纸质的手工手术申请及手术安排模式,将手术预约申请流程与手术排班流程优化整合,结合医院信息系统与临床信息系统,可以很方便地进行手术安排,实现日常工作的自动化、标准化。病区医师通过医院信息系统或电子病历系统进行手术预约申请,介入手术室护士长或排班负责人利用排班系统进行合理快速的人员、手术间、台次安排并同步给医院信息系统或电子病历系统。主要实现以下功能:

(一)手术申请接受安排功能

能够批量接受医院信息系统或电子病历系统下达的手术申请信息或者接受医院信息系统下达的指定患者手术申请信息,可查看所有从医院信息系统或电子病历系统下达并接收到的手术申请。对手术申请进行统筹处理、分配手术资源、完成手术间分配及人员安排。

(二)急诊手术管理功能

通过录入患者 ID 或住院号从医院信息系统中提取急诊手术信息,便于快速安排患者进行手术。

(三)取消手术预约功能

可对手术申请进行停台、取消等操作并记录取消和变更原因。

(四)手术通知功能

根据手术安排情况自动生成符合医院要求的手术通知单并可打印。

(五)手术排班查询功能

医护人员可随时通过触摸屏查询一体机或 Web 浏览器指定条件实时查询手术安排情况。

二、介入手术信息发布系统

介入手术信息发布系统由手术信息发布服务器、客户机终端和大屏幕显示器组成。通过手术信息发布系统可以实现以下功能：

（一）手术排班显示功能

通过对患者信息、手术时间、手术状态、手术名称、手术医师等信息的发布能够在介入手术室医护通道入口、走廊、转运通道等地方的大屏幕上滚动显示手术排班信息等。

（二）手术进程发布功能

手术期间，患者家属在焦急的等待过程中，最希望能够实时了解患者的目前状况及手术进展情况。在家属等候区设立信息发布大屏幕，实时发布手术进程信息，动态向家属展示手术状态。另外，医师也可通过语音播报及大屏幕提示召唤家属谈话，通知手术结束家属来接患者。

（三）手术内容宣教功能

在家属等候区设立多媒体屏幕对家属进行宣教，包括手术相关基本知识及注意事项等内容。

三、介入手术护理信息系统

介入手术护理信息系统专为医院手术室护士的工作设计，它涵盖了手术护理工作相关的各临床工作环节，能够将手术护理的日常工作标准化、流程化和自动化，在手术护理工作相关的仪器、耗材、手术器械管理流程及护理文书规范化的基础上，合理设计手术护士的工作流程和手术室的管理流程，实现对医院现有的信息系统进行集成。介入手术护理信息系统主要功能有以下七种。

（一）系统集成功能

介入手术护理信息系统必须与医院的其他信息系统集成实现信息共享，如供应系统、病理科系统等。

（二）仪器管理功能

包括每天对手术仪器设备的运行情况检查并记录，查看仪器的使用次数、维修次数、巡检次数，定期对仪器设备运行情况巡检并记录。

（三）护理文书管理功能

按医院要求提供规范的手术护理文书，如访视记录单、手术器械清点单、输血申请单、护理记录单等。

（四）手术耗材管理功能

术中所用所有耗材记录，数据可来源于术前准备，同时可以提前维护收费项目对照关系，用于自动生成耗材收费项目。建立耗材字典，提供耗材字典的增加、修改、删除等基础功能。

（五）手术器械管理功能

与供应室系统集成，扫描器械包进行手术清点，并进行器械包登记。扫描器械包同时进行无菌包有效期及灭菌指示核对及验证。建立器械字典，提供器械字典的增加、修改、删除等基础功能。

（六）术前准备与手术核对功能

术前 1d 进行手术器械、手术仪器、手术耗材的准备，将准备的内容录入到系统中，录入过程支持模板，然后在手术开始前根据录入的内容准备仪器、器械和耗材。术前、术中、术后护士对患者身份进行核对。

（七）收费管理与统计查询功能

手术后系统能自动生成项目收费清单，上传医院电子病历系统后进行收费。提供多维度的统计查询功能，按照日期、手术级别等条件进行护理工作量统计。

四、介入手术物资管理系统

（一）物资管理系统的功能

1.记录储存功能   材料的出库入库等相关信息可以通过此功能及时录入，而且此功能还有打印的特点，根据管理人员的实际需要打印相关的信息单，此外还可以修改及添加信息，将错误的信息及时修改并录入。

2.查询信息功能   对库存的所有物品进行详细的检查，同时还具有预警提示作用，合理保证库存物品的数量及其有效期限。

3.物品统计功能   可以对任何时间段的物品信息按照库存分类进行统计，并根据患者的病历信息对库存物品的出库情况进行查看与统计。

（二）物资管理系统的应用

1.数量信息管理   在一次性低值介入耗材管理中使用介入手术物资管理系统进行管理，每天将入库及消耗物品信息详细录入系统，再设置当前日期进行统计，即可获得所有库存物品的基本信息，包括规格、型号、批次、有效期、单价、数量及金额等，同时还可依据耗材的不同类别及来源进行任意时间段的分类统计汇总。设置最低库存量及有效期的预警信息，根据预警信息可以合理安排使用顺序，并及时对库存数量不足物品申请采购，以免出现物品不足或积压的状况。

2.高值耗材管理   由于一次性高值介入耗材的价格较为昂贵，目前导管室使用的一次性高值介入耗材如支架、球囊等多采用由供应商备货、导管室进行管理的模式。以往耗材的管理流程烦琐，各种因素导致的各环节脱节及人为疏漏，难以实现量化管理，不可避免地存在管理漏洞，极易造成巨大的经济损失。在一次性高值介入耗材管理中应用介入手术物资管理系统进行管理，只需将出入库信息录入系统，再设置当前日期进行统计，即可获得包括备货基数、当日应有库存数量及所有备货物品的精确信息。

五、介入手术病历管理系统

介入手术病历管理系统主要借助数据库技术，科学地保管和管理大量复杂的数据信息，对介入手术病历进行统一管理。以往在病历信息汇总分析时只能通过人工统计的原始方法，耗费了工作人员大量的时间和精力，且信息可靠性不足。使用该软件进行信息化管理，将患者手术信息录入系统，即可自动生成多张报表，包括临床基线资料、手术过程中的资料、手术类别、手术科室、手术医师分类汇总表及工作量统计表，与此同时还可以按照年度、月份提供相应的统计图表，改变了人工管理病历信息的方式，减少了人力的耗费，同时可靠性相应提高。

第五节　介入手术室仪器设备与物品管理

一、介入手术室仪器设备管理

(一)设备管理制度

1.建立设备档案

(1)设备进入手术室后,应将设备的名称、型号、生产厂家、购买时间、价格、责任人等填写在设备档案本上,并将设备相关资料输入计算机管理。

(2)对随机带来的全部资料,如使用说明书、操作手册、维修手册和电路图等,分类放入资料室进行集中管理,以便查询和维修。

2.专人保管、专人维修

(1)由医院指定一名专业技术人员担任该设备的责任人,负责设备的定期检查和维修。设备上贴有医院统一设备管理的编码,标有该设备的责任人,便于定期检查和联系维修。

(2)设备由专人负责或护士长定期检查,设备应统一定位放置于设备室或专科手术间,使用后应立即放回原处。

(3)设备危险部位应挂上彩条以警示,防止碰坏设备。

(4)手术室设备无特殊情况,未经允许一律不得外借。

(二)设备使用制度

1.新设备培训　邀请设备专业技术人员进行设备性能、使用方法、保养及注意事项的培训,使每个人都能熟悉设备的使用管理、操作方法、清洁、消毒灭菌和保养方法。

2.制定流程　根据要求制定设备的操作规程、注意事项,并以设备的形式固定在设备上。

3.建立使用登记制度　将每次使用设备的日期、使用人员、运作情况、维修保养情况等登记在记录本上,登记本随设备保存。

4.清洁养护　使用时要保护好设备的操作面板,每次使用后要立即清洁设备,以便下次使用。

5.配套设施　设备应有配套的设备车,移动设备时应缓慢平稳,防止损坏。

(三)设备消毒灭菌制度

根据设备的消毒灭菌要求,采用合理的消毒灭菌方法;设备及附件消毒灭菌时应用棉垫包好、装盒,进行消毒灭菌。

(四)设备保养制度

1.建立登记本　医疗仪器设备均建立使用维修保养登记本,由使用人员记录维修保养的情况。

2.清洁设备　使用后应立即清洗,拆洗的配件应及时安装,防止零件遗失。

3.检查保养　定期检查设备附件是否齐全,螺丝是否松动,性能是否良好,运转是否正常及使用效果等。

4.检查设备　要做到"四查",即准备消毒灭菌前查、使用前查、使用时查、清洁后查,出现问题及时请专业人员进行维修。

5.保养设备　做到防潮、防震、防热、防尘、防腐蚀,并定期进行充电、测试和计量。管理人员要熟悉掌握所管辖各种设备的使用操作规程,精心维护保养,提高设备的完好率、使用率,延长其使用寿命。

二、介入手术室物品准备

(一)介入治疗器械准备

1.常规器械   包括造影用消毒包一套,准备相应型号的穿刺针、导丝、导管鞘、导管等常规器械。

(1)穿刺针:一般由针芯和外套管组成,国外一般以"G"表示穿刺针的大小,数字越大,管径越细。国内多以"号"表示管径,号越大,管径越粗。有用于血管的和非血管的,前者又分动脉穿刺针、静脉穿刺针、淋巴管穿刺针;后者则分软组织穿刺针、骨骼穿刺针。穿刺针主要用于打开皮肤与血管、胆道、泌尿道等空腔脏器,建立通道,然后引入各种导管进行下一步操作,或直接经建立的通道采取病理组织、抽吸内容物、注入药物等。

(2)导丝:也称导引钢丝,一般为特殊不锈钢制作,由芯轴和外套组成,是现代介入放射学操作中不可缺少的器材,是通过穿刺孔道将导管系统引入目的管腔的桥梁。导丝的主要作用为通过穿刺针内孔进入管腔,引导并支持导管通过皮下组织等软组织;可以起支撑作用,有利于导管的操控;可作为操作过程中交换导管的桥梁。

(3)导管鞘:为一塑料套鞘,常与扩张管配合应用,导管鞘的主要作用是保持血管与体外的通道,有利于术中交换不同大小的导管导丝,使交换过程和操作过程更加顺滑;操作中不必担心导管导丝脱出血管;避免了操作中患者的疼痛感及对穿刺部位血管的损伤。

(4)导管:为薄壁空心的长管,种类日益繁多、工艺精细。根据其用途可分为造影导管、引流导管、球囊扩张导管等,用于建立靶区与外界的直接人工通道,主要用于诊断(造影、测量)、治疗(药物灌注、栓塞、引流)、引导等。另有一些导管可作球囊扩张、释放支架或滤器等特殊用途。

(5)微导管、微导丝:微导管一般指管径 3F 以下的导管,有用于脑血管和其他部位两类。微导管的引入主要是通过引导导管同轴法引入。目前国际上主要有 Tracker 微导管系列(Tracker-18 和 Tracker-10)、Radifocus SP 微导管和 Progreat 微导管、Stride 微导管(2.6F 和 2.2F)、Magic 微导管系列(漂浮导管、可脱球囊导管与灌注导管)。

2.灌注器械   经导管灌注各类化疗药物、溶栓、抗炎等治疗是介入治疗最基本的内容之一。灌注器械是专为灌注治疗或为小血管的超选择插管而设计的,分为灌注导管和灌注导丝两类,目前常用器械有:灌注导管、药盒、开端导丝等。

(1)灌注导管:多侧孔溶栓导管、McNAMARA 同轴灌注导管等。

(2)灌注导丝:SOS 导引导丝(interventional wire guide)等。

3.引流器械   包括引流管和内支架。

(1)引流管:目前常用的引流管有外引流导管、内引流的外置导管、输尿管内涵管。

(2)内支架:目前常用的内支架有自膨式支架、球囊扩张式支架、覆膜式支架。

4.取异物器械   近年来,随着方法和器械的不断改进,采用介入放射学方法经皮穿刺取异物得到了广泛应用。目前主张腔内异物一经发现,首先采取经皮途径,以各种取异物器械取出,在介入方法不奏效的情况下才采取外科手术。常用的器械有网篮和圈套器。

5.腔静脉滤器   腔静脉滤器是一种用于防治肺栓塞的装置,主要放置于深静脉,包括上腔静脉和下腔静脉。目前主要有 Greenfield 滤器、鸟巢式滤器、Simon 镍钛滤器、Gunther 郁金香滤器等。

6.栓塞材料　经导管栓塞术是介入治疗中的重要技术,它是将一些人工栓塞材料有控制地注入病变或器官的供应血管内或病变血管内,中断血供,使之发生闭塞,以达到控制出血、闭塞血管性病变、治疗肿瘤及中止或消除病变器官功能的目的。可吸收材料包括生物栓塞剂、明胶海绵、乙基阻塞胶、碘油;不可吸收材料:颗粒性材料、液态栓塞材料、硬化剂、非颗粒性材料。

(二)急救设备的准备

准备呼吸机、除颤仪、微量泵、简易呼吸器等,检查设备的性能并熟练掌握使用方法。

1.呼吸机　呼吸机是一种能代替、控制或改变人的正常生理呼吸,增加肺通气量,改善呼吸功能,减轻呼吸功消耗,节约心脏储备能力的装置。目前已普遍用于各种原因所致的呼吸衰竭、大手术期间的麻醉呼吸管理、呼吸支持治疗和急救复苏中。操作流程如下:

(1)根据患者情况选择合适的呼吸机、呼吸机管道、过滤器和湿化装置等。

(2)连接呼吸机回路、电源和气源。

(3)遵医嘱设置呼吸机支持模式、参数和报警限定。

(4)使用模拟肺测试呼吸机能否正常工作或机器自检各功能部件有无障碍。

(5)检测呼吸机正常工作,各部件无故障后使用。

2.除颤仪　除颤的基本原理是利用高能量的脉冲电流,在瞬间通过心脏,使全部或大部分心肌细胞在短时间内同时除极,抑制异位兴奋性,使具有最高自律性的窦房结发放冲动,恢复窦性心率。除颤的适应证主要是心室颤动、无脉性室性心动过速者。操作流程如下:

(1)确定心电情况:确认心室颤动或无脉性室性心动过速,需要电除颤。

(2)开启除颤仪:连接电源线,打开开关,机器设置默认"非同步"状态。

(3)准备电极板:将导电胶涂抹于电极板上。

(4)正确放置电极板:一个放在胸骨右缘锁骨下或2～3肋间,另一个放在左乳头外下方或左腋前线内第5肋间。

(5)选择能量:根据不同除颤仪选择合适能量。

(6)充电:按下"充电"按钮,将除颤仪充电至所选择的能量。

(7)放电:放电前注意查看电极板是否与皮肤接触良好,确保周围无任何人接触患者,然后按下"放电"按钮。

(8)立即胸外按压。

3.微量泵　为便携式医疗器械,体积小重量轻,注射药物精确、微量、适用于长时间微量给药。操作流程如下:

(1)根据药量选择合适的一次性注射器,抽吸药物,接泵管,排气。

(2)将微量泵安放在合适位置,将注射器正确安装并与静脉通路连接。

(3)接通电源,打开开关,设置所需速度,按开始键。

(4)需要改变速度时,先按暂停键重新设置速度,再按开始键泵入。

(5)注射结束时按停止键、关闭开关,取下注射器。

4.简易呼吸器　是最简单的借助器械加压的人工呼吸装置,与口对口呼吸比较供氧浓度高,且操作简便。尤其是病情危急,来不及行气管插管时,可利用加压面罩直接给氧,使患者得到充分的氧气供应,改善组织缺氧状态。简易呼吸器主要用于途中、现场或临时替代呼吸机的人工通气。

（1）评估患者：清除患者口鼻腔分泌物，若痰液较多，给予充分吸引。

（2）选择合适型号的球囊面罩：检查简易呼吸器性能，球囊面罩有无破损，是否充气良好，有无漏气等，连接氧源，调节氧流量 8～10L/min。

（3）开放气道：采用仰头提颏法或推举下颌法充分打开患者的气道。

（4）球囊面罩辅助通气。

（5）观察：气道有无梗阻，胸廓有无起伏，面色情况等。

（三）介入治疗常用药物准备

1.对比剂　对比剂是指被注入人体后，利用其吸收 X 线的能力与机体组织器官形成的差异，从而显示病变的形状和器官功能的各种药物。常见的对比剂有以下 6 种。

（1）碘化钠：无色或白色结晶状粉末，无臭、咸、微苦，在潮湿空气中易变成棕色，应避光密封保存。主要用于膀胱造影，常稀释成 6.25% 溶液经导尿管注入，用量无严格限制，一般为 200ml。

（2）泛影葡胺：无色至淡黄色透明液体，本品静脉注射后绝大部分于较短时间内经肾滤过而随尿排出。适用于选择性内脏动脉造影、脑血管造影、心脏大血管造影和关节腔造影、CT 增强扫描，不能用于脑室或脊髓造影。

（3）碘普罗胺：无色或微黄绿色澄明液体，为非离子型对比剂。主要用于 CT 增强扫描、数字减影血管造影、尿路造影和体腔造影。

（4）双碘肽葡胺：水溶液无色透明或呈微黄色，黏度较低。可用于心血管造影、脑室造影、腰骶段蛛网膜下腔造影，也可用于关节腔和子宫输卵管造影等。

（5）碘曲仑：无色透明水溶液，为新型二聚体结构的非离子型、六碘化的水溶性对比剂，用于全脊髓造影、关节腔造影、子宫输卵管造影、间接淋巴管造影、乳腺导管造影等。

（6）碘克沙醇：无色至淡黄色透明液体，为非离子型、双体、六碘、水溶性的 X 线对比剂。可用于儿童及成年人的心血管造影、脑血管造影、外周动脉造影、腹部血管造影、尿路造影及静脉造影等。

2.栓塞剂　按作用部位可分为大血管栓塞剂、中血管栓塞剂和末梢栓塞剂；按作用时间可分为长期栓塞剂、中期栓塞剂和短期栓塞剂；按吸收性可分为可吸收性栓塞剂和不可吸收栓塞剂。常用的栓塞剂有以下 4 种。

（1）明胶海绵：是一种无毒、无抗原性的蛋白胶类物质，是较为常用的中期栓塞剂。来源充足、使用方便，有良好的可缩性和遇水再膨胀性，是最有价值的栓塞材料。常用于大咯血、鼻出血、子宫大出血等出血性疾病及脑膜瘤、纤维细胞瘤、脊髓血管瘤等。

（2）聚乙烯醇：是一种长期栓塞剂，不易被机体吸收，无毒，组织相容性好，很少引起血管痉挛，利于较大直径血管的栓塞。主要用于动静脉畸形、肿瘤的姑息治疗、精索静脉曲张及控制出血等。

（3）不锈钢螺圈：属于机械性栓子，可产生永久性血管栓塞作用，且不透 X 线，便于长期随访。临床上主要用于动脉瘤、动静脉畸形、消化道出血及精索静脉曲张等疾病。

（4）无水乙醇：是一种良好的血管内组织坏死剂，可将非离子型对比剂溶于无水乙醇，它是一种非黏稠性液体，不受导管管径粗细的限制，可通过最细的导管注射。主要用于肾肿瘤、食管静脉曲张、精索静脉曲张、支气管动脉栓塞及大咯血等。

3.抗凝剂和溶栓药物　血液凝固是体内一个复杂的蛋白质水解活化的连锁反应，最终使溶解的纤维蛋白变成稳定难溶的纤维蛋白，同时出现血小板黏附、聚集，从而形成血栓。

血栓形成与栓塞是血管内介入诊疗技术的重要并发症,因此必须应用抗凝剂和抗血小板凝集药物预防血栓形成。对已形成的血栓,可使用溶栓药进行溶栓治疗。

（1）抗凝剂

1）肝素:肝素是临床介入治疗中最常使用的抗凝剂,在体内或体外均有抗凝作用,对凝血过程的每一步几乎都有抑制作用。在血管介入治疗中,导管内外与导丝表面可有血凝块形成,为避免血凝块脱落造成血管堵塞,常常需要配置肝素盐水。

2）阿司匹林:介入造影中使用阿司匹林是利用其抗血小板凝聚的性能。阿司匹林与吲哚美辛能抑制环氧化酶,阻止或减少血栓素的生成,从而防止血小板黏附、聚集。

3）华法林:介入放射学主要用于血栓栓塞性疾病,防止血栓的形成、发展,溶栓治疗术后、球囊扩张术后、留置金属支架术后的抗凝治疗。

（2）溶栓药物:随着介入溶栓治疗的广泛开展,溶栓药已成为急性心、脑梗死的常规治疗药,也是其他血栓栓塞性疾病的常用药。

1）第一代溶栓药物:包括链激酶和尿激酶,溶栓作用较强,但缺乏纤维蛋白特异性,易造成严重的出血反应。此外,药物的半衰期较短,链激酶还对人体有抗原性,易引起变态反应。

2）第二代溶栓药物:包括组织型纤溶酶原激活剂、单链尿激酶型纤溶酶原激活剂等,其溶栓效果优于第一代,并具有一定程度的纤维蛋白特异性,减轻了出血副作用。

3）第三代溶栓药物:包括嵌合型溶栓剂、导向型溶栓剂等,主要针对第一代、第二代溶栓药的缺点如纤维蛋白特异性不高、出血倾向、体内半衰期短、使用剂量较大等进行改造,期待研发出新型溶栓药。

（四）急救药物准备

1.升压药与降压药

（1）盐酸肾上腺素:是肾上腺素能受体激动剂,可加强心肌收缩性,加强传导,加快心率,提高心肌的兴奋性,增加心排血量。常用于各种类型心搏骤停患者的心肺复苏及过敏性休克、支气管哮喘急性发作、血管神经性水肿,亦可用于延长浸润麻醉作用的作用时间。可有心悸、头痛、血压升高、震颤、眩晕、四肢发凉等不良反应。

（2）多巴胺:抗休克的血管活性药物。具有增强心肌收缩力,增加心排血量、加快心率的作用,同时具有收缩外周血管、扩张内脏血管、利尿的作用。也可用于各种休克的治疗。大剂量使用时会导致呼吸加速、心律失常。

（3）硝普钠:强效、速效血管扩张剂。直接扩张小动脉和小静脉,降低外周血管阻力。用于高血压急症和急性心力衰竭。可引起险峻的低血压,用于心力衰竭要从小剂量开始,逐渐加量,停药时逐渐减量。

（4）硝酸甘油:直接血管扩张剂。扩张静脉和小动脉,减少回心血量,降低心脏前后负荷,减少心肌耗氧,改善冠脉供血。用于充血性心衰和高血压;也用于治疗肺水肿和预防心绞痛。可引起直立性低血压。

2.强心药　毛花苷丙（西地兰）是洋地黄类强心药,其主要作用有正性肌力作用、负性频率作用及降低窦房结自律性作用。主要用于急性心力衰竭或慢性心力衰竭急性加重期、心房颤动或扑动、心源性休克。使用时要在心电监护下用药,监测电解质及肾功能,早期发现中毒症状并积极处理。

3.抗心律失常药

（1）腺苷:是一种强血管扩张剂,通过激活嘌呤受体松弛平滑肌和调节交感神经传递较少血管张力而产生药理作用。主要用于治疗阵发性室上性心动过速。

(2)普罗帕酮:具有降低传导速度,延长有效不应期及降低兴奋性,消除折返性心律失常的作用。主要用于室上性和室性期前收缩、室上性和室性心动过速、伴发心动过速和心房颤动的预激综合征。

(3)利多卡因:主要作用于心室肌,可降低心肌兴奋性,减慢传导速度,提高室颤阈。用于因急性心肌梗死、洋地黄中毒等所致的急性室性心律失常,包括心室颤动等。剂量过大可引起惊厥、心搏骤停等。

4.呼吸兴奋药

(1)尼可刹米:能直接兴奋延髓呼吸中枢,也可通过刺激颈动脉窦和主动脉体化学感受器,反射性兴奋呼吸中枢,使呼吸加快加深,并能提高呼吸中枢对二氧化碳的敏感性。主要用于中枢性呼吸抑制及其他继发性的呼吸抑制。抽搐及惊厥患者禁用。

(2)洛贝林:可通过刺激颈动脉窦和主动脉体的化学感受器反射性的兴奋呼吸中枢,使呼吸加深加快。对迷走神经中枢和血管运动中枢也同时有反射性兴奋作用。主要用于各种原因引起的中枢性呼吸抑制,高血压患者禁用。

5.利尿剂   呋塞米又称速尿,主要作用于髓袢升支的髓质部和皮质部,抑制髓袢升支NaCl重吸收,使集合管及降支中水分不易弥散外出,产生强大的利尿作用。还能抑制前列腺素的降解而使肾血管扩张。长期或大剂量应用时,可致低血压、脱水、低钾、低钠、低钙血症等。

6.镇静镇痛药

(1)地西泮:具有镇静、催眠、肌肉松弛、抗惊厥作用。用于失眠症、癫痫持续状态或小儿高热、破伤风及阿托品等药物中毒所致的惊厥。

(2)吗啡:中枢神经抑制药,有强大选择性的镇痛作用。有明显镇静作用,可抑制呼吸、咳嗽中枢。并能扩张血管,降低外周阻力,轻度降低心肌耗氧量和左心室舒张期末压。主要用于剧烈疼痛时止痛,麻醉、手术前给药等。

第六节   介入手术室感染防控

一、建立介入手术室消毒隔离及感染监控制度

(一)建立健全各项规章制度

建立健全各项规章制度,如介入手术室工作制度、消毒隔离制度、清洁卫生制度、无菌操作规范、操作人员手卫生制度、医疗废弃物处理规定等医院感染管理制度。

(二)完善组织机构

成立以护士长为领导的感染管理质控小组,医院感染管理科对介入手术室的医院感染进行指导并重点监控,不定期进行检查、考核,发现问题及时整改,并与综合目标管理挂钩,以达到医院感染与控制的规范化和制度化。

(三)参加医院护理部的定期培训

普及医院感染的相关知识及相关法律法规,提高预防医院感染的意识,学习各项制度和

操作规范。介入手术室必须按本单元的外科手术要求,严格执行介入手术室的感染控制。

二、介入手术室感染防控相关制度

(一)介入手术室医院感染管理制度

1.房间布局　介入手术室医疗用房应布局合理,符合功能流程,清污分开,分污染区、清洁区、无菌区,区域间标志明确。

2.物品表面清洁　天花板、墙壁、地面无裂隙,表面光滑,便于清洁和消毒,物品表面及地面采用湿式清洁方法清洁,每周固定卫生日。

3.遵守制度流程　医务人员必须严格遵守消毒无菌制度和无菌技术操作规程。

4.净化空气　严格限制手术室人员数量,减少走动,并设空气净化机。

5.隔离患者　手术通知单上应注明感染情况,严格隔离管理术后器械及物品应采取消毒－清洁－消毒方法进行终末处理。

6.手术废弃物品管理　必须置黄色塑料袋内并注明感染标记,封闭运送,无害化处理。

7.耗材管理　国家药品监督管理部门审批的产品,其说明书未界定一次性使用的器材,应按去污染、清洁、灭菌的程序进行处理。一次性使用器材严格按照一次性使用器材管理规范。

(二)介入手术室出入管理制度

1.着装要求　非手术人员不得入室,入室必须换鞋、更衣、戴口罩和帽子,着装符合手术室要求。

2.更衣进入　手术医师入室应领取更衣柜钥匙,并做好登记。

3.人员出入管理　实习学生、进修医师需根据手术通知单上的姓名才能进入手术室,并只能在指定手术间参观。

4.临时外出　需穿外出隔离衣,更换外出鞋,离开手术室前,需将口罩、帽、衣裤等放在指定位置。

(三)无菌技术管理制度

1.严格遵循无菌操作规程　无菌操作时衣帽整洁,穿戴手术室专用衣裤。

2.无菌操作环境　执行无菌操作应在洁净环境下进行,尽量减少人员流动。

3.物品放置　无菌物品与非无菌物品应分开放置。

4.无菌物品使用空间　已打开的物品或罐皿类只限于 24h 内存放于手术间使用,不得再放回无菌敷料室。

5.取送物品方法　使用无菌持物钳夹取无菌物品。

6.手消毒　进行无菌操作时,未经消毒的手、臂不可接触物品或穿越无菌区域。

7.开封再灭菌　无菌物品一经使用后,必须再经灭菌处理后方可再用。

8.更换手套　手术中如手套破损或触及有菌区,应更换手套。

9.加盖无菌单　无菌区被浸湿,应加盖四层以上无菌单。

(四)器械和物品消毒、灭菌基本原则

1.使用原则　诊疗器械、器具和物品,使用后应行清洁,再进行消毒灭菌。

2.特殊感染物品的处理方法　被朊病毒、气性坏疽及突发不明原因的传染病病原体污染的诊疗器械、器具和物品应执行相关消毒法。

3.压力蒸汽灭菌　耐热、耐湿的手术器械应首选压力蒸汽灭菌。

4.环境与物体表面清洁消毒　一般先清洁,再消毒;当受到患者血液、体液等污染时,先去除污染物,再清洁与消毒。

5.消毒产品管理　医疗机构消毒工作中使用的消毒产品应经卫生行政部门批准或符合相应标准技术规范,并应遵循批准使用的范围、方法和注意事项。

三、消毒灭菌方法的选择原则

(一)根据物品上污染微生物的种类、数量选择消毒或灭菌方法

1.致病菌污染　对受到致病菌污染时,芽孢、真菌孢子、分枝杆菌和经血传播病原体(乙型肝炎病毒、艾滋病病毒等)污染的物品,应采用高水平消毒或灭菌。

2.病原微生物污染　对受到真菌、亲水病毒、支原体等病原微生物污染的物品,应采用中水平以上的消毒方法。

3.污染的物品　对受到一般细菌和亲脂病毒等污染的物品,应采用中水平或低水平消毒方法。

4.微生物污染　杀灭被有机物保护的微生物时,应加大消毒药剂的使用剂量和／或延长消毒时间。

5.微生物污染　消毒物品上微生物污染特别严重时,应加大消毒药剂的使用剂量和／或延长消毒时间。

(二)根据消毒物品的性质选择消毒或灭菌方法

1.耐高温、耐湿的诊疗器械和物品　应首选压力蒸汽灭菌;耐热的油剂类和干粉类等应采用干热灭菌。

2.不耐热、不耐湿的物品　宜采用低温灭菌方法如环氧乙烷灭菌、过氧化氢低温等离子体灭菌或低温甲醛蒸汽灭菌等。

3.物体表面消毒　应考虑表面性质,光滑表面宜选择合适的消毒剂擦拭或紫外线消毒器近距离照射;多孔材料表面宜采用浸泡或喷雾消毒法。

(王晓静　李　莉)

第二篇　急诊中心建设

第一章　卒中中心建设和急诊介入护理

第一节　中国卒中中心建设

一、概述

卒中中心是整合神经内科、神经外科、神经介入、急诊、重症、康复、护理、医技等医疗资源,实现对卒中特别是急性期卒中进行高效、规范救治的相对独立的诊疗单元。我国的卒中中心建设重视管理,强调政府行政主导,要求医院作为"一把手"工程来推动,要求行政管理部门充分发挥主导作用,整合相关医疗资源,推动流程改造和技术升级,建立院内外畅通、高效的绿色通道,构建区域卒中防治体系。

中国的卒中中心建设既不是以神经科为主体的卒中单元的扩大版,更不是神经内、外科与相关学科简单机械地"物理拼凑",而是在医院政策支持和院领导行政协调下,将全院脑血管病相关优质医疗资源整合,建立起一个包含急性期救治、早期康复、二级预防、随访宣教等功能于一体的相对独立的学科联合体系,通过多学科的密切合作,实现院前与院内的无缝对接,打破院内各学科的壁垒,优化卒中救治流程。真正意义上实现体系内各部门、各专业的"化学融合"。

在国家卫生健康委员会的领导下,中国卒中中心管理组织架构已建立并逐步完善。国家卫生健康委脑卒中防治工程委员会牵头制定并逐步完善了中国卒中中心建设标准、申报认证流程及质控管理办法等一系列文件,指导、推动我国卒中中心建设工作规范有序开展。中国卒中中心建设强调组织管理、技术提升、信息化建设和区域化建设四个方面的核心内涵,分为融合型、组合型和嵌合型三种模式。

在区域卒中防治体系建设中,强调依托卒中急救地图建设,把区域内具备救治能力的医疗机构和急救单位联合共同开展工作;强调不断完善院前急救和院内卒中急诊绿色通道建设,探索新型卒中防治联动机制;强调对卒中患者实施院前、院中和院后全流程健康管理模式,建立完整的区域卒中防治体系。

二、卒中中心管理组织架构

中国卒中中心管理组织架构分四层。国家卫生健康委是我国卒中中心建设的行政主管部门,主导卒中中心建设发展的方向。国家卫生健康委下设国家卫生健康委脑卒中防治工作委员会(国家卫生健康委脑防委),负责指导和推进卒中中心建设,对卒中中心建设工作开展评审、认证与质量控制。各省(市、区)卫生行政管理部门组织成立省卫生健康委脑卒中防治工作委员会(以下简称"省卫生健康委脑防委"),在国家卫生健康委脑防委的指导下开展区域内卒中中心建设和管理工作。医院成立卒中中心工作委员会,负责卒中中心的申报认证和管理工作,卒中中心管理组织架构图见图2-1-1-1。

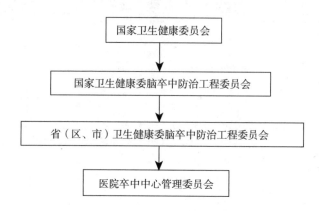

图 2-1-1-1　卒中中心管理组织架构图

(一)国家卫生健康委的主导作用

《"健康中国 2030"规划纲要》中提出创新医疗卫生服务供给模式,重点发展危急重症、疑难病症诊疗,得到了国家卫生健康委的高度重视。我国卒中中心 2015 年正式启动,至今国家卫生健康委已相继出台一系列文件,对医院的组织管理、分工职责、工作要求等做了明确的规定,为卒中防治工作在制度和政策层面提供了指导原则,推动保障了卒中中心建设工作稳步开展。

(二)省卫生健康委脑卒中防治工作委员会职责

省卫生健康委脑防委由省(区、市)卫生健康委主管委领导担任主任,医政医管处、疾控处、基层卫生处、科教处负责人及高级卒中中心、基地医院负责人等担任副主任。主要职责:一是研究制定本省(区、市)脑卒中防治总体规划;二是组织本省(区、市)卫生健康行政部门、医疗机构和公共卫生机构开展卒中中心建设工作及国家卫生健康委脑防委部署的其他工作任务;三是对卒中防治联盟(专家组)进行管理并对卒中中心培训、现场调研评价等工作进行指导。

(三)医院卒中中心管理委员会职责

卒中中心建设需要医院领导的高度重视,在人、财、物等各方面给予支持,在新技术开展和多学科协作方面给予激励。开展卒中中心建设的医院需成立以医院书记、院长或业务主管领导为主任,以相关职能部门、临床、医技和信息部门科室负责人为成员的卒中中心管理委员会。委员会主要职责:一是持续开展卒中中心管理;二是建立健全多学科协作的卒中诊疗管理模式;三是规范卒中诊疗流程。

三、卒中中心建设标准

中国卒中中心建设一直在探索中前进,建设标准也在不断完善。2016 年,国家卫生健康委印发的《医院卒中中心建设与管理指导原则（试行）》（国卫办医函〔2016〕1235号）将卒中中心分为二级医院卒中中心和三级医院卒中中心，对两级卒中中心建设的基本条件、组织管理、建设要求和工作要求等进行了规定，为医疗机构开展卒中中心建设工作提供了参考依据。2017年，国家卫生健康委脑防委结合实际工作推进需要，制定了《卒中中心申报认证管理办法》。

《卒中中心申报认证管理办法》对《医院卒中中心建设与管理指导原则（试行）》进行了细化和解读。明确将卒中中心分两级四层。两级指高级卒中中心和卒中防治中心，其中高级卒中中心分为示范高级卒中中心和高级卒中中心（含建设）两层，卒中防治中心分为示范卒中防治中心和卒中防治中心两层。各级卒中中心建设均有统一的要求和建设标准，且根据工作推进需要在《医院卒中中心建设与管理指导原则（试行）》基础上不断调整和完善。

（一）卒中防治中心

急性期卒中救治有严格的时间窗，"卒中防治中心"是急性卒中患者最可及的高效卒中救治服务医疗机构。卒中防治中心需要在区域内高级卒中中心指导下，规范开展脑卒中尤其是急性期脑卒中的诊疗工作；参与区域脑卒中分级救治网络建设；带动和指导辖区内社区和乡镇医院，共同开展卒中一级预防和二级预防工作。

（二）示范卒中防治中心

"示范卒中防治中心"作为卒中防治中心的标杆，引领着卒中防治中心发展方向。原则上，由省卫生健康委脑防委择优推荐，通过省卫生健康委脑防委与中国卒中中心管理指导委员会共同组成的专家组审核后，由国家卫生健康委脑防委和省卫生健康委脑防委共同授牌。具体建设要求参考卒中防治中心，在有条件的示范卒中防治中心建议要开展血管内取栓治疗。

（三）高级卒中中心

高级卒中中心作为区域内卒中诊疗中心、教育培训中心和科学研究中心，是整个卒中中心体系的主体，承担着承上启下的作用，向上需接受示范高级卒中中心的质量控制，向下承担着卒中防治中心等县区级医疗机构的业务指导和技术培训工作。高级卒中中心不仅需要能够常规开展卒中诊疗核心技术，还需建立完善的卒中双向转诊和远程卒中诊疗体系，提高区域内医疗机构整体的卒中防治能力。

（四）示范高级卒中中心

"示范高级卒中中心"作为区域内脑卒中诊疗中心、技术指导和质量控制中心，在达到"高级卒中中心"建设标准的基础上，还要能够积极探索卒中防治模式，指导区域内相关医疗机构开展卒中防治工作，开展卒中科学研究、教育和培训，为卒中防治技术同质化、卒中中心建设同质化提供支撑。具体建设要求参考高级卒中中心。

四、区域性卒中防治体系建设

（一）院前急救

1. 院前急救的重要性　脑卒中的救治可分为三个阶段：发病—呼救、呼救—到院、到院—救治，而院前急救涵盖前两个阶段，是卒中急救生命链的关键环节。新的卒中救治理念强调缩短患者从发病到给予有效治疗的时间，这就依赖院内绿色通道与院前急救医疗服务（EMS）的紧密衔接，需要建立院前及院内急救无缝衔接的区域协同救治体系。

2.院前急救体系的发展和现状　国家卫生健康委印发相关文件,要求将院前医疗急救网络纳入当地医疗机构设置规划。在各级政府的努力下,各地急救中心日益重视规范卒中院前急救,加强与院内救治绿色通道的衔接,探索并实施了一系列提升卒中急救效率和质量的措施。目前我国 EMS 运行模式主要有三种:第一种为独立运行模式,急救中心设有指挥调度中心和急救网络站点,统一指挥调度全市的急救资源,急救站的人员、装备、车辆均由急救中心管理。第二种为指挥型模式,急救中心仅设指挥调度中心,急救站点及其车辆、人员、装备均隶属于所在医疗机构,但由急救中心统一调派。第三种为依托型模式,政府将院前急救职能委托给当地一家较大的综合医院,由其设立接警调度中心,并管理直属或非直属的急救网络站点。后两种模式有利于院前院内紧密衔接一体化救治,但无法保证就近、就急和按救治能力转运等急救原则的执行。

3.院前急救体系建设存在的不足　目前我国的卒中区域协同救治体系建设尚不完善。一方面,院前急救体系自身建设存在不足,突出表现为院前急救资源不足,不能满足脑卒中等急重症的服务需求;另一方面,院前与院内系统存在缺乏沟通、衔接不畅、救治脱节的现象。

4.院前急救体系的建设及质控要求

(1)急救中心(站)应对卒中患者给予快速高效的急救响应。

(2)开展 EMS 人员卒中诊疗专业培训,使其掌握卒中急救规范流程,提高卒中急救规范化处置能力。

(3)提高 EMS 人员卒中院前识别评估能力。

(4)强化落实卒中患者的合理转运,力争在最短时间内将卒中患者转运至具有卒中救治资质或能力的医疗机构。

(5)制定卒中院前急救的质量控制标准。

(6)通过建设区域卒中急救地图,根据《中国卒中急救地图管理办法》的相关规定,积极协同各医院举办卒中急救地图质控例会,同时邀请院内专业团队共同开展业务培训、学术交流等活动,加强与地图参与医院的沟通协作。

(二)中国卒中急救地图建设

1.急救地图建设的重要性　脑卒中治疗的获益具有极强的时间依赖性。如何把患者在时间窗内送到适当的医院给予恰当的诊疗,是当前面临的挑战。近年来国家卫生健康委脑防委大力推进我国卒中防治体系建设,急性期脑卒中院内诊治流程大大优化。以高级卒中中心为例,缺血性卒中患者从进入医院到静脉溶栓的时间由原来的将近 2h 缩短至目前平均约 56min。但是仅仅依靠医院建设院内卒中急诊绿色通道无法解决院前延误问题,需要各地市卫生主管部门组织协调区域内具有急性脑卒中救治能力的医院(如各级卒中中心)及院前急救系统(如 120 等)等配合,整合区域医疗资源,构建区域卒中急救地图网络,才能真正缩短患者从发病到获得救治的时间,使患者真正受益。

2.中国卒中急救地图发展和现状简介　2017 年 6 月,原国家卫生计生委脑防委成立了"国家卒中急救地图工作委员会",启动了"中国卒中急救地图"建设工作。"中国卒中急救地图"建设工作启动后,深圳、苏州、沈阳等 50 余个地市卒中急救地图在当地卫生健康行政部门领导下完成并发布,有效衔接了上千家医院及 120 急救单位。2018 年 9 月,国家卫生健康委脑防委对"中国卒中急救地图工作委员会"进行调整并开始构建"国家 – 省 – 地级市"三级卒中急救地图委员会组织架构,并向全国规范推广以地级市为中心的"区域卒中急救地图"。

3.卒中急救地图建设内涵及管理办法 卒中急救地图关键是要普及和应用。目前,在国家卫生健康委脑防委推动下中国卒中急救地图 APP 已经开始投入使用。APP 包括院前急救端、院内急救端和微信公众端。民众只需通过"中风识别、选医院、拨打 120"三个步骤,即可智慧导航至有相应卒中救治能力且有医疗资源的医院。卒中急救地图建设模式为全国统一管理和区域统一质控。国家卫生健康委脑防委对地图医院有严格的"准入"制度,从"医疗机构资质、120 与急救绿道的衔接、医疗设备和信息化建设、人员资质及设置、技术能力、管理制度及登记上报能力"六方面统一规范。

4.卒中急救地图医院质控制度 卒中急救地图为区域化卒中协同防治和健康宣教长效机制的切入点,为推动区域救治能力的"同质化",主张对地图医院实行"有进有出"的动态化管理。按照《中国卒中急救地图管理办法》规定,从"院前急救、120 与急诊绿色通道的衔接、院内绿色通道情况、急性脑卒中救治能力、地图宣传情况、质控情况、数据上报"七方面进行督查。

(三)卒中急诊绿色通道建设

1.卒中急诊绿色通道建设的重要性 急诊绿色通道是指医院为急危重症患者提供快捷高效的服务系统。脑卒中治疗的获益具有极强的时间依赖性。卒中急诊绿色通道建设,就是要让时间窗内到达医院急诊的患者尽可能地缩短院内时间延误,在最短的时间内开始治疗。卒中急诊绿色通道建设,对于提高卒中患者救治效率,降低卒中残死率有着重要意义,是卒中中心建设的重要内容之一,也是卒中中心建设成效的直接体现。

2.卒中急诊绿色通道建设的现状 国家卫生计生委于 2015 年和 2016 年相继印发了相关文件,要求网络医院要按照《急诊科建设与管理指南(试行)》,加强急诊科建设,提高急诊救治能力。文件印发后,开展脑卒中急诊绿色通道建设的医院数量不断增加,其中,脑卒中筛查与防治基地医院开通卒中急诊绿色通道的医院由 2015 年的 208 家增加到 2018 年的 258 家。2015 年,中国卒中中心建设工作启动,将开展绿色通道建设作为卒中中心建设的重要内容之一,目前 300 余家卒中中心均已开通卒中急诊绿色通道。

3.卒中急诊绿色通道建设的核心 卒中急诊绿色通道建设涉及神经内科、神经外科、检验科、影像科、急诊科、介入科等多个科室,任何一个环节的延误都可能对患者预后造成巨大的影响,因此需要医院领导重视,其核心是不仅要以疾病为中心进行制度建设和流程改造,还要进行多学科协作团队能力培养,建设急诊"一站式"平台、信息化平台,缩短门－药时间(door to needle,DNT),提高了急性缺血性卒中救治效率。

4.卒中急诊绿色通道平台信息建设 基于卒中中心建设标准,利用先进的"互联网＋"信息技术,建立院前－院中一体化无缝衔接、高效有序的脑卒中急救信息工作平台,通过对院前急救、预检分诊挂号、脑卒中接诊、溶栓治疗、介入治疗到患者转归的时间节点和诊疗过程的跟踪记录,实现全流程信息化质控。为医院精细化管理质控提供数据支持,优化急诊救治流程,实现脑卒中抢救"即时性、准确性和高效性"的要求。

(张桂芳 冯英璞)

第二节　急性缺血性脑卒中急诊介入护理

一、疾病知识概述

缺血性脑卒中（cerebral ischemic stroke，CIS），又称脑梗死（cerebral infarction，CI），是指因脑部血液循环障碍，缺血、缺氧所致的局限性脑组织缺血性坏死或软化，产生一系列临床表现。我国住院的急性缺血性脑卒中患者发病后1个月内，病死率为2.3%～3.2%，3个月病死率为9.0%～9.6%，致死/致残率为34.5%～37.1%，1年病死率为14.4%～15.4%，致死/致残率为33.4%～33.8%。根据产生原因不同，临床实践中应用最为广泛的卒中分型系统是TOAST（trial of org 10172 in acute stroke treatment）分型，包括5种类型，大部分因缺血性脑卒中而致死和致残的患者属于大动脉粥样硬化型和心源性栓塞型。

（一）缺血性脑卒中的 TOAST 分型

1. 大动脉粥样硬化型　具有颅内、颅外大动脉或其皮质分支因粥样硬化所致的明显狭窄（>50%），或有血管堵塞的临床表现或影像学表现。临床表现包括如失语、忽视、意识改变及运动障碍等皮质损害，或脑干、小脑损害体征。头部影像学（CT或MRI）表现为大脑皮质、脑干、小脑或半球皮质下梗死灶直径>1.5cm。

2. 心源性栓塞型　由来源于心脏的栓子脱落堵塞脑动脉所致。

3. 小动脉闭塞型　称为腔隙性梗死。梗死灶直径<1.5cm。

4. 有其他明确病因型　由其他少见病因所致的脑卒中。如凝血障碍性疾病，血液成分改变（红细胞增多症），各种原因引起的血管炎（结核、钩体病、梅毒等）及血管畸形（动-静脉畸形、烟雾病等）。

5. 不明原因型　经全面检查未发现病因者。

（二）缺血性脑卒中的发生机制

急性脑梗死病灶是由缺血中心区及其周围的缺血半暗带组成。如能在短时间内迅速恢复缺血半暗带的血流，该区脑组织功能是可逆的，神经细胞可存活并恢复功能，缺血中心区和缺血半暗带逐渐缩小。脑组织再灌注时间窗（reperfusion time windows，RTW）和神经细胞保护时间窗（cytoprotective time windows，CTW）受脑血管闭塞的部位、侧支循环、组织对缺血的耐受性及体温等诸多因素的影响，即患者RTW存在个体差异。一般认为RTW为发病后的3～4h，不超过6h，在进展性脑卒中可以相应延长。CTW包含部分或全部RTW，时间可以延长至发病数小时后，甚至数天。尽早恢复缺血半暗带的血流供应并使用有效的脑保护药物对减少脑卒中的致残率是非常重要的。各种研究表明，急性期血管再通治疗可大大降低病死率和致残率，该结论已被临床医师广泛应用和推崇，也被写入到各个国家的缺血性脑卒中诊治指南中。《中国急性缺血性脑卒中诊治指南2018》明确指出急性期院前早期识别、优化急诊诊治流程、超早期静脉溶栓及介入取栓是一项系统工程，需不断地完善和改进。

（三）急性缺血性脑卒中院前识别与处理

1. 120接到急救电话　协助患者家属应用FAST识别法初步识别疑似脑卒中，立即启动溶栓地图，调离最近的院前急救专业卒中医护人员赶往现场。

2. 接到患者后快速识别　疑似脑卒中患者并以最快速度送到最近的有静脉溶栓和动

脉取栓能力的医院。院前脑卒中的识别(若患者突然出现以下任一症状时应考虑脑卒中的可能):

(1)一侧肢体(伴或不伴面部)无力或麻木。

(2)一侧面部麻木或口角歪斜。

(3)说话不清或理解语言困难。

(4)双眼向一侧凝视。

(5)单眼或双眼视力丧失或模糊。

(6)眩晕伴呕吐。

(7)既往少见的严重头痛、呕吐。

(8)意识障碍或抽搐。

3. 急诊卒中专业人员判断　是否为急性脑卒中,开通绿色通道,完善相关检查,进行必要的急救处理,静脉溶栓,并安全快速转运患者,做好介入前准备。根据评估判断需要开通桥接/直接血管内治疗者,启动介入治疗,目的是尽快对有适应证的急性缺血性脑卒中患者进行溶栓和/或血管内取栓治疗。

(1)处理气道、呼吸和循环问题,给予心电监护、血压监护和吸氧。血压低于185/110mmHg 可酌情不予处理,防止导致低灌注。

(2)有条件者在120救护车上建立静脉通路(建议左下肢,便于介入手术用药),连接三通1～2个,并同时留取血常规、凝血功能、血糖、电解质、肝功能、肾功能等血标本,到达急诊后即刻送检。

(3)尽快完善病史采集,包括患者既往史、过敏史、用药史和脑卒中常见危险因素、抗凝、抗血小板药物使用情况,包括新型抗凝剂的使用等。

(4)协助家属整理入院所需证件及告知家属办理入院及绿色通道流程及路线图。

二、急诊紧急处置配合

1. 急诊接诊　患者接送到急诊抢救室,开通绿色通道,建立《脑卒中绿色通道卡》,同时记录并上传每个关键时间节点。有条件的医院可通过信息系统,使用射频标签等记录患者进入脑卒中急救绿色通道的各个时间点,包括患者到达急诊、急诊CT检查、静脉溶栓、CTA检查、进入急诊介入手术室的时间等。

2. 血标本送检　留取血标本或将途中留取的血标本粘贴卒中卡片,送检验科。

3. 初始评估　接诊护士与急诊卒中小组成员共同完成初始评估。包括:A(气道)、B(呼吸)、C(循环)、D(意识),神经专科查体(意识、瞳孔、语言、肌力、眼位、吞咽等),协助医师应用卒中量表评估病情严重程度,确定病史、既往史、阳性体征,计算发病时间,初步判断责任血管。地磅测体重并记录。

4. 开放气道　危重患者给予有效开放气道,喉罩、气管插管,保证有效通气和循环。

5. 监测生命体征　监测生命体征,完成12导联心电图检查。

6. 影像学检查　急诊卒中护士携急救药品及物品、静脉溶栓药物和物品等,陪同医师、患者行头CT检查,以判断是缺血性卒中还是出血性卒中,必要时多模态CT和MRI以准确判断梗死部位和缺血半暗带。排除出血性卒中后即可在CT床上使用阿替普酶注射剂(R-TPA)进行静脉溶栓。

判断急性缺血性脑卒中诊断流程包括五个步骤。

（1）是否为脑卒中？排除非血管性疾病。

（2）是否为缺血性脑卒中？进行脑 CT/MRI 检查排除出血性脑卒中。

（3）卒中严重程度？采用神经功能评价量表评估神经功能缺损程度。

（4）能否进行溶栓治疗？是否进行血管内机械取栓治疗？核对适应证和禁忌证。

（5）结合病史、实验室、脑病变和血管病变等资料进行病因分型（多采用 TOAST 分型）。

7. 确定治疗方案   如果患者符合血管内机械取栓指征，不必等待静脉溶栓结束，即可启动血管内治疗，以缩短患者发病到血管再通时间，有利于改善预后。对存在静脉溶栓禁忌证的患者直接采取介入取栓是合理的。

8. 手术转运   确定介入治疗方案后，急诊科护士护送患者到达急诊介入手术室。

急性缺血性脑卒中急诊配合流程图见图 2-1-2-1。

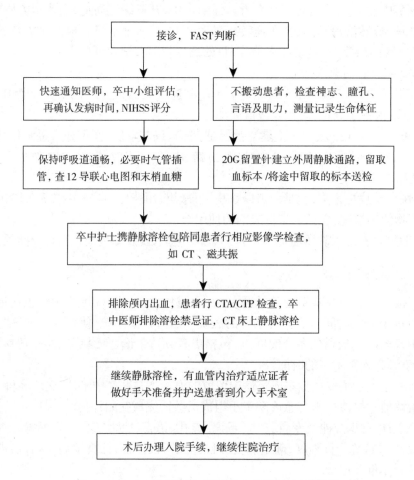

图 2-1-2-1   急性缺血性脑卒中急诊配合流程图

三、介入术前护理

1. 术前核查   介入手术室护士确认患者、手术名称及部位，做好安全核查（核对患者姓名、性别、年龄、诊断）。

2. 观察病情   保持呼吸道通畅，观察病情变化，如意识、瞳孔、生命体征变化，保持呼吸道通畅,检查静脉通路,并保持通畅。

3. 体位　妥善安置患者平卧于手术床上,双下肢分开略外展,合理约束患者;有引流管者,妥善固定引流管路,避免脱管、坠床等意外发生;皮肤压力性损伤高危患者必要时给予局部保护。

4. 监测生命体征　控制血压,同时给予患者心电、呼吸、血氧饱和度监测,连接无创血压监测,设置自动测血压间隔时间为 10min,必要时手工测量。

5. 对症治疗　对于术前高血压的患者,建议控制收缩压<160mmHg(1mmHg=0.133kPa),推荐降压药物包括尼卡地平 [负荷剂量 0.1～0.2mg,静脉注射,持续输注剂量:0.5～6.0 μ g/(kg·min)]、拉贝洛尔(负荷剂量 0.1mg/kg,持续输注剂量:20～160mg/h)或艾司洛尔 [0.5mg/kg,持续输注剂量:0.05～0.30mg/(kg·h)],避免使用硝普钠。

6. 急救仪器准备　除颤器、吸引器等应处于备用状态。

7. 配合麻醉　协助麻醉师完成麻醉。部分患者在局麻下完成,但患者紧张情绪变化易引起血压波动,而影响介入治疗;全身麻醉下行血管内治疗有利于血压的控制、保证有效通气同时避免食物反流导致的误吸和因患者肢体活动而影响介入操作。避免误吸和躁动。

8. 留置管路　根据病情需要给予留置胃管、尿管,注意操作时动作轻柔,避免皮肤黏膜受损,并妥善固定,注明置管日期。患者术前 2h 内曾进大量饮食者,可遵医嘱酌情给予吗丁啉等胃肠动力药,防止术后呕吐误吸。

9. 肢体循环观察　触摸双侧足背动脉搏动是否良好,了解下肢末梢血管充盈情况,为术后对比观察做准备(有些患者既往足背动脉搏动微弱,若术前未触及,易混淆判断)。

四、介入术中护理

1. 消毒铺单　协助医师穿手术衣,戴无菌手套;聚维酮碘消毒液消毒手术部位皮肤,并协助铺无菌手术治疗单。

2. 处置前准备　连接术中所用生理盐水压力袋,排空管路内空气并加压。配置术中肝素化用药,抽取对比剂,并连接高压注射器。

3. 准备手术器材　根据医嘱提供合适的介入血管鞘、导丝、微导丝、微导管、球囊、支架、保护伞等器材。

4. 肝素化给药　遵医嘱给予患者实施全身肝素化治疗,严格记录给药时间及肝素用量,并每隔 1h 追加肝素 1 次。

5. 监测生命体征　遵医嘱控制血压,使用静脉注射泵 / 输液泵泵入降压药物,依据血压调整用量。《2019 AHA/ASA 急性缺血性卒中早期管理指南》指出:缺血性脑卒中后 24h 内血压升高的患者应谨慎处理。应先处理紧张焦虑、疼痛、恶心、呕吐及颅内压增高等情况。血压持续升高至收缩压 ≥ 185mmHg 或舒张压 ≥ 110mmHg,或伴有严重心功能不全、主动脉夹层、高血压脑病的患者,可予降压治疗,并严密观察血压变化。可选用拉贝洛尔、尼卡地平等静脉药物,建议使用微量输液泵给予降血压药,避免使用引起血压急剧下降的药物。

6. 迷走神经反射的观察　颈内动脉起始段球囊扩张时,可反射性刺激迷走神经导致心率急速下降甚至停搏,应备好阿托品。

7. 溶栓给药　若取栓不成功或血栓负荷过重,可立即遵医嘱给予患者动脉阿替普酶(R-TPA)、尿激酶溶栓及抗凝、抗血小板药(如替罗非班等)治疗。

8. 术中记录　介入治疗各时间节点(麻醉成功、穿刺成功、造影、每次取栓、球囊扩张、支架植入、血管开通等)和影像资料。以备数据统计和质控追踪。急性缺血性脑卒中取栓术DSA影像见图2-1-2-2和图2-1-2-3。

9. 留取标本　应用无菌试管和生理盐水留取取栓标本,备病理检查,分析病因,指导二级预防。

10. 抢救准备　术中密切观察介入治疗进程,有无术中血管破裂出血等并发症发生,并做好积极抢救准备。

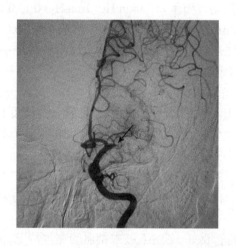 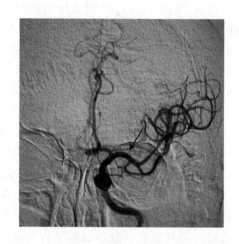

图 2-1-2-2　急性缺血性脑卒中取栓前 DSA　　图 2-1-2-3　急性缺血性脑卒中取栓后 DSA

五、介入术后护理

(一)术后转运

1. 保持气道通畅　介入手术完毕后,保证气道通畅,必要时保留人工气道。

2. 确认病情　患者麻醉清醒后再次判断神经系统阳性体征,判断治疗效果,同时观察患者有无皮肤黏膜、消化道及尿道出血情况。局部加压固定,注意应用皮肤保护膜保护加压部位皮肤,防止出现皮肤损伤。触摸足背动脉搏动与术前是否一致,观察下肢皮肤颜色和温度,防止动脉闭塞导致下肢缺血缺氧坏死。

3. 固定管路　妥善固定胃管、尿管、输液管、气管插管等管路,防止转运时脱出。

4. 备好氧气　充好氧气袋备用,血氧饱和度低于 94% 给予氧气吸入。

5. 安全转运　转运过程中密切观察患者气道、呼吸、循环和意识情况,保证管路通畅并固定良好,避免坠床、脱管、猝死等意外事件的发生。开放胃管,防止呕吐、误吸发生。密切观察股动脉穿刺处有无渗血渗液,防止假性动脉瘤的发生。必要时给以适当镇静,防止患者烦躁、血压剧烈波动,导致颅内出血和高灌注综合征等并发症的发生。转运路线尽量缩短,减少路程时间,途中避免颠簸,保持患者头部在高位。

(二)术后评估

患者术后应安置在卒中监护病房,由专业医师和护士进行持续重症监护。术后卒中护士与监护室责任护士即刻共同评估以下内容。

1. 完成 ABCD 评估　判断有无危及生命指标,保证有效通气和循环。

2. 理解卒中部位　了解患者梗死部位及责任血管,术前患者阳性体征及生命体征情况。

3. 了解手术情况　手术及麻醉方式、术中出血、脑血管情况、术中病情变化、用药等。

4. 确认病情　确认气管插管固定情况、生命体征、血氧饱和度,患者的意识、瞳孔、肌力,注意有无头痛、呕吐、言语障碍、肢体活动障碍等,了解患者的心理状态、皮肤、尿量和尿色。

5. 观察穿刺部位　穿刺部位止血方式,封堵器、动脉压迫止血器、敷料是否干燥,有无渗血、血肿、疼痛等。

6. 评估肢体血运　穿刺侧足背动脉搏动、肢端皮肤温度、颜色。

7. 确认管路　各种管路置入深度、置入时间、固定情况、是否通畅、内容物颜色等。

8. 了解用药和检查　了解术前、术中的治疗、用药情况及影像和实验室检查的结果。

（三）术后护理

1. 体位与活动　股动脉穿刺术后应用弹力绷带压迫止血者,穿刺侧肢体平伸制动 6～8h;使用止血器压迫止血者,穿刺侧肢体平伸制动 2～4h。此期间床上排便屈髋角度不宜超过 30°。侧卧时膝关节可以弯曲活动,以免患者肌肉、关节酸痛不适。患者需卧床休息 12～24h,或根据病情适当延长卧床时间。每 2h 翻身一次,避免皮肤压力性损伤。指导患者进行踝泵运动,5min/ 次,5～8 次 /d,预防静脉血栓栓塞症（VTE）发生。离床活动时活动量应循序渐进,避免或减少下蹲及增加腹压等动作。

2. 穿刺点及肢体血运观察　注意观察穿刺点有无出血或血肿,压迫止血的装置（纱布卷或绷带、加压器、沙袋等）有无偏移。观察穿刺侧足背动脉的搏动情况及肢体皮肤颜色、温度较术前有无变化。如弹力绷带包扎过松,压迫止血压力过小,容易造成穿刺点出血,局部形成血肿或假性动脉瘤,需通知医师重新进行加压包扎。如出现下肢疼痛、麻木、足背动脉搏动减弱,以及皮肤温度降低,应检查弹力绷带是否包扎过紧,并协助医师予以处理。警惕下肢动脉栓塞或急性血栓形成。术后留置导管鞘者,密切注意导管鞘固定情况,拔除导管鞘后的护理遵照以上执行。

3. 心电血压监护　遵医嘱监测生命体征,观察意识、瞳孔、肢体活动、尿量、穿刺侧足背动脉搏动情况。颅内动脉支架植入或血管再通者血压应维持在（120～140）/（70～80）mmHg 或较基础血压低 20% 左右。

4. 病情观察　当患者意识、瞳孔、生命体征、言语及运动出现异常,或有头痛、恶心、呕吐、大汗、视物模糊等症状或血压明显升高时,报告医师,以及时发现脑水肿、脑出血、脑梗死、脑血管痉挛等并发症。

5. 饮食护理　麻醉清醒后嘱患者多饮水,24h 内饮水量可达 2000～2500ml,尿量在 2000ml 以上,以利对比剂排出,减少对比剂导致的肾功能损伤。

6. 留置尿管的护理　留置尿管患者应每天评估置管的必要性,尽早拔除导尿管,防止感染。

7. 预防并发症　根据医嘱使用钙离子拮抗剂等药物,防止脑血管痉挛等并发症。遵医嘱监测凝血酶原时间等出凝血功能指标。

8. 并发症观察及处理

（1）脑水肿及颅内压增高:严重脑水肿和颅内压增高是急性重症缺血性脑卒中的常见并发症,是死亡的主要原因之一。术后密切观察患者意识、瞳孔、生命体征变化,及时复查头 CT、监测经颅多普勒 (TCD),了解颅内压力变化。在护理过程中应避免和处理引起颅内压增高的因素,如头颈部过度扭曲、激动、用力、发热、癫痫、呼吸道不通畅、咳嗽、便秘等。建议对颅内压升高卧床的患者采用抬高床头 30° 体位。遵医嘱应用甘露醇和甘油果糖,可明显减轻脑水肿、降低颅内压,减少脑疝的发生风险。对于发病 48h 内、60 岁以下的恶性大脑中动脉梗死伴严重颅内压增高患者,经积极药物治疗,病情仍加重,尤其是意识水平降低的患者,可请脑外科会诊考虑是否行减压术,手术治疗可降低病死率,减少残疾率,提高生活自理率;60岁以上患者手术减压可降低死亡和严重残疾,但独立生活能力并未显著改善,因此应更加慎重。必要时可结合亚低温治疗。

(2)梗死后出血转化:这是最严重的术后并发症,病死率高。发生率为8.5%～30%,其中有症状的为1.5%～5%。心源性脑梗死、大面积脑梗死、影像学显示占位效应、早期低密度征、年龄>70岁、应用抗栓药物(尤其是抗凝药物)或溶栓药物等会增加出血转化的风险。术后护士应密切观察患者意识、瞳孔及血压的变化,指导患者避免一切可能引起脑出血的因素,如用力排便、咳嗽、打喷嚏、情绪激动、烦躁等,必要时遵医嘱应用镇静剂,保证充分休息和睡眠。如发生出血应立即停止抗凝药物,适当控制血压,必要时遵医嘱给予脱水剂。

(3)高灌注综合征:由于脑动脉高度狭窄解除后,同侧脑血流量成倍增加超出脑组织的代谢需要所致。常常出现在颈内动脉起始段介入治疗术后患者,临床表现为头痛、头胀、恶心、呕吐、癫痫、意识障碍等。常发生在术后数小时到3周内,在此期间应密切监测血压变化,颈内动脉等大血管完全再通者控制血压低于基础血压20%,必要时应用静脉降压药以保证平稳血压水平,同时监测床旁TCD,以了解脑血流情况。对于血管部分开通者可适当提高血压控制水平,防止脑动脉低灌注的发生。

(4)脑血管痉挛:主要是由于介入材料、对比剂及术中的刺激引起,临床表现为头晕、头痛、癫痫发作、意识障碍、肢体麻木和无力等神经症状和体征。可遵医嘱给予尼莫地平注射液微量泵静脉泵入以预防或改善症状。

(5)脑栓塞:主要是由动脉粥样硬化斑块的崩解或栓子脱落所致。需密切观察患者是否有意识、语言、运动、感觉等功能的障碍。必要时遵医嘱术后应用抗凝剂或抗血小板聚集药物。

(6)癫痫:缺血性脑卒中后癫痫早期发生率为2%～33%,晚期发生率为3%～67%。考虑和梗死部位和高灌注有关,应密切观察有无癫痫发作,防止舌咬伤,保证气道通畅,必要时给予脑电监测,以尽早发现癫痫波。

(7)肺炎:据文献报道,5.6%的卒中患者合并肺炎,误吸是主要原因。意识障碍、吞咽困难是导致误吸的主要危险因素,其他包括呕吐、不活动等。肺炎是卒中患者死亡的主要原因之一,15%～25%的卒中患者死于细菌性肺炎。因此应早期评估和处理吞咽困难和误吸问题,对意识障碍患者应特别注意预防肺炎,监测体温变化,加强肺部物理治疗。对于应用呼吸机患者,应做好预防呼吸机相关性肺炎的集束化护理,并保持口腔清洁,必要时应用食物黏稠剂或具有固化肠内营养剂的果胶膳食纤维,减少反流误吸的发生。

(8)皮下血肿:由于抗凝治疗或与过早、过多活动有关。耐心向患者解释肢体制动的目的,以取得患者的配合,必要时给予适当约束。对于躁动的患者,可遵医嘱给予镇静剂。对于局部血肿及淤血者,可采用50%硫酸镁湿敷或应用透明贴促进淤血消退,同时减轻局部疼痛。

(9)对比剂过敏:轻度过敏者可表现为头痛、恶心、呕吐,重者则可表现为休克、呼吸困难、气管痉挛、四肢抽搐,故术前须仔细询问过敏史,必要时遵医嘱应用盐酸苯海拉明注射液20mg肌内注射,避免对比剂过敏的发生。术后嘱患者多饮水,每天2000～2500ml,以利于对比剂排出。

(10)下肢深静脉血栓形成:介入术后患者由于卧床、意识障碍、肢体瘫痪、脱水、高凝状态等,患者极易出现下肢深静脉血栓。严密观察患下肢皮肤、颜色、温度、肿胀程度、足背动脉搏动是否对称,测量并记录双下肢的周径,进行动态评估。保证充足血容量,监测D-二聚体和下肢静脉超声。同时加强患者下肢主动和被动活动,对于肢体肌力大于 3 级无意识障碍患者,鼓励床上运动,可采用踢瑜伽球等方式。对于下肢肌力小于 3 级或不能配合者,在护士每次翻身时给以被动踝泵运动。同时应用机械辅助方法预防深静脉血栓形成。

(11)皮肤压力性损伤:对有瘫痪者定期翻身,以防止皮肤受压;保持良好的皮肤卫生,保持营养充足。易出现皮肤压力性损伤的患者建议使用减压贴保护局部皮肤。

(12)营养支持:卒中后由于呕吐、吞咽困难可引起脱水及营养不良,卒中患者营养状况与预后密切相关。应重视卒中后液体及营养状况评估,可使用营养风险筛查量表(如 NRS2002)进行营养风险筛查,必要时给予补液和营养支持,提倡肠内营养支持。

六、延伸护理

1. 建立患者档案 患者出院前建立完整的健康档案,纳入随访和延伸服务范畴。根据《脑卒中筛查基地》要求,做好出院计划和随访、延伸护理服务。

2. 预防脑卒中再次发生 做好脑卒中二级预防的护理措施,积极控制危险因素,如自检血压,遵医嘱用药,保持血压在正常范围内,控制血糖水平,加强行为及饮食指导,鼓励地中海饮食,戒烟酒。适当运动,保持情绪稳定。

3. 用药指导 按时服用降压药、抗血小板聚集药、稳定斑块药等,用药期间定期复查,观察有无药物副作用。

4. 康复治疗 遗留肢体功能障碍患者指导继续坚持康复治疗。

5. 饮食管理 遗留吞咽障碍或排尿障碍者,应定时更换胃管及尿管。必要时行胃造瘘。

6. 气道管理 存在开放气道的患者,应教会家属护理要点和出现堵管、脱管意外时的应急处理方法。

7. 卧床护理 长期卧床患者,应指导家属如何有效预防压疮、肺感染、泌尿系感染等并发症的发生。

8. 定期随访 术后 1 个月、3 个月、6 个月复查血常规、凝血系列及肝肾功能等实验室检查指标,半年复查头颅 CTA 或 MRA,如有不适及时就诊。缺血性脑卒中是高复发性疾病,一旦再次出现卒中症状应立即就医。

(曹宏霞　李晨龙)

第三节　颅内动脉瘤性蛛网膜下腔出血急诊介入护理

一、疾病知识概述

蛛网膜下腔出血(subarachnoid hemorrhage,SAH)是指各种原因引起脑底部或脑表面的病变血管破裂,血液直接流入蛛网膜下腔引起的一种临床综合征,是临床常见的急重症之一。临床上将 SAH 分为外伤性与自发性两大类,约 80% 的自发性 SAH 为颅内动脉瘤引起,称为动脉瘤性蛛网膜下腔出血(aneurysmal subarachnoid hemorrhage,aSAH)。

亚洲人群中颅内动脉瘤的患病率为 2.5%～3.0%,任何年龄均可发病,40～60 岁人群发病率明显增高。颅内动脉瘤首次破裂出血的死亡率为 20%～30%。如不能得到及时救治,动脉瘤再破裂的风险增加,再次破裂出血的死亡率则高达 60%～80%。

动脉瘤破裂诱因往往是体力劳动或情绪激动,常表现为突发的剧烈头痛,可伴恶心、呕吐、意识改变和癫痫发作等,严重者可很快昏迷甚至死亡。

aSAH 的诊断要点是在急诊首诊症状体征评估基础上,进行头颅 CT 平扫、腰穿、磁共振(MRI)、CT 血管成像(CTA)和数字减影脑血管造影(DSA)检查,其中脑血管造影在诊断颅内动脉瘤方面占有绝对优势。

动脉瘤一旦发生破裂出血,24h 内再出血率为 4%～13.6%。因此,针对 aSAH 患者,除进行常规的内科处理外,均应尽早行外科开颅进行动脉瘤颈夹闭或者介入栓塞治疗。目前比较明确的是对后循环动脉瘤总体上建议血管内治疗;对于出血后血管痉挛严重、患者症状较重、年龄 70 岁以上或者同时合并有较多基础疾病的患者,建议介入治疗。《颅内动脉瘤血管内介入治疗中国专家共识(2013)》和《中国蛛网膜下腔出血诊治指南(2015)》明确指出:对于同时适用于介入栓塞及外科手术的动脉瘤患者,应首先考虑介入栓塞。

二、急诊紧急处置配合

患者到达急诊后,接诊护士迅速、平稳地将患者安置在诊查床上,卧床,适当抬高头部,检查记录意识、瞳孔、生命体征、肌力、脑膜刺激征,同时迅速通知接诊医师接诊,进行首诊病情评估,告知患者家属病情。

迅速建立静脉通路,遵医嘱给予控制血压、对症治疗等。有呕吐症状者注意防止误吸、躁动者给予镇静、头痛严重者给予镇痛等处理。患者给予紧急气管插管,并必要时给予简易呼吸器辅助通气。昏迷患者给予留置导尿管。陪同患者尽快进行头颅 CT 平扫。途中注意转运安全,并带心电监护、血氧饱和度监测仪,必要时携带氧气枕检查。采用减震平车,并配备约束装置,避免途中颠簸增加动脉瘤再次破裂风险,严格防范患者坠床和非计划拔管。例如某医院新启用的急诊医学中心,在设计的过程中就充分考虑到了急诊介入救治的因素,在急诊中心的核心地带设置了急性脑卒中救治专用区域,装备有复合介入 DSA 手术室与一台 CT 机,达到了急诊抢救室、CT 评估与急诊介入手术室的"零距离"配置。CT 扫描结果证实为蛛网膜下腔出血的患者,协助办理住院手续,尽快安排住院治疗。

三、介入术前护理

1. 体位与活动　卧床休息,头部中立位,抬高床头 20°～30°,尤其是气管插管或辅助通气的患者。可床上轻微活动,防止剧烈活动引起血压增高导致再出血。

2. 饮食护理　aSAH 急诊介入治疗前有时会有短暂的准备期,待手术期间给予低盐、低脂、高蛋白、富含纤维素饮食,保持排便通畅,保证充足热量摄入,因吞咽障碍或不能自行进食者予肠内营养。术前 4h 禁食,2h 禁水。

3. 呼吸道管理　保持呼吸道通畅,定时翻身、叩背,给予雾化吸入、按需吸痰,保持呼吸道通畅。镇静期间尤其注意患者的气道管理,及时清理呼吸道分泌物,必要时予气管插管/气管切开。如果呼吸功能障碍,有必要气管插管,以维持气道通畅,保持正常血氧饱和度。

4. 静脉通路管理　保留有效的静脉通路。患者往往需要使用血管活性药物治疗,所以原则上需要建立中心静脉通路(CVC)。监测中心静脉压,遵医嘱补液。应用临床评估与容量监测参数相结合的方法,确定容量管理目标。

5. 心电监护及血压管理　维持有效的循环血容量和合理较高的血压,可有效防止动脉痉挛和迟发性缺血。无明显脑血管痉挛者,可适当降低血压,以减少再出血的机会,但通常降低 10% 即可,密切观察病情,如有头晕、意识障碍等缺血症状,应予适当回升。术前收缩压 140~160mmHg 是合理的治疗目标。当血压偏高时,应予静脉持续给药。

6. 镇静镇痛　采用疼痛评分工具进行疼痛评分,遵医嘱给予镇痛治疗。躁动者给予约束,并遵医嘱使用镇静剂。使用镇静剂期间采用 Ramsay 镇静评分,有效控制镇静水平。

7. 营养和排泄的护理　必要时留置鼻胃管或鼻肠管,监测消化道出血和胃潴留状况,并给予肠内营养。观察尿色,记录尿量,必要时留置导尿管,避免尿潴留。遵医嘱给予预防性通便药物,避免患者用力排便及腹胀。

8. 预防深静脉血栓形成　采用 Caprini 评分量表进行深静脉血栓危险评分,预防深静脉血栓形成,可间断使用气压装置。

9. 预防脑血管痉挛(CVS)　aSAH 后造影显示,30%~70% 的患者会出现脑血管痉挛,通常在出血后 3d 开始出现,2~4 周逐渐消失。虽经全力救治,仍有 15%~20% 的患者死于脑血管痉挛。因此,CVS 的早期诊断与治疗非常关键。采用微量注射泵自中心静脉导管输注,严格根据患者体重,计算初始剂量和维持剂量,使用连续动态血压监测,每半小时监测血压。稳定后每小时监测,观察用药后不良反应。

10. 抗血小板药物　术前 1~3h 或术中应用负荷量的抗血小板药物可能不会增加动脉瘤破裂出血的风险,给药方式包括口服、经胃管或者纳肛等。

11. 器械准备　弹簧圈、专用微导管、支架或者球囊。

四、介入术中护理

1. 安全核查患者　到达介入手术室后,护理人员核对患者手术相关信息,包括患者一般资料、手术名称、麻醉方式、术中用药、影像学资料等。

2. 安置患者　妥善安置患者体位,予心电监护、吸氧、建立静脉通路等。

3. 早期预警评分　麻醉诱导阶段完成后,对患者进行介入改良早期预警评分,(intervention operation modified early warning score,IOMEWS),评分指标及评分标准细则见表 2-1-3-1。

表 2-1-3-1　IOMEWS 评分指标及评分标准细则

项目	评分标准			
	0	1	2	3
意识	清醒	对声音有反应	对疼痛有反应	无反应
心率 /(次·min^{-1})	61~100	51~60 或 101~110	111~129 或 ≤ 51	≥ 130
收缩压 /mmHg	90~139	81~89 或 140~169	41~80 或 ≥ 170	≤ 40
血氧饱和度 /%	95~100	90~94	85~89	≤ 84
过敏体质	无	有	—	—

注:(1)IOMEWS:为客观评估和及时预警施行介入治疗的动脉瘤蛛网下腔出血患者的术中病情变化,建立患者术中护理方案和风险应急处理预案,降低术中并发症和各类风险发生率,确保手术高效、安全、成功完成。

(2)动脉瘤蛛网下腔出血:患者介入术中改良早期预警评分实施工作流程。动脉瘤性蛛网膜下腔出血 IOMEWS 实施工作流程见图 2-1-3-1。

(3)建立护理预案:根据 IOMEWS 评分结果,建立相应的护理方案和风险应急预案。

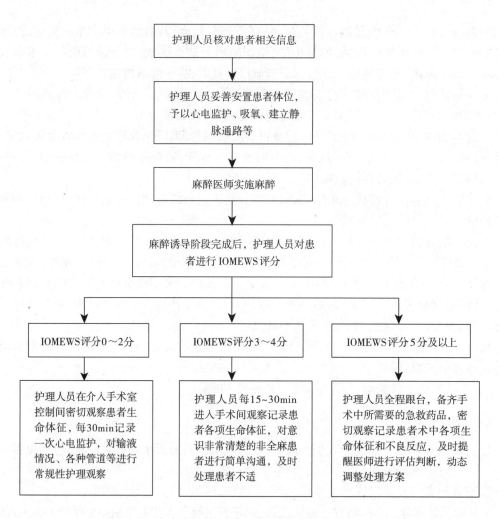

图 2-1-3-1   动脉瘤性蛛网膜下腔出血 IOMEWS 实施工作流程

4. 术中全身肝素化   因血管内置留的导管材料表面很容易引起血小板沉积、纤维蛋白包裹而形成血栓,所以在穿刺成功后即给予肝素化。配制方法为取 12 500U/2ml 肝素 1 支加生理盐水 10ml 稀释到 12.5ml(即每毫升稀释液含 1000U 肝素),一般首剂为全身肝素化(1mg/kg,1mg=125U)全量的 1/2 左右。具体监测方法一般是根据检测凝血功能的结果调整肝素量,以维持活化凝血时间(activated clotting time of whole blood,ACT)在 250～300s。据研究报道,由于肝素半衰期为 60min,故手术的第 2 个小时要追加肝素,用量是第一次用量的 1/2,而后随着时间的逐渐延长,剂量要逐次递减为上一次的 1/2。同时,术中在动脉加压输液袋的 500ml 生理盐水内加入肝素 500U,将导引导管与连接有高压输液袋的 Y 阀相接,持续冲洗导管,以防导管内凝血。要随时加压,以保持压力袋上的压力在 300mmHg 左右。在更换生理盐水时关闭输液管,避免血液回流。此外,其间护理人员还应加强巡视,准确及时地记录肝素用量,保证动脉滴注的持续畅通。

5. 抗血小板药物的使用   随着支架尤其是多支架技术在颅内动脉瘤介入治疗中的广泛应用,术前抗血小板药物的准备显得越来越重要。对于未破裂动脉瘤术前应予以充分的抗血小板药物已达成共识,而目前专家共识针对破裂颅内动脉瘤血管内介入治疗没有明确的抗凝方案,常见的文献报道的方法是采用新型抗血小板药物,如替罗非班,负荷量 0.4μg/(kg·min),30min,维持量 0.1μg/(kg·min),24～48h。因此,由于仍缺乏循证医学证据和药物适应证的支持,需要谨慎使用这些药物。

6. 术中常见并发症的观察和护理

(1)动脉瘤破裂再出血:动脉瘤破裂是血管内治疗术中最严重的并发症,表现为患者突然出现躁动或血压升高。护理人员立即遵医嘱使用鱼精蛋白中和肝素,因此鱼精蛋白是介入手术室必备抢救药品。密切监测血压变化并严格控制血压。微导管已进入动脉瘤者配合快速继续栓塞,直至完全闭塞动脉瘤、微导管未到位者或者出血量较大时立即中止血管内治疗,协助急诊转运行外科手术。

(2)脑血管痉挛:常见原因主要是患者处于脑血管痉挛期、血管条件差及操作时间过长等。主要护理措施包括:自发性 SAH 患者栓塞术后使用抗血管痉挛药物;术中颈内动脉轻度痉挛一般不需处理,有明显痉挛时可通过微导管或导引导管使用药物,如尼莫地平、罂粟碱等;脑内动脉严重痉挛者可行血管成形术。

(3)血栓形成:术中护理人员要规范给予肝素化,监测并保持 ACT 在 250～300s,注意维持高压冲洗,并保持适当的压力。如动脉内血栓已形成,护理人员应严格遵医嘱使用尿激酶等溶栓药物,行动脉内溶栓治疗。严格遵医嘱给予静脉用抗血小板药物、备好取栓支架、中间导管等用物。

(4)弹簧圈移位、微导管或微导丝断裂:术中弹簧圈移位、微导管或微导丝断裂会造成异位栓塞并可能诱发血栓形成,需尽可能使用支架或其他取栓器械取出;如无法取出可使用支架贴覆等方法。期间,护理人员要准备好相关支架或其他取栓器械,配合做好升压、抗凝等治疗。

(5)脑缺血:主要原因是大动脉瘤栓塞后机械性压迫,血流减少变缓,载瘤动脉闭塞后,周围交通动脉代偿不足。护理人员要遵医嘱配合做好升压、抗凝、增加血容量等工作。

7. 麻醉并发症的观察和护理　动脉瘤性蛛网膜下腔出血麻醉管理不仅仅限于手术过程中,更重要的是围手术期管理。麻醉诱导及术中有动脉瘤破裂、脑血管痉挛和颅内压增高的可能。另外,还需重点关注癫痫及癫痫持续状态、神经源性心脏病、神经源性肺水肿、脑血管痉挛及中枢性低钠血症的发生。

(1)在麻醉诱导阶段:由于置入喉镜、插管、摆体位及上头架等操作刺激较强,因此这些操作之前应保证足够麻醉深度、良好肌松;若血压过高,应先将其控制在合理的水平后再进行诱导。护理人员应配合麻醉医师密切监测患者生命体征,将血压控制在合理的水平后再进行诱导。

(2)在麻醉维持阶段:协助保持正常脑灌注压,防治脑缺氧和水肿,降低跨壁压(TMP),为术者提供良好手术条件。术中应密切监测患者生命体征和手术过程。若术中出现动脉急性大量出血和血压下降,协助做好快速补液、自体血液回输和 / 或异体输血。必要时应用血管活性药物维持循环稳定。

(3)在麻醉苏醒和恢复阶段:要避免呛咳,严格控制血压,避免血压过高,防止引起脑水肿或脑出血。

8. 呕吐、误吸、窒息的观察和护理　由于 aSAH 起病急,病情凶险,病因复杂,临床一般行急诊介入手术,故患者术前呼吸道、消化道准备不充分,加之疾病本身导致颅内压升高等多种因素,患者发生呕吐的概率较高。护理人员应加强巡视观察,及时发现并清除患者呕吐物,保持呼吸道通畅,预防发生呕吐物误吸和窒息的发生。

五、介入术后护理

1. 体位和活动   术后指导患者穿刺侧肢体平伸制动 6～8h,床上轻微活动,绝对卧床 4～6 周;床头抬高 30°;卧床期间进行踝泵运动 5min/ 次,5～8 次 /d,防止深静脉血栓形成;活动应循序渐进。保持情绪稳定,避免情绪激动。栓塞治疗后卧床时间是 1 周左右,根据 CT 复查结果,如无进一步出血,原有蛛网膜下腔出血吸收良好,可鼓励患者逐步下床活动。

2. 饮食护理   全身麻醉清醒,无恶心、呕吐,即可进食,易消化食物为主,逐渐过渡到普食。鼓励患者多饮水,促进对比剂的排泄。可进食豆制品、鱼肉等低胆固醇、低动物,脂肪性食物,多食蔬菜、水果、杂粮,保持排便通畅,少食动物脂肪及胆固醇,如动物内脏、猪油、蛋黄、鱼子等。

3. 病情观察   密切观察患者生命体征、意识、肌力、瞳孔、定向力及语言功能,告知患者如有剧烈头痛、面色苍白、频繁呕吐、意识障碍加重、瞳孔不等大及肢体感觉异常,及时告知医务人员,警惕颅内再次出血或动脉血栓形成。密切观察患者双下肢血运情况,告知患者如出现下肢麻木感或肿胀应及时告知医务人员,以防下肢动脉血栓或深静脉血栓的发生。

4. 水、电解质管理   因脱水剂的使用,监测利尿效果,记录 24h 尿量,并观察患者有无乏力、食欲差等不适主诉,按需检测电解质指标。

5. 抗凝剂不良反应观察   为了预防血栓形成,术后常使用抗凝剂,护理中严密观察皮下有无血肿,拔针时注意有无渗血,告知患者如有牙龈出血和鼻出血,口腔、皮下出血点等出血表现及时告知医务人员。

6. 控制血压   使血压稳定在(120～140)/(80～90)mmHg,指导患者坚持按医嘱服药,向患者讲解用药目的及重要性,正确服用降压药、降血糖和抗凝血药物等。

7. 水化处理   遵医嘱补液,并记录出入量。

8. 脑血管痉挛观察和护理   通常在出血后的 3～5d 开始出现,5～10d 达到高峰。出血后患者在此期间出现新发的局灶性神经功能缺损,难以用脑积水或再出血解释时,应首先考虑为症状性血管痉挛。及时汇报医师处理。必要时做好介入手术准备。遵医嘱给予尼莫地平持续静脉输注,告知患者此为防止血管痉挛的药物,不良反应有热感、皮肤潮红、血压下降、心率加快、头晕、头痛等。

9. 脑室外引流或者腰椎穿刺放液治疗护理   严格执行管道护理常规,妥善固定,预防感染,使颅内压维持在 10～20mmHg。

10. 口服抗血小板药物护理   支架植入术后每天常规给予口服氯吡格雷 75mg,共服用 6～8 周,肠溶阿司匹林 100mg,共 6～12 个月。避免支架内狭窄的发生,支架植入后抗血小板聚集治疗非常重要,有条件的单位需要监测血栓弹力图调整药物及相关剂量。

六、延伸护理

1. 建立患者档案   患者出院前建立完整的健康档案,纳入随访和延伸服务范畴。利用建立完整的健康档案和随访服务系统,根据疾病种类对患者实施出院计划和随访、延伸护理服务。

2. 行为及饮食指导　戒烟酒,勿重体力劳作,回归社会后避免高强度工种,低盐低胆固醇低脂饮食。

3. 用药指导　按时服药,降压药,抗凝药,用药期间定期复查,观察有无出血倾向,如牙龈出血、便血、血尿、皮下出血等。指导患者自检血压,遵医嘱用药,保持血压在正常范围内。

4. 康复训练指导。

5. 定期随访　术后半年复查全脑血管造影,之后每年复查头颅 CTA 或 MRA,便于及时发现动脉瘤复发和延迟出血。对于复发患者必要时再次介入栓塞治疗。

6. 家属排查　在蛛网膜下腔出血患者的一级亲属中,约 4% 患有动脉瘤,故应做好家庭成员的预防。如果一级亲属中有 2 例以上 aSAH 者,建议做 CTA 或 MRA 进行动脉瘤筛查。

(王雪梅　吴玲玲)

第四节　脑血管畸形出血急诊介入护理

一、疾病知识概述

脑血管畸形(cerebral vascular malformation)为先天性脑血管发育异常。一般分为四种基本类型:动静脉畸形(arteriovenous malformation,AVM)、毛细血管扩张症(capillary telangiectasia)、海绵状血管瘤(cavernous angioma)和静脉畸形(venous malformation)。其中 AVM 最多见,占 90% 以上。

AVM 可发生于任何年龄,约 72% 的患者在 40 岁前起病,男性略多于女性,男女比例为(1.1~1.2)∶1。AVM 约 85% 发生于幕上,15% 发生于后颅窝,绝大多数(98%)为单发,可发生于颅内任何部位,但常见于大脑中动脉分布区的脑皮质,即可发生于侧脑室、硬脑膜、软脑膜、脑干和小脑。

AVM 主要临床表现有出血、头痛和癫痫,此外尚可见颅内高压增高征象、颅内血管杂音、突眼、精神症状和脑神经症状等。临床发病以自发性脑出血为主要表现,35%~65% 的患者以出血为首发症状。

AVM 主要需与胶质瘤、脑出血鉴别,AVM 在 CT 上的特征表现为脑表浅部位不规则混杂密度,无占位效应,增强扫描点状或弧线状血管影。MRI 上表现为团状或蜂窝状血管流空影,结合 CT 及 MRI 可做出诊断。

AVM 直接外科手术具有较大的风险,死亡率和残疾率较高。自 1960 年 Luessenhop 首先报道了经股动脉插管行颈内动脉栓塞 AVM 以来,近 20 年随着血管内介入治疗技术和导管栓塞材料的发展,血管内栓塞治疗已成为治疗 AVM 的主要方法。本节以 AVM 出血为例,讲述急诊介入护理相关内容。

二、急诊紧急处置配合

患者到达急诊后,接诊护士迅速、平稳地将患者安置在诊查床上,嘱患者卧床,适当抬高其头部,检查记录意识、瞳孔、生命体征、肌力、脑膜刺激征,同时迅速通知接诊医师接诊,进行首诊病情评估,告知患者家属病情。

1. 监测和维持患者的生命体征　给予吸氧、迅速建立静脉通路,遵医嘱给予控制血压、脱水利尿、对症治疗等。

2. 保持呼吸道通畅　昏迷患者应取侧卧位,有呕吐症状者注意防止误吸。

3. 对症处理　躁动者给予镇静、头痛严重者给予镇痛等处理。呼吸抑制患者紧急气管插管,必要时给予简易呼吸器辅助通气。昏迷患者留置导尿管。

4. 陪同检查　陪同患者尽快进行头颅 CT 检查,转运途中带心电监护、血氧饱和度监测仪,注意转运安全,必要时携带氧气枕检查。采用减震平车,保护患者头部避免受震动,并配备约束装置,避免途中颠簸增加再次出血风险,严格防范患者坠床和非计划拔管。

5. 协助住院　CT 扫描结果证实为脑血管畸形出血的患者,协助办理住院手续,尽快安排住院治疗。

三、介入术前护理

1. 入院健康教育和一般处置　由于 AVM 血管病的特殊性,入院时给予患者健康教育。嘱患者绝对卧床休息,避免强烈精神刺激及情绪波动。常规应用缓泻药,禁烟、酒及刺激性食品。非即刻手术患者可进食水果、蔬菜等富含纤维素的食物,保持排便通畅。保持病室安静光线柔和,限制探视陪伴。避免用力咳嗽和用力排便,避免再次发生颅内出血。密切注意突发的头痛、呕吐、意识障碍、脑膜刺激征等出血现象。采用 Caprini 评分量表进行深静脉血栓危险评分,预防深静脉血栓形成,可间断使用气压装置。术前应保证充足的睡眠,必要时给予镇静药物。

2. 心理护理　由于是突发疾病和不常见疾病,患者对疾病缺乏认识,对栓塞治疗等治疗方式不了解,加之头痛、呕吐等症状明显,发病后需要绝对卧床休息,加以各种监测和频繁的治疗等,容易产生恐惧心理,甚至对治疗护理产生抵触情绪,表现为不合作。护理人员要熟悉治疗的一般过程,耐心向患者介绍疾病知识,并解释治疗方法、治疗效果,对症处理及时到位,解释介入治疗过程中可能出现的不适,术中、术后配合的方法及重要性,并说明介入手术的优点及成功案例,以缓解患者的心理压力。

3. 协助完善术前检查　评估全身情况,包括血管功能。协助患者进行脑电图检查,及时留取各种标本,检查血、尿、粪常规,凝血功能,肝肾功能,胸部 CT 及心电图,特别要询问有无药物过敏史、糖尿病及哮喘、甲状腺功能亢进 / 减退症。

4. 用药护理　术前使用预防脑血管痉挛导致的神经损伤药物如尼莫地平等,注意避光,使用微量注射泵经中心静脉导管泵入。有癫痫病史和高血压者应按时服用药物。术前 1～2d 应服用阿司匹林。术前可用异丙嗪、苯海拉明、阿托品、罂粟碱、γ-羟丁酸钠等,备右旋糖酐术中用,均有利于球囊的导入和防止并发症。观察各种药物效果及不良反应。

5. 禁食水要求　术前禁食 4h,禁饮 2h。

6. 建立静脉通路和给药　术前 30min 给予镇静药物。在手术对侧的肢体建立静脉通路,便于治疗及麻醉用药。

7. 器械准备　弹簧圈、专用微导管、支架或者球囊。

8.留置尿管　为防止术中患者因膀胱充盈而难以坚持,躁动不安,影响手术操作。

四、介入术中护理

1.麻醉及手术体位　一般采用气管插管吸入及静脉复合麻醉方式,以利于术中严格控制血压并减少患者活动保证手术中影像清晰、栓塞准确。取平卧位,双下肢外展并轻度外旋,必要时穿刺侧臀下垫枕。

2.手术器材和物品　备好脑血管造影手术包。脑血管造影及 AVM 栓塞的材料包括:5F 单弯造影导丝、0.035 英寸导丝(150cm)、6F 动脉鞘、动脉造影连接管、液态栓塞材料(NBCA、ONYX、GLUBRAN)及各型弹簧圈、0.035 英寸交换导丝、0.035 英寸超硬导丝、Semi造影导管、Mani 造影导管、各型专用微导管及微导丝、6F 导引导管、三通开关、Y 阀、非离子型对比剂、加压输液装置、输液导管、注射器(1ml、5ml、10ml、20ml)、利多卡因注射液、肝素注射液、除颤器、心电监护仪、麻醉机、无菌手套、电水壶、无菌小碗及 5% 葡萄糖。

3.手术步骤及护理配合　脑动静脉畸形血管内栓塞治疗术流程见表2-1-4-1。

4.早期预警评分　脑血管畸形出血患者介入术中改良早期预警评分及工作流程参见本篇本章第三节相关内容。IOMEWS 为客观评估和及时预警施行介入治疗的动脉瘤蛛网膜下腔出血患者的术中病情变化,建立患者术中护理方案和风险应急处理预案,降低术中并发症和各类风险发生率,确保手术高效、安全、成功完成,应重点关注对患者进行改良早期预警评分。根据 IOMEWS 评分结果,建立相应的护理方案和风险应急预案。

5.术中进行全身肝素化　参见本章第三节。

表 2-1-4-1　脑动静脉畸形血管内栓塞治疗术流程

手术步骤	护理配合
1.确认患者和手术名称及部位	认真核对患者,做好心理护理,协助摆好平卧位,臀部垫高,连接氧气、心电监护,建立静脉通路,留置导尿,调节室温
2.消毒、铺巾、局麻	放下手术间铅窗的卷帘,暴露穿刺部位,使用加温的碘仿溶液倒入消毒碗内,协助消毒铺巾、穿手术衣,打开手术器械包,将手术所需的对比剂、生理盐水、无菌物品等准备在手术器械台上
3.采用 Seldinger 技术,行股动脉穿刺	递穿刺针、导丝、导管
4.置入血管鞘,全身肝素化后,导管选择性插管行血管造影以显示血管畸形的部位、供血动脉、血管畸形的特点、回流静脉的情况	密切观察患者生命体征,填写介入手术护理记录单,遵医嘱实施全身肝素化

续表

手术步骤	护理配合
5. 将微导管超选择性插至供血动脉,根据造影情况、靶血管管径大小,选择介入治疗方法:① 经微导管注入平阳霉素＋碘化油＋地塞米松＋对比剂混合液进行硬化栓塞治疗,完成后再行动脉造影,确定效果。② 经微导管注入聚乙烯醇微粒进行硬化栓塞治疗,完成后再行动脉造影,确定效果。③ 栓塞微球栓塞:选择合适的栓塞微球直径,沿导管缓慢推注含微球的对比剂,一旦相应血管血流明显缓慢、铸型或反流即停止注射,复查造影,确定效果。④ 弹簧圈栓塞:根据血管直径选择弹簧圈型号和数量,弹簧圈释放后,复查造影,确定栓塞效果。⑤ 经微导管注入无水乙醇进行硬化栓塞治疗,完成后再行动脉造影,确定效果	根据造影结果,遵医嘱使用合适微导丝、微导管,遵医嘱配制平阳霉素,遵医嘱选择合适的聚乙烯醇微粒、明胶海绵颗粒、栓塞微球、弹簧圈、无水乙醇,根据末次肝素化的时间,注意追加肝素
6. 复查造影,确定栓塞效果	准备鱼精蛋白,必要时中和肝素
7. 术毕拔血管鞘,加压按压穿刺点 15~30min 后,加压包扎	协助医师进行穿刺点加压包扎,对患者做好术后体位、饮食等问题的安全宣教,护送患者回病房,与病房护士详细交接

五、介入术后护理

1. 一般护理   观察意识瞳孔变化,测血压、脉搏、呼吸,注意穿刺点出血及穿刺侧足背动脉搏动。术前有癫痫病史或病灶位于致痫区者,术后抗癫痫药物治疗。

2. 并发症观察与护理   脑动静脉畸形血管内栓塞治疗的主要并发症包括误栓塞正常供血动脉、引流静脉窦,导致神经功能缺失症状、过度灌注综合征、颅内出血、脑血管痉挛等。

(1)脑动静脉畸形:栓塞术后,原有神经功能障碍加重或出现新的神经功能障碍是较常见的并发症。临床表现为意识障碍、偏瘫、失语、偏盲、感觉障碍、共济失调等。

(2)脑过度灌注综合征:主要发生在高血流病变栓塞时,由于在瞬间将动静脉短路堵塞,原被病变盗去的血液迅速回流至正常脑血管,因正常脑血管长期处于低血流状态,其自动调节功能消失,不能适应颅内血流动力学的改变,将会出现过度灌注。临床上表现为头晕、头痛、呕吐、肢体功能障碍、脑水肿或颅内出血等症状。处理原则是术后使用降血压药常规药物缓慢泵入,将收缩压控制在原来水平的 2/3,根据血压高低随时调整输入速度维持血压平稳,防止大幅度波动,持续时间为 3～5d,以预防或减轻脑过度灌注综合征。

(3)AVM 破裂出血:若带孔的球囊导管前进过多,球囊已进入畸形血管团内,当向球囊内注射对比剂时,可因球囊的突然膨胀撑破畸形血管团,造成脑内出血、血肿甚至死亡。

(4)颅内血肿:颅内血肿是血管内栓塞术后严重的并发症。表现为头痛、恶心呕吐、烦躁、颈强直,可伴有意识障碍征象。多因血压波动引起,应及早采取措施避免一切血压骤升的因素。向患者提供术后指导,给予镇静药缓解紧张情绪,保证充分休息,术后严密血压监护,必要时应用控制性低血压治疗,维持血压150mmHg以内并根据血压随时调整药量。

　　(5)脑血管痉挛:由于导管在脑血管内停留时间长,机械性刺激容易诱发脑血管痉挛。表现为一过性神经功能障碍、肢体瘫痪和麻木、失语。及早发现及时处理可避免脑缺血、缺氧,否则会出现不可逆的神经功能障碍。每1h观察记录患者的意识、瞳孔、生命体征,24h后视病情而定。同时注意言语、肢体、运动障碍情况。

　　(6)栓塞后综合征:栓塞后2～3d因局部和周围组织缺血引起炎性反应。表现为局部疼痛、发热(<38.5℃)、恶心、呕吐等。

六、延伸护理

　　1.建立健康档案　患者出院前建立完整的健康档案,纳入随访和延伸服务范畴。科室建立完整的健康档案,根据疾病种类对患者实施出院计划和随访、延伸护理服务。

　　2.行为及饮食指导　告知患者避免导致再出血的诱发因素,控制不良情绪,保持心态平稳,避免情绪波动。避免进食刺激性食物,保持大便畅通,6个月内避免参加剧烈运动及危险性工作。

　　3.用药指导　高血压患者应特别注意气候变化、规律服药,将血压控制在适当水平,切忌血压忽高忽低。有癫痫病史者按时口服抗癫痫药物预防癫痫。

　　4.随诊和随访　告知患者及其家属如出现剧烈头痛、喷射性呕吐等颅内压增高症状及时就诊专科门诊,随访3～6个月后复查CTA及脑血管造影。

　　5.康复训练指导。

(黄　宇　刘士龙)

第五节　急性颅内静脉窦血栓形成急诊介入护理

一、疾病知识概述

　　颅内静脉窦血栓形成(cerebral venous sinus thrombosis,CVST)是指由多种病因引起的以脑静脉回流受阻,常伴有脑脊液吸收障碍导致颅内高压为特征的特殊类型脑血管病。该病好发于中青年,我国育龄妇女产褥期CVST发生率较高,临床症状复杂,可以表现为头痛、呕吐、癫痫发作和局灶性神经功能障碍等。由于CVST在临床上的表现不具特异性,其诊断有赖于影像学指导。急诊CT检查可为CVST的早期诊断提供重要的线索。CT直接征象表现为绳索征、三角征、静脉窦高密度影像;间接征象可表现为静脉性梗死、出血性梗死、大脑镰致密及小脑幕增强。

　　CVST的危险因素是多方面的,凡可引起静脉血流异常者,如使血液高凝状态的因素、静脉或静脉窦本身闭塞或狭窄和静脉壁炎症反应或渗出等均可导致CVST。根据病变性质,通常分为炎症型(如颅内感染、脑脓肿、脑膜炎、中耳炎、危险三角区域的感染等)及非炎症型两大类(通常被归类为遗传性因素和获得性因素)。

　　当遇到患者具有静脉窦和脑静脉血栓形成的高危因素,临床表现以头痛、呕吐及视(神经)盘水肿等颅内压增高症状为主,伴或不伴有全脑症状、神经系统局灶体征;或新近发作并进行性加重的头痛,特别是癫痫发作、眼底视(神经)盘水肿伴有局限性神经系统体征,应警惕是否有颅内静脉窦血栓形成。

二、急诊紧急处置配合

患者到达急诊后,接诊护士迅速、平稳地将患者安置在诊查床上,适当抬高其头部,一旦呛咳,头偏向一侧。检查包括是否存在意识改变、头痛、癫痫发作、瞳孔对光反射、视力丧失、失语及肢体活动障碍等;同时迅速通知接诊医师接诊,配合进行首诊病情评估记录,告知患者家属病情。

迅速建立静脉通路。遵医嘱给予控制血压、对症治疗等。有呕吐症状者注意防止误吸、躁动者给予镇静、头痛严重者给予镇痛等处理。呼吸抑制患者给予紧急气管插管,必要时给予简易呼吸气囊辅助通气。昏迷患者给予留置胃管、尿管。陪同患者尽快进行头颅CT平扫。转运过程中携带心电监护、注意转运安全,必要时携带氧气枕。采用减震平车,并配备约束装置,严格防范患者坠床和非计划拔管。

三、介入术前护理

1. 专科护理评估

(1)全身评估:意识、瞳孔、生命体征、四肢肌力情况及肝肾功能、凝血功能等指标。

(2)症状评估:有无头痛加重、癫痫发作。

(3)眼部评估:有无视力丧失。

(4)语言评估:有无失语表现及类型。

(5)血管穿刺部位评估:双侧腹股沟处皮肤有无破损。

(6)双下肢评估:双下肢皮肤颜色、活动、感觉、皮肤温度等情况。

(7)影像学评估:通过CT、MRI/MRV及DSA等检查手段,检查患者有无颅内出血、血栓形成部位、静脉窦闭塞程度及侧支代偿情况。

(8)病因学评估:询问可能导致血栓形成的相关疾病、药物或条件,包括妊娠、产褥期、口服避孕药、恶性肿瘤、全身炎症性疾病、血液系统疾病、凝血功能异常、传染性疾病、肠道性疾病及心脏病等。

(9)风险评估和预防:采用专用量表进行跌倒坠床、下肢深静脉血栓形成等风险评估,根据评分结果界定高、中、低危险水平,并分别给予特定防范措施。例如对于下肢深静脉血栓形成高危及极高危患者,定时按摩双下肢或使用气压泵治疗,防止下肢深静脉血栓的发生。

2. 生命体征监测   给予患者持续心电监护、氧气吸入,对于头痛加重、意识不清的患者应提高警惕,密切观察意识、瞳孔和生命体征的变化,有无早期脑疝发生,保证环境安静,减少各种噪声。

3. 头痛护理   观察疼痛持续的时间及疼痛的频率,及时与医师沟通,遵医嘱按时应用降颅压及镇痛药物,观察用药效果和不良反应,及时评估疼痛水平,并遵医嘱根据情况调整疼痛药物剂量。嘱患者卧床休息,避免用力咳嗽,频繁低头或弯腰,防止头痛加剧。

4. 用药观察   注意患者对降颅内压药物的反应,收缩压(SBP)维持在120～130mmHg,舒张压(DBP)维持在80～90mmHg,防止脑组织缺血、低氧。

5. 颅内压观察   一旦出现血压升高、脉搏减慢,高度提示颅内压增高;如有两侧瞳孔不等大,提示脑疝形成,立即报告医师,并做好复查头颅 CT 平扫及抢救工作。

6. 抽搐护理　严密观察抽搐的部位、频率、持续时间及发作期间患者的意识、瞳孔的变化。抽搐发作时,取平卧位,头偏向一侧,迅速解开衣扣,松裤袋,防止咬伤舌头或颊部,及时清理口鼻分泌物。昏迷者应用舌钳将舌头拉出,防止舌根后坠,必要时行气管切开。给予氧气吸入,氧流量 4L/min。发作期间应有专人守护,加用床栏或者保护带,避免坠床及肢体撞伤。遵医嘱使用抗癫痫药物。观察发作停止后患者的意识是否恢复,有无头痛等情况。防止窒息和误吸,保持呼吸道通畅,备好吸引器等各种抢救物品。

7. 卧位的管理　保持头高脚低位,抬高床头 15°～30°,便于颅内静脉回流,减轻脑水肿。嘱患者锻炼床上大小便。

8. 饮食护理　局麻术前低盐低脂纤维素饮食,保证充足的能量供给,避免高脂肪类的饮食摄入。多食新鲜水果、蔬菜,给予预防性通便药物,避免用力排便。全麻术前禁食 4h,禁水 2h。

9. 心理护理　该病发病急,患者头痛剧烈,患者及家属缺乏对疾病知识的掌握,且对手术过程不了解,担心疾病预后及手术的风险。术前应耐心地为患者及家属讲解有关疾病及手术过程的知识,帮助患者树立战胜疾病的信心。

10. 药物的管理　使用抗凝剂者,要严密观察患者的皮肤黏膜有无出血。频繁大量使用脱水降颅压药物时,应注意观察患者的实验室检验数据是否正常,有无低钾表现及肾毒性作用。

四、介入术中护理

1. 安全核查　患者到达介入手术室后,护理人员核对手术患者的相关信息,包括患者的一般资料、手术名称、麻醉方式、术中用药、影像学资料等。

2. 体位安置　妥善安置患者体位,给予吸氧、心电监护等,建立静脉通路。

3. 术中肝素化　因介入治疗导管材料表面很容易引起血小板沉积、纤维蛋白包裹而形成血栓,所以穿刺成功后都应全身肝素化。护理人员应加强巡视,观察患者有无皮下、牙龈等部位出血。

4. 生命体征的监测　严密监测患者血压、脉搏、呼吸、血氧饱和度,出现异常及时通知医师。

5. 术中常见并发症的护理

(1)脑血管痉挛:原因是患者血管条件差,侵入性操作刺激血管导致脑血管痉挛,遵医嘱应用防止血管痉挛的药物。

(2)出血:长时间注射溶栓药物造成脑出血,护理人员应加强巡视,严密观察患者的生命体征、瞳孔、意识状态等。

(3)缺血:血流动力改变引起肢体活动无力、言语异常等,护理人员应遵医嘱给予扩容。

(4)留置鞘管处渗血:微导管通过股静脉入路溶栓患者需要留置鞘管数天,采取缝线固定鞘管,黏敷覆盖上方,护士要及时观察穿刺部位鞘管的固定是否妥善,包扎不宜过紧。

(5)麻醉相关并发症:患者可能出现恶心、呕吐、心率异常,护理人员应及时发现并清除患者的呕吐物,防止窒息。

6. 密切配合手术　关注手术进展,及时递送术中所需器械材料。静脉窦血栓形成介入治疗前后的 DSA 影像见图 2-1-5-1 和图 2-1-5-2。术中若拔出鞘管应妥善包扎穿刺部位,若留置鞘管应妥善固定,并与病房护士详细交接。

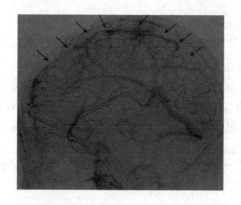 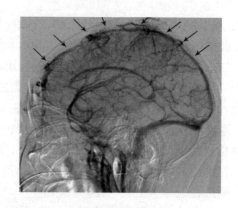

图 2-1-5-1　术前上矢状窦显影欠佳，　　　图 2-1-5-2　术后 DSA 示上矢状窦
提示静脉窦血栓形成　　　　　　　显影较术前明显改善

五、介入术后护理

1. 生命体征的监测　术后应遵医嘱应用心电监护及氧气吸入，密切观察患者的生命体征、意识、瞳孔及头痛情况，并注意评估患者的认知。术后血压应维持在正常范围。

2. 并发症的观察及护理　因溶栓治疗使血液凝血机制发生改变，患者易发生出血倾向，注意牙龈、皮肤黏膜有无渗血、瘀斑及大小便颜色。最严重的并发症是在抗凝和溶栓情况下致命性的颅内出血，如果患者突然头痛或意识障碍加重，考虑颅内出血的情况发生，急诊行头颅 CT 检查予以明确。

3. 穿刺部位护理　术后留置鞘管有扭曲、折断、滑脱、移位的风险，定时改变鞘管上三通的固定位置，以免压伤皮肤。由于术中及术后长时间仰卧产生的全身酸痛会干扰疼痛并发症的准确判断，根据患者耐受程度不同决定变换体位时间，如平卧，向患侧翻身 60° 或向健侧翻身 20°～30°，交替进行，保持髋关节伸直，健侧下肢自由屈伸。其他关于体位和活动要求参见第二篇第一章第二节相关内容。

4. 监测凝血功能　术后每天监测两次凝血酶原时间，控制国际标准化比值（INR）在 2～3，出现危急值时立即通知主管医师处理并登记。保留鞘管者在溶栓术后 2～4d，进行脑血管造影复查，若病变处血流通畅情况满意，则拔除导管鞘继续给予抗凝治疗；若效果仍不满意，则继续留置微导管溶栓。

5. 预防下肢深静脉血栓形成及尿路感染　定时按摩下肢或应用气压泵，防止下肢深静脉血栓的发生。加强产褥期的基础护理，会阴部有切口的产妇，清洁尿道口 2 次 /d，多饮水排尿，积极预防泌尿系感染。

6. 饮食护理　全麻清醒后，若患者无恶心、呕吐，即可进食，由清淡易消化饮食逐渐过渡到普通低盐低脂清淡饮食，多食新鲜的蔬菜水果，多喝水。一方面，增加血流量，降低血液黏度；另一方面，增加机体水化量，加快对比剂的排泄。对意识障碍不能进食者予鼻饲流质，限制钠盐摄入，防水钠潴留加重脑水肿。

7. 用药护理　术后常规应用低分子肝素皮下注射每 12h 一次，口服抗凝药物，要严密观察患者的皮肤黏膜、牙龈有无出血。频繁大量使用脱水降颅压药物时，应注意观察患者的实验室检查数据是否正常，有无低钾表现及肾毒性作用。乳母停止哺乳，指导患者吸出乳汁并配合药物回乳。

8.心理护理　本病病程迁延,护士及家属耐心倾听患者的心声,及时发现焦虑情绪,向患者提供支持和鼓励,减轻患者的顾虑。

六、延伸护理

1.建立患者档案　患者出院前建立完整的健康档案,纳入随访和延伸服务范畴,根据疾病种类对患者实施出院计划和随访、延伸护理服务。

2.行为及饮食指导　告知患者戒烟酒,低盐低胆固醇低脂饮食。6个月内避免参加危险工作及剧烈运动,回归社会后避免高强度工种。

3.用药指导　嘱患者遵医嘱按时服药,注意服用抗凝药期间定期复查,观察有无出血倾向,如牙龈出血、便血、血尿、皮下出血等。

4.血压的管理　指导患者定期测量血压,遵医嘱用药,保持血压在正常范围内。

5.定期门诊随访复查　嘱患者术后半年复查全脑的血管造影,后续每年复查头颅CTA或MRA,如有不适及时就诊。

6.遵医嘱用药　按医嘱继续服用抗凝药物,专科门诊跟踪随访,必要时复查头颅CT成像及数字减影血管造影。

7.康复训练指导　出院前由康复师和患者共同制订长期的康复计划,在正规训练时间外,护士及家属鼓励患者持续练习康复训练中所学的技能。

（张婧爽　赖丽丽）

第二章　胸痛中建设和急诊介入护理

第一节　中国胸痛中心建设

一、概述

胸痛中心最初是为了降低急性心肌梗死发病率和死亡率提出的概念。现在胸痛中心的概念已经得到了延伸。"胸痛中心"是通过多学科（包括急救医疗系统、急诊科、心内科和影像学科等）合作，提供快速而准确的诊断、危险评估和恰当的治疗手段，从而提高早期诊断和治疗急性冠状动脉综合征（acute coronary syndrome, ACS）的能力，降低心肌梗死发生的可能性或者减少心肌梗死面积，并准确筛查出心肌缺血低危患者，达到减少误诊、漏诊及过度治疗，改善患者临床预后的目的。

全球第一家"胸痛中心"于 1981 年在美国巴尔的摩 St.ANGLE 医院建立，至今美国"胸痛中心"已经发展到 5000 余家，其中 900 余家已经通过认证。美国胸痛中心协会（American Chest Pain Center Association, SCPC）通过对各胸痛中心的认证工作大大推动了美国胸痛中心的标准化进程，推动了专业指南尤其是 ACS 相关指南在临床实践中的落实，大大提高了美国对 ACS 的整体急救水平。除美国之外，目前全球多个国家如英国、法国、加拿大、澳大利亚、德国等在医院内均设立有"胸痛中心"。

在我国，2013 年由中华医学会心血管病学分会牵头制定了中国胸痛中心认证标准，以指导全国胸痛中心的建设和发展。并成立了中国胸痛中心认证工作委员会。目前胸痛中心建设已经纳入国家政策。2015 年国家卫生计生委办公厅下发《关于加强急性心脑血管疾病急救体系建设的通知》，提出要建立科学的急性心脑血管疾病区域协同医疗救治体系，最大限度地缩短早期救治时间，提高急性心脑血管疾病救治成功率，降低病死率、致残率，有效降低疾病负担，全面提升急性心脑血管疾病医疗救治能力。这些加速推进了胸痛中心系统化建设项目的正式启动，同时中国胸痛中心总部落户苏州。

2019 年，在国家卫生健康委的指导和全行业的共同努力下，胸痛中心成立之初定下的"三年认证 1000 家"的目标得以实现。未来胸痛中心将聚焦基层，让心血管疾病救治网真正覆盖全国，推动心血管疾病防治体系建设。胸痛中心的加速发展有利于发挥协同救治体系的作用，促进临床实践、医疗管理向规范化、系统化、流程化、标准化迈进；也是规范我国急性心肌梗死诊疗行为，提高急性心肌梗死、主动脉夹层、肺动脉栓塞等急性胸痛相关疾病的诊疗水平、缩短与国际先进水平之间差距的重要措施,达成院前、院中和院后联动救治,使医疗、预防、保健三线协同,真正发挥体系效应,使我国的胸痛中心建设更加成熟快速发展。

二、胸痛中心认证的组织机构

胸痛中心的认证是一个复杂、系统和持续性的工作,主要目的是推动胸痛中心工作质量的持续改进。同时,必须由权威性常设机构负责认证工作。目前为推动胸痛中心的认证工作,中华医学会心血管病分会成立专门的胸痛中心认证指导委员会,负责组织和实施全国的胸痛中心认证工作。

认证专家委员会下设认证工作委员会和办公室,工作委员会负责认证标准的制订和组织实施的具体工作,常设办公室负责认证工作的日常事务,其人员组成由中华医学会心血管病分会任命,实行动态管理。

三、胸痛中心的组织机构

由于胸痛中心是通过整合院内外资源和技术为急性胸痛患者提供快速诊疗通道的机构,既可以是在不改变现有结构基础之上实体运作的虚拟机构,也可以是重新组建的实体机构。但不论何种方式,胸痛中心的建设均要涉及医院内外许多部门,必须有一套相应的组织机构进行协调和管理。组织机构的形式可以因不同医院的实际情况而定,但基本要求和任务是相同的。

医院发布正式文件成立胸痛中心及胸痛中心委员会,要求有:① 由医院院长或分管医疗的副院长担任胸痛中心委员会主任委员,主持胸痛中心委员会的工作和重大决策。② 以书面文件明确胸痛中心委员会的工作职责。③ 明确胸痛中心委员会具有调动医院所有资源为胸痛中心建设和运行提供保障的权力。④ 胸痛中心成立并实际运作至少6个月以上才能申请认证。

任命胸痛中心医疗总监,要求有:① 医院正式任命一名具有心血管内科专业背景的高级职称医师担任胸痛中心医疗总监,且该医师应具备较强的组织协调能力,专业技能必须具备对急性冠状动脉综合征、急性主动脉夹层、肺动脉栓塞等急性胸痛患者进行诊断、鉴别诊断及紧急救治能力。② 以正式文件明确胸痛中心医疗总监的职责。

任命胸痛中心协调员,要求有:① 指定一名具有急诊或心血管内科专业背景的医师担任胸痛中心协调员,且该协调员必须具备正确处理 ACS 及其他急性胸痛的能力。② 以书面文件明确协调员的具体工作职责。③ 协调员每年至少参加与急性冠状动脉综合征和胸痛中心相关的培训 ≥ 10 学时。

四、胸痛中心建设标准

为了促进中国胸痛中心建设,加快我国心血管疾病急救体系建设,使政府行政主管部门、医疗机构和专业人员更好地了解胸痛中心的基本条件和要求,提前做好胸痛中心申请和被认证的准备工作,推动广泛的医疗机构,尤其是区域医疗机构参与胸痛中心建设的工作,根据《中国胸痛中心认证标准》和《中国基层胸痛中心认证标准》,中国胸痛中心认证工作委员会特制定下列两项建设标准,并为符合下列两项标准之一的胸痛中心建设单位提供进一步支持。

（一）中国胸痛中心建设标准

本建设标准专门针对已经具备急诊冠状动脉介入治疗（percutaneous transluminal coronary intervention，PCI）条件且能够全天候开展此项技术的医院而设置，凡具备以下基本条件者可以开始进行胸痛中心建设工作。

1. 医院领导层理解胸痛中心建设的意义，明确承诺支持胸痛中心建设，为胸痛中心的建设和发展提供人力、资金、流程优化、院内外协调等方面的行政支持。

2. 成立了胸痛中心的组织机构，包括医院层面的胸痛中心委员会及被任命的医疗总监和协调员。

3. 制定了胸痛中心管理制度，至少包括数据库管理制度、联合例会制度、质量分析会制度、典型病例讨论会制度、培训制度、奖惩制度等。

4. 心血管内科专业基本条件要求

（1）心血管内科在区域内为优势学科，能为本地区其他医疗机构提供心血管急危重症抢救、复杂疑难病例诊治及继续教育等服务和支持。

（2）配备有不少于 6 张床的冠心病监护室（cardiac care unit，CCU）。

（3）具备急诊 PCI 能力，介入手术室基本设备能满足急诊 PCI 的需要，并常备急诊 PCI 所需的各类耗材。

（4）介入手术室 365d/24h 全天候开放能力。

（5）介入手术室过去 1 年 PCI 手术量不少于 200 例，急诊 PCI（包括直接 PCI 及补救性 PCI）不低于 50 例。

5. 急诊科基本要求

（1）急诊科主任愿意承担胸痛中心建设任务。

（2）设置胸痛中心的功能分区：包括分诊台、急性胸痛诊室、抢救室、急性胸痛观察室等区域。

（3）建立指导急性胸痛快速分诊、快速诊疗及急性冠状动脉综合征规范诊疗的流程图，并已经开始执行上述流程图。

（4）对于急性胸痛患者，能够在首次医疗接触后 10min 内完成首份心电图。

（5）开展床旁快速检测肌钙蛋白。

6. 已经按照《中国胸痛中心认证标准》开展工作，并持续改进。

7. 已经完成在中国胸痛中心网站注册过程，并已开通数据填报平台（data.chinacpc.org）开始填报急性胸痛数据。

（二）中国基层胸痛中心的建设标准

中国基层胸痛中心的建设标准专门针对不具备急诊 PCI 条件或不能全天候开展急诊 PCI 技术或年 PCI 量和 / 或急诊 PCI 量达不到中国胸痛中心标准的医院而设置，凡具备以下基本条件者可以开始进行胸痛中心建设工作。

1. 行政支持　医院领导层理解胸痛中心建设的意义，明确承诺支持胸痛中心建设，为胸痛中心的建设和发展提供人力、资金、流程优化、院内外协调等方面的行政支持。

2. 组织构建　成立胸痛中心的组织机构，包括医院层面的胸痛中心委员会及被任命的总监和协调员。

3. 建章立制　至少包括数据库管理制度、联合例会制度、质量分析会制度、典型病例讨论会制度、培训制度、奖惩制度等。

4. 心血管内科专业基本条件要求

（1）人员设置：至少有 2 名取得中级职称资格且从事心血管内科临床工作 3 年以上的心血管内科专业医师。

（2）床位要求：设有开放床位不小于 20 张的心脏专科病房或心脏病患者专用床位。

（3）监护要求：应配有不少于 2 张床的心脏重症监护室（CCU）或心脏重症专用床位。

（4）病例要求：每年接诊 / 转诊的急性心肌梗死患者不少于 30 例。

5. 急诊科基本要求

（1）急诊科主任承诺承担胸痛中心建设任务。

（2）设置胸痛中心的功能分区：包括分诊台、急性胸痛诊室、抢救室、急性胸痛观察室等区域。

（3）建立指导急性胸痛快速分诊、快速诊疗及急性冠状动脉综合征规范诊疗的流程图，并已经开始执行上述流程图。

（4）对于所有急性胸痛患者，能够在首次医疗接触后 10min 内完成首份心电图。

（5）开展床旁快速检测肌钙蛋白。

6. 已经按照《中国基层胸痛中心认证标准》开展工作，并持续改进。

7. 已经完成在中国胸痛中心网站注册过程，并已开通数据填报平台（data.chinacpc.org）开始填报急性胸痛数据。

五、胸痛区域协同救治体系建设

（一）院前急救

1. 院前急救的重要性 胸痛的救治可分为三个阶段：发病 - 呼救、呼救 - 到院、到院 - 救治，而院前急救涵盖前两个阶段，是胸痛急救生命链的关键环节。胸痛中心救治理念强调缩短患者从发病到给予有效治疗的时间，这就依赖院内绿色通道与院前急救医疗服务（emergency medical services，EMS）的紧密衔接，需要建立院前及院内急救无缝衔接的区域协同救治体系。

2. 院前急救体系的发展和现状 国家卫生健康委员会印发相关文件，要求将院前医疗急救网络纳入当地医疗机构设置规划。在各级政府的努力下，各地急救中心日益重视规范胸痛院前急救，加强与院内救治绿色通道的衔接，探索并实施了一系列提升急救效率和质量的措施。我国 EMS 运行模式主要有三种：第一种为独立运行模式，急救中心设有指挥调度中心和急救网络站点，统一指挥调度全市的急救资源，急救站的人员、装备、车辆均由急救中心管理。第二种为指挥型模式，急救中心仅设指挥调度中心，急救站点及其车辆、人员、装备均隶属于所在医疗机构，但由急救中心统一调派。第三种为依托型模式，政府将院前急救职能委托给当地一家较大的综合医院，由其设立接警调度中心，并管理直属或非直属的急救网络站点。后两种模式有利于院前院内紧密衔接一体化救治，但无法保证就近、就急和按救治能力转运等急救原则的执行。

3. 院前急救体系建设存在的不足 目前我国的胸痛区域协同救治体系建设尚不完善。一方面，院前急救体系自身建设存在不足，突出表现为院前急救资源不足，不能满足急性胸痛等急重症的服务需求；另一方面，院前与院内系统存在缺乏沟通、衔接不畅、救治脱节的现象。

4.院前急救体系建设及质控要求

（1）胸痛中心应与120建立紧密合作机制，须满足以下全部内容。

1）医院应围绕急性胸痛救治与本地区120签署正式的合作协议，共同为提高急性胸痛患者的救治效率提供服务。该协议必须包括针对急性胸痛患者的联合救治计划、培训机制、共同制定改进质量的机制；申请认证时应提交双方盖章的正式协议，此协议必须在正式申请认证之前至少6个月签署生效。申请时须提供正式协议的扫描件。

2）胸痛中心制订针对急性胸痛的急救常识、高危患者的识别、急性冠状动脉综合征及心肺复苏指南等对120相关人员进行培训的计划，并有实施记录。申请认证时提交培训计划、讲稿、签到表、培训现场照片或视频资料（显示时间、地点、授课人、培训主题、培训人员身份等内容）。

3）胸痛中心与120共同制定从胸痛呼救到从发病现场将急性胸痛患者转送至胸痛中心的急救预案、流程图及联络机制，并进行联合演练。申请认证时应提交：演练方案、演练现场照片或视频资料。

4）院前急救人员参与胸痛中心的联合例会和典型病例讨论会，至少每半年参加一次上述会议，共同分析实际工作中存在的问题、制订改进措施。申请认证时应提交：会议记录、签到表、现场照片或视频资料（显示时间、地点、人员身份等内容）。

5）转运急性胸痛患者的院前救护车应具备基本的监护和抢救条件，必备设备包括心电图机、多功能（心电、血压、血氧饱和度等）监护仪、便携式除颤器、移动式供氧装置、人工气道建立设备和各类急救药品等，有条件时，尽可能配备便携式呼吸机、吸引器、具有远程实时传输功能的监护设备、心脏临时起搏器、心肺复苏机。

（2）胸痛中心与120合作提高急性胸痛的院前救治能力，须满足以下全部条件：

1）120调度人员能够熟练掌握胸痛急救常识，能优先调度急性胸痛救护并指导呼救者进行正确的现场自救。

2）从接受120指令到出车时间≤3min。

3）院前急救人员能在FMC（first medical contact）后10min内完成12导联（怀疑右心室、后壁心肌梗死患者完成18导联）心电图记录。

4）院前急救人员能识别ST段抬高心肌梗死的典型心电图表现。

5）院前急救人员熟悉胸痛中心院内绿色通道及一键启动电话，能在完成首份心电图后10min内将心电图传输到胸痛中心信息共享平台（远程实施传输系统或微信平台），并通知具有决策能力的值班医师；对于从FMC到进入医院大门时间大于15min的急性胸痛患者，传输院前心电图的比例不低于50%。

6）院前急救人员熟练掌握了高危急性胸痛患者的识别要点。

7）院前急救人员熟练掌握了初级心肺复苏技能。

8）对于急性胸痛的救治，120与胸痛中心采用相同的时间节点定义，院前急救人员熟悉各个时间节点定义。

9）对于急性胸痛患者，实现了从救护车FMC时开始记录时间管理表或开始填报云平台数据库。对于首份心电图诊断为急性ST段抬高性心肌梗死（ST-segment elevation myocardial infarction，STEMI）的患者，院前急救系统能实施绕行急诊将患者直接送到介入手术室，且绕行急诊的比例不低于30%。如果当前无法达到，则应制订确实可行的措施，确保在通过认证后 6 个月内达到。

（二）区域协同救治体系的建设

1. 区域协同救治体系建设的重要性　科学的急性胸痛区域协同救治体系的建立应符合目前中国"分级诊疗"的基本医疗卫生制度，是深化医疗改革重点工作中加强"医疗联合体"建设的具体体现。国际上，STEMI 治疗指南也推荐应加强区域协同救治体系的建立。如何把患者在时间窗内送到适当的医院给予恰当的诊疗，是当前面临的挑战。近年来我国大力推进胸痛中心区域协同救治体系建设，在部分地区已取得了良好的效果。研究显示，急性胸痛区域协同救治体系建立后，STEMI 患者早期救治时间明显缩短，包括 S to B 时间、FMC to B 时间和 D to B 时间等重要时间节点、心力衰竭和全因死亡及急性心肌梗死的发生率也明显降低。

2. 中国胸痛中心急救地图发展和现状　2018 年 11 月 20 日"第五个中国心梗救治日"到来之际，由中国医学救援协会、中国医学救援协会心血管急救分会、中国心血管健康联盟、心血管健康（苏州工业园区）研究院、胸痛中心总部联合推出的中国胸痛中心急救地图正式发布。地图覆盖 31 个省区市的 669 家胸痛中心，真正形成覆盖全国的胸痛快速救治网络，使心血管疾病在全国建立起规范化的"精准高效救治体系"。2018 年 9 月，国家卫生健康委脑卒中防治工程委员会对"中国卒中急救地图工作委员会"进行调整并开始构建"国家 - 省 - 地级市"三级卒中急救地图委员会组织架构，并向全国规范推广以地级市为中心的"区域卒中急救地图"。

3. 胸痛急救地图建设内涵及管理办法　胸痛急救地图关键是要普及和应用。目前，"胸痛急救地图"小程序已经开始投入使用。扫描二维码或微信搜索"胸痛急救地图"，即可通过自动定位查看或搜索周边已通过胸痛中心认证的医院，了解医院简介及路线、时间预估等；且在小程序界面还能一键拨打 120，极大地缩短急救反应时间；此外，点击"急救常识"，还能了解胸痛急救知识及心肌梗死术后康复要点，让大众和患者及家属能够掌握一些急救方法和应急常识，进一步减少不幸的发生。胸痛急救地图建设模式为全国统一管理和区域统一质控，对地图医院有严格的"准入"制度，从"医疗机构资质、120 与急救绿道的衔接、医疗设备和信息化建设、人员资质及设置、技术能力、管理制度及登记上报能力"六方面统一规范。

（三）胸痛急诊绿色通道建设

1. 胸痛急诊绿色通道建设的重要性　急诊绿色通道是指医院为急危重症患者提供快捷高效的服务系统。胸痛治疗的获益具有极强的时间依赖性。胸痛急诊绿色通道建设，就是要让时间窗内到达医院急诊的患者尽可能缩短院内时间延误，在最短的时间内开始治疗。胸痛急诊绿色通道建设，对于提高患者救治效率、降低残死率有着重要意义，是胸痛中心建设的重要内容之一，也是胸痛中心建设成效的直接体现。

2. 胸痛急诊绿色通道建设的核心　胸痛急诊绿色通道建设涉及心内科、心胸外科、检验科、影像科、急诊科、介入科等多个科室，任何一个环节的延误都可能对患者预后造成巨大的影响，因此需要医院领导重视，其核心是不仅要以疾病为中心进行制度建设和流程改造，还要进行多学科协作团队能力培养，建设急诊"一站式"平台、信息化平台，缩短进门至首次球囊扩张（door to balloon，DtoB）时间，提高了急性胸痛救治效率。

（周云英　刘雪莲）

第二节　急性心肌梗死急诊介入护理

一、疾病知识概述

急性心肌梗死（acute myocardial infraction，AMI）是临床常见的一种危及生命的疾病，指在冠状动脉粥样化的基础上，出现斑块破裂、血栓形成，或冠状动脉痉挛等原因，引起心肌血液供应急剧减少或中断，进而引发持续且严重的心肌缺血，最终导致心肌坏死。其基础病变大多数为冠状动脉粥样硬化伴急性血栓形成，少数为其他病变如急性冠脉痉挛等。临床表现为持续剧烈胸痛，伴心电图 ST-T 动态改变和心肌酶升高。重者可发生心律失常、心室颤动、心搏骤停、休克或心力衰竭等并发症，属于冠心病的严重类型。临床以心电图有无 ST 段抬高分为 ST 段抬高和非 ST 段抬高型心肌梗死。

（一）AMI 的临床特点

1. 疼痛　位于胸骨体上段或中段之后，常为压榨性、闷胀性或紧缩性疼痛，患者有濒死感，常发生于安静或睡眠时。疼痛持续时间长，休息或含服硝酸甘油不缓解。

2. 全身症状　主要是发热，伴有心动过速、白细胞增高和红细胞沉降率增快等。

3. 胃肠道症状　约 1/3 有疼痛的患者在发病早期伴有恶心、呕吐和上腹胀痛，与迷走神经受坏死心肌刺激和心排血量降低、组织灌注不足等有关。

4. 心律失常　75%～95% 的患者多发生于起病后 1～2 周，尤其 24h 内可伴乏力、头晕、晕厥等症状，各种心律失常中以室性心律失常最多。

5. 心力衰竭　主要是急性左心衰竭，可在发病最初几天内发生，或在疼痛、休克好转阶段出现，为梗死后心脏收缩力显著减弱或不协调所致，发生率为 32%～48%。患者出现呼吸困难、咳嗽、发绀、烦躁等症状。

（二）AMI 分型与诊断标准

1. 分型

（1）1 型：与缺血相关的自发性心肌梗死，由一次原发性冠状动脉事件（例如斑块糜烂、破裂、夹层）引起。

（2）2 型：继发性于缺血的心肌梗死，由于心肌需氧增加或供氧减少引起，例如冠脉痉挛或栓塞、贫血、心律失常、高血压、低血压。

（3）3 型：心脏性猝死。

（4）4a 型：PCI 相关的心肌梗死。

（5）4B 型：与支架内血栓形成相关的心肌梗死。

（6）5 型：外科冠状动脉旁路移植术（coronary artery bypass grafting，CABG）相关的心肌梗死。

2. 相关诊断标准

（1）急性心肌梗死：心肌标志物 [尤其是肌钙蛋白（cardiac yroponin，cTn）] 增高或增高后降低，至少有一次数值超过参考值正常上限，并至少有以下一项表现：① 心肌缺血临床症状。② 心电图出现新的 ST-T 改变或左、右束支传导阻滞。③ 影像学检查显示新的存活心肌丧失或局部室壁运动异常。④ 冠状动脉造影或尸检明确冠脉内血栓。

（2）PCI 相关心肌梗死：基线心肌 cTn 正常患者，PCI 后 cTn 升高超过正常上限 5 倍，或基线 cTn 增高患者，PCI 后 cTn 升高＞20%，然后稳定下降。同时存在心肌缺血症状或心电图改变、并发症等症状，以及新的存活心肌丧失或局部室壁运动异常的影像学表现。

（3）支架血栓形成：冠状动脉造影或尸检发现支架植入处血栓性阻塞，患者有心肌缺血症状和至少 1 次心脏血清标志物高于正常上限。

（4）CABG 相关的心肌梗死：基线 cTn 正常者，CABG 后 cTn 升高超过正常上限的 10 倍，同时有新的病理性 Q 波或左右束支传导阻滞、血管造影提示新的桥血管或自身冠脉阻塞、新的存活心肌丧失或局部室壁运动异常的影像学表现。

（5）心脏性猝死：有心肌缺血临床症状或心电图改变，新发 ST 段抬高或左、右束支传导阻滞，但未及采取血样之前或心肌标志物升高之前就已经死亡者。

（三）AMI 治疗原则

急性心肌梗死的救治原则是尽快恢复心肌的血液灌注。早诊断、早治疗对于疾病的转归有着至关重要的作用。

在首次医疗接触至再灌注治疗、开通梗死相关动脉过程中，对发病 12h 内的 ST 段抬高型心肌梗死患者优先采用直接经皮冠状动脉介入治疗（percutaneous coronary intervention，PCI），其主要的作用机制是利用心导管技术使狭窄阻塞的冠状动脉管腔疏通，从而改善患者的心肌缺血。

发病 12h 以内，预期首次医疗接触至再灌注治疗时间至经皮冠状动脉介入治疗时间延迟大于 120min，无溶栓禁忌证的患者，可采用溶栓治疗，以挽救濒死的心肌、防止心肌梗死范围扩大或缩小心肌缺血范围，保护和维持心脏功能，及时处理严重心律失常、泵衰竭和各种并发症，防止猝死，使患者不但能度过急性期，而且康复后还能保持尽可能多的有功能的心肌。

二、急诊紧急处置配合

对急性心肌梗死患者来说，时间就是生命，若治疗与护理无法采取有效配合，患者死亡率会明显升高，因此，优化急诊护理流程显得尤为重要。

患者到达急诊后，接诊护士迅速、平稳地将患者安置在诊查床上，平卧，适当抬高头部，检查记录患者意识、生命体征（T，P，R，BP，SaO$_2$），10min 内完成心电图检查和诊断结果，20min 内完成采血和血清肌钙蛋白测定，同时迅速通知医师接诊，进行首诊病情评估，并履行病情告知。

1. 迅速建立静脉通路，即刻遵医嘱采取血液标本并及时送检，胸痛严重者给予缓解疼痛的药物。

2. 给予氧气吸入。

3. 心电监测，严密观察患者心率、心律、血压及尿量等变化，必要时留置导尿管。

4. 保持呼吸道通畅，呼吸困难患者给予面罩给氧，必要时给予简易呼吸器辅助呼吸，呼吸衰竭患者给予呼吸机辅助呼吸。

5. 心电图 ST-T 段改变，肌钙蛋白结果为阳性，证实为急性心肌梗死的患者，启动胸痛中心绿色通道，收费处开通电子绿色通道，医师激活介入手术室急救备班，护送患者至介入手术室行急诊 PCI（先救治后收费）。

三、介入术前护理

AMI 患者病情危重,行急诊 PCI 手术风险大,术中可出现多种并发症。在急救过程中所实施的急救护理行为针对性越强,规范化程度越高,抢救效率越高。资料表明,在 AMI 患者中应用急诊护理路径,效果明显优于传统护理,可有效提高抢救效率,促进患者康复。所以介入手术室护士的护理工作已超出了一般性护理要求,更需要熟悉和准备各种手术器材、药品。

1.启动介入手术室　介入手术室接到急诊介入通知后,立即记录急诊激活时间及急诊医师到达时间,并按胸痛原则优先准备手术机房等候。

2.迅速准备抢救物品　除颤仪、抢救车、简易呼吸器、呼吸机、主动脉内球囊反搏(intra-aortic balloon pump,IABP)、临时起搏器、吸痰器、心电监护仪,并开启备用状态。

3.配备抢救药品　盐酸吗啡注射液、硝酸甘油注射液、盐酸多巴胺、硫酸阿托品注射液、重酒石酸间羟胺注射液、注射用硝普钠、肝素注射液、盐酸替罗非班氯化钠注射液与注射用重组人尿激酶原、盐酸利多卡因注射液、温复方氯化钠注射液等。

4.备好各种无菌包　心导包、血管鞘、PCI 配件、血流动力监测套件、临时起搏导线,并备好心电图机及术前抽血套件。

5.急诊患者到达介入手术室　绝对卧床休息,注意保暖,保持镇静,减少心肌耗氧量。常规做 12 导联心电图,急诊科没有建立静脉通道的患者迅速建立左侧肢体静脉通道,急诊没有完善的血液检验项目积极完善。

6.心电监护　监测生命体征、备好主动脉反搏仪、连接氧气。

7.协助用药　协助患者顿服替格瑞洛 180mg(替格瑞洛片及其主要代谢产物能可逆性地与血小板 P2Y12ADP 受体相互作用,阻断信号传导和血小板活化)及负荷剂量阿司匹林300mg。

8.检查义齿　查看患者有无义齿,有义齿者应立即取下,做好急诊患者制动措施。

9.评估患者　评估患者过敏史,了解胸痛症状有无改善,重视心理护理,消除患者焦虑、恐惧情绪,减轻其紧张心理,帮助患者积极有效、主动地配合手术治疗。

10.协助宣教处置　告知患者家属手术风险及并发症,签署介入急诊治疗同意书,同时进行消毒、铺巾等介入手术治疗。

11.记录　及时准确记录急诊绿色通道,急诊手术登记表及胸痛中心时间节点登记表,准确注明患者信息及患者到达时间。

四、介入术中护理

1.心电监护　严密观察心电监护、密切监测心率、心律、血压、血氧饱和度变化。当心率减慢,立即嘱患者咳嗽以提高心率,因为咳嗽能抑制迷走神经的兴奋性,必要时遵医嘱给予阿托品 0.5～1.0mg 静脉注射或使用临时起搏器。预防严重并发症发生,做好呼吸、心电示波和压力变化的护理记录。

2.处理紧急病情变化　发现患者出现烦躁不安、面色苍白、皮肤湿冷、脉搏细数、大汗淋漓、尿量减少、意识迟钝,监测血压值低时,应进行及时有效处理,防止病情恶化。立即遵医嘱用温复方氯化钠注射液扩容治疗,并给予盐酸多巴胺等药物进行升压处理。

3.心室颤动的处理　一旦发现患者出现严重心室颤动,迅速给予非同步直流电除颤,给予皮下注射盐酸肾上腺素,静脉注射复律药物,并遵医嘱给予盐酸利多卡因、胺碘酮等药物注射。

4. 迷走神经反射的处理　如发现患者出现血压降低、脸色苍白、出汗、心率减慢、焦虑等迷走神经反射亢进等严重并发症,立即遵医嘱对患者实施硫酸阿托品注射液与盐酸多巴胺等有效处理。

5. 手术并发症的观察和护理　严密观察患者的手术情况,如有对比剂漏出,发生心脏压塞症状,立即通过低压让球囊对冠脉破裂处进行有效封堵,并记录封堵时间,存在心脏压塞症状患者,需快速、有效配合医师将患者的心包积血进行抽出,并记录抽血量。患者血压低,应建立 2 个静脉通道,快速补液,一般 45min 内补液 1000～2000ml,立即进行配血,在大量输液的同时输全血。

6. 肝素用药护理　详细记录每次肝素注入的时间和剂量,观察肝素应用效果,定时监测激活全血凝固时间(activated clotting time of whole blood,ACT),首次肝素剂量按 1kg 体重用 100U 计算,手术时间超过 1 h 后,每小时补充追加肝素 1000U,观察患者的口腔、鼻腔等部位有无出血。

7. 对比剂过敏的护理　发现患者面色潮红、皮肤瘙痒、头晕、呼吸困难等对比剂过敏症状,及时行地塞米松注射液等药物抗过敏处理,术中使用对比剂超过 300ml 时提醒术者。

8. 记录耗材使用　正确快速无误传递术中所需各种耗材,认真核对器材型号及有效期,保留标识粘贴病例备案。

9. 宣教和转运　手术结束,协助术者妥善固定鞘管,指导患者术后相关注意事项,观察患者各项监护指标,病情平稳后送至重症监护病房。

10. 记录　准确记录手术穿刺时间、血管开通时间及手术结束时间、手术名称及并发症的处理情况。

五、介入术后护理

患者术后血流动力学的指标波动较大,常会出现术后并发症,严重影响患者的康复和生命安全。因此选取有效、积极的护理措施来提高 AMI 急诊介入术后患者的预后效果非常重要。

1. 监护　患者送回病房立即连接心电监护、吸氧、监测生命体征,如有异常,立即通知当班医师。

2. 活动　PCI 术后 1 周内应绝对卧床休养,尽量减少活动,以此减少心肌耗氧与心脏负荷。穿刺点加压包扎 6h,防止穿刺部位出血和血肿。

3. 水化　鼓励患者多饮水以便对比剂排出,经口化治疗在术后 1h、2h、3h,每次饮水400～500ml,24h 饮水量不少于 2000ml,术后 3h 尿量应达到 800ml。

4. 病情观察　注意观察有无急性冠脉闭塞的症状,急性血管闭塞大多发生在术后 24h以内,如有胸痛突然发作,心电图 ST 段抬高,及时通知医师,决定是否再次手术。

5. 出血倾向观察　严重观察患者皮肤黏膜出血情况,注意尿液颜色。

六、延伸护理

1. 活动指导　遵循个体化、循序渐进、逐渐增加活动量,避免重体力活动。

2. 饮食指导　饮食宜清淡,低盐低脂饮食为主,每餐不宜过饱。

3. 用药指导　认真做好药物知识健康教育,按医嘱正确服药,不能随意停药或漏服。

4. 化验复查　坚持定期得查血小板和凝血时间。

5. 复查随访　保持情绪稳定,按医师要求定期复诊。

(周云英　夏五妹)

第三节　肺栓塞急诊介入护理

一、疾病知识概述

肺栓塞(pulmonary embolism,PE)指内源性或外源性栓子阻塞肺动脉及其分支所引起的一组以肺循环和呼吸功能障碍为特征的一组疾病或临床综合征的总称,包括肺血栓栓塞症(pulmonary thromboembolism,PTE)、脂肪栓塞、羊水栓塞、空气栓塞、肿瘤栓塞等,其中PTE为肺栓塞的最常见类型。引起PTE的栓子主要来源于下肢的深静脉血栓形成(deep vein thrombosis,DVT)。PTE和DVT合称为静脉血栓栓塞症(VTE),两者具有相同易患因素,是VTE在不同部位、不同阶段的两种临床表现形式。

急性PTE是常见的心血管系统疾病,可直接威胁患者生命,因此已越来越引起国内外医学界的关注。全球范围内PTE和DVT均有很高的发病率,西方国家一般人群的年发病率是1‰~3‰;且随着年龄增加,VTE发病率增加,年龄 > 40岁者风险增高,其风险约每10年增加1倍。PTE的致死率和致残率都很高,约34%的患者表现为突发致死性PTE,59%的患者直到死亡仍未确诊,只有7%的患者在死亡之前明确诊断。

急性PTE临床表现缺乏特异性,主要取决于栓子的大小、数量、栓塞部位及患者是否存在心、肺等器官的基础疾病。栓子较小时可能无任何临床症状。栓子较大时可表现为突发不明原因的呼吸困难、气促、胸痛、晕厥、烦躁不安、惊恐甚至濒死感、咯血、咳嗽等症状。有时晕厥可能是唯一或首发症状。当呼吸困难、胸痛和咯血同时出现时,称为"肺梗死三联征"。急性肺栓塞致急性右心负荷加重,可出现颈静脉充盈、肝大、肝颈静脉回流征阳性、下肢水肿及静脉压升高等右心功能不全的表现。大面积急性PTE以休克和低血压为主要表现。

急性PTE的临床表现缺乏特异性,且严重程度亦有很大差别,从轻者无症状到重者出现血流动力学不稳定,甚至猝死,因此诊断时应注意与心绞痛、脑卒中、肺炎、心律失常等疾病相鉴别。在急诊首诊症状、体征充分评估基础上,疑诊PTE时,立即抽血行血浆D-二聚体、动脉血气分析、血浆肌钙蛋白等实验室检查,床边心电图及超声心动图、CT肺动脉造影等影像学检查。血浆D-二聚体为继发性纤溶标志物,对急性PTE的诊断敏感度在92%~100%,可作为肺栓塞的初筛指标,如低于 $500\mu g/L$,可基本排除急性肺栓塞。但D-二聚体的特异性会随着年龄增长持续降低,大于80岁患者约下降10%,需经年龄校正后方可有效用于老年患者。超声心动图在提示PTE诊断和排除其他心血管疾患方面有重要价值。CT肺动脉造影为确诊PTE的首选检查方法。同时,在PTE的诊断过程中,进行双下肢静脉超声检查以明确是否存在DVT。

对高度疑诊或确诊急性PE的患者,首先应严密监测呼吸、血压、心电图及血气变化,给予积极的呼吸与循环支持等治疗。《肺血栓栓塞症诊治与预防指南》(2018版)指出:一旦明确急性 PE,如无抗凝禁忌,推荐尽早启动抗凝治疗;急性高危 PE,如无溶栓禁忌,推荐溶栓治疗;急性高危 PE 或伴临床恶化的中危 PE,若有肺动脉主干或主要分支血栓、存在高出血风险或溶栓禁忌、经溶栓或积极的内科治疗无效,可行经皮导管介入治疗,包括经导管碎解和抽吸血栓,或同时进行局部小剂量溶栓;溶栓治疗或介入治疗失败、其他内科治疗无效,可考虑行肺动脉血栓切除术。

二、急诊紧急处置配合

患者到达急诊室后,接诊护士迅速、平稳地将患者安置在诊查床上,观察并记录患者意识、瞳孔及生命体征等,同时迅速通知接诊医师,进行首诊病情评估,告知患者家属病情。

1. 安置患者　安置患者于适宜的卧位,抬高床头,胸闷、喘憋、呼吸困难较严重者,可安置患者于半卧位。

2. 心电监护　立即给予心电监护,严密监测呼吸、心率、血压等生命体征变化。

3. 低氧血症护理　合并低氧血症者,立即给予经鼻导管或面罩吸氧;合并呼吸衰竭者,可采用经鼻 / 面罩无创机械通气或经气管插管行机械通气。伴有发热、咳嗽等症状的患者,可遵医嘱予以对症治疗,以尽量降低耗氧量。

4. 建立静脉通路　配合医师做好对症、支持等治疗。合并休克或低血压者遵医嘱给予升压、扩容等治疗;合并高血压者应尽快控制血压。

5. 心理护理　有焦虑和惊恐症状的患者应安慰并给予心理疏导,必要时可遵医嘱应用镇静剂;躁动患者应做好防护,防止坠床等意外发生。

6. 疼痛护理　胸痛患者采用疼痛评分工具进行疼痛评分,给予心理护理,必要时遵医嘱给予镇痛治疗。

7. 合并下肢 DVT 的护理　嘱患者绝对卧床,避免按摩患肢,保持排便通畅,避免用力,以防血栓脱落。

8. 采集血标本　协助医师完成动静脉采血,急查血浆 D- 二聚体、动脉血气分析、血浆肌钙蛋白等化验检查,以尽快明确诊断。

9. 影像学检查　协助行床边心电图、超声心动图检查,陪同患者急行 CT 肺动脉造影及双下肢静脉超声等检查。转运途中注意安全,根据病情酌情配备心电监护仪、血氧饱和度监测仪、氧气枕等急救设备。

10. 安全转运　如 CT 肺动脉造影结果证实为急性肺栓塞的患者,协助办理住院手续,尽快安排住院治疗。如需行急诊介入治疗,应尽快完善各项术前检查并做好急诊术前准备。

三、介入术前护理

1. 体位与活动　立即安置患者于适宜的卧位,抬高床头,嘱患者绝对卧床,胸闷、喘憋、呼吸困难较严重者可取半卧位。如合并 DVT,嘱患者严禁挤压、按摩及冷热敷患肢,避免咳嗽、打喷嚏和用力排便,以防血栓脱落。下肢肿胀者,如血流动力学平稳,可抬高患肢高于心脏水平 20～30cm,有利于静脉回流,减轻肢体肿胀。

2. 饮食护理　给予低盐、低脂、清淡、易消化饮食,保持排便通畅。

3. 病情观察及护理要点

(1)监护:遵医嘱予心电监护,严密监测患者意识、生命体征及血氧饱和度等变化。

(2)吸氧:一般可经鼻导管或面罩吸氧;如合并低氧血症,出现发绀、气喘、血氧饱和度下降等症状时,可给予面罩高流量吸氧;如合并呼吸衰竭,可经鼻/面罩无创机械通气或经气管插管行机械通气;应尽量避免做气管切开,以免在抗凝或溶栓过程中发生局部大出血。

(3)密切观察病情变化:观察患者口唇黏膜有无发绀及程度;有无呼吸困难、胸闷、气促、喘憋及其程度;有无胸痛及其部位、性质及程度;有无咳嗽、咳痰、咯血及咯血的量及性质;肺部听诊有无湿啰音及哮鸣音等;密切监测尿量、血气分析、D-二聚体等指标的动态变化及重要脏器功能;发现异常立即报告医师处理;合并下肢 DVT 者,应观察肢体皮肤颜色、温度、感觉及双侧足背动脉搏动情况。

4. 协助完成各项术前常规检查　包括血液检查、心电图、X 线胸片、超声及肺部 CT 等。

5. 心理护理　评估患者的心理状态并给予个性化的心理指导,鼓励患者积极配合治疗;向患者及家属介绍疾病相关知识及手术目的、方法、疗效、注意事项等,减轻其心理压力,保证情绪稳定。

6. 入室前准备　测量生命体征,如有发热或血压升高,应立即通知医师;协助患者更换清洁衣裤,取下所有饰品及活动义齿;嘱其排空大、小便,必要时遵医嘱给予保留导尿;再次核对并确认患者身份识别标志(腕带)、手术交接单、术中用药及特殊用物等。

四、介入术中护理

1. 做好各项急诊介入术前准备

(1)环境准备:消毒手术间、调节适宜的温湿度及光线,保持手术间安静。

(2)药物准备:评估患者病情及手术方式,准备介入治疗常规药物、急救药物、抗休克及溶栓、抗凝治疗药物等。

(3)仪器准备:DSA 机开机并处于备用状态;心电监护仪、除颤仪、呼吸机、吸引器材等急救设施功能良好并处于备用状态。

(4)手术物品及耗材准备:评估患者手术方式,按需准备常规介入手术耗材、特殊手术耗材(如下腔静脉滤器、溶栓导管)及无菌手术器械台。

2. 安全核查　患者到达介入手术室后,护理人员应核对患者手术相关信息,包括患者一般资料、手术名称、麻醉方式、影像学资料等。

3. 环境熟悉　向患者介绍手术间环境,告知患者整个手术过程中医师、护士会随时观察其病情变化,确保手术安全。

4. 患者准备　将患者安全移至手术床,协助患者采取平卧位,双手放于身体两侧,双下肢分开略外展;胸闷、喘憋严重者可抬高头部;经颈静脉穿刺者需包裹头发,头偏向一侧,妥善放置头架;给予面罩高流量吸氧;连接心电、血压及指脉氧监测,粘贴电极片时应避开上腹部体表区域;使用留置针建立静脉通路。

5. 术中配合　告知患者手术在局麻下进行,术中如有不适及时告知医护人员;解释术中造影检查时需屏住呼吸并指导患者进行憋气训练。

6. 心理护理　评估患者心理状态,做好心理疏导;急性肺栓塞伴严重呼吸困难、喘憋、胸痛及濒死感的患者,指导患者深呼吸;医护人员需保持冷静,陪伴并安抚患者,避免慌乱而加重患者恐惧心理。

7. 协助医师做好各项术前准备　包括手术部位皮肤消毒、铺无菌手术单、抽取对比剂并备齐手术器械。

8. 手术前核查　手术医师、技师、护士执行手术前核查,无误后开始手术。

9. 术中配合　掌握手术进程,根据手术步骤及时递送术中所需耗材及药品。递送耗材前需再次检查名称、型号、性能和有效期,确保完好无损。

10. 病情观察　术中应严密监测患者意识、意识及生命体征变化,发现异常及时报告医师并配合抢救,同时做好护理记录。

11. 术中用药护理

(1)用药查对:遵医嘱用药时须复述并核对药名、剂量、用法,无误后方可执行,同时保留安瓿以备再次核对。

(2)镇静给药:如患者伴有烦躁不安、剧烈胸痛,遵医嘱应用镇静、镇痛药时,应注意观察疗效及不良反应。

(3)休克给药:如患者伴有低血压或休克,遵医嘱应用升压药及静脉补液时,应密切观察血压变化并及时调整用药剂量。抗休克治疗过程中应密切观察有无休克改善的指征,如肢端颜色转红润、末梢皮肤温度转温暖、意识由烦躁不安转为安静配合等。

(4)预防心力衰竭:如患者同时伴有右心功能不全,应记录出入量并维持体液平衡,补液速度不可过快,以免加重心肺负担。

(5)溶栓药护理:术中给予溶栓药物治疗时,应密切观察有无出血倾向,如皮肤黏膜瘀点瘀斑、穿刺部位出血过多、血尿、腹部或背部疼痛、突发剧烈头痛、意识改变等,发现异常立即报告医师处理。急性肺栓塞介入治疗前后DSA影像见图2-2-3-1和图2-2-3-2。

12. 做好记录　认真、及时填写手术护理记录单,植入体内的一次性介入耗材需粘贴条形码于手术护理记录单。

13. 术中并发症的观察及护理

(1)心律失常:在进行置管溶栓、血栓抽吸及机械性血栓清除术时,器械刺激右心房及肺动脉内膜,均可诱发心律失常。术中应密切监测心律及心率,发现异常应立即报告医师,并遵医嘱给予抗心律失常药物。

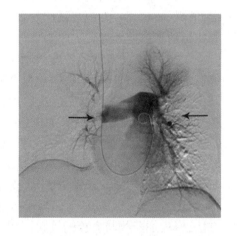

图 2-2-3-1　急性 PTE 介入治疗前

(2)迷走神经反射:术中密切监测患者生命体征,如出现心率减慢、血压下降、头晕、面色苍白、出冷汗、皮肤湿冷、恶心及呕吐等迷走反射症状时,立即遵医嘱给予阿托品 0.5～1.0mg 静脉注射,必要时重复用药,至心率维持在 60 次 /min 以上。如出现低血压,应立即遵医嘱给予多巴胺等升压治疗,并加快补液以扩充血容量。

(3)对比剂过敏:如患者出现面色潮红、全身或局部皮肤荨麻疹、胸闷、喘憋、恶心、呕吐等对比剂变态反应时,应立即停用并对症处理。轻度变态反应遵医嘱应用糖皮质激素或抗组胺药;过敏性休克应立即进行抢救。详细、准确记录变态反应的时间、对比剂浓

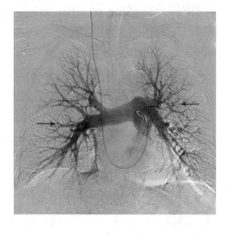

图 2-2-3-2　急性 PTE 介入治疗后

度、使用剂量、症状、治疗护理措施及效果评价。

14. **手术结束**　协助医师妥善包扎;如留置导管溶栓,妥善固定,粘贴导管标识并注明留置日期及外置长度;如生命体征平稳,安全护送患者返回病房。

五、介入术后护理

1. **体位与活动**

(1)术后未留置溶栓导管:经颈静脉路径者,术后卧床休息;经股静脉路径者,术后协助患者取平卧位,一般 6h 去除加压包扎,卧床休息 24h。

(2)术后留置溶栓导管:经颈静脉途径留置溶栓导管患者,嘱其头部勿大幅度活动;经股静脉途径留置溶栓导管患者,绝对卧床,穿刺侧肢体伸直制动,避免屈髋、屈膝等动作。留置导管期间,注意防止导管扭曲、折叠或脱出。

2. **饮食与营养支持**　术后如无不适即可进食低盐、低脂、清淡、易消化饮食,保持排便通畅;告知患者饮水的目的,病情许可时鼓励患者多饮水,24h 饮水量不少于 2000ml,以促进对比剂排泄。

3. **病情观察及护理**

(1)观察病情:密切观察患者意识、生命体征、血氧饱和度及病情变化;观察有无胸闷、气促、咳嗽、咳痰、胸痛;观察氧疗效果,注意血气分析;监测凝血功能、血常规、血浆 D- 二聚体等指标的动态变化等。

(2)穿刺部位观察及护理:如术后未留置溶栓导管,密切观察穿刺处敷料是否清洁干燥,如有活动性出血,应立即按压止血并重新加压包扎;如为股静脉路径,加压包扎期间应密切观察双下肢皮肤的温度、颜色及足背动脉搏动情况;去除加压包扎后观察局部有无出血或血肿,如有出血或血肿,应延长加压包扎及制动时间,局部做好标记并动态观察。

(3)留置溶栓导管观察及护理:观察导管是否在位、通畅;局部敷料有无渗血;妥善固定导管及导管鞘,防止扭曲、打折或脱出;导管有无标识及标识是否规范;经导管给予溶栓药物时应评估溶栓导管及导管鞘情况、核对药物名称及剂量、检查三通开关、接头连接情况等,严格执行无菌技术操作;注射前需排尽空气,防止空气栓塞,推药时要用脉冲、喷射式快速推药方法,以增加药物与血栓的接触面积,达到更好的溶栓效果,推注完毕需用肝素水封管并将三通开关处于关闭状态;每班评估导管性能和维护情况;给予导管滑脱风险评分并做好防范;留置导管期间应密切监测体温、血常规并观察局部皮肤情况,如有高热、寒战、白细胞增多等,应警惕感染的可能,并立即通知医师处理。

(4)并发症的观察及处理

1)穿刺部位出血或血肿:同本节穿刺部位观察及护理。

2)出血:出血是溶栓治疗常见的并发症,总发生率约为 20%,包括脑出血、消化道出血、血尿、皮肤黏膜瘀斑、穿刺部位出血及血肿等,其中以脑出血最为严重。用药前应充分评估出血风险,必要时配血并做好输血准备。抗凝溶栓治疗期间,应密切观察有无出血倾向并监测凝血功能及血常规,警惕肝素诱导的血小板减少症,发现异常应立即减少或停用抗凝、溶栓药物,并报告医师处理。

3)滤器相关并发症:包括滤器变形、折断、移位、滤器内血栓闭塞、血管穿孔、肾功能损伤等。滤器移位大多无临床症状,若刺破心肌膜可出现致命性心脏压塞。术后患者心悸、胸闷、并发心律失常,排除器质性病变后,应警惕滤器移位到右心房,X 线片可确诊,必要时急诊介入或外科手术取出。术后应密切监测生命体征,如患者诉腹痛、背痛,并出现血压下降、心率增快、面色苍白及末梢循环障碍等表现,提示可能发生血管穿孔,立即通知医师进行抢救。密切观察血肌酐、尿素、尿量等变化,如出现腰背酸痛伴有血尿、少尿等,应警惕肾功能损伤。

4. 用药护理　在抗凝、溶栓治疗期间,应指导患者预防出血,如防止碰伤抓伤,勿挖抠鼻黏膜,选用质地较软的牙刷等,同时应密切观察有无牙龈出血、鼻出血、伤口渗血或血肿,皮肤黏膜出血点、瘀斑,痰中带血,尿色发红及黑便等,有无剧烈头痛、恶心呕吐等脑出血的症状。同时监测凝血功能,发现异常立即报告医师处理。

六、延伸护理

1. 疾病及预防知识　向患者及家属介绍疾病及相关知识;鼓励患者积极治疗原发病,避免诱因。

2. 休息、饮食及活动　指导患者进食低盐、低脂、低胆固醇、富含维生素及纤维素的饮食,保持大便通畅。严格禁烟。指导患者适当运动,避免长时间坐位或站位,以促进下肢静脉回流。指导患者及家属正确使用弹力袜。

3. 特殊用药指导　需继续抗凝治疗者,遵医嘱按时、按量服药,定期复查凝血功能,根据检查结果遵医嘱调整抗凝药物剂量,不可擅自停药;指导患者用药期间自我观察有无出血征象,发现异常立即到医院就诊。

4. 复诊要求　出院后 1、3、6、12 个月门诊复诊;定期复查下肢血管超声、肺动脉 CTA 等;如再次出现肢体肿胀或呼吸困难,应立即到医院就诊。

(郑　雯　牛　红)

第四节　主动脉夹层急诊介入护理

一、疾病知识概述

(一)流行病学

主动脉夹层(aortic dissection,AD)是指血液通过主动脉内膜裂口进入主动脉壁并造成动脉壁的分离,是最常见的主动脉疾病之一,年发病率为(5~10)/100 000,是腹主动脉瘤破裂发生率的 23 倍,死亡率约为 1.5/100 000,男女发病率之比为(2~5)∶1。常见于 45~70 岁人群,男性平均发病年龄为 69 岁,女性平均发病年龄为 76 岁,目前报道最年轻的患者只有 13 岁,尤其好发于马方综合征患者,在 40 岁前发病的女性中 50% 发生于妊娠期。从发生部位上看,约 70% 的内膜撕裂口位于升主动脉,20% 位于降主动脉,10% 发生于主动脉弓部三大血管分支处。

(二)病因

主动脉夹层的病因目前仍不太清楚,高血压是主动脉夹层最重要的易患因素。主动脉夹层患者中有 70%~90% 伴血压升高,约半数近端型和几乎全部远端型主动脉夹层有高血压;主动脉中层退行性变性如马方综合征、埃勒斯-当洛综合征、先天性主动脉狭窄、二叶主动脉瓣等结缔组织遗传缺陷易导致内膜破裂和血肿形成;其他如动脉粥样硬化、主动脉外伤、炎症、动脉介入操作、瓣膜置换等医源性创伤亦可成为主动脉夹层的病因。

（三）发病机制

主动脉夹层发病机制是由于各种原因导致主动脉内膜与中层之间附着力下降，在血流冲击下，内膜破裂，血液进入中层形成夹层，或由于动脉壁滋养血管破裂导致壁内血肿，逐渐向近心端和/或远心端扩展形成主动脉夹层。

（四）分型

主动脉夹层是根据夹层内膜裂口的解剖位置和夹层累及的范围分型的。其中使用最广泛和最著名的分型是 1965 年 DeBakey 等提出的三型分类法：Ⅰ型，主动脉夹层累及范围自升主动脉到降主动脉，甚至到腹主动脉。Ⅱ型，主动脉夹层累及范围仅限于升主动脉。Ⅲ型，主动脉夹层累及降主动脉，如向下未累及腹主动脉者为Ⅲ A 型，向下累及腹主动脉者为Ⅲ B 型。

1970 年，Stanford 大学的 Daily 等提出了一种更简捷分型方法，Stanford A 型相当于 DeBakey Ⅰ 型和Ⅱ型，Stanford B 型相当于 DeBakey Ⅲ型。近年来，随着腔内血管外科技术的发展，使得 Stanford 分型与临床手术方法关系越来越密切。

（五）临床表现

急诊室里典型的主动脉夹层患者往往是 60 岁左右的男性，90% 伴有高血压病史和突发剧烈胸背痛史。如果并存主动脉瓣严重反流可迅速出现心力衰竭、心脏压塞，导致低血压和晕厥。主动脉分支动脉闭塞可导致脑、肢体、肾、腹腔脏器等供血器官缺血症状，如脑梗死、少尿、截瘫等。主动脉壁损伤导致热源释放引起发热的发生率并不高，但需要注意和其他炎症性发热相鉴别。

（六）临床诊断

对怀疑主动脉夹层的患者最重要的是尽快明确诊断。

1. 主动脉彩超　　包括经胸主动脉彩超（TTE）和经食管主动脉彩超（TEE）。其优点是无创，毋需对比剂，可定位内膜裂口，显示真、假腔的状态及血流情况，并可显示并发的主动脉瓣关闭不全、心包积液及主动脉弓分支动脉的阻塞。对于 Stanford A 型主动脉夹层，TTE 的敏感性为 70%～100%，特异性可达 80%～90%，而 TEE 的敏感性和特异性均可达到 95% 以上。对 Stanford B 型主动脉夹层，超声诊断的准确性只有 70% 左右，尤其在并存慢性阻塞性肺疾患、肥胖等情况下，其诊断的准确性更低。TEE 的缺点是可能引起干呕、心动过速、高血压等，有时需要麻醉。

2. 主动脉电脑断层血管造影（CTA）　　CTA 断层扫描可观察到夹层隔膜将主动脉分割为真假两腔，是目前最常用的术前影像学评估方法，其敏感性达 90% 以上，特异性接近 100%。其主要缺点是对比剂产生的不良反应和主动脉搏动产生的伪影干扰。

3. 主动脉磁共振血管造影（MRA）　　MRA 是无创伤检查，可从任意角度显示主动脉夹层真、假腔和累及范围，其诊断主动脉夹层的准确性和特异性均接近 100%，有替代动脉造影成为主动脉夹层诊断金标准的趋势。其缺点是扫描时间较长，用于循环状态不稳定的急诊患者时有一定限制；另外，磁场周围有磁性金属时干扰成像，因而不适用于体内有金属植入物的患者。

4. 主动脉数字减影血管造影术（DSA）　　尽管无创诊断技术发展迅速，主动脉 DSA 仍然保留着诊断主动脉夹层"金标准"的地位。目前常在腔内隔绝术中应用，DSA 的缺点是其有创操作及对比剂均有导致并发症的可能。

5. 血管腔内超声　血管腔内超声可清楚显示主动脉腔内的三维结构,对主动脉夹层诊断的准确性高于 TTE 和 TEE。常在腔内隔绝术中应用,对评判夹层裂口和内漏具有较高使用价值。

(七)急诊初步治疗

对血流动力学稳定的急性主动脉夹层患者,急诊的初步治疗措施主要是控制疼痛和血压。止痛常用硫酸吗啡。理想的控制降压是将血压控制在(100～120)/(60～70)mmHg。β 受体阻滞剂是主动脉夹层急性期最常用的降压药物,该类药物可减弱左心室收缩力、降低心率,减轻血流对动脉壁的冲击。如果单用该类药物,血压控制不理想可加用血管扩张剂,最常用的是硝普钠,但单用硝普钠会增强左心室收缩力,因此最好和 β 受体阻滞剂合并使用。对于血流动力学不稳定的患者应急诊气管插管、机械通气,立即行经食管超声检查,如果发现有心脏压塞应急诊开胸手术。如发现进行性增大并不断外渗的 B 型主动脉夹层,可急诊行腔内隔绝术。

急性主动脉夹层(acute aortic dissection,AAD)起病急,进展快,病情凶险。一项大样本调查显示,AAD 院前死亡率为 21%,入院 24h 死亡率为 50%,48h 为 68.2%,平均每小时死亡率增加 1%。因此,针对急性主动脉夹层患者,除进行常规的内科处理外,均应尽早行外科手术或者覆膜支架行腔内隔绝术介入治疗。《主动脉夹层诊断与治疗规范中国专家共识(2017)》再次明确了 2014 年欧洲心脏病学会(ESC)指南推荐,对于复杂性 Stanford B 型动脉夹层首选腔内治疗。

二、急诊紧急处置配合

1. 监护和开通静脉通路　给予患者吸氧、心电监护、建立静脉通路。立即让患者卧床、吸氧,氧流量为 2L/min,心电监护,严密观察生命体征变化,发现异常及时报告医师。同时迅速建立静脉通路。

2. 观察病情　协助诊断主动脉夹层最突出的临床表现为持续剧烈胸痛,需要与许多临床急症相鉴别,同时由于主动脉夹层起病急,病情发展快,所以护士应注意观察病情,协助医师早期诊断。相关检查包括心脏彩超、心电图及抽血查心肌酶。

3. 重视患者血压情况　患者的血压可正常或升高,所以要严密观察血压变化,并详细记录。在测量血压时,应双上肢、双下肢同时测量,可以为医师提供鉴别诊断依据。避免因主动脉夹层致受累侧肢体血流减少,血压降低,加上患者休克貌而误诊为休克,继而应用收缩血管药物而加重夹层分离。

4. 密切关注患者心率变化　密切观察心率变化,发现异常及时报告医师,对于心率较快的患者可应用 β 受体阻滞剂,心率应控制在 60～80 次/min。稳定的心率可有效地稳定或终止主动脉夹层的继续分离,使症状减轻、疼痛消失。

5. 遵医嘱用药

(1)休克者:对于夹层血肿破裂出血致休克的患者,应抗休克处理,进行输血或输血浆。

(2)血压升高者:对于血压升高患者应用降压药物,以降低血压,减低左心室收缩力及收缩速度,减少血流搏动波对主动脉壁的冲击。降压过程中密切观察血压、意识、心率、心电图、尿量及疼痛等情况。血压下降后疼痛明显减轻或消失,是夹层血肿停止扩展的指征。如无药物使用的禁忌证,均应使用 β 受体阻滞剂,它是目前临床最常用、最为有效的控制主动脉夹层患者血压的药物,急性期应静脉给药,可迅速降低心室压力变化的速率(dP/dt)。通常

β 受体阻滞剂已足以控制血压,当单用 β 受体阻滞剂降压效果不佳时,可加用硝普钠、乌拉地尔、尼卡地平。

(3)需镇痛者:遵医嘱应用镇痛药物,常用强阿片类药物。因主动脉夹层患者剧烈胸痛,一般强效镇痛药常常无效,但可以减轻患者的焦虑及恐惧心理,以便配合治疗。由于夹层撕裂部位不同,疼痛部位及放射的方向亦不同。如疼痛反复出现,应警惕夹层扩展。

6. 心理护理　因疼痛剧烈,患者常常烦躁不安、焦虑或猜测病情预后,护士要理解患者,并针对患者心理反应进行解释和安慰。在整个抢救过程中,应沉着、冷静、机智、果断,严禁高声喧哗,同时实行保护性医疗制度。对主动脉夹层患者,语言刺激会使血压继续升高而使病情恶化,应用轻柔的动作来完成各项抢救措施,使患者安心,积极主动配合治疗。

三、介入术前护理

1. 心理护理　消除紧张情绪,缓解疼痛带来的痛苦。讲解手术流程及术中配合,增强患者对疾病的认知和心理承受能力,引导患者积极正确地配合手术和治疗。给予患者安慰、同情、鼓励,使患者有安全感,增加患者战胜疾病的信心。

2. 疼痛护理

(1)尽早止痛:疼痛本身可以加重高血压和心动过速,主动脉夹层的进展与主动脉内压力变化的速率(dP/dt)有关,因此须及时静注吗啡或哌替啶镇痛,也可选择心血管不良反应较少的镇静药,如地西泮、氟哌啶醇等。

(2)观察用药后反应:根据疼痛评估,及时调整药物用量和注射速率。注意观察呼吸、意识,尽量避免呼吸抑制发生。降低血压是缓解疼痛的有效方法,血压下降后,疼痛减轻或消失是夹层分离停止扩展的临床指征之一。

3. 血压护理

(1)严密观察患者血压:因有 1/3 的患者出现颜面苍白、大汗淋漓、皮肤湿冷及呼吸急促等休克现象,血压却表现为不降反升。

(2)血压治疗目标:血压治疗目标值为收缩压降至 100～120mmHg,由于部分患者夹层累及肢体,需监测四肢血压。血压应降至能保持重要脏器(心、脑、肾)灌注的最低水平,避免出现少尿(< 25ml/h)、心肌缺血及精神症状等重要脏器灌注不良的症状。

(3)对于持续性低血压,需警惕主动脉破裂出血或急性心脏压塞、主动脉瓣膜关闭不全,应及时告知医师。

4. 心率监测护理　患者由于疼痛、恐惧、焦虑,导致心率加快,而心率加快可促使主动脉夹层血肿蔓延。若患者心率超过 80 次 /min,应及时通知医师,对症处理。

5. 生活护理

(1)卧床休息:嘱患者绝对卧床休息,避免过度用力,如用力排便,剧烈咳嗽。

(2)饮食护理:合理饮食,摄入清淡而富有营养的膳食纤维,保持排便通畅,应禁忌咖啡、汽水、香烟及刺激性食物。

(3)VTE 评估:对于主动脉夹层患者,应进行静脉血栓栓塞症(VTE)风险因素评分,加强宣教,预防血栓形成;对于风险较高的患者,必要时进行物理或药物预防,忌用抗血小板、抗凝或溶栓治疗。

(4)合并急性下肢缺血或截瘫者:定时为患者翻身,定时按摩患者双下肢及受压部位,必要时用气垫床等辅助护理防止压疮的形成。

6.转运护理

（1）转运前：做好充分的准备，和手术室提前协调好患者相关信息，做到无缝对接，确保患者安全转运。

（2）转运中：携带监护仪、氧气瓶、急救箱、微量泵等物品，同时密切观察患者生命体征及疼痛变化。

7.完善各项术前辅助检查 如病毒、血型和血常规、肝肾功能、心电图、超声检查、CTA检查等。

8.为介入手术做准备 术前会阴区常规备皮，交叉配血，并测量身高、体重、计算体表面积。术前谈话并签署手术知情同意书，术前禁食 8h、禁饮 6h，建立静脉通道，遵医嘱给予术前药物应用。

四、介入术中护理

1.复合手术室术前准备 术前准备完成后，协助术者建立最大化无菌区，预防感染。

（1）准备两个无菌器械台，将血管外科手术器械同介入手术器械分开放置，方便器械护士及时、准确地传递器械。

（2）由于手术治疗的过程中需要反复多次地操作机器，因此 DSA 机器控制面板操作区域、DSA 机头、DSA 铅板需要使用一次性透明无菌机罩套，确保手术操作区域尽可能最大化的保持无菌状态。

（3）严格控制进入手术间的人数。

2.术中肝素的应用 股动脉游离完毕，切开前，遵医嘱由静脉推注肝素。记录应用肝素时间，根据凝血功能的结果调整肝素量，以维持活化凝血时间在 250～300s。

3.密切关注手术进程 根据手术需要，及时准确地为术者提供所需的手术耗材和器械。留取植入耗材标签，入病历保存。主动脉夹层支架植入术，术前、术后影像见图 2-2-4-1 和图 2-4-4-2。

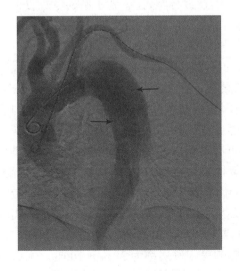 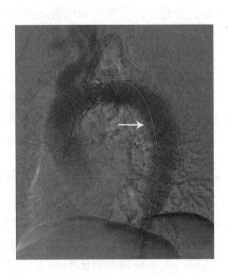

图 2-2-4-1 术前造影图像　　　　　图 2-2-4-2 支架植入后造影图

右上箭头示：主动脉夹层假腔；左下　　　　箭头示：主动脉夹层植入支架术后，

箭头示：主动脉夹层真腔。　　　　　　假腔未见显影。

4. 术中监测　术中监测患者生命体征的变化,确保患者血流动力学稳定和呼吸通畅,严防呼吸机管道脱落的发生。

5. 协助麻醉医师术中控制血压　术中将血压维持在$(90\sim100)/(50\sim70)$mmHg。当支架释放时,收缩压控制至$60\sim80$mmHg,防止血流冲击而导致支架移位,支架释放后再调整至术前基础水平。

6. 术中并发症的观察和护理　术中并发症多为大出血和心律失常,术中注意心电监护的变化,及早发现病情的动态变化,并分析、判断,随时配合麻醉师妥善处理,给药时要迅速、及时,剂量、浓度必须准确无误。危急情况下,积极投入抢救的同时,立即向护士长报告,寻求援助。

7. 术中介入防护　在手术条件允许的情况下,对患者性腺和甲状腺加以防护,减少曝光次数和透视时间。手术室医务人员应用个人防护用具,如戴铅帽,穿铅衣、戴铅围脖、护目镜及佩戴射线计量夹等。

8. 手术完毕　协助包扎手术伤口,将患者送至心脏重症监护室。

五、介入术后护理

1. 一般护理　患者麻醉清醒、生命体征稳定后,转入心脏重症监护室。研究报道,主动脉夹层术后由于脑部代谢受影响,易于术后当天和术后$3\sim6$d出现精神障碍症状。术后当天出现精神障碍症状可能与麻醉状态尚未清醒有关,术后$3\sim6$d出现精神障碍症状,影响因素复杂。因此,术后应严密观察患者意识、精神症状,发现异常及时报告医师处理。

2. 体位与活动　参见第二篇第一章第二节相关内容。

3. 血压的监测　高血压是主动脉夹层最常见的病因,控制血压、降低心率是治疗的关键。严密监测术后24h血压的变化,根据血压的变化及时调整降压药物,控制好血压。

4. 水化护理　术后鼓励患者多饮水,术后$4\sim6$h至少饮水$1000\sim2000$ml以促进对比剂代谢排出,密切观察尿量,确保24h尿量不少于2000ml。

5. 饮食护理　结合患者的饮食习惯,制订科学的饮食方案,让患者了解科学饮食的重要性,食物应选择低盐低脂的种类,多进食新鲜的水果和蔬菜,戒烟戒酒,少食多餐。

6. 并发症的观察及护理

(1)急性左心衰竭:严密监测中心静脉压、肺动脉楔压等反映心功能的各项指标,及时行彩色多普勒超声心电图监测评估心功能状况,观察并记录24h出入量,根据血压、中心静脉压、尿量变化及时调整补液量、种类和速度,防止因输液速度过快或补液不足而致心力衰竭的发生。采用疼痛评估量表监测评估患者有无疼痛,疼痛的部位、性质和程度,若出现突发疼痛或疼痛程度加剧,结合心率、血压情况,可怀疑有支架内漏,及时报告医师进行处理。

(2)植入术后综合征:植入术后综合征是支架植入后出现的一过性C反应蛋白升高,发热(常见于术后第二天起,午后发热,体温一般不超过38.5℃),白细胞计数和C反应蛋白含量升高,红细胞和血小板减少,无任何支架感染及菌血症征象,无感染症状,因原因不明故暂且称为植入术后综合征。可能的原因为移植物的异物反应、瘤腔内血栓形成后的吸收、移植物对血细胞的机械破坏及对比剂和X线辐射的影响等。发病率为30%～100%。术后应每4h测量体温1次,若体温>38℃,应采血进行血细菌培养以排除感染。术前若存在严重感染的患者,应在控制血压稳定的前提先治疗感染,然后再行介入支架植入。

(3)急性肾衰竭:术前及术后主动脉夹层的进展可累及肾动脉,术中使用对比剂可发生对比剂肾病均可致急性肾衰竭。因此,患者入院后应详细询问其排尿习惯、尿量、尿液颜色及肾病史,术后严密监测并记录尿量、尿液颜色、性状,每小时 1 次,若尿液颜色异常或尿量较少时应及时报告医师处理。

（4）截瘫的预防:覆膜支架行腔内隔绝术介入治疗的一个典型并发症是术后截瘫,发生率约为 10%。其发生机制应当与介入治疗后肋间动脉或脊髓根大动脉的血栓形成有关。带覆膜支架可能封堵脊椎动脉,影响脊椎供血导致截瘫。判断有无截瘫体征,胸至腰段 3 对以上肋间动脉梗阻情况。因此应观察肢体的肌力活动度和感觉。

（5）支架移位:升主动脉夹层的患者绝对卧床 5d。避免支架移位,如果患者出现剧烈头疼,主诉颈部有憋胀感,则提示主动脉夹层有逆剥的可能。如出现上诉病情变化,应立即通知医师,积极采取措施。

六、延伸护理

1. 建立档案　患者出院前建立完整的健康档案,纳入随访和延伸服务范畴,根据疾病种类对患者实施出院计划和随访、延伸护理服务。

2. 行为及饮食指导　戒烟酒,避免剧烈活动,回归社会后避免高强度工种。低盐低胆固醇低脂饮食。

3. 情绪控制　教会患者学会自我护理,保持情绪的稳定。

4. 用药指导　按时服药,如降压药,抗凝药。向患者讲述按时服药的重要性,不要随意停药、漏服或者自行调整药物剂量等。用药期间定期复查。

5. 指导自检　患者自检血压,遵医嘱用药,保持血压在正常范围内。

6. 随访随诊　出院后分别第 1 个月、第 3 个月、第 6 个月复查 CTA,如有不适及时就诊。

（赵文利　王校媛）

第三章 创伤中心建设和急诊介入护理

第一节 中国创伤中心的建设

一、概述

自人类诞生之日起,就开始出现创伤,随着社会文明的不断进步和医学的迅速发展,许多疾病得到了有效的控制,但是创伤却随着现代文明的发展而有所增加。随着现代社会的发展,创伤成为重大的健康问题,约占全球病死率的 7%。据统计,创伤是美国 45 周岁以下人群死亡的首要原因,是 65 岁以下人群死亡的第 4 位病因。在我国每年死于各类创伤的人数已达 70 万,在人口死因构成中居第 4 位,已经被纳入国家疾病控制计划。

创伤的含义可分为广义和狭义两种。广义而言,创伤是指人体受到外界某些物理性(机械力、高热、电击等)、化学性(强酸、强碱及糜烂性毒剂等)或生物性(虫、蛇、狂犬的咬蜇等)致伤因素作用后所引起的组织结构的破坏和/或功能障碍。狭义而言,创伤是指机械力能量传给人体后所造成的机体结构完整性的破坏和/或功能障碍。

随着科学的不断发展和学科的不断细分,创伤学已成为一门独立的学科,不再是仅仅被当作外科学的一个病种。创伤学是创伤的预防、临床诊治与基础理论研究相结合,并与其他学科相交叉的一门综合性学科。各部位创伤及其并发症的诊断、治疗和防护,创伤的救护组织和急救设备、创伤分类和严重度评分、创伤急救、创伤麻醉、创伤生物力学、创伤康复等,都是创伤学的重要内容。

根据体表结构的完整性是否受到破坏,可将创伤分为开放性和闭合性两大类。开放性创伤就是受伤部位的内部组织(如肌肉、骨头等)与外界相通的损伤。简言之就是血能往外流的,或肌肉或骨头外漏的创伤,如擦伤、撕裂伤、切伤、刺伤等。闭合性创伤包括:① 挫伤。最为常见,系钝性暴力或重物打击所致的皮下软组织损伤。主要表现为伤部肿胀、皮下淤血,有压痛,严重者可有肌纤维撕裂和深部血肿。② 挤压伤指身体的四肢或其他部位受到压迫,造成受累身体部位的肌肉肿胀和/或神经性疾病。相对两物体作用于机体为挤,重物自上下落为压,此两种伤常同时存在,使人体软组织、血管、神经及骨等组织器官发生广泛性损伤。挤压伤常常伤及内脏,造成胃出血、肺及肝脾破裂等。更严重的挤压伤是体积较大和重量较重的物体挤压人体,使人体组织器官发生广泛性损伤,如土方、石块的压埋伤。③ 扭伤。关节部位一侧受到过大的牵引力,相关的韧带超过其正常活动范围而造成的损伤,此时关节可能会出现一过性半脱位和韧带纤维部分撕裂,并有出血、局部显肿胀、青紫和活动障碍。④ 震荡伤。头部受钝力打击所致的暂时性意识丧失,无明显或仅有很轻微的脑组织形态学变化。⑤ 关节脱位。关节部位受到不均匀的暴力作用后所引起的损伤。通常肩关节稳定性较差,易发生脱位,而髋关节稳定性好,不易发生脱位。⑥ 闭合性骨折。强暴力作用于骨组织所产生的骨断裂。⑦ 闭合性内脏伤。强暴力传入体内后所造成的内脏损伤。

通过定量创伤评分来估计患者的损伤严重程度,以决定送至的救治单位,进行合理的治疗及救治。院前创伤评分法分为:① 格拉斯哥昏迷定级(Glasgow coma scale,GCS)是1974 年由 Teasdale 等提出的头伤分类方法,主要根据运动反应、言语反应和睁眼反应评分来评定,总分为 15 分,分值越低伤情越重。② CRAMS 评分:为循环(circulation)、呼吸(respiration)、腹部(abdomen,包括胸部)、运动(motor)及言语(speech)5 个单词第一个英文字母的缩写字组成。总分 ≥ 9 分定为轻伤;≤ 8 分定为重伤;≤ 6 分定为极重伤。通常把 8分以下的患者送至创伤中心,伤情越重分值越低,CRAMS 评分见表 2-3-1-1。

表 2-3-1-1　CRAMS 评分

项目	分值		
	2	1	0
毛细血管充盈	正常	迟缓	不充盈
收缩压(mmHg)	≥ 100	85～99	< 85
呼吸	正常	> 35 次 /min,费力浅	无自主呼吸
胸腹	无触痛	胸或腹有压痛	腹肌紧张,连枷胸,深部穿透伤
运动	正常	对疼痛刺激有反应	无反应或去脑强直
语言	正常	语无伦次	发音听不清或不能发音

二、国内外发展概况

全球第一家创伤中心于 1941 年在英国伯明翰建立。随后在 20 世纪 60 年代,CowLey在马里兰大学建立了美国的第一个创伤中心,命名为休克创伤中心。1971 年,美国伊利诺伊州率先成立了区域创伤救治体系。此后德国、法国、澳大利亚纷纷建立以创伤中心为基础的救治体系。

我国的创伤医学有着悠久的历史。我国的创伤中心起步于 20 世纪 90 年代左右,以武汉同济医院、重庆大坪医院和浙江大学医学院附属第二医院为代表,医院具备固定的专业创伤外科医师,能开展常规的创伤急救手术和创伤后急危重的治疗,显著提高和改善了严重创伤患者的预后,并逐渐形成了地区性急救网点,有些大医院还建立了专门的创伤科,成立既有临床又有基础研究的创伤中心。

创伤中心是通过整合院前急救、转运、院内急救等现有资源,其中院内资源包括急诊科、外科、重症医学科、输血科、麻醉科手术室、影像科和介入科等临床和医技部门,实现院前 -转运 - 院内(包括不同级别创伤中心之间的院间转运)等各个救治阶段无缝衔接,在最短时间内将严重创伤患者送至具有救治能力的医院接受最佳治疗,改善患者结局。

三、创伤中心的意义

在和平时期,道路交通伤与高处坠落伤等高能量损伤是创伤的主要致伤因素,造成多发伤和严重创伤发生率增高,救治难度加大,致死率和致残率居高不下。与西方发达国家相比,我国的创伤致死率要高 1 倍。而缺少一个完善有效的创伤救治体系是导致这种差距的重要原因之一。高效的创伤救治体系对创伤患者预后的影响比医师个人的临床经验更重要。一项 Meta 分析结果表明,完善的创伤急救体系使创伤的总体死亡率降低 15%。

创伤中心是创伤救治体系的核心和基石,不同等级的创伤中心与院前急救系统共同构成急救体系网络。在创伤发生后第一时间(黄金 1h),将伤者送至合适的创伤中心,让伤者能得到及时、有效的救治,不仅能大幅度减少创伤患者的早期死亡,也能明显降低创伤后脓毒症和感染的发生率。

一个进步社会的理想创伤体系里,应该一旦有严重创伤的患者,不论何人何时何地,都能得到恰当、高效率的救治,这既是社会经济发展、文明进步的体现,也是创伤救治体系建设的规划目标,作为创伤救治体系核心和基石的创伤中心是达成此目标的关键。国家卫生计生委、国家中医药管理局 2017 年 2 月联合颁布《关于印发 2017 年深入落实进一步改善医疗服务行动计划重点工作方案的通知》(国卫办医函〔2017〕139 号),要求创新急诊急救服务,为抢救患者生命赢得时间。

四、创伤中心的分级

创伤中心必须具备一定的工作量,要根据人口的分布和发生创伤事故的概率来布局创伤中心。在交通、工业发达的地方,更应注重创伤中心的建设,在创伤中心布局时避免资源浪费。

Ⅰ级创伤中心:为区域内创伤救治能力领先的三级甲等医院,是区域内创伤救治体系的最高权威专业机构,在创伤急救中起主导作用,为患者提供最高水平的救治,提供 24h 在位的、有能力进行创伤患者完全复苏的院内创伤队伍,开展创伤基本和高级生命支持,急诊复苏(包括心肺复苏、抗休克、气道管理),能在短时间内为患者提供所需的外科学各专科(包括神经外科、心胸外科、泌尿外科、血管外科等)和急诊介入诊疗,能救治批量的、各种类型的创伤患者;能提供确定性的外科专科处理;能负责创伤急救的教学、科研和预防工作;能制订和规划区域性创伤救治体系,能对下级创伤中心进行评估和准入许可。

Ⅱ级创伤中心:为拥有类似Ⅰ级创伤中心临床资源的地市级医院,为区域性创伤救治体系最普遍的机构,能救治绝大部分创伤患者,具备运送创伤患者至上级医院救治的能力,拥有重症监护室,能为三级创伤中心提供咨询、会诊和技术指导,能制订和规划创伤区域性救治体系。

Ⅲ级创伤中心:为拥有有限的临床救治资源的一级或二级医院,包括社区或乡镇卫生院。在有效时间内能获得外科医师的支持,具备对创伤患者的快速评估、复苏、简单急诊手术和稳定生命体征的能力;具备运送创伤患者至上级医院救治的能力。

120 等院前急救与创伤中心同为创伤救治体系的组成部分,国内外大量临床实践经验表明,完善的创伤救治体系能显著提高救治效率,改善患者的预后。120 的职责不仅仅是转运患者,应在创伤中心设置站点,把人员培训、患者的病情评估等方面与各创伤中心建立制度化工作联系,定期就院前急救工作中存在的问题进行总结和提出改进措施,使院前急救与院内创伤救治衔接得更加紧密。

五、创伤中心的建设原则

创伤中心的建设是创伤急救体系的基本组成和重要一环,创伤中心的建设是一个系统工程,涵盖顶层设计,医院、人员的配备,支持与规划,各种制度,质量保证与可持续发展等,创伤中心应该是系统性统筹建设,实现区域性分级救治,形成一个覆盖大中城市和乡镇各级医疗机构的救治网络,上下级协作、转诊与指导达成协议。各地应根据当地的实际情况,建设相应级别的创伤中心。创伤中心的建设在我国各地正在蓬勃发展,建立创伤中心及其规范化管理制度,有助于推动我国各级医院创伤救治工作的进一步发展,提高创伤救治水平,为社会经济发展提供更好的卫生服务保障。

1. 人员配置及职责、流程　人员是指具备全面创伤急救知识的医护人员,有志于创伤救治职业,而不是临时性、轮转式的,住院医师可以参加轮转培训。合理配置护理人力,明确不同责任护士承担的具体护理救护内容,定位协作达到医护有效配合,保证在最短的时间内紧急处理使得伤员得到最有效的救治,并使创伤患者救治的流程有序便捷,流程紧急衔接。单个危重创伤伤员救治采用 3 名护士配合救治,多个伤员按照危重伤员与护士比为 2∶1;普通伤员与护士比为 1∶1 进行配备。明确各岗位救护护士职责,熟练掌握所有抢救技能,在与医师抢救配合过程中,能迅速、及时、有效地完成各项措施,为医师顺利开展救治工作提供保障。重视后勤岗位配置,为会诊医师及各类检查提供保障,随时满足抢救组医师与护士的要求。单个危重创伤伤员的救治与平日急诊抢救患者有所不同,伤员一般多为复合伤,伤情重,受伤部位多。对于此类伤员,预检护士需要立即进行快速病情判断,将伤员送入绿色通道的抢救室进行救护,预检护士同时通知护士长,护士长立即选派 3 名护理人员进行伤员救治,采用 3 名护理人员定位协作模式进行救护。分为主要抢救护士、辅助抢救护士及后勤保障护士。其中,主要抢救护士由 3 名护士中能级最高者担任,职责为判断患者意识,连接心电监护,给予吸氧。若心搏骤停,应立即给予连续的胸外按压,医师到达后立即汇报患者病情,协助配合气管插管(摆体位、吸痰、导管固定)、导尿,如需手术做好各项术前准备工作;辅助抢救护士职责为建立静脉通路,抽动脉血气,抽血备血,根据医嘱给药或各项处置;后勤保障护士的职责为电话通知急救科医师,二线医师,各科室会诊医师及各类现场检查,为主要和辅助抢救护士准备所有需要的抢救物资并记录,联系医院运送中心送血气检验及血化验。在整个救治过程中主要抢救护士是该伤员的首接护士,紧急抢救后,负责记录伤员的基本信息,与主要抢救医师及时沟通,及时补记医嘱,完善各类文书记录,并向护士长及科主任汇报情况。

成立创伤护理小组,创伤护理小组由 1 名主管护师和 3 名具有 3 年以上急诊工作经验的护士组成。组长为主管护师,领导小组成员负责创伤患者的抢救护理和安全转运。参加转运的人员由 1 名经过创伤患者搬运培训的护工和 1 名创伤小组护士构成,根据患者的病情,必要时可有急诊医师陪同转运。由于创伤患者病情变化快,致死致残率高,要求转运护士具有极强的业务能力,能够及时发现病情变化,迅速做出相应处理。所有创伤护理小组成员都经过创伤病学的专门培训,取得本院重症医学科颁发的资质证书,具有扎实的理论知识、熟练的急救技术、敏锐的判断力、良好的心理素质、应急能力和高度的责任心,能够很好地处理突发事件,保证患者的转运安全。

2. 场所及机器、设备　有固定的场所和提供服务的医疗设备,要有完善的急救场所、功能分区和必需的医疗设备,患者到达创伤中心后,不需要离开此区域(10～50m 范围)就能获得所有的医疗服务。为创伤患者提供一个独立的救治单元,配备抢救床、呼吸机、心电监护仪、气道管理、床边超声(FAST)、床旁快速检测、中心静脉导管、快速加温仪、控温毯、无影灯、输液泵、静推泵、除颤仪等设施。对于严重创伤患者,为了能够尽早明确诊断、提高创伤救治成功率和改善患者预后,需快速完成全身CT、胸片及骨盆片检查。完成全身快速CT、胸片和骨盆片的检查时间,是考核创伤中心创伤救治能力的一项重要指标。

3. 制度、流程及质量控制　建立创伤中心规章制度、各类创伤救治规范,以达到最佳治疗效果;明确并不断改进、优化场所救治流程,同时要开展创伤质量控制,建立数据库,分析救治环节的某些问题,以达到持续改进。

4. 环境管理和环节控制　是指创伤救治的环境(交通、通信、网络等)和每一个环节,从院前急救到急诊复苏室,从复苏室到手术室,从手术室到重症监护室,从恢复到康复,都是一个环环相扣的过程。只有这样才能保障患者得到及时、合理、有效的治疗。

六、创伤中心建设内容

(一)建立"120院前急救—院内抢救无缝衔接"模式的急诊医疗服务体系

该模式利用现代无线网络技术,将院前患者的所有医疗信息经"120"救护车上的音频视频系统实时传输到院内抢救室,抢救室高年资医师与"120"医师进行实时交流,协同现场和转运途中救治,不仅保障了现场医疗处置的规范应用,而且使院内的高级抢救理念在院前就得到实施,同时院内提前做好接收患者的各项准备工作,最终使患者得到无中断的连续救治。

(二)院内一站式全程管理创伤救治模式

创伤中心救治模式在一体化创伤外科救治模式的基础上采用一站式全程管理创伤救治模式,即多发伤患者的急诊评估和处置、急诊手术和操作、术后监护和病房管理由创伤中心医师负责。该模式的优点是避免了时间窗救治过程中反复会诊,专科之间推诿患者的不合理现象产生。该模式是诊疗组负责制,每个诊疗组由具有各专业背景的创伤医师组成,如普通外科、骨科和胸外科。每个诊疗组对当日的所有多发伤患者的首诊、住院及手术负责,直至患者出院随访,形成了院内闭环式创伤救治链。为避免与其他创伤相关专科因收治范围产生矛盾,规定创伤科收治范围,即创伤科主要收治多发伤患者。创伤中心运行模式采用实体的创伤科模式,设有固定的创伤救治多学科团队,将所有多发伤患者收治到EICU(emergency intensive care unit)或创伤科,由创伤中心医师管理的集中收治。创伤中心也根据创伤救治规范的要求,制订适合本院需求的创伤初次评估流程、再次评估流程、液体复苏流程、紧急输血流程、批量伤员的处理流程、紧急手术流程、各部位创伤的紧急处置流程和规范,定期对各流程进行演练和考核,保证创伤救治质量,规范了损害控制复苏(damage control recovery,DCR)的实施。

(三)创伤救治团队建设

为提高创伤外科医师的急诊救治、创伤评估和手术能力,创伤外科医师在入科前5年需要掌握各种能力,如急诊外科技能、规定时间内创伤严重度评分(injury severity score,ISS)、格拉斯哥昏迷评分(GCS)、急诊基本技能、心电图、床旁超声的应用,以及取得中国创伤救治培训(China trauma care training,CTCT)证书。5年后需掌握核心技能,如外科亚专科的训练、各种置管及止血技术、DCR/损害控制手术及急诊介入技术的适应证掌握。因此，创伤外科医师必须具备"一专多能"的能力。

(四)院内多学科协作救治机制

在创伤中心建设的过程，院内多学科协作机制是体现院内救治最高水平及缩短院内术前时间，在黄金时间给予严重创伤患者可及资源和最佳治疗的关键。创伤救治中两个阶段特别需要多学科协作。

1. 紧急救治阶段　各相关临床学科、介入科、检验输血科及手术麻醉科等医护人员随时待命，10min 内到达，协同伤情评估、紧急处理和手术挽救生命。

2. 重症监护阶段　需要多学科协同的再次伤情评估、复苏和脏器支持、计划或非计划性分期确定性手术。建立以急诊创伤科为主导的急诊科急救团队和院内多学科紧急救治团队。急诊科急救团队负责 3 人以下多发伤患者的全程诊疗，患者伤情专科倾向明显时可请相应院内专科协助救治；院内多学科紧急救治团队在群体伤事件(患者多于 3 人)时启动。

(五)建立严重创伤预警系统——创伤患者跟踪系统

为提升多发伤救治质量，降低在创伤评估和处置过程中意外事件和医疗纠纷的发生。开发创伤患者跟踪系统软件，将改良早期预警评分(MEWS)、创伤严重度评分(ISS)、GCS 等多个评分体系整合在一起，作为严重多发伤患者的预警系统。该系统设定有不同的报警等级，如 MEWS > 6 分、ISS > 16 分、GCS < 8 分时，系统将自动报警，并要求医护人员做出及时响应，实施包括医患沟通在内的规范化处置流程。

七、创伤中心质量控制核心质量指标

一旦有严重创伤的患者，不论何人何时何地，都能得到恰当、高效率的救治，这既是社会经济发展、文明进步的体现，也是创伤救治体系建设的规划目标，作为创伤救治体系核心和基石的创伤中心是达成此目标的关键，为抢救患者生命赢得时间，创新急诊急救服务。

(一)完善创伤组织及处置流程

1. 应有创伤小组并制订紧急创伤患者启动及处置流程　重度级创伤医院均需有创伤小组，制订紧急创伤患者启动及处置流程(含住院、手术、转院标准)，且有执行记录，并有数据可查。

2. 应有创伤严重度(ISS)的评估记录　以创伤为主因的住院患者、启动创伤小组的患者、在急诊死亡的患者等均需有评估记录，并置于病历内，其完成率达 80% 以上。

3. 应备有创伤相关各专科医师紧急会诊机制　三级创伤医院应具有心脏外科、胸腔外科、神经外科、骨科、整形外科、泌尿科、普通外科、妇产科、放射科、麻醉科等专科医师的紧急会诊机制。二级创伤医院至少应有普通外科、骨科与麻醉科。

4. 应有专责处理紧急创伤患者的负责单位(创伤小组或创伤科部)并且全部成员均有创伤高级生命支持(ATLS)证书　重度级创伤医院应设有独立的创伤科或创伤中心，且有 3 名专责医师以上的编制，而创伤小组或创伤科的负责人及全部医师均应有高级创伤生命支持证书；应有专责创伤计划个案管理师，并具备医护背景；应定期举行创伤死亡及并发症病例讨论会；专责照顾创伤患者的医护人员 80% 以上应每年参与 8h 创伤继续教育课程。

(二)良好的处置质量

重度级创伤医院需定期举行跨科部的创伤质量讨论会。创伤小组启动时间应符合规定：三级创伤医院创伤小组启动后至到达时间于 10min 内的达标率 ≥ 80%(不包括单纯头部创伤）。每次启动也须有患者评估记录。统计分析所有紧急创伤转出患者的原因。三级创伤医院紧急创伤手术于 30min 内进入手术室的达标率需 ≥ 80%。紧急创伤患者的预后分析。创伤医院须计算登录 ISS 患者的住院人数、住院天数、手术人数、病死率与并发症等。

（三）具备实时处置能力

应能全天候处置紧急创伤患者（包括实施紧急创伤手术）。三级创伤医院应提供夜间及节假日实施手术或血管介入栓塞的病历记录统计表，作为评分依据。

八、创伤中心建设中的医疗质量控制

采用医疗质量控制指标主要原因是考虑到创伤救治区域需求及创伤救治能力在不同地区的不均一性。创伤中心医疗质量控制指标包括创伤救治院前、院内、ICU 相关指标和效益控制等角度。

1. 院前创伤救治相关指标　创伤救治在时间上争分夺秒，有"黄金 1h"的要求。对于我国大部分地区，严重创伤患者损伤严重度评分（ISS）≥ 16 分的有效抢救时间是从到达医院急诊科（创伤中心）开始的，由急诊护士和急诊医师进行接诊和启动"初步病史询问、体检、辅助检查、呼叫专科会诊、相关处理"等流程，设置急诊急救绿色通道和急救机制。

2. 院内创伤救治相关指标　包括完成全身快速 CT、胸部 X 线和骨盆 X 线的检查时间、提出输血申请到开始输血的时间、建立人工气道的时间、完成胸腔闭式引流的时间、创伤患者在急诊抢救室的时间及创伤患者入院诊断与出院诊断的符合率等。

3. ICU 创伤救治相关指标　包括严重创伤患者住在 ICU 的时间、严重创伤患者呼吸机的使用时间及呼吸机相关肺炎发生率、严重创伤患者的抢救成功率及严重创伤患者从入院到出院之间的手术次数等。

4. 创伤救治的效益控制　包括年收治创伤患者人数、接受外院转诊创伤患者比例、需要转出治疗的创伤患者转诊比例、创伤患者年平均住院日及创伤患者平均单次住院费用。

（董　兰）

第二节　外伤动脉损伤出血急诊介入护理

一、疾病知识概述

动脉血管损伤（arterial vascular injury）是指由外来直接或间接暴力侵袭导致动脉血管发生开放性或闭合性的损伤。外伤动脉血管损伤分为直接损伤和间接损伤。直接损伤包括锐性损伤（开放性损伤）和钝性损伤（闭合性损伤）。

血管损伤约占创伤总数的 3%。外伤动脉血管损伤不仅战时常见，随着工农业和交通事业的迅速发展和医源性动脉血管插管、血气分析等检查的增多，动脉血管损伤发生率呈上升趋势。外周动脉损伤常见部位是股动脉、腘动脉、肱动脉、胫前动脉和胫后动脉。

动脉损伤的机制与损伤形式密切相关。钝性损伤多为闭合性损伤，可造成血管内膜、中膜不同程度的损伤，形成血栓或者血管瘤，导致损伤血管供血区域缺血，以阻塞性为主。锐性损伤可造成血管部分或全部断裂，部分可形成假性动脉瘤或动静脉瘘，以出血为主。同时，

动脉血管痉挛可见于钝性或锐性损伤。

动脉损伤的常见症状包括活动性出血、搏动性血肿、休克、损伤动脉及其远端动脉搏动减弱或消失、皮肤苍白、皮温降低、感觉疼痛、麻木、肿胀等缺血症状和体征,毛细血管充盈时间延长,针刺肢端无出血或出血缓慢。下肢动脉损伤患者可出现"6P"征,即 pallor(苍白)、pulselessness(无脉)、pain(疼痛)、poikilothermia(皮温降低)、paresthesia(麻木)、paralysis(瘫痪)。

早期诊断非常重要。用于动脉损伤的影像学检查包括血管造影、超声检查、计算机断层扫描血管成像(computed tomography angiography,CTA)和磁共振血管成像(magnetic resonance angiography,MRA)等。

血管损伤主要以外科治疗为主,介入治疗辅助配合。传统的手术探查和修复治疗闭合血管损伤具有一定盲目性,血管危象的处理也有一定难度。介入技术在血管损伤的治疗上有较好的疗效,针对性强且对血管和其他组织损伤较小。目前临床上常见的介入栓塞方法有三种:明胶海绵颗粒栓塞、微球栓塞、电解可脱性弹簧圈栓塞。

本节以外伤性主动脉夹层为例阐述其急诊介入护理。

二、急诊紧急处置配合

患者到达急诊后,接诊护士迅速、平稳地将患者安置在诊查床上,及时抢救,遵循以先重后轻、先救后治的原则。为患者心肺复苏,维持有效通气,建立静脉通道,纠正休克,止血等处理。必要时,备好抢救的药物和器械,做好配合抢救和手术的准备。同时迅速通知接诊医师接诊,进行首诊病情评估,告知患者家属病情。

1. 针对外伤性主动脉夹层,在基础护理方面:① 严格卧床休息。② 迅速建立静脉通路,遵医嘱给予用药。③ 避免用力过度,保持大小便通畅,避免咳嗽、突然坐起等增加腹压的活动。④ 保持呼吸道通畅,持续吸氧,同时防止呕吐窒息的发生,必要时行气管插管或气管切开呼吸机辅助呼吸。⑤ 饮食以清淡、易消化的半流质饮食为主。

2. 病情观察

(1)疼痛的观察及护理:① 密切观察患者疼痛的部位、性质、时间、程度。疼痛的加重与缓解都是病情变化的重要指标之一,如果疼痛减轻后反复出现提示夹层分离继续扩展;疼痛突然加重则提示血肿有破裂趋势;血肿溃入血管腔,疼痛可骤然减轻。因此,要做好生命体征及相关病情变化的记录,并及时汇报医师。② 剧烈疼痛的患者可能出现颜面苍白、大汗淋漓、皮肤湿冷、脉搏快弱及呼吸急促等休克现象。针对疼痛性休克,有效地降压、止痛是治疗的关键。③ 可遵医嘱使用哌替啶或吗啡等止痛药缓解疼痛。

(2)血压的观察及护理:① 遵医嘱使用降压药,达到迅速降低血压、心室收缩力和收缩速率的目的,以减少对动脉壁的冲击力,遏制夹层剥离。② 血压下降且疼痛明显减轻或消失时,提示夹层动脉瘤停止扩展,建议血压收缩压维持在 90～120mmHg。③ 做好病情观察,测量血压时,应同时测量四肢血压,以健侧肢体血压为真实血压。

(3)并发症的观察及护理:在夹层的发病和扩展过程中,可引起相关脏器供血不足、夹层血肿压迫周围软组织或波及主动脉各大分支等情况,因此应持续心电血压监护,密切观察心率、心律、血压、血氧饱和度等变化,严格记录液体出入量,关注患者的主诉。早期发现、及时处理。

3. 多发伤主动脉夹层患者的护理　进行有效评估,优先处理危及生命的损伤,如颅脑损伤、影响呼吸功能的胸外伤、腹腔脏器或血管破裂出血、不稳定型骨盆骨折及盆腔脏器或血管损伤大出血等。在抢救生命,稳定病情后,根据损伤的种类再处理患者的伤口,清洗去污,清除血块、异物和坏死的组织,有效消毒,协助医师清创缝合。

4. 心理护理　该类患者可能存在恐惧、焦虑的护理问题,因此应该避免患者情绪波动过大,及时评估患者的应激反应和情绪状态,关心安慰患者。

三、介入术前护理

1. 体位与活动　绝对卧床休息,合并多发伤时,损伤肢体应局部制动,防止剧烈活动引起再出血。

2. 饮食护理　需要急诊手术的患者根据其病情和手术情况给予禁食禁饮。限期手术的患者以低盐、低脂、高蛋白饮食为宜,忌食辛辣、刺激及胆固醇高的食物。需全麻者术前禁食6h,禁饮2h。

3. 加强呼吸道管理　保持呼吸道通畅。

4. 保留有效的静脉通路　在接受血管活性药物治疗时,原则上需要建立中心静脉通路(CVC)。

5. 病情观察　给予心电监护并做好血压管理,维持有效的循环血容量和合理的血压。

6. 镇静镇痛　采用疼痛评分工具进行疼痛评分,遵医嘱给予镇痛治疗。躁动者给予约束,并遵医嘱使用镇静剂。同时,合并多发伤的患者,若患者损伤的肢体由剧烈疼痛转变为疼痛消失,则可能因损伤的肢体缺血时间较长导致肢体感觉异常或者感觉丧失。

7. 留置导尿管　术前排空膀胱。

8. 检查皮肤　根据不同部位,常规备皮,但是注意不要二次损伤,增加感染的风险。

9. 过敏史评估　患者碘剂过敏史及用药史,并做好相关处理。

10. 完善各项实验室检查及影像学检查。

11. 心理护理　告知患者及家属介入手术相关知识,解除患者及家属思想顾虑。

12. 核对交接　双人核对患者腕带信息,确认无误后,有医护人员共同护送至介入手术室。同时携带好患者的病历、影像资料、术中用药等,并与介入手术室的相关工作人员做好交接工作。

四、介入术中护理

1. 环境、物品准备　手术前、手术间应达到相应的空气净化级别和适宜的温度。同时准备好术中需要使用的无菌物品及耗材等。

2. 安全核查　患者到达介入手术室,交接完毕后,护理人员核对患者手术相关信息,包括患者一般资料、手术名称、麻醉方式、术中用药、影像学资料等。

3. 安置患者　妥善安置患者,指导患者摆放正确体位,同时予心电监护、吸氧、建立静脉通路等。

4. 配合消毒、铺巾、麻醉　放下手术间铅窗的卷帘,暴露患者穿刺部位,同时注意保护患者隐私。协助消毒、铺巾、穿手术衣;打开手术器械包,准备手术器械台。

5. 术中病情观察和护理

(1)针对全麻的患者:观察患者面色、生命体征,及时做好汇报及处理。

(2)对于清醒的患者:在观察患者生命体征的同时,注意观察患者表情、主诉,并及时与患者做好沟通。

（3）并发症的观察：在介入手术中，患者容易发生对碘过敏的现象，与此同时迷走神经反射、肺栓塞、血管穿孔等情况也会有发生的可能，因此，要及时向医师反映术中患者病情变化，及时处理，并做好记录。

6. 手术配合　根据手术的方式、进程等，做好配合工作，及时递送所需的物品，保证手术顺利进行。外伤性主动脉夹层支架植入术的术前、术后影像见图 2-3-2-1 和图 2-3-2-2。

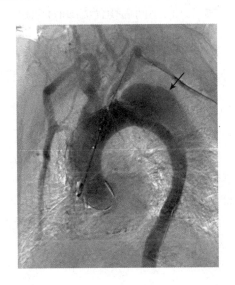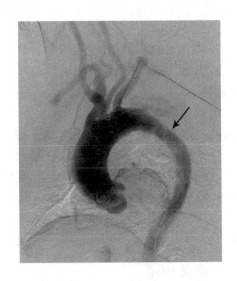

图 2-3-2-1　外伤性主动脉夹层术前造影图　　　　图 2-3-2-2　支架植入后造影图

7. 手术结束　协助医师进行穿刺点加压包扎，协助患者摆放正确的术后体位，同时清点手术物品，对于有管路的患者，妥善固定各导管，并标识。

8. 心理护理　在术中注意与患者的言语交流。可针对手术的进程，简单介绍相关情况，解除患者的恐惧焦虑等问题。

9. 转运交接　医护人员护送患者安返病房，与病房护士做好交接工作。

10. 终末处理　整理手术室环境及物品，做好垃圾分类。

五、介入术后护理

1. 体位与活动　针对不同手术入路：① 股动脉入路，术后需卧床休息 12～24h，卧床期间注意预防相关并发症。② 桡动脉穿刺者，术侧腕关节制动 6～8h，肢体抬高于心脏。起初，下床后活动量不宜过大，活动不宜剧烈，需循序渐进。

2. 饮食护理　当患者无其他基础疾病时，一般术后 6h 无不适即可进食水。全麻患者术后完全清醒生命体征平稳、无胃肠道反应者可试饮水，无呛咳的情况下可进食。并且指导患者多喝水，促进对比剂的排泄。建议术后进食高热量、高蛋白、丰富维生素的饮食，同时注意饮食要清淡且容易消化，如牛奶、蛋汤等。根据病情逐渐过渡到半流质或普通饮食，主张少食多餐，以免引起不适。

3. 对穿刺点和术侧肢体的护理　观察手术部位和穿刺点有无渗血、红肿等。尤其，密切观察足背动脉搏动是否减弱或消失，要与术前进行对比，注意双足同时触摸，以便对照。同时,密切观察患肢颜色、皮温和局部皮肤静脉网充盈情况等,注意预防动脉痉挛、动脉栓塞和静脉栓塞等血循环危象。

4. 水、电解质管理   因考虑创伤导致失血过多及机体处于应激状态等因素,患者很有可能处于低血容量或者水电解质紊乱等问题,因此要记录 24h 尿量,并观察患者有无乏力、食欲差等不适主诉,按需检测电解质指标。

5. 血压的监测   密切监测患者血压,保持正常而平稳的血压,建议血压维持在120mmHg 左右,防止血压波动过大。同时应根据手术方式的不同选择合适的肢体监测血压,以防支架释放后有可能将动脉封堵,导致缺血。

6. 并发症的观察与护理

(1)出血、血肿:严密观察患者穿刺处有无皮下出血、血肿,密切观察血压的变化,警惕低血压的发生。

(2)动脉痉挛:好发于术后 1~3d,术后 24h 内最常见,多与寒冷、疼痛、精神紧张、情绪低落或哭闹等因素有关。经保温、解痉、镇痛等治疗可以好转。

(3)动脉栓塞:动脉缺血主要表现为皮肤颜色苍白、发凉、麻木、感觉异常、动脉搏动减弱等。在临床表现初期与动脉痉挛相同,但是经保温、解痉、镇痛等治疗 20~30min 后循环无改善时,需考虑动脉栓塞。应给予进一步手术处理。

(4)感染:重点观察患者有无出现红、肿、热、痛局部症状,或者高热、寒战等全身症状。同时,遵医嘱使用抗生素,做好感染的预防。

六、延伸护理

1. 行为及饮食指导   避免剧烈活动,劳逸结合,保持乐观心态,并戒烟、控酒。同时,注意饮食搭配,多食蔬菜、水果、杂粮,少食动物脂肪及胆固醇高的食物,保持排便通畅。糖尿病或高血压患者,予低糖、低脂、低盐饮食。

2. 用药指导   按时遵医嘱服用降压药。服药期间教会患者自行测量血压、脉搏。如有不适及时就诊。

3. 康复训练   告知患者功能锻炼的重要性,可防止肌肉萎缩、下肢静脉栓塞的形成等并发症。同时,初期锻炼应该避免重体力活动,做到循序渐进。当出现夹层内血栓机化,即可恢复正常的生活和工作。

4. 定期门诊复查   术后 3 个月、6 个月复查增强 CT,每年定期体检。

5. 建立完整的健康档案   根据患者的个人情况,对患者实施出院计划和定期随访。

(董 兰 卢 涛)

第三节   外伤性静脉损伤出血急诊介入护理

一、疾病知识概述

血管损伤(vascular injury)是指由外来直接或间接暴力侵袭导致血管发生开放性或闭合性的损伤。血管损伤的病因复杂,通常由枪伤、锐器伤或医源性损伤等原因引起。据统计,血管损伤占身体各部位损伤的 0.9%～4%,而医源性血管损伤(因介入检查和治疗及手术等造成)占血管损伤的 10%～15%。血管损伤的常见症状体征包括出血、休克、血肿等。

血管损伤常见并发症有以下方面。① 血栓形成:静脉血栓可引起组织回流障碍。② 感染:开放性损伤可合并感染,亦可发生破伤风及气性坏疽。③ 损伤后血肿:组织损伤并遗留有静脉及淋巴回流受阻引起水肿。④ 假性动脉瘤:动脉部分断裂后,裂口周围血肿,血肿外层机化形成腔,动脉血与血肿腔相通并逐渐增大形成外伤性假性动脉瘤。⑤ 外伤性动静脉瘘:动静脉同时损伤,高压动脉血流向低压静脉腔内形成外伤性动静脉瘘,如动静脉瘘口较大,血液流速较快且涉及重要器官,不及时处理会造成循环衰竭。

本节以探讨外伤性血管损伤(静脉、动脉损伤)并发动静脉瘘为例,阐述其急诊介入护理。

外伤性动静脉瘘又称损伤性动静脉瘘(traumatic arteriovenous fistula,TAVF),是指外伤性血管损伤导致动脉与静脉之间不经过毛细血管床的一种异常交通。多由贯通伤引起,如刀刺伤、枪弹伤、金属碎片损伤等。静脉和动脉同时伴有损伤,动脉的血流即向低压的静脉流去,形成了外伤性动静脉瘘。亦可由医源性因素引起,如动、静脉穿刺等。同一鞘内相邻的动脉和静脉同时受到损伤,动脉血经异常通道流入静脉形成动静脉瘘。如不能及时处理可造成循环系统障碍,导致心力衰竭。

瘘口近端(流出端)动脉因血流增加而明显增粗和扭曲,动脉和静脉侧支循环增加,循环血容量增加导致瘘口近侧血管进行性扩张。TAVF 按血管形状分为四型:① 洞口型。② 导管型。③ 动脉瘤型。④ 囊瘤型。按血流动力学可分为五型:Ⅰ型(H 型瘘)、Ⅱ型(Y 型瘘)、Ⅲ型(U 型瘘)、Ⅳ型、Ⅴ型。

血管损伤传统治疗以外科手段为主,介入治疗辅助配合。传统的手术探查和修复治疗具有一定的盲目性,损伤血管的处理也有一定难度。随着近几年介入技术的发展,介入手术在血管损伤(静脉、动脉损伤)的治疗上有较好的疗效,针对性较强且对血管和其他组织损伤较小。临床研究证实,介入治疗能有效地提高血管损伤(静脉、动脉损伤)并发损伤性动静脉瘘的抢救成功率,是降低或杜绝致残及死亡的有效方法。

常见入栓塞有三种。① 球囊导管阻断血流 + 血管修补术,适合于不能用支架阻隔的瘘口较大的动静脉瘘,属于新型的介入外科杂合手术。② 覆膜支架血管封闭术,适合于能用覆膜支架堵住瘘口的动静脉瘘。③ 血管栓塞术,适合于有些瘘口不栓塞会影响瘘口远端血供者和功能者。

常用的栓塞材料包括明胶海绵颗粒、微球和电解可脱性弹簧圈。

二、急诊紧急处理配合

1. 患者到达急诊后　接诊护士迅速妥善安置患者,同时迅速通知接诊医师接诊,进行首诊病情评估,仔细评估患者是否合并其他外伤。判断患者是否需要立即急诊手术。

2. 根据轻重、缓急进行处理　优先抢救窒息、休克及其他紧急和影响生命的损伤,挽救患者生命,力争恢复肢体血液循环,完善处理血管损伤及合并伤。

3. 评估血管损伤局部情况　评估患者损伤的部位,局部有无出血、有无血肿形成,动脉及肢体远端动脉搏动情况,皮肤颜色及皮温的情况等,在搏动最明显处和扪及搏动处做好标记并记录。

4. 严密监测患者生命体征,遵医嘱给对症治疗　尤其是迅速开放至少 2 条有效的血管通路,包括 CVC,迅速给予止血、补液、扩容等治疗。

5. 协助办理住院手续　尽快安排住院治疗。

三、介入术前护理

1. 一般护理

(1)饮食:术前可自主进食患者,嘱进低盐、低脂、富含维生素、富含膳食纤维、易消化的软食,禁刺激、辛辣、不易消化饮食,多饮水,保持排便通畅,避免便秘。全麻术前禁食 6h,禁水 2h。

(2)卧床休息:指导患者注意休息,取舒适体位,避免损伤病变血管。肢体肿胀时适当抬高患肢。

(3)活动:减少挤压动静脉瘘的机会,避免做增加肢体压力和撞击动静脉瘘的动作及活动,以免扩张血管破裂而大出血,如测血压,扎止血带等。

(4)稳定情绪:指导其放松心情,稳定血压和情绪,避免过度劳累,遵医嘱服药。

2. 病情观察及对症护理

(1)监测患者生命体征,了解是否有高血压和心律、心率异常等情况;既往病史和外伤史,检查肢体有无伤口、瘢痕。

(2)疼痛:肢体肿胀疼痛者,可用 NRS 数字疼痛强度量表进行疼痛程度评分,并评估疼痛的部位、性质、持续时间和伴随症状。

(3)瘘口搏动:触摸瘘口,听诊能判断瘘口进展情况。

(4)患肢血供情况:密切观察患肢肤色、皮温、肢体远端动脉的搏动及有无因缺血引起的指(趾)端坏疽等情况。

3. 心理护理　意外创伤给患者带来紧张、极度恐惧等负面心理,对疾病的控制与康复极为不利,应及时评估患者的心理情况,鼓励患者表达对疾病的认知和情绪反应,针对患者特点,用通俗易懂的语言,鼓励、安慰患者,使其正确认识疾病的发展过程和预后,消除其紧张和恐惧心理。取得患者的信任和合作,主动配合。

4. 术前准备

(1)完善实验室检查,如血常规、生化、凝血、感染性疾病筛查等;影像学检查,如 CT(CTA)、MRA、多普勒超声检查、血管造影等。老年患者必要时进行心功能、肺功能等检查。

(2)根据麻醉方式或急诊手术情况指导禁食、禁水,排空膀胱,如有多发伤血管破裂高危者需术前备血。

(3)术前一般不需要常规备皮,若穿刺点毛发较多,应使用电动剃毛刀或脱毛膏备皮,避免使用剃须刀,防止剃须刀损伤皮肤而增加感染机会。

5. 饮食护理　局麻患者术前不需要禁食,一般鼓励患者少食多餐,进食清淡、易消化的饮食。需全麻术前禁食 6～8h,禁饮 2～4h。

四、介入术中护理

1. 术中常规护理

(1)身份识别:认真核对患者,按照手术核查表进行核对,如姓名、床号、性别、年龄等,做好心理护理。

（2）卧位：指导并协助患者摆放正确的体位，搬运患者注意保护受伤部位，协助摆好平卧位。

（3）建立静脉通路：对严重外伤者要迅速建立静脉通路，及时用药、补液和输血。

（4）病情观察、连接氧气、心电监护：术中严密观察生命体征和患者面色表情，及时与患者沟通，询问有无不适，如有异常，及时向医师汇报，遵医嘱及时处理。完善介入手术护理记录单。关注手术进展，及时递送手术用物。协助技师留取手术前后造影图片（图 2-3-3-1～图 2-3-3-4）。

（5）准备抢救药品、物品、器械，必要时留置导尿。

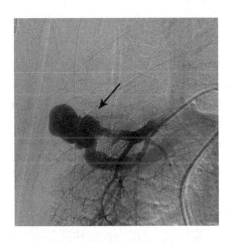

图 2-3-3-1　动静脉瘘术前造影

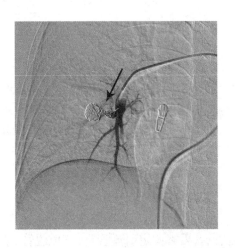

图 2-3-3-2　动静脉瘘术后造影

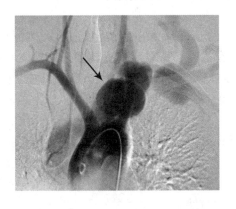

图 2-3-3-3　左侧锁骨下动脉外伤性
AVM 术前

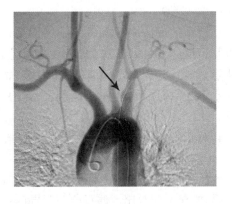

图 2-3-3-4　左侧锁骨下动脉外伤性
AVM 术后

2. 术中物品准备及药物护理　与术者密切配合，及时准确地为术者提供相应材料。介入材料包括导引导管、微导管、显影剂，栓塞材料包括明胶海绵颗粒、微球、弹簧圈，要特别注意型号及数量。术后药物应用及注意事项见表 2-3-3-1。

表 2-3-3-1　介入治疗围手术期用药

药品名称	用途	用药方式	注意事项
肝素	术中肝素化抗凝	植入动脉鞘后静注,首剂 2～3mg/(kg·h),此后半量且每隔 1h 给药	准确记录肝素用量及时间,可用鱼精蛋白紧急中和肝素,10mg(1ml)鱼精蛋白可中和肝素 1000U
罂粟碱	非特异性血管扩张剂,解除血管痉挛	150mg+ 生理盐水 500ml,术中加压维持动脉滴注	罂粟碱易引起呼吸加深、面色潮红、心率加快、低血压等情况
地塞米松	减轻对比剂对血管的刺激	静脉注射 10mg	
低分子肝素	预防血栓	术后次日皮下注射低分子肝素 4100U,12h1 次,连续 3d	定期监测凝血功能,严密观察穿刺处、口腔黏膜、牙龈、皮肤有无出血倾向

五、介入术后护理

1. 体位与活动　妥善安置患者平卧于手术床上,双下肢分开略外展,合理约束患者;有引流管者,妥善固定引流管路,避免脱管、坠床等意外发生;皮肤压力性损伤高危患者必要时给予局部保护。参见第二篇第一章第二节相关内容。

2. 病情观察　严密监测生命体征,予心电监护及低流量吸氧,注意穿刺点敷料有无渗血渗液。

3. 饮食护理　一般术后无不适即可进食水。全麻患者术后完全清醒、生命体征平稳、无胃肠道反应者可试饮水,无呛咳的情况下可进食。因病情需要禁食禁饮者除外。术后饮食注意清淡且营养丰富易消化,如牛奶、豆浆、蛋汤等。此外,术后遵医嘱适当补液,并指导多喝水,以稀释尿液,加速对比剂及术中用药排泄,减轻药物对肾的损害,注意观察尿量和尿色。

4. 对穿刺点和术侧肢体的护理　观察手术部位和穿刺点有无渗血、血肿、感染、皮肤破损;手术侧肢体温度、感觉、颜色、动脉搏动情况。密切观察足背动脉搏动是否减弱或消失,皮肤色泽是否苍白及温度是否下降,毛细血管充盈时间是否延长,穿刺侧下肢有无疼痛和感觉障碍,要与术前对比。注意要双足同时触摸,以便对照。

5. 病情观察及并发症的预防和处理

(1)感染:观察伤口有无渗液,有无红、肿、热、痛等局部感染情况,有无畏寒、发热等全身感染情况,若有术后发现患者畏寒、发热、疼痛等不适,及时通知医师。遵医嘱合理使用抗生素。

(2)支架内漏:一般内漏在术中能及时发现,经球囊再扩张或支架再调整就能解决。

(3)肢体缺血:是栓塞剂使用不当、栓塞剂反流、非靶血管误栓及栓塞面积范围过大所致。注意患者保暖,消除寒冷对血管所造成的刺激性痉挛,促进血液循环。

6. 训练患者排尿、排便功能的恢复

(1)训练患者排尿:目的是达到适当的控尿能力及控制或消除泌尿系感染。对于保留尿管的患者要保持会阴部清洁,每天行尿管护理 2 次,每周更换尿袋 2 次。对痉挛性神经源性膀胱患者,可取坐位嘱其深吸气,闭住会厌,收腹,用手轻压耻骨上方加大压力,引起排尿。间歇性导尿,每 4～6h 导尿一次,可使膀胱有一定的充盈,形成对排尿反应的生理刺激,该冲动传到脊髓的膀胱中枢,即可促进逼尿肌的恢复。间断夹闭尿管,白天 2～3h 一次,夜间 4～5h 一次,使膀胱保持节律性充盈和排空,防止膀胱缩小,促进功能恢复,待病情好转,尽早拔除尿管。告知患者和家属膀胱充盈及尿路感染的表现、感觉,鼓励患者多饮水,以减少尿路感染。

(2)训练患者排便:应先确定患病前患者的排便习惯,并维持适当的高纤维素饮食与水分的摄入,以患者的习惯选择 1d 中的一餐后进行排便训练。因餐后有胃结肠反射,可在患者臀下垫便盆,教导患者有效地以腹部压力来引发排便;指导并教会患者顺肠蠕动方向自右下腹-右上腹-上腹-左上腹-左下腹,由轻而重,再由重而轻按摩腹部。督促患者养成定时排便的习惯,必要时用润滑药、缓泻药、灌肠等方法解除便秘。

7. 心理护理 意外创伤给患者带来紧张、极度恐惧焦虑等负面心理,对疾病的控制与康复极为不利,应及时评估患者的心理情况,并针对患者特点,用通俗易懂的语言,鼓励、安慰患者,使其正确认识疾病的发展过程和预后,消除其紧张和恐惧心理。取得患者的信任和合作,主动配合。

(黄 宇 高方琪)

第四章 危重孕产妇救治中心建设和急诊介入护理

第一节 中国危重孕产妇救治中心建设

一、概述

国民经济和社会发展"十三五"规划和《"健康中国 2030"规划纲要》将孕产妇死亡率、婴儿死亡率作为主要健康指标,提出了明确任务和目标,各区域建立危重孕产妇救治中心迫在眉睫。随着"二胎政策"的全面开放,高龄危重孕产妇及发生相关并发症概率也随之增加,保障母婴安全面临新挑战。

危重孕产妇救治中心是整合妇产科、儿科、介入科、内科、外科、急诊科、麻醉科、重症医学科、输血科、医技等医疗资源,为产科疑难病特别是急危重症孕产妇的诊断和治疗提供坚强的后盾,进而建立高效、规范救治的相对独立的诊疗单元。

为加强危重孕产妇救治中心建设与管理,提高救治能力和服务质量,保障救治服务的及时性和安全性,建立完善转会诊和救治网络,切实降低孕产妇死亡率,根据《国家卫生计生委关于加强母婴安全保障工作的通知》(国卫妇幼发〔2017〕42 号)要求,省级普遍建立了若干个危重孕产妇救治中心,市、县两级基本建立了至少 1 个危重孕产妇救治中心。国家卫生计生委研究制定了《危重孕产妇救治中心建设与管理指南》(以下简称《指南》),于 2018 年 1 月 8 日发布实施。指南围绕保障母婴安全这个主题,聚焦预防、减少孕产妇死亡,对危重孕产妇救治中心的区域组织管理、机构内部管理、业务管理及服务能力、设施设备配备、人员配置、工作制度等提出了明确要求,重点用于指导各级危重孕产妇救治中心建设,加强其救治能力与质量安全管理。紧密结合指南要求,重点突出机构内部管理、业务管理、服务能力、设施设备管理、人员配置及工作制度等方面内容。

二、危重孕产妇中心区域组织管理

国家卫生健康委员会(国家卫生健康委)是我国危重孕产妇救治中心建设的行政主管部门,主导危重孕产妇救治中心相关指南、政策的制定和建设发展的方向。各省(市、区)卫生行政管理部门组织成立以省(市、区)卫生健康委分管领导为组长的危重孕产妇救治中领导小组,在国家卫生健康委的指导下开展区域内危重孕产妇救治中心建设和管理工作。医院成立危重孕产妇救治中心领导小组,分管院长任组长。负责危重孕产妇救治中心的申报认证和管理工作。危重孕产妇救治中心组织管理架构见图 2-4-1-1。

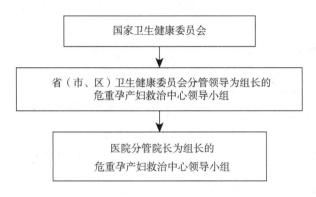

图 2-4-1-1 危重孕产妇救治中心组织管图

(一)国家卫生健康委的主导作用

2018 年 1 月国家卫生健康委员会研究制定了《危重孕产妇救治中心建设与管理指南》。该指南从总则、区域组织管理、机构管理、业务管理、监督管理、附则六个方面进行详细的说明及阐述,为危重孕产妇救治中心建设与管理提供了指导原则,推动保障各级中心建设工作稳步开展。

(二)省卫生健康委危重孕产妇救治中心管理小组职责

由省(区、市)卫生健康委主管领导担任组长,主要牵头负责保障母婴安全协调工作机制,明确职责任务,建立助产机构、急救中心和血站联动机制,强化救治、用血、转运等重点环节保障,定期召开会议研究解决工作中的突出问题;二是地方各级卫生行政部门应当强化危重孕产妇救治分片责任落实。要结合医联体建设划定危重孕产妇救治责任片区,建立危重孕产妇会诊、转诊、技术指导等双向协作关系,确保转诊救治网络覆盖全部助产机构;三是对危重孕产妇救治联盟(专家组)进行管理并对危重孕产妇救治中心培训、现场调研评价等工作进行指导。

(三)医院危重孕产妇救治中心管理小组职责

三级医疗机构应当按照职责,切实承担起危重孕产妇的救治、会诊和接诊任务,定期派员下沉到辖区助产机构指导,提升基层高危孕产妇管理水平和危急重症救治能力,促进优质医疗资源动态配置,制定和完善全过程质量控制相关制度和规范,定期分析医疗与护理质量,提出改进意见并落实,常规开展孕产妇病情、诊疗效果评估工作,保证本中心医疗与护理技术质量和服务质量的持续改进。危重孕产妇救治中心建设需要医院领导的高度重视,在人、财、物等各方面给予支持,在新技术开展和多学科协作方面给予激励,同时要做好院内危重孕产妇救治的诊疗规范流程。

三、危重孕产妇中心建设标准

(一)区域组织管理

承担危重孕产妇救治任务的医疗机构,应当具备较强的危重孕产妇临床救治能力等基本条件。危重孕产妇救治中心服务能力基本要求见表 2-4-1-1。各级危重孕产妇救治中心应当具备开展危重孕产妇救治工作所需的设施、设备、人员、服务能力等基本条件。医疗机构对于具备转运条件的孕产妇由医务人员护送至上级危重孕产妇救治中心；不具备转诊条件的，上级危重孕产妇救治中心应当通过电话、视频等远程指导或派员赴现场会诊、指导。各级危重孕产妇救治中心要建立急救绿色通道，有专人负责接诊工作，并向护送的医护人员询问病情和前期抢救情况，查看病历和抢救记录，确保有效衔接和绿色通道畅通。

表 2-4-1-1　危重孕产妇救治中心服务能力基本要求

序号	项目	危重孕产妇救治中心		
		县级	市级	省级
1	产科床位数/张	原则上 ≥ 30	原则上 ≥ 40	原则上 ≥ 40
2	年分娩量/人次	≥ 2000	≥ 4000	≥ 4000
3	高危孕产妇比例	≥ 40%	≥ 70%	≥ 70%
4	ICU 支持	原则上应当有独立ICU，并保障危重孕产妇救治床位	应当设置 ICU，并保障孕产妇救治床位	设立独立的产科 ICU或医院 ICU 保障孕产妇救治床位

说明：地方各级卫生计生行政部门可根据本地实际酌情调整。

(二)机构管理

危重孕产妇救治中心设立产科安全管理办公室，由分管院长任组长，协调建立高危孕产妇救治、转诊等机制，建立院内多学科分工协作机制，实现高危孕产妇全程管理及危重孕产妇的有效救治、快速会诊和迅速转运，危重孕产妇救治中心应当建立完善的通讯、监控、网络与临床信息管理系统。建立健全相关数据库，收集危重孕产妇救治信息，并按要求及时向各级卫生行政部门报送相关信息资料，落实孕产妇死亡个案月报制度，发生孕产妇死亡案例应第一时间通报。成立由产科、儿科、重症医学科及内科、外科、妇科、急诊科、麻醉科、放射科、输血科、检验科、药剂科、介入血管科等相关业务科室专家为成员的院内危重孕产妇急救小组(传染病专科医院需增加相关传染病科专家)，救治中心可以根据需要配备适当数量的医疗辅助人员，有条件的可配备相关技术人员，危重孕产妇救治中心人员配备要求见表 2-4-1-2。救治中心其他成员由以上相关科室医护人员组成。

表 2-4-1-2　危重孕产妇救治中心抢救床位和人员配备要求

序号	项目	危重孕产妇救治中心		
		县级	市级	省级
1	抢救床位数	≥ 2	≥ 6	≥ 8
2	医师床位比	≥ 0.8	≥ 0.8	≥ 0.8
3	护士床位比	≥ 2.5	≥ 2.5	≥ 2.5

续表

序号	项目	危重孕产妇救治中心		
		县级	市级	省级
4	医师高级职称构成比	≥ 30%	≥ 40%	≥ 40%
5	业务负责人技术职称	副高级以上≥1人，从事相关专业10年以上	副高级以上≥2人，从事相关专业10年以上	副高级以上≥4人，从事相关专业10年以上

危重孕产妇救治中心的建筑布局应当符合环境卫生学和医院感染预防与控制的原则，同时应当设有危重抢救设备设施齐全的抢救病房或病区，且方便危重孕产妇转运、检查和治疗的区域，以邻近产房、手术室、急诊室为宜。救治中心抢救病房具体建设标准参照综合医院 ICU 建设标准，并满足危重孕产妇救治需求和突出产科特色。

危重孕产妇救治中心的抢救床位数量根据服务区域层级、服务范围大小、辖区人口数量和实际收治患者的需要设定。救治中心抢救床位使用率以 65%～75% 为宜，超过 80% 则应当适当扩大规模，按照功能任务要求系统化配置相关设施条件及必要的监护、治疗设备及中心监护系统，病床除配备完善的功能设备带或功能架，提供电、氧气、压缩空气和负压吸引等功能支持外，还应当配备床旁监护，进行心电、血压、脉搏、血氧饱和度、有创压力监测等基本生命体征监护。为便于安全转运患者，每个单元应当配备便携式监护仪、便携式呼吸机等设备。危重孕产妇救治中心抢救设备配置要求详见表 2-4-1-3。

表 2-4-1-3　危重孕产妇救治中心抢救设备配置要求

序号	设备	县级	市级	省级
1	专业抢救设备及器械			
1.1	胎心监护仪	若干	若干	若干
1.2	多普勒胎心监护仪	若干	若干	若干
1.3	产包	若干	若干	若干
1.4	清宫包	若干	若干	若干
1.5	缝合包	若干	若干	若干
1.6	宫纱（或水囊）	若干	若干	若干
1.7	产钳	若干	若干	若干
1.8	胎头吸引器	若干	若干	若干

序号	设备	县级	市级	省级
1.9	阴道拉钩	若干	若干	若干
1.10	宫颈钳	若干	若干	若干
1.11	新生儿抢救台	≥1台	≥1台	≥2台
1.12	新生儿监护仪	≥1台	≥1台	≥2台
1.13	新生儿转运暖箱	≥1台	≥1台	≥2台
1.14	新生儿喉镜(气管插管)	≥1台	≥1台	≥1台
1.15	新生儿呼吸机	≥1台	≥1台	≥2台
1.16	T组合复苏器(新生儿复苏囊)	≥1台	≥1台	≥2台
1.17	新生儿低压吸引器	≥1台	≥2台	≥2台
1.18	胎粪吸引管	若干	若干	若干
2	ICU基本设备			
2.1	床头设备带或吊塔(含吸氧、负压吸引、压缩空气,UPS、漏电保护装置等)	≥床位数100%	≥床位数100%	≥100%
2.2	ICU专用病床(含床头桌、防压疮床垫)	≥床位数100%	≥床位数100%	≥100%
2.3	中心监护系统	≥1套	≥1套	≥1套
2.4	床旁监护系统(心电、血压、脉搏、血氧饱和度、有创压力监测模块)	≥床位数100%	≥床位数100%	≥床位数120%
2.5	呼气末二氧化碳检测仪	不要求	≥1台	≥1台
2.6	连续性血流动力学与氧代谢监测设备(心排血量测定仪)	不要求	≥1台	≥1台
2.7	呼吸机	≥床位数80%	≥床位数80%	≥床位数80%
2.8	便携式呼吸机	≥1台	≥1台	≥1台

序号	设备	县级	市级	省级
2.9	便携式监护仪	≥1台	≥1台	≥1台
2.10	除颤仪	≥1台	≥1台	≥1台
2.11	体外起搏器	≥1台	≥1台	≥1台
2.12	纤维支气管镜	≥1台	≥1台	≥1台
2.13	心电图机	≥1台	≥1台	≥1台
2.14	血气分析仪(床旁)	≥1台	≥1台	≥1台
2.15	输液泵	≥床位数100%	≥床位数200%	≥床位数200%
2.16	注射泵	≥床位数200%	≥床位数300%	≥床位数300%
2.17	输血泵	≥1台	≥2台	≥2台
2.18	肠内营养输注泵	≥床位数50%	≥床位数50%	≥床位数50%
2.19	防下肢静脉血栓发生的器械	若干	若干	若干
2.20	心肺复苏抢救装备车(含急救器械)	≥1台	≥2台	≥2台
2.21	电子升降温设备	≥1台	≥1台	≥2台
2.22	输液加温设备	≥1台	≥1台	≥2台
2.23	空气消毒净化设备	根据具体房屋面积确定	根据具体房屋面积确定	根据具体房屋面积确定
2.24	血糖仪	≥1台	≥1台	≥1台
2.25	床旁彩超	≥1台	≥1台	≥1台
2.26	血液净化仪	不要求	≥1台	≥2台
2.27	床旁X光机	≥1台	≥1台	≥1台

(三)业务管理

危重孕产妇救治中心要针对产后出血、新生儿窒息等孕产妇和新生儿主要死因,制订应急预案,逐一建立完善抢救程序与规范,如制定危重孕产妇救治服务流程并定期演练。危重孕产妇抢救服务流程见图 2-4-1-2。

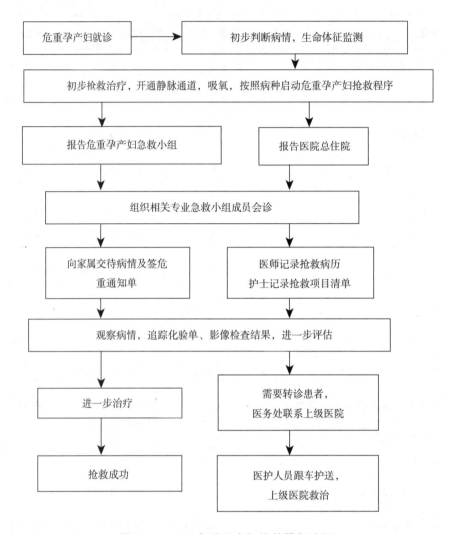

图 2-4-1-2   危重孕产妇抢救服务流程

各级危重孕产妇救治中心应当建立业务能力持续提升机制,贯彻落实医疗质量安全核心制度。上级危重孕产妇救治中心要强化对基层业务指导,结合收治的上转的危重孕产妇情况对基层进行培训。基层救治中心对上转的危重孕产妇要进行追踪,及时了解和学习上级中心的救治方案。

危重孕产妇救治中心应当建立快速反应团队,每季度开展至少 1 次专项技能培训和快速反应团队急救演练,紧急剖宫产自决定手术至胎儿娩出时间(DDI)应当努力控制在30min 以内并逐步缩短。制订各类人员的工作职责,规范诊疗常规。建立完善高危妊娠管理、孕产妇危重症评审、孕产妇死亡评审等制度。危重孕产妇救治中心基本工作制度包括高危妊娠管理制度、危重孕产妇管理细则、危重孕产妇转运急救流程、接受转诊和信息反馈制度、疑难危急重症病例讨论制度、危重孕产妇抢救报告制度、孕产妇危重症评审制度、孕产妇死亡评审制度、培训和急救演练制度、突发事件应急处理管理制度、抢救用血制度、各级医师负责制度、急救药品管理制度、信息登记制度、医院感染管理制度、医疗质量管理评估制度、医院安全管理制度、伦理学评估和审核制度、不良事件防范与报告制度、危重孕产妇医患沟通与媒体沟通制度。

（四）人员基本技能的培训

1. 专业理论和技术培训 救治中心相关医护人员应当接受过严格的专业理论和技术培训,须掌握相关法律法规,具有相应资质,能够胜任对危重孕产妇进行各项监测与治疗的要求。

2. 学科轮转培训 救治中心相关医师应当经过相关学科轮转培训,完成专科业务培训并考核合格。

3. 高危妊娠和重症医学相关理论知识培训 救治中心相关医师应当具备高危妊娠和重症医学相关理论知识。掌握重要脏器和系统的相关生理、病理及病理生理学知识、救治中心相关的临床药理学知识和伦理学概念。

4. 救治中心妇产科医师应当掌握高危妊娠的基本理论知识

（1）妊娠及分娩并发症:妊娠高血压疾病、胎儿窘迫、产科出血、休克、弥散性血管内凝血（DIC）、羊水栓塞、严重感染、静脉血栓形成及肺栓塞症等。

（2）妊娠合并症:心脏病、肝病、肾病、血液系统疾病、分泌系统疾病、多脏器功能衰竭、外科合并症等。

（3）妊娠合并性传播疾病/艾滋病。

（4）阴道助产技术。

（5）新生儿急救的基础理论。

（6）危重孕产妇救治需要的其他知识。

5. 救治中心重症医学医师需要掌握的基本理论知识 应当掌握重症患者重要器官、系统功能监测和支持的基本理论知识,包括:复苏;休克;呼吸衰竭;心功能不全、严重心律失常;急性肾功能不全;中枢神经系统功能障碍;严重肝功能障碍;胃肠功能障碍与消化道大出血;急性凝血功能障碍;严重内分泌与代谢紊乱;水电解质与酸碱平衡紊乱;肠内与肠外营养支持;镇静与镇痛;严重感染;多器官功能障碍综合征;免疫功能紊乱。

6. 救治中心相关医师应当掌握的基本技能 分娩期并发症包括子宫破裂、羊水栓塞、重度子痫前期、子痫及其并发症、胎盘早剥、前置胎盘及其并发症等处理措施;产后出血及失血性休克防治措施;静脉血栓及肺栓塞等各种救治技能;新生儿窒息复苏技术及早产儿处理;危重孕产妇救治需要的其他技能。

7. 救治中心相关医师应当具备独立完成的监测与支持技术的能力 除一般临床监护和治疗技术外,应当具备独立完成以下监测与支持技术的能力包括:心肺复苏术;人工气道建立与管理;机械通气技术;纤维支气管镜技术;深静脉及动脉置管技术;血流动力学监测技术;胸腔穿刺、心包穿刺术及胸腔闭式引流术;电复律与心脏除颤术;床旁临时心脏起搏技术;持续血液净化技术;疾病危重程度评估方法。

8. 培训级别 救治中心相关医师每年至少参加1次省级或省级以上重症医学相关继续医学教育培训项目的学习,不断加强知识更新。

9. 救治中心相关护士需要的培训 救治中心相关护士需要熟练掌握重症护理基本理论和技能。

（徐 苗 李 霞）

第二节　产后大出血急诊介入护理

一、疾病知识概述

产科出血是孕产妇在妊娠期、产时和产后发生的出血,有为数众多的孕产妇因失血过多导致重度贫血及失血性休克,需要紧急输血,甚至切除子宫治疗。出血的主要原因:剖宫产术后的瘢痕妊娠、前置胎盘、胎盘植入、宫缩乏力、子宫损伤及延迟性产后出血(分娩 24h 后出血)等。其主要表现为孕产妇的间断性或持续的阴道出血、失血性贫血、失血性休克等。产科出血是引起产妇发病率和死亡率的主要原因。绝大多数产科出血所导致的孕产妇死亡是可避免或创造条件可避免的,关键在于早期诊断和正确处理。

产后出血(postpartum hemorrhage,PPH)指胎儿娩出后 24h 内,阴道分娩者失血量≥ 500ml,或剖宫产者失血量≥ 1000ml。产后出血因其出血量大、速度快、非常凶险,严重危及孕产妇的生命安全。由于在收集和测量出血量时容易受到主观因素影响,有学者对 PPH 给出一个易于定量的定义:产前至产后或者产前至输血前血细胞比容下降 10% 以上。根据出血量,PPH 分为轻度(500～1000ml)或严重(> 1000ml)。严重 PPH 可进一步分为中度(> 1000～2000ml)和重度(> 2000ml)。

诊断产后出血的关键在于对出血量有准确的测量和估计,错误地低估出血量将会延误抢救时机。突发大量的产后出血易得到重视和早期诊断,而缓慢、持续的少量出血和血肿容易被忽视。从阴道口流出的失血量并不能代表失血总量(如隐匿性胎盘早剥),估计失血量时需充分结合血流动力学、临床休克表现、胎儿危象等。值得注意的是,出血速度也是反映病情轻重的重要指标。重症产后出血情况包括:出血速度 > 150ml/min,3h 内出血量超过总血容量的 50%,24h 内出血量超过全身总血容量。

PPH 的原因较多,包括与宫缩异常有关的,如子宫收缩异常、子宫过度膨胀、羊膜腔感染、子宫功能或者解剖异常等,其危险因素包括羊水过多、多胎妊娠、巨大胎儿、胎膜迟破、急产、滞产、子宫肌瘤、前置胎盘、子宫畸形等(表 2-4-2-1)。

表 2-4-2-1　PPH 的原因及危险因素 / 注释

类别	危险因素或注释
1. 宫缩 子宫收缩异常	
子宫过度膨胀	羊水过多、多胎妊娠、巨大胎儿
羊膜腔感染	发热、胎膜迟破
子宫功能或者解剖异常	急产、滞产、前置胎盘、子宫畸形
使用子宫松弛剂如镁和硝苯地平膀胱膨胀	特布他林、卤代麻醉剂可能妨碍子宫收缩
2. 组织 妊娠产物残留胎盘小叶或副胎盘残留	
凝血块残留	

续表

类别	危险因素或注释
3. 损伤	
生殖道损伤	
宫颈、阴道或会阴撕裂伤	急产、剖宫产
子宫破裂	胎位不正、深部操作
子宫内翻	先前子宫手术
	多次妊娠且脐带过度牵拉
4. 凝血酶	
凝血功能异常	
原有疾病	
甲型血友病	
原发性血小板减少性紫癜	紫癜
血管性血友病	
既往 PPH 病史	
妊娠期间发病	
妊娠期血小板减少症	紫癜
先兆子痫合并血小板减少症如溶血 - 肝酶升高 - 血小板减少综合征	血压升高
DIC	
妊娠高血压伴合并症	凝血病
宫内死胎	胎儿死亡
严重感染	发热、中性粒细胞增多 / 减少
胎盘早剥	产前出血
羊水栓塞	突然衰竭
抗凝治疗	栓塞病史

产后出血治疗原则为针对原因迅速止血、补充血容量、纠正休克及预防感染。首先采取包括裂伤缝合、宫腔填塞、纠正凝血功能障碍和应用宫缩药物等保守治疗措施。当这些措施无效时,可采取手术结扎子宫供血动脉或切除子宫的方法,后者将使患者丧失生育能力。以血管造影评估和栓塞治疗为核心的介入技术治疗产后出血在国内开展有近 20 年的历史。介入栓塞技术应用于产后出血,不仅可以迅速止血,治疗成功率高,同时保留了患者的生育能力,并且操作简便、术后恢复快、术后并发症少,已逐渐成为产后出血的重要治疗方法。

PPH 的救治流程见图 2-4-2-1。

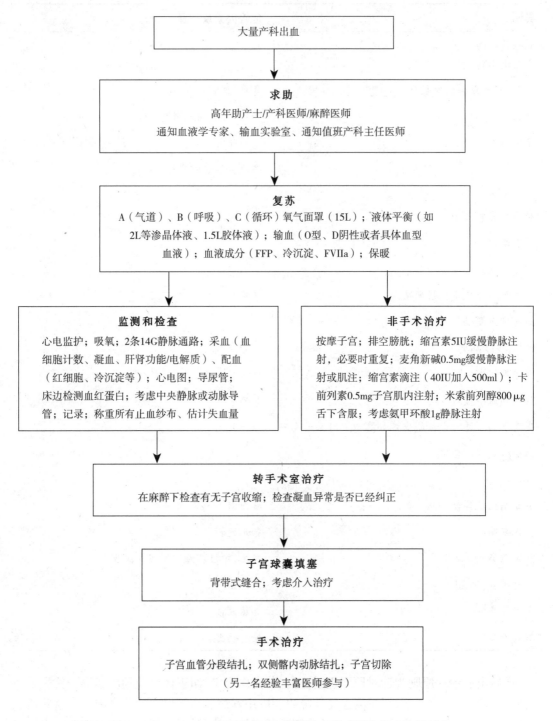

图 2-4-2-1 PPH 管理流程（宜同时做复苏、监测、检查和治疗）

二、介入术前紧急处置配合

产后出血是分娩期严重的并发症,是孕产妇死亡的主要原因。患者通常病情危急,恶化迅速,需要争分夺秒抢救处理。产科医师评估病情,介入医师紧急会诊,通知介入手术室准备急诊手术,必要时请泌尿外科、麻醉科、检验科和服务队做好支援准备。/护士迅速建立并保持三条以上静脉(20G留置针)通路,最好两侧肘正中静脉各一路,足背静脉一路或者建立中心静脉导管(CVC),给予扩容、止血、预防感染等治疗。充分做好术中抽血、输血、快速扩容等抢救准备。留置尿管,便于排空膀胱,及时观察小便颜色、性状和量。检测血红蛋白含量、凝血功能、心肝肾功能。对处于休克状态的危重患者应监测中心静脉压以指导补充的液体量。给予患者氧气吸入,安抚患者,减轻恐惧心理反应。

　　介入手术室护士为急诊患者开通绿色通道;迅速打开手术室层流设备,准备造影用消毒包、穿刺针、导丝、导管、血管鞘、明胶海绵等介入所需耗材。协助患者取仰卧位,给予心电监护,吸氧,评估产妇心理状态,稳定情绪积极和患者家属沟通,获得家属的知情同意和配合。同时准备好急救物品,做好急救准备。对于胎盘残留的出血患者,必要时准备好剖宫产器械包,随时做好剖宫准备。

三、介入术中护理

　　患者安全转运到介入手术室,接诊护士迅速、平稳地将患者过渡至手术台上,检查并记录生命体征、意识、宫缩、阴道出血量、膀胱充盈度,进行病情评估。

　　1. 安全核查　护理人员再次核对患者手术相关信息,包括患者一般资料、手术名称、麻醉方式、术中用药等。

　　2. 安置患者　妥善安置患者体位。给予心电监护,吸氧,评估产妇心理状态,稳定情绪积极和患者家属沟通,获得家属的知情同意和配合。

　　3. 保持静脉输液通畅　及时输血、输液,严格无菌操作。针对产后出血的原因,遵医嘱使用抗生素、缩宫素等治疗。

　　4. 保持血液输注通畅　防止输血管道扭曲、受压。当出现针头脱落、移位或阻塞时需及时处理。严密观察受血者有无输血不良反应,如出现异常情况应及时处理。加压输血时,全程监护。

　　5. 密切观察　观察患者血压、脉搏、呼吸、血氧饱和度等生命体征及病情动态变化。密切监测患者血常规、电解质、血红蛋白含量、凝血功能、心肝肾功能,做好补充悬浮红细胞、血浆、血小板、纤维蛋白原的准备,防止 DIC 发生。

　　6. 加强体温管理　患者精神紧张,导致肢体末梢血运不良。加之失血,需对患者采取适当的保温措施。

　　7. 关注手术进展情况　及时准确递送术中用物,核查术中使用器材。手术前后对比图片见图 2-4-2-2、图 2-4-2-3。

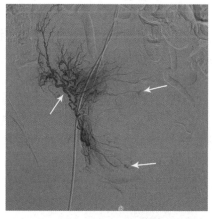

图 2-4-2-2　右侧子宫动脉栓塞前

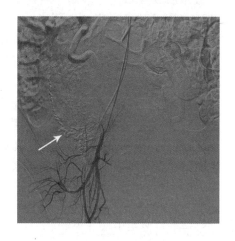

图 2-4-2-3　右侧子宫动脉栓塞后

8. 对比剂过敏的护理　注射对比剂后询问患者有无不适,注意是否出现皮肤瘙痒、呼吸困难等反应,一旦发现遵医嘱给予地塞米松 10mg 肌内注射或静脉注射,并进一步观察。

四、介入术后护理

1. 病情观察

（1）观察生命体征,持续 24h 监测患者的意识状态、心率、血压、呼吸、血氧饱和度,每 30min 记录 1 次,直至患者生命体征平稳。

（2）记录阴道出血量,观察子宫收缩、宫底高度、子宫硬度情况,评估栓塞效果和有无再次出血发生的风险。可以配合有节律的按摩子宫,以促进宫腔内血凝块、积血或异物排出。

（3）观察伤口敷料是否清洁、干燥。观察穿刺侧肢体末梢血液循环、皮肤色泽和温度、足背动脉搏动及肌力。

（4）术后 24h 注意观察并记录尿量及颜色的变化。

（5）积极补液、抗生素预防感染和对症支持治疗。

2. 体位与活动　参见第二篇第一章第二节。

3. 饮食护理　根据医嘱给予高蛋白、高热量、高维生素、易消化饮食。术后鼓励多饮水,前 3h 饮水量达 500ml/h,每天尿量不少于 2000ml,促进对比剂的排出。多食蔬菜、水果、杂粮,保持排便通畅。

4. 用药护理　遵医嘱合理使用抗生素,避免感染,并给予支持治疗。

5. 风险评估及并发症的预防　产后出血栓塞的并发症罕见。通常产妇都很年轻、健康、没有血管疾病。从技术上角度讲,插管和血管造影比较容易。另外围产期子宫及供血动脉均处于高血流状态,很少发生栓塞颗粒的异常反流。

（1）栓塞后综合征:表现为发热、疼痛、恶心、呕吐、乏力等。多数发生在术后 24h 内,并在 7d 内逐渐好转,是常见的术后并发症。短暂发热是栓塞后最常见的并发症,术后发热一般不高于 38.5℃,为术后吸收热,通常不需要抗生素治疗,1 周内可降至正常,体温过高时可遵医嘱使用退热药。疼痛与子宫动脉栓塞后子宫的缺血相关。

疼痛的程度从轻度至重度绞痛不等,镇痛方法取决于疼痛的严重程度,可选择使用非甾体抗炎药物、镇痛泵自控镇痛、阿片类药物口服或胃肠外给药。疼痛的持续时间长短不等,一般术后 2～5d 逐渐缓解。若疼痛超过 1 周并较为剧烈时,应警惕继发感染、栓塞器官的坏死、误栓等严重并发症的可能。

（2）血栓形成:分为动脉及静脉血栓。动脉血栓形成主要为过度压迫穿刺点,或栓塞剂误栓等造成组织器官及肢体缺血坏死,是危害较大的并发症之一,多出现于术后 1～3h。及时发现尤其重要,应术后每 30min 了解足背动脉搏动情况。

如血栓已经形成或栓塞,需要平衡溶栓与继发出血的风险,有条件的单位建议请相关科室会诊,做好手术取血栓的准备。静脉血栓多在下肢制动后或卧床过程中形成下肢静脉血栓,表现为下肢肿胀、肤色及皮温改变;血栓形成后栓子脱落,可导致肺栓塞、脑栓塞等危及生命的严重并发症,需做好抢救准备。

（3）异位栓塞:因髂内动脉前干不仅发出子宫动脉,还有膀胱动脉、阴道动脉、阴部内动脉等,对双侧髂动脉及上述动脉栓塞,可出现大小阴唇坏死、膀胱局部坏死等,超选择性子宫动脉栓塞可避免上述并发症。

（4）月经过少:术后部分患者因子宫动脉血管网栓塞而出现子宫内膜部分坏死,可出现月经量明显减少,性激素检查未见明显异常,此部分患者如无生育要求,可予观察,毋需处理。

（5）闭经:为子宫动脉栓塞的远期并发症,分为卵巢性闭经及子宫性闭经。卵巢性闭经主要是供血于卵巢的动脉,如子宫动脉卵巢支或卵巢动脉血流阻断而导致卵巢缺血坏死,卵巢功能衰竭而出现闭经,需长期口服激素类药物维持体内激素的水平。子宫性闭经为子宫内膜缺血坏死,内膜生长受损而导致,不影响激素分泌,可予观察,但患者无法生育。

（6）误栓:最常见是臀上动脉误栓,表现为臀部剧烈疼痛、下肢感觉异常,但通常呈自限性。如患者出现疼痛及异常感觉,应向患者讲解原因,以消除顾虑。评估疼痛强度,遵医嘱使用镇痛药。

五、延伸护理

1. 建立患者档案　患者出院前建立健康档案,纳入随访和延伸服务范畴。对患者实施出院计划和随访、延伸护理服务。

2. 活动与休息　保证足够的睡眠和休息,避免劳累。

3. 饮食与营养　饮食品种多样化,营养均衡丰富,多食含铁量高的食物。

4. 养成良好的卫生习惯　保持外阴清洁,勤洗澡、勤更衣,预防盆腔感染。产后大出血者 3 个月内禁止性性生活。

5. 定期随访复查　如出现下腹坠痛、阴道出血或分泌物异常,及时就诊。

（高　岚　牛广颖　刘文萍）

第三节　急性瘢痕妊娠大出血急诊介入护理

一、疾病知识概述

剖宫产瘢痕妊娠(cesarean scar pregnancy,CSP)指既往有剖宫产手术史的孕妇,此次妊娠受精卵着床于子宫前壁下段的瘢痕部位,属一类特殊且高风险异位妊娠。近 10 余年来,随着剖宫产率的增加和国家生育政策调整,有剖宫产史的女性再次妊娠数量明显增加,CSP发病呈上升趋势。若 CSP 患者未能得到及早诊断和恰当处理,则可能发生严重出血,甚至可能切除子宫,给妇女造成严重的健康损害,严重者危及生命。

根据妊娠时限不同,又可分为早期 CSP、中期 CSP 和晚期 CSP。早期 CSP(妊娠 12 周末以前)可诊断为"早期妊娠,CPS";中期 CSP(妊娠 13～27 周末)诊断为"宫内中期妊娠,CPS,胎盘植入",若同时伴发胎盘前置,则应诊断为"宫内中期妊娠,CPS,胎盘植入、胎盘前置状态";晚期 CSP(妊娠 28 周以后)如同时伴发前置胎盘,即构成"凶险性前置胎盘",可导致孕产妇难以控制的严重出血及多种并发症,甚至死亡。

目前常用 CSP 分型,是在超声下,依据妊娠囊生长方向及妊娠囊与膀胱后壁间子宫肌层厚度做出的分型,包括 Ⅰ 型 CSP、Ⅱ 型 CSP、Ⅲ 型 CSP 和包块型 CSP,对临床治疗有一定指导价值。

CSP 的治疗以综合治疗为主,尚未形成统一治疗方案。可用于 CSP 治疗的主要手段:

① 全身及妊娠组织局部化疗。② 超声监视下清宫术。③ 阴式或腹腔镜下子宫下段病灶切除术。④ 宫腔镜电切术。⑤ 介入治疗 - 子宫动脉栓塞术（uterine artery embolization，UAE）。⑥ 子宫切除术等。目前临床上开展的球囊阻断术，根据阻断血管位置不同可分为腹主动脉球囊阻断、髂总动脉球囊阻断及髂内动脉球囊阻断，均可以减少失血量，降低子宫切除风险。腹主动脉球囊阻断仅需单侧穿刺、单侧置管，髂总动脉球囊阻断和髂内动脉球囊阻断则需双侧穿刺、双侧置管。任何一种单一治疗方法均存在局限性与不足，UAE 辅助下各种方式妊娠物清除术，逐渐成为早期 CSP 治疗的主流方案。UAE 在中、晚期 CSP 处理中也发挥着重要作用，正逐步受到广大临床工作者的重视。介入治疗技术应用于产后出血在国内开展有近 20 年的历史，这项技术不仅可以迅速止血、保留子宫，并且操作简便、术后恢复快、术后并发症少，介入治疗已逐渐成为产后出血的重要治疗方法。

　　介入治疗 CSP 的优势：① UAE 治疗后子宫主要血供被阻断，可达到迅速有效止血或预防出血目的。② 剖宫产瘢痕病灶局部缺血缺氧，可促进胚胎及滋养叶细胞坏死、萎缩及脱落，降低后续宫腔操作术中及术后发生大出血风险。③ UAE 可加速血人绒毛膜促性腺激素（hCG）水平下降，缩短月经复潮时间。④ 通过选择合适规格可吸收性颗粒栓塞剂栓塞微循环以上管腔而不破坏正常组织毛细血管床，可保证毛细血管层面侧支循环通畅，使子宫可通过毛细血管获取适量血供，不致发生栓塞后子宫壁缺血坏死。明胶海绵颗粒在 2～3 周后开始吸收，3 个月后可完全吸收，使 90% 以上被栓塞血管再通，最大程度保留患者再次生育能力。腹主动脉球囊阻断术前造影和腹主动脉球囊阻断术中效果图见图 2-4-3-1、图 2-4-3-2。

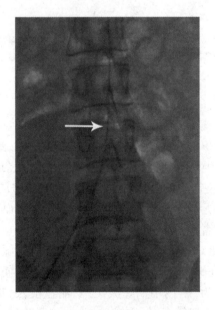 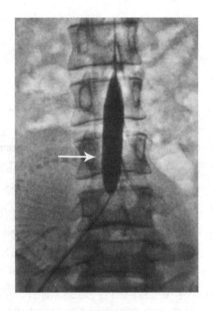

图 2-4-3-1　急性瘢痕妊娠大出血　　　　图 2-4-3-2　急性瘢痕妊娠大出血
　　　　　球囊阻断术前　　　　　　　　　　　　　球囊阻断术中

二、介入术前紧急处置配合

　　CSP 大出血通常病情危急，并迅速恶化，因此抢救要及时。急诊护士检诊、分诊，评估患者生命体征,通知产科医师评估病情、介入医师会诊,通知介入手术室准备手术,运送患者至介入手术室,接诊护士迅速、平稳地将患者过渡至手术台上,检查并记录生命体征、意识状态、宫缩、阴道出血量、膀胱充盈度,进行病情评估,告知患者家属病情。

1. 体格检查　观察并记录双下肢皮肤颜色、温度,测量下肢周径。检查并记录下肢软组织张力、活动情况,作为术后对比依据,以便及时发现术后并发症。

2. 协助患者取平卧位。

3. 建立静脉通路　迅速建立两条以上静脉通路,遵医嘱补液、止血、输血等对症治疗。对处于休克状态的危重患者应监测中心静脉压以指导补充液体量。

4. 心电监护　心电监护、吸氧 6～8L/min,保持呼吸道通畅。

5. 留置尿管　避免术中因膀胱充盈影响栓塞效果。

6. 器械准备　造影用消毒包、穿刺针、导丝、导管、血管鞘、明胶海绵等。

7. 心理护理　及时评估产妇心理状态,稳定情绪,积极和患者家属沟通,重点介绍介入治疗的必要性、安全性和有效性,消除患者的恐惧感,获得家属的知情同意和配合。

三、介入术中护理

1. 安全核查　护理人员再次核对患者手术相关信息,包括患者一般资料、手术名称、麻醉方式、术中用药、影像学资料等。

2. 安置患者　妥善安置患者体位。

3. 输液处置　保持静脉输液通畅,及时输血、输液,严格无菌操作。

4. 监测生命体征　密切观察患者血压、脉搏、呼吸、血氧饱和度等生命体征及病情动态变化。

5. 对比剂过敏的护理　注射对比剂后询问患者有无不适,注意是否出现皮肤瘙痒、呼吸困难等反应。一旦发现,遵医嘱给予肌内或静脉注射地塞米松 10mg,并进一步观察。

6. 疼痛的观察和护理　介入治疗中患者明显感觉下腹部胀痛,护士给予安抚,并指导患者正确使用镇痛泵。

7. 血管痉挛的观察及护理　精神过于紧张的患者,容易产生肢体疼痛、循环末梢苍白,可对末梢血管采取保暖措施或遵医嘱应用罂粟碱。

四、介入术后护理

(一)病情观察

1. 观察生命体征　持续 24h 监测患者的意识状态、心率、血压、呼吸、血氧饱和度,每 30min 记录 1 次,直至患者生命体征平稳。

2. 记录阴道出血量,观察子宫收缩、宫底高度、子宫硬度情况,评估栓塞效果和有无再次出血发生的风险。可以配合有节律地按摩子宫,促进宫腔内血凝块、积血或异物排出。

3. 观察伤口敷料是否清洁、干燥　观察穿刺侧肢体末梢血液循环、皮肤色泽和温度、足背动脉搏动及肌力;尤其腹主动脉球囊预置术后患者,密切观察有无下肢动静脉血栓形成。术后常规复查下肢血管超声。行双下肢预防血栓处理。

4. 观察并记录尿量的变化。

(二)体位与活动

参见第二篇第一章第二节相关内容。

（三）饮食护理

根据医嘱给予高蛋白、高热量、高维生素、易消化饮食。术后鼓励多饮水，前 3h 饮水量达 500ml/h，每天尿量不少于 2000ml，促进对比剂的排出。多食蔬菜、水果、杂粮，保持大便通畅。

（四）用药护理

遵医嘱合理使用抗生素，避免感染，给予支持治疗。

（五）并发症的预防

CSP 出血栓塞的并发症罕见。通常产妇都很年轻、健康、没有血管疾病。从技术角度讲，插管和血管造影比较容易。另外围产期子宫及供血动脉均处于高血流状态，很少发生栓塞颗粒的异常反流。

1. 动脉穿刺并发症   穿刺部位出血、皮下血肿、假性动脉瘤、动静脉瘘及穿刺部位动静脉血栓形成等，多与穿刺操作的手法、血管鞘的直径较大和术后的止血相关，加强穿刺技术的训练、术后的严格止血及密切观察可以有效减少相关并发症的发生。产妇血液多呈高凝状态，容易导致血栓形成。术中操作应轻柔，减少对血管壁的损伤。使用腹主动脉球囊时穿刺鞘为 7～12F，明显大于髂内动脉球囊法所需穿刺鞘（5F），容易产生血管并发症。在穿刺置鞘过程中如果过于粗暴容易损伤血管内壁，此外在术后退出球囊时，一定要尽量抽尽球囊，建议使用压力泵持续负压抽吸球囊。如在退出过程中遇到较大阻力时，切不可强行用力，否则易损伤血管壁。因手术时间较长，血管鞘内有可能血栓形成，可持续加压血管鞘内肝素盐水冲洗，有利于减少血栓形成。拔鞘时应先抽回血，观察是否有血栓形成。如术后使用缝合器止血，操作也应轻柔，术后肝素抗凝处理、采用抬高下肢、气压泵等措施预防深静脉血栓形成。术后复查超声，监测有无血栓形成，及时处理。

2. 导管、导丝操作的并发症   手术过程中，导管、导丝的粗暴操作导致的血管痉挛、损伤、动脉夹层、动脉血栓和操作不当引起空气栓塞等可能引起较严重的并发症，因此要求术者操作手法熟练、轻柔，尽量避免损伤血管，造影和引入导丝过程中应注意排尽导管中的空气，以避免空气栓塞。一旦出现上述并发症，应密切关注病情发展，符合治疗指征时可行支架植入术修复动脉夹层、积极的抗凝溶栓、改善微循环等治疗。

3. 球囊封堵的并发症   肾动脉和肠系膜上动脉血栓、肾和肠道缺血、脊髓及周围神经受损害，大多是由于球囊充盈时位置过高、时间过长导致的动脉缺血所致，因此，操作时需把握球囊所处的平面和连续充盈的时间。出现血栓可行动脉溶栓、改善循环等治疗。封堵动脉的破裂是最严重的并发症，可导致患者急性大量失血、休克，甚至死亡。因此术前对血管直径的测量、血管弹性的评估及球囊直径的选择至关重要。

五、延伸护理

1. 建立健康档案   患者出院前建立健康档案，纳入随访和延伸服务范畴。对患者实施出院计划和随访，延伸护理服务。

2. 活动与休息   保证足够的睡眠和休息，避免劳累。

3. 饮食与营养   饮食品种多样化，营养均衡丰富，多食含铁量高的食物。

4. 养成良好的卫生习惯   保持外阴清洁，勤洗澡、勤更衣，预防盆腔感染。有大出血者 3 个月内禁止性生活。

5. 生育期指导   有生育要求者，建议治愈后半年再次妊娠，告知再次妊娠有发生 CSP、妊娠晚期子宫破裂、胎盘植入的风险。无生育要求者,应及时落实合适、高效的避孕措施。

6.定期随访复查　如出现下腹坠痛、阴道出血或分泌物异常,及时就诊。

(高　岚　刘文萍)

第四节　输卵管破裂出血的急诊介入护理

一、疾病知识概述

异位妊娠(ectopic pregnancy,EP)是妇产科常见的急腹症,是指胚泡着床于子宫腔内膜以外,超过95%以上的异位妊娠发生在输卵管,称为输卵管妊娠(tubal pregnancy,TP)。通常,输卵管的正常运输功能由输卵管平滑肌和黏膜细胞纤毛维持,使卵子在壶腹部受精后并将受精卵送入子宫着床,但在某些原因的影响下,受精卵进入子宫受阻被迫留在输卵管内的某一部分,或经过子宫体腔游移到对侧输卵管着床并发育,则导致TP发生。TP以壶腹部妊娠为最多,占50%～70%;其次为峡部,占30%～40%;伞部、间质部最少见,占1%～2%。

异位妊娠发病机制至今尚不明确。输卵管手术和生殖道感染等因素导致输卵管内膜形态异常、炎性粘连、管腔狭窄甚至闭塞的解剖形态异常改变,被认为是输卵管妊娠的主要原因。最近研究发现输卵管受精卵转运异常可能是导致输卵管妊娠发生的重要机制。免疫因素及细胞因子也可能在输卵管妊娠形成过程中起到一定作用。

输卵管妊娠一般发生在育龄期的妇女。近年来,输卵管妊娠发病率呈上升趋势,且患者年龄趋于年轻化。临床症状及体征有下腹部疼痛、持续或反复发作,可伴有肛门下坠等不适、腹膜刺激征及腹部包块,部分患者伴有不规则阴道出血,出现面色苍白、出冷汗、四肢冰冷、晕厥等休克表现时很大程度提示有输卵管破裂出血。

输卵管妊娠破裂出血的诊断要点:在急诊首诊症状体征评估基础上,进行HCG测定、阴道超声、后穹窿穿刺、诊断性刮宫、腹腔镜检测、输卵管造影等相关检查。有正常性生活,有停经史。输卵管妊娠破裂或流产所致的急性严重大出血,常危及孕妇生命,是孕产妇死亡的主要原因之一。

由中华医学会妇产科学分会颁布的《孕前和孕期保健指南(2018)》和《高龄妇女妊娠前、妊娠期及分娩期管理专家共识(2019)》中均提到妊娠期检查的重要性,并应明确是否为宫内孕,尽早发现尽早治疗;《危重孕产妇救治中心建设与管理指南(2018)》中提到医院设置危重孕产妇救治中心,成立由产科、儿科、重症医学科及内科、外科、妇科、急诊科、麻醉科、放射科、输血科、检验科、药剂科、介入血管科等相关业务科室专家为成员的院内危重孕产妇急救小组,微创、精准、安全有效的介入治疗逐渐被认可和接受。目前,介入治疗作为一种安全性好、成功率高、操作简单、创伤性小的治疗方法已广泛应用于临床。

二、急诊紧急处置配合

患者到达急诊后,接诊护士应紧张有序地快速安置患者,绝对卧床休息,监测意识、瞳孔、生命体征等并记录,及时评估患者休克及出血情况,同时迅速通知急诊医师接诊,协助医师完成相应的首诊病情评估,告知患者家属并签字。

1. 建立静脉通路　迅速建立至少两条静脉通路,遵医嘱给予快速补液、止血等药物应用及急查实验室检查血标本的抽取。

2. 监测生命体征　严密监测患者血压、血氧饱和度、心率、尿量等。

3. 保暖　给予患者保暖护理,观察皮肤颜色、温湿度。皮肤苍白提示有休克征象,提示有明显微循环障碍,应立即告知主管医师及时抗休克治疗。

4. 吸氧　持续高流量吸氧,吸氧流量在 2～8L/min,若发生呼吸微弱,应立即告知医师,必要时行气管插管。

5. 评估休克指数　根据患者脉搏、收缩压实时评估患者休克指数,确定休克的轻重程度(表 2-4-4-1)。

6. 急行床旁腹部彩超等检查以确定出血原因,必要时请危重孕产妇救治中心专家小组成员会诊,做好介入手术治疗准备。

表 2-4-4-1　休克指数估计失血量

休克指数	估计失血量 /ml	占血容量
0.6～0.9	＜ 500～700	＜ 20%
1.0～1.5	1000～1500	20%～30%
1.5～2.0	1500～2500	30%～50%
≥ 2.0	2500～3500	≥ 50%～70%

注:休克指数＝心率 / 收缩压(mmHg),正常值 0.54±0.02。

三、介入术前准备

1. 保留有效的静脉通路　此类患者往往需要快速补液、输血,因输卵管破裂出血性休克起病突然,发病迅速,短时间内大量出血,影响循环血容量,有效循环血量急剧减少,导致心、脑、肾等器官的功能衰竭。所以为迅速补充血容量,建议至少建立一条深静脉通路如经锁骨下静脉 / 颈内静脉留置 CVC,另可再建一条外周普通静脉通路,以保证药物及时有效应用。监测中心静脉压,遵医嘱补液。应用临床评估与容量监测参数相结合的方法,确定容量管理目标。

2. 术前备血　尽快抽取各种血标本,与检验室及血库做好沟通。

3. 病史采集　针对此类急诊患者,需快速采集病史,第一次入院者,应在患者情绪较稳定的情况下简短有效地询问与此次介入手术治疗相关的病历信息。若为第二次在本院就诊的患者及时调取已往病历;如有妊娠建立孕检档案的可以参考。

4. 体位与活动　卧床休息,头部中立位,若为气管插管或辅助通气的患者,抬高床头20°～30°。可床上轻微活动,防止剧烈活动引起再次出血及出血量增加。

5. 饮食护理　即刻禁食禁饮,做好急诊介入手术准备。

6. 留置导尿管　避免尿潴留,并可监测尿量。

7. 器械准备　导管导丝、导管鞘、明胶海绵颗粒。

8. 心理护理　大部分进行手术治疗的患者在手术前会出现紧张的情绪,引起患者情绪紧张的原因较多,包括对自身病情的恐惧、手术过程的担忧、手术室环境的陌生感等。过度紧张的情绪会影响手术的顺利进行,因此手术期间的护理对于患者情绪的控制具有重要作用。充分了解患者的心理状态及情绪变化,通过与其进行针对性谈话,沟通交流、分散注意力等方法消除患者紧张情绪,让患者以积极的心态来面对疾病,对于患者所提出的问题积极耐心地进行解答和处理,使患者对于医护人员产生信任感,积极主动地配合医护人员。

四、介入术中护理

1. 安全核查　患者到达介入手术室后,护理人员核对患者腕带,手术相关信息,包括患者一般资料、手术名称、麻醉方式、术中用药、影像学资料等。

2. 体位摆放　患者平卧于手术台上,限制四肢活动,询问患者体位是否舒适。

3. 健康教育及心理护理　减轻患者恐惧感,使患者更好地配合手术,倾听患者主诉,及时给予支持和满足。

4. 保留有效的静脉通路　监测休克指数,遵医嘱补液。应用临床评估与容量监测参数相结合的方法,确定容量管理目标。为确保术中药物的及时应用,准确记录术中的出入水量。

5. 严密监测生命体征变化　如心率、血压、呼吸及血氧饱和度,观察有无肢体抽搐、突发意识改变及药物反应等,发现异常及时报告医师并妥善处理,如有血压改变,应立即采取措施。目前临床对于失血性休克的最主要干预方法为及时扩充血容量,因此,需做好备血、输血准备。

6. 定时观察下肢血液循环、穿刺侧肢体颜色、温度感觉、运动等,触摸足背动脉搏动情况,及时发现并发症。

7. 术后协助医师进行伤口压迫、止血包扎,再次检查穿刺侧肢体皮肤颜色及温度,触摸足背动脉搏动并于术前相对比。

8. 术中常见并发症的观察和护理

(1)输卵管破裂再出血:密切监测血压变化,导管已进入子宫动脉者配合快速继续栓塞,导管未到位者或者出血量较大时立即中止血管内治疗,协助急诊转运行外科手术。

(2)血栓形成:术中护理人员要规范给予肝素化,监测并保持 ACT 在 250～300s,注意维持高压冲洗,并保持适当的压力。如动脉内血栓已形成,护理人员应严格遵医嘱使用尿激酶等溶栓药物,行动脉内溶栓治疗。

五、介入术后护理

1. 体位与活动　参见第二篇第一章第二节相关内容。

2. 密切监测生命体征　遵医嘱给予心电监护,氧气吸入。密切监测血压、血氧饱和等指标变化。查看患者口唇、甲床是否转红润,有无诉腹痛等不适。准确记录出入水量。

3. 抗休克治疗　根据患者血常规结果及结合患者出血量,确保至少有两个静脉通路,术后进行有效输液、输血等治疗。

4. 预防下肢深静脉血栓　妊娠激素分泌改变及卧床、活动无耐力及介入术后穿刺侧肢体限制活动等因素,均易导致下肢深静脉血栓形成。采用合适的深静脉血栓形成危险性评估量表,进行下肢深静脉血栓形成的风险预测,指导患者进行下肢踝泵运动,应用气压泵治疗仪治疗等可有效预防下肢深静脉血栓形成,必要时还可能需要遵医嘱预防性使用低分子抗凝剂。

5. 预防感染   监测每天患者体温变化。保持外阴清洁,在尿管拔出之前,每天用聚维酮碘进行会阴擦洗 2 次,引流袋始终低于耻骨联合位置,以防逆行感染,在无菌操作下按时更换引流袋。鼓励患者多饮水,尽早拔除导尿管,督促患者及时排尿,防止泌尿系感染及尿潴留的发生。遵医嘱应用抗生素,注意个人卫生,观察阴道出血及分泌物量及性质,如有异常及时告知医师。

6. 饮食   无恶心、呕吐,即可进食,易消化食物为主,根据肠蠕动情况给予半流质饮食及高营养饮食。鼓励患者多饮水,促进对比剂的排泄。监测血常规、电解质等相关实验室检查指标。补血的食物较多,比如动物肝脏、猪血、鸭血、瘦肉、乌鸡、牛肉、菠菜、黑木耳、黑米、黑芝麻、小米、红枣、阿胶等,一定要保证饮食多样化,调整好饮食习惯,避免挑食,注意饮食的合理搭配。

六、延伸护理

1. 建立健康档案   患者出院后建立康复档案,完整系统地归整患者资料,根据不同种类的疾病建立相应的公众号及微信群,及时进行解答病患疑问。

2. 饮食指导   术后指导患者进食高热量、优质蛋白、低脂富含铁等补血食物,多食新鲜水果、蔬菜,保持排便通畅。

3. 生活指导   注意个人卫生,保持外阴部清洁,术后 3 个月禁止性生活及盆浴,预防泌尿生殖系统感染,1 年内避孕。注意休息,劳逸结合,保持愉快的心情,避免腹部碰触和剧烈运动。避免重体力活动,适当锻炼,以增强体力。定期复查,栓塞后第 1、3 个月行常规妇科检查,第 6、12 个月复查 B 超。出院后如发现下腹部坠痛、阴道出血或有异常分泌物、尿频或突发性血尿及粪便伴脓血、发热等症状及时就诊。

(徐 苗 尹 航)

第五章　危重儿童和新生儿救治中心建设和急诊介入护理

第一节　中国危重儿童和新生儿救治中心建设

一、概述

危重儿童和新生儿救治中心是指医疗机构内独立设置的,以儿童重症监护病房(PICU)和新生儿重症监护病房(NICU)为依托实体,具有危重儿童和危重新生儿监护诊疗能力,承担区域内危重儿童和危重新生儿高效规范救治、转运、会诊及新生儿专科技术培训和指导任务的相对独立的临床单位。我国的危重儿童和危重新生儿救治中心建设重视管理,强调政府行政主导,政府出台《中华人民共和国母婴保健法》《危重新生儿救治中心建设与管理指南》《中国儿童发展纲要(2011—2020年)》《中华人民共和国执业医师法》《医疗机构管理条例》和《护士条例》等有关法律、法规,以规范危重儿童和新生儿救治中心的建设与管理,要求医院管理部门充分发挥主导作用,整合相关医疗资源,推动流程改造和技术升级,建立院内外畅通、高效的绿色通道,构建区域性危重儿童和危重新生儿救治体系。

在国家卫生健康委员会的领导下,中国危重儿童和新生儿救治中心组织架构已建立并逐步完善,并制定并逐步完善了中国危重儿童和新生儿救治中心标准、申报认证流程及质控管理办法等一系列文件,指导、推动我国危重儿童和新生儿救治建设工作规范有序开展。

二、危重儿童和新生儿救治中心管理组织架构

危重儿童和危重新生儿救治中心按照服务能力基本要求分为省(区、市)、市(地、州)、县(市、区)三级。政府总体规划,统筹辖区资源;指定医院牵头,畅通救治通道;完善体制机制,实施目标管理。成立区域性儿科质量管理委员会,规范转运工作、转运指征,将二级机构的危重儿童或危重新生儿转运到具有救治能力的三级医院的NICU或PICU,保证安全、优质地开展相应服务能力层级所有的基本技术项目。

危重儿童和危重新生儿救治中心的设置应当符合区域医疗卫生服务体系规划,遵循择优确定、科学布局、分级诊疗的原则。第一,地方各级卫生计生行政部门应当根据医疗机构设置规划和新生儿诊疗需求,对区域内危重新生儿救治中心的数量和布局进行统筹规划。

第二,医疗机构可以根据区域医疗服务需求、区域卫生规划和医疗机构设置规划,结合自身功能定位确定危重新生儿救治中心服务能力的层级目标。第三,原则上所有的省(区、市)、市(地、州)、县(市、区)行政区域应当至少设立 1 个服务能力不低于相应层级的危重新生儿救治中心。

各级行政区域应依托危重新生儿救治中心建立健全危重儿童和危重新生儿救治协作网,有效安排患儿的分流,以保证区域内每个新生儿均能及时获得适当的医疗与护理服务。同时,相关专业人员积极开展技术培训和继续教育,积极开展科研工作,组织或参与多中心协作项目,促进本区域及本中心医学水平不断提升。

三、危重儿童和新生儿救治中心建设标准

危重儿童和危重新生儿救治中心建设一直在探索中前进,其建设标准也在不断完善。2017 年,国家卫生和计划生育委员会印发的《危重新生儿救治中心建设与管理指南》将危重儿童和危重新生儿救治中心分为省(区、市)、市(地、州)、县(市、区)三级,对于中心的基本条件、组织管理、建设要求和工作要求等进行了规定,为医疗机构开展危重儿童和危重新生儿救治中心建设工作提供了参考依据。

设置危重儿童和危重新生儿救治中心的医疗机构应当参照《危重新生儿救治中心建设与管理指南》进行建设和管理,安全、优质地开展相应服务能力层级所有的基本技术项目。危重新生儿救治中心按照服务区域的层级、服务对象的多少、服务范围的大小设置适宜的病房床位规模,新生儿病房每个护理单元以不超过 60 张床位为宜,如床位使用率长期持续超过 100%,应当扩大病房规模。调增床位,要符合区域卫生规划,优先内部调剂。

四、区域性危重儿童和危重新生儿救治体系建设

(一)基本要求

危重新生儿救治中心应当具备下列能力:呼吸、心率、血压、凝血、生化、血气、胆红素等重要指标监测,X 线和 B 超床边检查,常频机械通气治疗。

1. 县(市、区)级危重新生儿救治中心　符合危重新生儿救治中心基本要求,并具备下列服务能力:① 新生儿复苏。② 健康新生儿评估及出生后护理。③ 生命体征平稳的轻度外观畸形或有高危因素的足月新生儿的护理和医学观察。④ 生命体征稳定的出生体重 ≥ 1500g 的低出生体重儿或胎龄 ≥ 32 周的早产儿的医疗和护理。⑤ 生命体征异常但预计不会发展到脏器功能衰竭的病理新生儿的医疗和护理。⑥ 不短于 72h 的持续呼吸道正压给氧(CPAP)或不短于 24h 的常频机械通气。⑦ 需要转运的病理新生儿离院前稳定病情。

2. 市(地、州)级危重新生儿救治中心　除有县(市、区)级危重新生儿救治中心的服务能力以外,还应具备下列服务能力:① 出生体重 ≥1000g 的低出生体重新生儿或胎龄 ≥ 28 周的早产儿的医疗护理。② 严重脓毒症和各种脏器功能衰竭内科医疗护理。③ 细菌、真菌、TORCH 等病原学诊断。④ 持续提供常频机械通气。⑤ 早产儿视网膜病变筛查。⑥ 实施脐动、静脉置管及外周静脉置管和换血治疗等诊疗护理技术。

3. 省(区、市)级危重新生儿救治中心　除有市(地、州)级危重新生儿救治中心的服务能力之外,还应当具备下列服务能力:① 出生体重 <1000g 的低出生体重新生儿或胎龄 <28 周的早产儿的全面医疗护理。② 磁共振成像(MRI)检查和新生儿遗传代谢病质谱学筛查。③ 儿科各亚专业的诊断治疗,包括脑功能监护、支气管镜、胃镜、有创循环监测、连续血液净

化、早产儿视网膜病变治疗、高频通气、一氧化氮吸入治疗、亚低温治疗等。④ 实施中、大型外科手术。⑤ 鼓励具备实施体外循环支持的严重先天性心脏病矫治术、体外膜肺氧合（ECMO）治疗和遗传代谢病诊断和处置的能力。

（二）危重儿童和危重新生儿救治中心感染预防与控制措施

1. 应当加强医院感染管理，建立感染控制小组并定期召开例会；制定符合新生儿特点的医院感染管理规章制度和工作流程，包括感染控制及医院感染监测制度、消毒隔离制度、手卫生制度、配奶间与沐浴间管理制度等，降低发生医院感染风险。

2. 建筑布局应当符合环境卫生学和医院感染预防与控制的原则，做到布局流程合理、洁污分区明确，标识正确清晰。

3. 应当具备良好的通风、采光条件，遵循《医院空气净化管理规范》的要求，采用正确的空气净化方法，每季度进行空气净化与消毒效果监测。

4. 病房床位空间应当满足患儿医疗救治和医院感染控制的需要。每床净建筑面积为抢救单元 ≥ 6m^2，其他床位 ≥ 3m^2；床间距应 ≥ 0.9m。

5. 应当配备必要的清洁和消毒设施。手卫生设施应当符合《医务人员手卫生规范》的要求，每个房间内至少设置 1 套洗手设施，包括洗手池、非手触式水龙头、清洁剂、干手设施和洗手流程图等，每床配备速干手消毒剂。

6. 工作人员进入工作区应当更换（室内）工作服、工作鞋。在诊疗过程中应当实施标准预防，并严格执行无菌操作技术和手卫生规范。

7. 应建立有效的医院感染监测与报告制度，严格按照《医院感染监测规范》的要求，开展呼吸机相关性肺炎、中心静脉导管相关血流感染等目标性监测，及时发现医院感染的危险因素，采取有效预防和控制措施。发现有医院感染聚集性趋势时，应当立即报告并开展调查，根据调查结果采取切实可行的控制措施。

8. 医务人员在诊疗与护理操作时应当按照"先早产儿后足月儿、先非感染性患儿后感染性患儿"的原则进行。每接触一次患儿后需洗手方可接触下一名患儿。发现特殊或不明原因感染患儿时，应当严格按照《医院隔离技术规范》等有关规定，实施隔离措施。

9. 新生儿使用的器械、器具及物品，应当遵循以下原则。

（1）手术使用的医疗器械、器具及物品应当灭菌。

（2）一次性使用的医疗器械、器具应当符合国家有关规定，不得重复使用。

（3）氧气湿化瓶、吸痰瓶应每天更换清洗消毒，呼吸机管路的清洗消毒按照有关规定执行。

（4）蓝光箱和暖箱应当每天清洁并更换湿化液，一人一用，用后清洁消毒。同一患儿需要长期连续使用暖箱，应当每周更换。

（5）接触患儿皮肤、黏膜的器械、器具及物品应当一人一用一消毒，如雾化吸入器、面罩、复苏囊、喉镜、氧气管、开睑器、体温表、吸痰管、浴巾、浴垫等。

（6）患儿使用后的奶瓶、奶嘴一用一洗一消毒；盛放奶瓶、奶嘴的容器、保存奶制品的冰箱应当每天清洁与消毒。

（7）新生儿使用的被服、衣物等应当保持清洁，潮湿、污染后应当及时更换。患儿出院后应当对床单位进行终末消毒。

10. 新生儿配奶间应当由专门人员管理，并保持清洁、干净，定期消毒。按无菌操作要求进行母乳收集和储存。配奶工作应当由经过培训的工作人员负责，并严格手卫生，认真执行配奶流程、奶瓶奶嘴清洗消毒流程等。配奶应当现配现用,剩余奶液不得再用。

11. 新生儿沐浴间应当保持清洁,定期消毒,适时开窗通风,保持空气清新。工作人员应当严格手卫生,并按照新生儿沐浴流程,采用淋浴方式对新生儿进行沐浴;沐浴物品专人专用;新生儿沐浴前后应当放置在不同的区域。

12. 医疗废物管理应当按照《医疗废物管理条例》《医疗卫生机构医疗废物管理办法》及有关规定进行处置。

(三)危重儿童和危重新生儿救治中心建设的技术核心

危重儿童和危重新生儿救治中心的建设涉及 PICU、NICU、神经内科、神经外科、呼吸内科、介入科、心血管内科、感染科(含传染病科)、胸外科、泌尿外科、普外科、新生儿外科、消化内科、肾内科、免疫科、血液肿瘤科等多个科室,任何一个环节都是至关重要,需要多个专科共同诊治、支持,为患儿提供综合性治疗。临床药师、营养师、康复治疗师等其他专业专科医师,每周定期来科室查房,就不同的专科患儿给予个体化治疗意见。危重儿童和新生儿救治中心急诊介入救治流程见图 2-5-1-1。

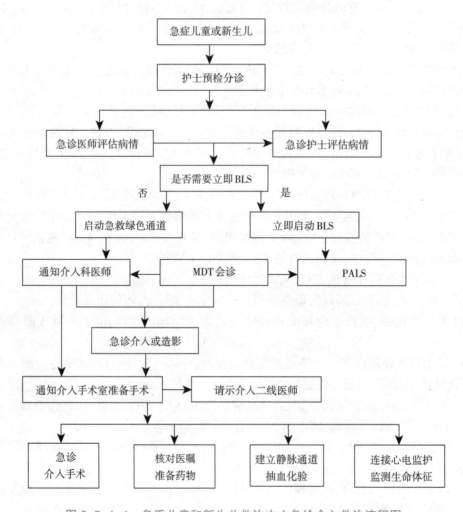

图 2-5-1-1　危重儿童和新生儿救治中心急诊介入救治流程图

由于危重儿童和危重新生儿救治中心的患儿大部分以新生儿、婴幼儿为主,年龄小,病种繁多,各个学科间跨度大,疑难症病例基本上大于 60%,在提供诊治水平的同时,对医务人员的工作强度、对病情解释要求更高。要求医务人员学术思想端正,医德医风良好,技术精湛,同时具备基础生命支持(basic life support,BLS)、高级心脏生命支持(advanced cardiac life support,PALS)、儿科高级生命支持(pediatric advance life support,ITLS)等国际水平的儿童急症与危重症的救治技术,能熟练诊治儿科急危重症,如心搏骤停、呼吸衰竭、循环衰竭、各型休克、小儿脓毒症、创伤、中毒、突发昏迷、大出血、儿童胸痛等。在保证呼吸、循环、内环境稳定等的前提下,积极与各专科沟通、制订最佳诊治方案,耐心、细致地对其家属解释病情,充分告知,以征得家人理解及配合医疗工作。

此外,其核心是不仅要以疾病为中心进行制度建设和流程改造,还要进行多学科协作团队能力培养,建设危重儿童和新生儿救治中心绿色平台,提高了病患的确诊速度,提高了抢救成功率降低死亡率。

(刘佩莹)

第二节　新生儿 Kasabach-Merritt 综合征出血并发血小板危象的急诊介入护理

一、疾病知识概述

Kasabach-Merritt 综合征(Kasabach-Merritt syndrome,KMS)是好发于婴幼儿的一种血管源性肿瘤。KMS 的描述最早来源于 1940 年由 Kasabach 和 Merritt 两位医师首次报道的新生男婴左大腿巨大血管瘤、广泛皮肤紫癜合并血小板减少症的描述。此后研究者将这种巨大血管瘤合并有血小板减少及全身紫癜等特点的症候群称为 KMS(图 2-5-2-1)。

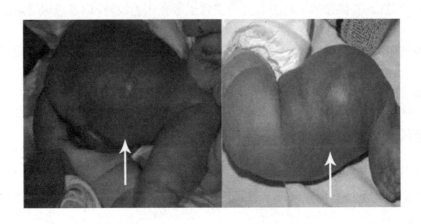

图 2-5-2-1　新生儿右大腿 KMS

KMS 多在新生儿期或婴儿期发病,发病率极低,在血管瘤患者中发病率仅占 0.3% 左右。瘤体可发生于体表包括头面部、四肢、躯干等任何部位。此外也有内脏血管性肿瘤合并

KMS 的文献报道,但较为罕见。

KMS 瘤体多为先天性血管源性肿瘤,其发病机制还未完全阐明。目前认为 KMS 发病的可能机制为血小板被异常增殖的内皮细胞所捕获,血小板被捕获后导致血小板活化,伴随着凝血级联反应的二次活化,最终导致多种凝血因子的消耗。也有研究者认为可能是血小板用作血管瘤内皮层,单核 - 巨噬细胞系统吞噬血小板作用加强,产生血小板抗体,破坏血小板,而血管瘤中血管异常,也使血小板凝聚、受伤而裂解等,进一步加重病情。

KMS 典型表现为体表巨大血管性肿瘤伴血小板减少、低纤维蛋白血症,血液处于低凝状态。病情进展后发生出血、贫血,严重时常导致全身弥漫性血管内凝血,危及生命。KMS 是一种威胁生命的消耗性凝血功能障碍疾病,死亡率高达 20%～30%,主要致命并发症包括弥散性血管内凝血,瘤体压迫气道引起的呼吸衰竭,或由于巨大肿瘤的存在而引起高输出性心力衰竭等。

KMS 的诊断一般可根据患儿血管性肿瘤外观表现及肿物突然增大合并出血的病史,并结合实验室检查和彩色多普勒超声确诊。内脏血管性肿瘤特别是无皮肤病灶伴随出现的病例诊断较困难,所以患儿出现无法解释的血小板减少症和凝血功能障碍时应考虑 KMS 的可能。

KMS 的治疗原则主要是去瘤体减容、消除及针对低凝血状态或出血等症状的支持治疗,尽管目前有多种治疗 KMS 的方案,包括类固醇激素治疗、放射治疗、手术治疗、化学治疗和局部注射治疗等,但目前国内外还没有标准的治疗方案。对 KMS 患儿实行介入手术治疗,可减少瘤体容积甚至完全消除瘤体,达到根治的效果。如条件允许,术式尽可能选择经导管动脉硬化栓塞术,通过完全栓塞瘤体的供血动脉,使瘤体缺血坏死,进而使瘤体最大限度地缩小甚至完全消除。需要注意的是,大部分 KMS 患儿就诊时其血小板往往已降至较低水平,多已出现出血倾向,不具备立即进行介入手术的条件,经过类固醇激素治疗纠正患儿血小板减少及凝血功能异常后,方可进行介入手术以减容或消除瘤体。

二、急诊紧急处置配合

患儿到达急诊后,接诊护士将患者妥善安置于诊查床上,检查记录意识、瞳孔、生命体征等,同时立即通知接诊医师接诊,进行首次病情评估,告知家属患儿病情。

准确评估患儿血管瘤的部位、颜色、大小,有无破溃、感染。观察患儿瘤体周围及全身皮肤、黏膜有无出血点、瘀斑。评估患儿意识、瞳孔,观察有无脑出血征象。

按医嘱予患儿采血,完善血常规、生化、凝血功能等检验项目。

建立静脉通路,必要时遵医嘱静脉滴注血制品改善凝血功能。

协助办理住院手续,尽快安排住院治疗。

三、介入术前护理

1. 一般护理   保持室内空气清新,环境整洁安静,温度 20～24℃,湿度 50%～60%,预防交叉感染。

2. 休息与活动   避免剧烈哭闹诱发脑出血。

3. 保留有效的静脉通路   KMS 患儿往往需要静脉使用类固醇激素治疗,必要时还需静脉滴注血制品,改善凝血功能。

4. 瘤体观察   KMS 患儿血管瘤瘤体通常较大,周围组织肿胀。尤其当血小板计数持续下降时,瘤体会明显肿胀并快速生长,是血管瘤破溃、出血、感染的主要原因,注意观察瘤体颜色、大小,观察瘤体周围及全身皮肤、黏膜有无出血点、瘀斑等,可用无菌记号笔标记瘤体、瘀点瘀斑范围,便于观察瘤体的大小及瘀斑变化情况。指导家属给患儿穿宽松舒适的棉质衣服,剪短指甲,避免瘤体破溃。

5. 术前准备　完善各项实验室检查、X线检查、心电图等,特别监测血红蛋白、血小板计数、凝血酶原时间、活化部分凝血酶时间、纤维蛋白原水平。

6. 出血的预防及护理　KMS患儿入院时可伴凝血功能障碍及低纤维蛋白原血症,容易出现出血、出血后不易止血等情况,因此护理此类患儿因重点关注预防出血。护理中因观察有无以下表现:① 脑出血,患儿意识有无改变,瞳孔是否等大、等圆,四肢有无抽搐、麻木等现象。② 消化道出血,上消化道出血可表现为呕吐咖啡色物质或鲜血,下消化道出血可表现为便血。③ 全身皮肤、黏膜,患儿有无鼻黏膜出血、皮肤瘀点、瘀斑,观察患儿生命体征、面色及指端循环情况。护理操作应集中进行,避免患儿反复、剧烈哭闹,采血时避免动脉采血,静脉穿刺时尽量缩短扎止血带时间,同时避免不必要的肌内注射、深静脉穿刺,以免形成深部血肿。

7. 输注血小板的护理　护士严格执行医嘱,认真落实输血查对制度,血小板应保存在22℃±2℃的震荡状态下的专用保存箱内,避免剧烈摇晃血小板袋而发生不可逆的聚集或破坏,不可将血小板放置于普通冰箱,从血库取出来后应立即给患者输注,并以患儿耐受的最快速度输入,输注过程中准确测量患儿生命体征,加强巡视,观察患儿有无发生输血不良反应。

8. 类固醇激素的用药护理　大部分KMS患儿入院时血小板计数过低,凝血功能障碍,不具备立即进行介入手术的条件,需经过类固醇激素治疗以纠正患儿血小板减少及凝血功能异常。在此期间,患儿容易出现消化道溃疡、感染等不良反应。使用激素前30min应予患儿使用胃黏膜保护剂,摄入易消化、营养丰富饮食,观察有无黑便、呕血等消化道出血症状。加强患儿口腔护理,予患儿适量多饮水,密切观察口腔内有无白色附着物等鹅口疮表现,一旦出现可遵医嘱予5%碳酸氢钠及制霉菌素混合液一日3次外涂口腔。

9. 器械准备　对比剂、各类导管、栓塞剂等。

四、介入术中护理

1. 安全核查　患儿到达介入手术室后,护理人员仔细核对交接患者手术相关信息,包括患者一般资料、手术名称、麻醉方式、术中用药、影像学资料等,检查各项同意书是否签署完毕,确定术前有无按要求禁食、禁饮。

2. 安置患者　妥善安置患儿体位,连接心电、血氧饱和度检测,维持静脉通路并确保各种抢救药物及设备处在备用状态。需气管插管者做好插管配合。术中认真观察患儿生命体征,保证呼吸道通畅,发现异常时及时通知医师并积极配合处理。

3. 射线防护　整个术程注意做好患儿甲状腺及性腺等器官的造影放射防护。

4. 手术操作方法　全麻后,常规双侧腹股沟区消毒、铺无菌巾,取右股动脉入路,使用小儿套管穿刺针行右股动脉Seldinger穿刺术,成功后植入血管鞘,常规肝素化。导管选择性插管至供血动脉造影,将微导管超选至动脉分支,进一步明确供血动脉,经微导管将栓塞剂缓慢注入,造影复查示供血动脉血流速度减慢,病灶区药物沉积满意。拔导管及血管鞘后压迫止血15min,加压包扎。新生儿腹部KMS经导管动脉硬化栓塞术DSA影像见

图 2-5-2-2。

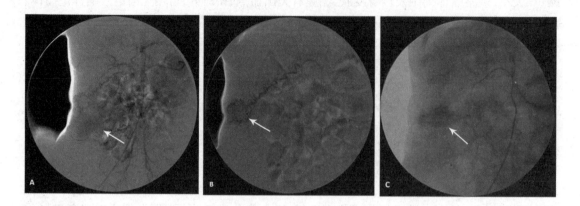

图 2-5-2-2　新生儿腹部 KMS 经导管动脉硬化栓塞术 DSA 影像

A.腹主动脉造影,显示肿瘤供血及血管;B.超选肿瘤血管,符合肿瘤血管形态;C.超选造影实质期,显示肿瘤染色。

5. 术中常见并发症的观察和护理

（1）肺循环及体循环栓塞:是经导管动脉硬化栓塞术的严重并发症,由栓塞剂或血栓异位栓塞造成。要密切观察患儿是否出现突然的发绀、呼吸困难、三凹征、血氧饱和度下降等肺栓塞表现,术后注意观察患儿意识状态、瞳孔变化,关注其有无腹痛、肢体麻木等症状,特别是术侧肢体动脉搏动情况。

（2）碘对比剂过敏:使用碘对比剂安全性高,一般不会发生药物过敏,但极少数患者由于特异体质仍可能发生变态反应,可表现为皮疹、恶心、气促、呼吸困难,甚至过敏性休克,术前应详细询问家属关于患儿用药及过敏史,术中加强用药观察,一旦发现患儿出现过敏表现应及早处理。

（3）穿刺并发症:血管内膜损伤、血管破裂出血或局部血肿形成、假性动脉瘤或动静脉瘘形成,邻近神经、脏器损伤,术中应密切关注患儿生命体征,大量出血时需输血治疗,必要时行外科手术,术后密切观察患儿手术穿刺处皮肤及下肢活动,发现异常时告知医师并及时处理。

6. 麻醉并发症的观察和护理　术中应重点关注患儿是否出现麻醉诱导引发的神经源性心脏病、神经源性肺水肿、脑血管痉挛及中枢性低钠血症。护理人员应配合麻醉医师顺利麻醉,做好气管插管的配合。术中密切监测患儿生命体征和手术过程,保证各抢救药物及设备处于备用状态。在患儿麻醉苏醒和恢复阶段,注意患儿是否出现恶心、呕吐等不适症状。及时清理呼吸道,避免呛咳或误吸。

7. 呕吐、误吸、窒息的观察和护理　由于 KMS 多好发于新生儿或婴幼儿,患儿发生呕吐的概率较高,术中护士应加强巡视观察,如发生呕吐时及时清除呕吐物,保持患儿呼吸道通畅,预防术中发生呕吐物误吸和窒息的发生。

五、介入术后护理

1.体位和活动　术后腹股沟穿刺处加压包扎,指导患儿去枕平卧 6h。术侧肢体制动 6h。

6h 内床上大小便,之后可逐步增加活动。肢体勿剧烈活动并密切关注腹股沟处穿刺处敷料有无渗血。一旦出现渗血应立即通知医师重新加压包扎,更换敷料。

2. 饮食　术后 2h 进水,3h 进食。宜选择高营养、易消化食物为主,少食多餐。术后密切关注患儿大小便情况,尤其是尿液颜色。鼓励患者多饮水,促进术中对比剂排出,减轻肾负担。

3. 病情观察　术后常规心电、血氧饱和度监测 2h,密切观察患儿面色生命体征,可予垫高颈肩部使头轻微后仰以保持呼吸道通畅,经皮血氧饱和度低于 95% 以下者予吸氧。术后加强巡视,做好与患儿及家属间健康宣教,及时发现患儿不适并尽早处理。

4. 股动脉穿刺后的护理　KMS 患儿血小板计数减低,加上经导管动脉硬化栓塞术中使用肝素、术中穿刺及导管植入等操作易导致穿刺处出血、血肿。术后应密切关注患儿腹股沟穿刺处敷料,触摸双下肢足背动脉搏动、肢端皮温,观察双下肢皮肤颜色,做好手术前后对比。观察有无出现肢端皮温凉、足背动脉减弱、皮肤颜色苍白、穿刺侧下肢肢体疼痛等股动静脉血栓形成表现,发现异常时及时通知医师并对症处理。

5. 血管瘤的观察与护理

(1)血管瘤肿胀、瘀点和瘀斑:KMS 术后出现血管瘤肿胀主要是因为瘤体供血动脉栓塞后,出现无菌性炎症反应所致,注意每天测量血管瘤及瘀斑周径并做好记录。血管瘤长在下颌部或颈部者密切观察患儿有无气促、发绀、三凹征等压迫气道的症状,必要时可遵医嘱予静脉滴注右旋糖酐改善微循环。

(2)血管瘤破溃:血管瘤瘤体术后若缺乏良好的侧支循环,容易出现瘤体组织缺血、坏死甚至破溃。初期可表现为瘤体肿胀明显,瘤体周围皮肤呈花斑样缺血坏死。护士应细心观察术侧肢体血液循环、皮肤颜色、温度,发现异常及时告知医师尽早对症处理,改善微循环可防止瘤体进一步缺血坏死。做好对患儿及家属的宣教工作,预防患儿自行抓破血管瘤。告知术后瘤体可能会有暂时肿大,几天后会逐渐变小、质地变软、颜色变淡,减轻家属的心理压力,做好患儿瘤体处皮肤护理。

6. 监测血小板计数　血管瘤合并 KMS 的患儿介入术后仍需密切关注血小板计数情况。必要时遵医嘱予输注纤维蛋白原或血小板,同时做好输血相应护理。血小板计数过低时,关注患儿有无出血表现。

7. 口服激素的护理　血管瘤合并 KMS 的患儿,血小板计数稳定后可将静脉用类固醇激素改口服,并根据血小板计数情况逐渐减量。护士需做好患儿口服激素的用药护理。指导家属予患儿晨起顿服,勿擅自改药量或停药,口服激素半小时前遵医嘱口服胃黏膜保护剂以减轻激素对胃肠道的刺激。观察有无黑便、呕血等消化道出血症状,并加强患儿口腔护理,预防感染。长期口服激素患儿会出现毛发生长旺盛、食欲增大、烦躁不安等不良反应。护士应做好宣教,告知停药后症状会慢慢消退,减轻其忧虑,以更好地配合护理及治疗工作。

六、延伸护理

1. 建立档案　患儿出院前建立完整的健康档案,告知其出现瘤体突然增大或血小板计数再次降低时应立即返院就诊,定期随访,做好延伸护理服务,随访一年影像见图 2-5-2-3。

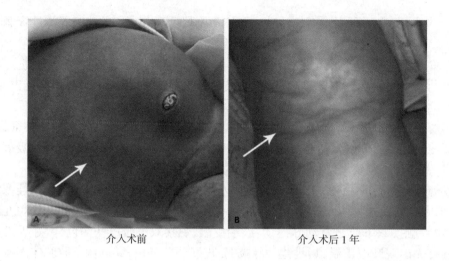

介入术前　　　　　　　　　　　介入术后 1 年

图 2-5-2-3　新生儿腹部 KMS 介入术前术后影像

2. 用药指导　按医嘱按时服药,不可自行减量或停药。用药期间做好生活照护,避免带患儿去人多的地方,外出戴口罩,避免交叉感染。

3. 定期复查　指导其定期复查血常规监测血小板计数,出院后保持医患沟通,及时追踪患儿术后治疗效果病情变化。

4. 瘤体观察及照护　护士应指导家属观察和保护患儿血管瘤体处皮肤。定期给患儿剪短指甲,防止抓挠、碰撞瘤体处皮肤,预防瘤体破溃。动态观察并记录瘤体大小、质地、颜色变化,并观察全身各个系统有无出血表现。

(刘佩莹　贾金良)

第三节　儿童巨大淋巴管畸形气道压迫并发窒息的急诊介入护理

一、疾病知识概述

淋巴管畸形(lymphatic malformation,LM)是一种常见的小儿先天性脉管畸形,由先天性淋巴管发育畸形,或某些原因使发病部位淋巴液排出障碍,引起淋巴液潴留,造成淋巴管异常扩张、增生所致。根据病变内淋巴管囊腔的大小,可将 LM 分为大囊型、微囊型和混合型三型。大囊型 LM 由 1 个或多个体积≥ 2cm 的囊腔构成,而微囊型 LM 则由 1 个或多个体积< 2cm 的囊腔构成,两者兼而有之的则称为混合型 LM。

文献报道,LM 的发病率为 1/4000 ~ 1/2000,出生时发病约占 50%,80% ~ 90% 在 2 岁内发病,无性别和种族的差异。75% 的 LM 好发于颌面及头颈部,其次为腋窝、纵隔及四肢等。婴幼儿颈部淋巴管畸形以大囊型多见,容易压迫气管、食管或侵及颈动脉鞘等,可引起呼吸道压迫、吞咽或语言障碍,尤其在遭受创伤、感染及发生囊内出血或不适当治疗后,可迅速增大对患儿构成生命威胁。儿童颈部淋巴管畸形见图 2-5-3-1、图 2-5-3-2。

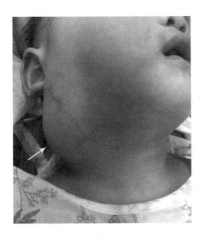

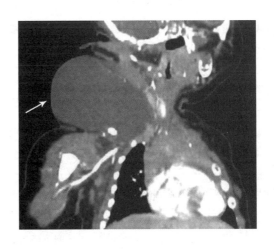

图 2-5-3-1　儿童颈部淋巴管畸形　　　　图 2-5-3-2　儿童颈部淋巴管畸形 CT 影像

LM 的诊断要点是在首诊症状体征评估基础上,为明确各部位病灶大小、范围、囊内分隔情况及与邻近脏器组织关系,进行彩色超声、CT 或 MRI 检查,其中 CT 及 MRI 能显示小儿颈部淋巴管瘤的特征性表现,故对明确诊断、制定治疗方案具有重要的价值。

儿童巨大颈部淋巴管畸形有气道压迫症状者,除进行常规的内科处理外,均应尽早行外科切除或者介入硬化栓塞治疗。单纯行局部穿刺抽液,可减轻压迫症状,但病灶容易快速复发甚至合并出血而加重病情;而外科手术切除容易造成血管及神经损伤和囊壁残留引起复发;硬化剂腔内注射治疗淋巴管畸形具有不留瘢痕,操作简便,住院时间短的优点,尤其对于颈部大囊型淋巴管畸形已成为首选治疗方法。常用的硬化剂有平阳霉素、博来霉素、OK-432、乙醇等。儿童颈部淋巴管畸形介入栓塞术术前、术后对比见图 2-5-3-3。

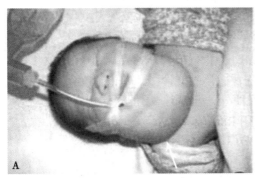
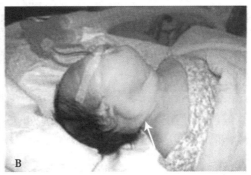

图 2-5-3-3　儿童颈部淋巴管畸形介入术前(A)术后(B)对比

二、急诊紧急处置配合

患儿到达急诊后,接诊护士迅速、平稳地将患儿安置在诊查床上,卧床,采取头高脚低位,头偏向健侧;不配合卧床的婴幼儿,由家属怀抱安抚,头部适当抬高并偏向健侧。观察患儿的呼吸频率、节律、深度、有无呼吸困难及发绀,同时迅速通知接诊医师接诊,进行首诊病情评估,告知患儿家属病情。

1. 迅速建立静脉通路,为避免影响麻醉或紧急情况下的气管插管,静脉留置针不要留置在患儿头部。遵医嘱给予吸氧等对症治疗。

2. 有呼吸压迫症状者,给予持续心电监护及监测经皮血氧饱和度(SpO_2),可用绷带托起抬高颈部巨大囊肿侧,减少呼吸道压迫。

3. 呼吸道压迫严重并发窒息的患儿应给予紧急气管插管,必要时给予简易呼吸器辅助通气。同时应做好插管不成功而行气管切开的准备。

4. 陪同患儿尽快进行颈部 B 超及 CT 或 MRI 的检查。途中注意转运安全,并带心电监护、血氧饱和度监测仪,必要时携带氧气枕检查。采用减震平车,并配备约束装置,严格防范患儿坠床。呼吸道压迫严重并发窒息的患儿已给予气管插管或切开的患儿应通知检查科室紧急行床边检查。

5. 协助办理住院手续,尽快安排住院治疗。

三、介入术前护理

1. 体位与活动　卧床休息,采取头高脚低位,头偏向健侧,气管插管或辅助通气或气管切开的患儿除外。可床上轻微活动,防止坠床或碰撞引起囊内出血而加重病情。

2. 饮食护理　急诊介入治疗前有时会有短暂的准备期,可给予正常饮食,保持排便通畅,保证充足热量摄入。伴有吞咽障碍的患儿可留置鼻胃管或鼻肠管,监测胃潴留状况,给予肠内营养。儿童介入治疗术前禁食要求为进食母乳者,禁食 4h、禁水 2h;进食牛奶者,禁食 6h、禁水 3h;普食患儿,禁食 8h、禁水 4h。

3. 呼吸道管理　加强呼吸道管理,保持呼吸道通畅。必要时吸氧或气管插管或辅助通气或气管切开,以保持呼吸道通畅。气管插管或辅助通气或气管切开的患儿尤其注意进行气道管理,及时清理呼吸道分泌物,按需吸痰,吸痰时动作轻柔,防止损伤气道黏膜。

4. 保留有效静脉通路　儿童主要采用外周静脉留置针输液,应用抗生素、止血药,以及输新鲜血以纠正贫血及供给能量等。观察静脉留置针有无移位、脱落、外渗,保证静脉通路。

5. 观察病情　使用儿科早期预警评分对患儿进行评估、护理。由于儿童巨大颈部淋巴管畸形有气道压迫症状者,病情重,生命体征变化快,严密观察患儿意识、呼吸的变化。床旁备小儿气管插管或气管切开专用车,必要时行气管插管或气管切开的护理配合。

6. 镇静镇痛　采用疼痛评分工具进行疼痛评分,遵医嘱给予镇痛治疗。躁动者给予约束,并遵医嘱使用镇静剂。使用镇静剂期间采用 Ramsay 镇静评分(表 2-5-3-1),有效控制镇静水平。

表 2-5-3-1　Ramsay 镇静评分表

分值	状态	描述	备注
1		患者焦虑、躁动或烦躁,或两者都有	
2	清醒	患者安静、配合、有定向力	
3		患者仅对指令有反应	2~4分　镇静满意
4		对轻拍眉间或大声听觉刺激有敏捷反应	5~6分　镇静过度
5	睡眠	对轻拍眉间或大声听觉刺激有迟钝反应	
6		对轻拍眉间或大声听觉刺激无反应	

7. 术前准备 协助患儿完善相关术前检查。训练患儿床上大小便,术前给予囊肿处皮肤准备,注意有无破损。术前检查和完善病历,检查患儿的影像资料,准备好术中用药,并护送患儿入介入室。

8. 器械准备 小儿套管穿刺针、微导丝、引流管。

四、介入术中护理

1. 安全核查 患儿到达介入手术室后,护理人员核对患儿手术相关信息,包括患儿一般资料、手术名称、麻醉方式、术中用药、影像学资料等。

2. 安置患儿 采取平卧位,头偏向健侧,颈部双侧病变者头朝上,垫高肩部,给予心电监护、吸氧、保持静脉通路。注意做好非照射部位的辐射防护,注意保暖。

3. 麻醉的护理配合 由于颈部肿块可造成对气道的压迫,使气管偏移,声门暴露困难,加之术前有些患儿即存在呼吸困难,可引起气道部分梗阻或完全梗阻,或在介入治疗后发生气管塌陷或软化,给插管带来很大困难。护理配合时应注意,在慢诱导插管方式中,遵医嘱静脉注射适当的插管前用药,如氯胺酮、咪达唑仑、恩丹西酮,使患儿安静、镇痛,降低恶心呕吐敏感性和不适。麻醉医师插气管导管时,应站在医师对侧,用右手在患儿颈部声门水平皮肤上将气管向下轻按,以帮助降低声门高度,调整声门位置,利于插管顺利进行。麻醉师插入导管后应迅速连接好管道,妥善固定气管导管,应固定在瘤体对侧的口角边,以不影响手术操作为宜。

4. 术中超声引导穿刺的配合 备好超声诊断仪,配合手术医师行术中 B 超引导穿刺,注意无菌原则。

5. 术中常见并发症的观察和护理

(1)急性囊腔内再出血:表现为瘤体局部再次增大伴或不伴血压降低。护理人员应遵医嘱预防性使用止血药或立即再次使用,密切监测血压变化。

(2)过敏性休克:国内学者郑家伟等总结的 31 篇文献中共报道 3828 例患儿接受平阳霉素局部注射治疗发生了 2 例过敏性休克反应,护理人员应密切观察,积极协助医师进行处理。

6. 呕吐、误吸、窒息的观察和护理 儿童巨大淋巴管畸形气道压迫并发窒息,病情凶险,临床一般行急诊介入手术,故患儿术前呼吸道、消化道准备不充分,患儿发生呕吐的概率较高。护理人员应加强巡视观察,及时发现并清除患儿呕吐物,保持呼吸道通畅,预防发生呕吐物误吸和窒息的发生。

五、介入术后护理

1. 体位和活动 术后指导患儿去枕平卧 6h,头偏向健侧,床上轻微活动,避免碰撞。

2. 饮食 全麻清醒后,无恶心、呕吐,即可进食,一般 2h 饮水,3h 进食,以易消化食物为主,从流质逐渐过渡到普食,避免进食牛奶等易产气的食物。鼓励患儿多饮水,促进对比剂的排泄。

3. 病情观察 密切观察患儿生命体征、意识、呼吸和血氧饱和度,告知家属如患儿出现呕吐、发热、哭闹不安、瘤体渗血渗液、突然增大或呼吸困难、发绀等应及时告知医务人员,警惕急性囊腔内再出血。监测患儿体温和血象,做好发热的护理。严密监测瘤体有无出血增大,同时观察瘤体部位皮肤颜色、温度、软硬度有无变化,表皮有无破溃。

4. 呼吸道护理   术后不能拔除气管插管的患儿,呼吸机辅助呼吸能纠正和改善低氧血症、防治肺水肿和肺不张、缓解呼吸困难。首先要根据患儿的体重、病情设置呼吸参数,遵医嘱予镇静镇痛等处理,确保呼吸机有效通气,必要时在无菌操作下气管插管内吸痰,操作时动作轻柔,避免气管黏膜损伤出血,进行气道管理。

5. 引流管护理   妥善固定淋巴引流管,防止受压、打折、移位或脱出。做好家长的健康教育,防止患儿自行拔管,必要时给予适当的约束。每天配合医师做好囊腔的冲洗硬化治疗,冲洗时妥善制动好患儿,同时密切观察患儿病情,观察并记录冲洗液的颜色、量和性质。

6. 术后并发症的护理

(1)药物过敏:无水乙醇、平阳霉素、博来霉素、聚桂醇等硬化剂均有可能导致一过性变态反应,术后应严密观察患儿有无发热、皮疹、气促,甚至休克等,并需排除是否由颈部淋巴管畸形迅速肿大压迫气道引起,迅速给予患儿吸氧,抗过敏治疗。

(2)肺纤维化:各种硬化剂,尤其是无水乙醇有导致肺纤维化的副作用。术后应严密观察患儿有无呼吸困难的症状和体征,如气促、三凹征、发绀等,并需排除是否由颈部淋巴管畸形迅速肿大压迫气道引起。轻度肺纤维化时,呼吸困难仅在剧烈活动或哭闹时出现。严重的肺纤维化患儿可出现进行性呼吸困难。若怀疑肺纤维发生时,应及时行 X 线胸片检查,积极应用糖皮质激素、免疫抑制剂或细胞毒药物、抗纤维化药物等治疗。

(3)局部疼痛:淋巴管畸形硬化治疗术后可引起局部疼痛。年幼儿可表现为烦躁、拒奶、哭闹不安等。年长儿可口述疼痛,但常描述不清或定位不准。故应根据患儿年龄和表达能力选择合适的疼痛评估量表进行评估。儿童常用的疼痛评估量表包括 CRIES 评分表、FLACC 评分表、数字评分表、脸谱评分表。评分为 0 分则 72h 后再评估,1～3 分则每天评估一次,4～6 分每 8h 评估一次,≥7 分至少每小时评估一次。根据评估的结果,对患儿采取相应的措施,如安慰患儿、分散注意力、解释病情、卧床休息、调节患儿肢体摆放、冷热敷、理疗等。如果评分 ≥ 4 分应通知医师进行处理。对采取药物治疗的患儿,静脉或肌内注射镇痛药物 30min 内、口服镇痛药物或物理治疗的患儿应 1h 内再次评估。

(4)局部皮肤坏死:术后使用硬化剂过量或硬化剂异位,可导致局部皮肤坏死。术后应密切观察患儿颈部肿物及其周围皮肤有无红肿、发黑、水疱及破溃等,做好局部皮肤的护理。观察敷料有无渗血渗液,保持敷料清洁干燥。如出现异常情况应及时通知医师,遵医嘱使用前列地尔、右旋糖酐等改善局部微循环。

(5)感染:术后 1～3d 患儿可出现低热,为正常的外科热。但若患儿反复持续高热,并伴有颈部肿物局部的红、肿、热、痛甚至渗液,肿物质地偏硬,应怀疑出现了术后的全身感染。应监测患儿体温情况,做好高热的护理,减轻患儿的不适,并遵医嘱予抗生素积极抗感染治疗,必要时配合医师行血培养或局部分必物培养。

(6)急性囊腔内再出血:术后可发生急性囊腔内再出血,如果出血量少可通过引流管引流。密切观察病情变化,尤其是患儿血压情况。但出血量大且迅速时,应警惕压迫气道引起呼吸道梗阻。故术后床旁常规备气切包和抢救用物,必要时配合医师行气管切开。

六、延伸护理

1. 定期随访复查   患儿出院前建立完整的健康档案,纳入随访范畴。专科门诊随访,1 个月后再次门诊复查或再次介入治疗。患儿出现颈部肿物突然增大、表皮破溃或出血、呼吸困难等情况时应立即就诊。

2. 行为及饮食指导　正常饮食,避免碰撞及跌落。

（刘佩莹）

第四节　儿童颅内血管畸形出血的急诊介入护理

一、疾病知识概述

儿童颅内血管畸形是一种先天性疾病,是大脑的芽胚血管组织在发育分化过程中出现的形态变异,可引起脑局部血管数量和结构异常,并对正常脑血流产生影响。儿童颅内血管畸形分为动静脉畸形（anterio-venous malformation,AVM）、海绵状血管瘤、毛细血管扩张和静脉畸形,其中以 AVM 最为常见。颅内血管畸形见图 2-5-4-1。

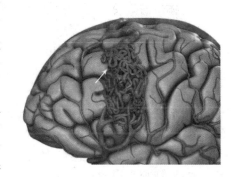

颅内动静脉畸形是动脉与静脉系统间的毛细血管发育欠缺,动静脉间直接形成短路,病变供应区的动脉极度扩大,甚至形成动脉瘤样畸形;病变周围的静脉回流不畅,扩张淤血。在血管内压力影响下,畸形部分逐渐扩大,终至压迫附近脑组织,导致脑萎缩,且易引起出血。颅内 AVM 出血主要表现为肢体抽搐、

图 2-5-4-1　颅内血管畸形

颅内高压（呕吐、意识障碍与囟门张力增高）和神经系统功能障碍。

国外报道儿童自发性颅内出血的最常见原因是 AVM,占 30%～60%,国内报道则高达84.7%。颅内 AVM 首次出血的病死率为 10%,再次出血的病死率将会增加,每次出血后神经功能缺损的发生率约为 50%。

颅内 AVM 出血患儿在首诊症状体征评估基础上,急诊完成 CTA、MRA、DSA 检查后,根据影像资料早期确定手术方法、评估术中可能的困难,在常规的内科处理基础上,神经介入治疗是目前采用最多的一种治疗方案。当不能完全栓塞畸形血管巢的血流时,它可作为显微外科手术切除和放射外科治疗的辅助治疗手段。采用 Spetzler-Martin,根据动静脉畸形的部位、引流静脉的模式、血管畸形的大小进行血管畸形分级。对于 S-M 分级Ⅰ、Ⅱ级患儿首选血管内栓塞治疗;对于 S-M 分级Ⅲ级及以上患儿,尤其是大型 AVM、AVM 位于重要功能区、脑深部及高流量 AVM、伴动脉瘤或动静脉瘘的 AVM 的患儿,均采用血管内栓塞部分畸形血管团以缩小其体积,再行显微手术切除病灶或立体定向放射治疗。

二、急诊紧急处置配合

患儿到达急诊后,接诊护士迅速、平稳地将患儿安置在诊查床上,适当抬高头部。不配合卧床的婴幼儿,由家属怀抱安抚,但是勿摇晃患儿。检查记录意识、瞳孔、生命体征、肌力、脑膜刺激征,同时迅速通知接诊医师接诊,进行首诊病情评估,告知患者家属病情。

1. 迅速建立静脉通路，为避免影响头颅检查和治疗，静脉留置针不要留置在患儿头部。遵医嘱给予控制血压、对症治疗等。

2. 有呕吐症状者注意防止误吸，将患儿头偏一侧并及时清理口鼻呕吐物。躁动者给予镇静、头痛严重者给予镇痛等处理。

3. 呼吸抑制患儿给予紧急气管插管，并必要时给予简易呼吸器辅助通气。昏迷患儿给予留置导尿管。

4. 陪同患儿尽快进行头颅 CT 平扫。注意转运安全，并带心电监护、血氧饱和度监测仪，必要时携带氧气枕检查。平车配备约束装置，严格防范患儿坠床和非计划拔管。

5. CT 扫描结果证实为颅内出血的患儿，协助办理住院手续，尽快安排住院治疗。

三、介入术前护理

1. 体位与活动　卧床休息，头部中立位，抬高床头 20°～30°。对有不同程度的神经系统损害、肢体瘫痪、失语等患者，使用医用气垫床，定时翻身、拍背，可床上轻微活动，防止剧烈活动引起血压增高导致再出血。

2. 饮食护理　患儿急诊介入治疗前有时会有短暂的准备期，给予低盐、低脂、高蛋白、高维生素、易消化及富含纤维素饮食。保持排便通畅，必要时遵医嘱给予通便药物，避免患者用力排便及腹胀。必要时留置鼻胃管或鼻肠管，监测消化道出血和胃潴留状况，并给予肠内营养。术前禁食要求：年龄 ≤ 6 个月患儿，禁食 4h、禁水 2h；6 个月 < 年龄 ≤ 3 岁患儿，禁食 6h、禁水 3h；年龄 > 3 岁患儿，禁食 8h、禁水 4h。固体禁食 6～8h，牛奶禁食 6h，母乳禁食 4h。

3. 保持呼吸道通畅　婴幼儿脑血管发育不完善，自主神经功能发育不健全，对缺氧、缺血的耐受性差，极易受血肿压迫而出现脑梗死。将患儿置于抢救室，立即吸氧以减轻脑组织缺氧，保持呼吸道通畅，并予无创伤血氧饱和度监测。定时翻身、拍背，给予雾化吸入、按需吸痰。婴儿气管细小、娇嫩，加上婴儿不能配合，吸痰时动作轻柔，防止损伤气道黏膜。患儿因颅内压增高常伴呕吐，加上意识障碍引起咳嗽、吞咽反射减弱或消失，容易造成误吸，引起缺氧而加重脑组织缺氧，严重者可致患儿窒息。因此要及时清除呕吐物和分泌物。镇静期间尤其注意患儿的气道管理，及时清理呼吸道分泌物，必要时予气管插管 / 气管切开。

4. 输液管理　婴儿主要采用外周静脉留置针输液，应用止血药、脱水剂，以及输新鲜血以纠正贫血及供给能量。使用脱水剂甘露醇时，更应严格掌握用量，防止过度脱水造成颅内压过低或引起水电解质紊乱，准确记录出入量，并定时抽血监测电解质的变化。对抽搐患儿严密观察留置针是否移位、脱落、外渗，特别是使用甘露醇时，更要时常观察输液的部位有无红肿，以防甘露醇外渗，引起局部坏死。

5. 严密观察病情变化　使用儿科早期预警评分对患儿进行评估、护理。由于婴儿 AVM 出血后，病情重，生命体征变化快，应严密观察意识、瞳孔变化。患儿意识不清且伴有瞳孔散大，对光反应消失者，常提示已有脑疝形成，病情危重需立即手术。

6. 抽搐的护理　AVM 出血患儿多出现肢体抽搐，频繁抽搐可加重脑组织缺氧而加重病情。除按医嘱有效地使用镇静剂（如地西泮或苯巴比妥等）外，还应做好发作前后的护理：有人在旁守护患者，加床栏防止坠床，护栏两旁可用软物衬垫，以免撞伤肢体。用缠绕纱布的压舌板垫于上下牙齿之间，防止舌咬伤，头后仰牵拉舌体，以免舌后坠影响呼吸。

7. 镇静镇痛　采用疼痛评分工具进行疼痛评分，遵医嘱给予镇痛治疗。躁动者给予约束，并遵医嘱使用镇静剂。使用镇静剂期间采用 Ramsay 镇静评分，有效控制镇静水平。

8. 留置导尿管　避免尿潴留,并可监测尿量。训练患者床上大小便,并注意个人卫生,避免泌尿系感染。

9. 术前准备　协助患儿完善相关术前检查。训练患者床上大小便、伸髋及平卧24h翻身。术前1d给予穿刺血管处皮肤的皮肤准备。转运前检查病历、影像资料、术中药物,护送患儿进入介入治疗室。

10. 器械准备　专用微导管、微导丝、弹簧圈、液体栓塞材料。

四、介入术中护理

1. 安全核查　患者到达介入室后,核对患者手术相关信息,包括患儿的一般资料、手术名称、麻醉方式、术中用药、影像学资料等。

2. 安置患者　患儿采用平卧位,暴露腹股沟,用一小枕垫高臀部,双腿分开自然下垂。予心电监护、吸氧、建立两处静脉输液、留置导尿等。注意非照射部位的辐射防护,注意保暖。

3. 麻醉的护理配合　配合麻醉医师给予患儿全身麻醉,保证静脉通路的顺畅,使麻醉药物顺利进入体内。

4. 术中全身肝素化　穿刺成功后即给予肝素化,避免留置血管内的导管材料表面血栓形成。一般首剂为全身肝素化(1mg/kg,1mg=125U)全量的1/2左右。手术后的每个小时追加肝素,用量是上一次的1/2。术中在动脉加压输液袋的500ml生理盐水内加入肝素500U,将导引导管与连接有高压输液袋的Y阀相接,持续冲洗导管,以防导管内凝血。保持压力袋上的压力在300mmHg左右。在更换肝素盐水时关闭输液管,避免血液回流。加强巡视,准确及时地记录肝素用量,保证动脉滴注的持续畅通。

5. 术中常见并发症的观察和护理

(1)脑过度灌注综合征:主要发生在高血流病变栓塞时。由于在瞬间将动静脉短路堵塞,原被病变盗去的血液迅速回流至正常脑血管,而正常脑血管长期处于低血流状态,其自动调节功能消失,不能适应颅内血流动力学的改变,出现过度灌注。表现为头晕、头痛、呕吐、肢体功能障碍、脑水肿或颅内出血。处理原则是使用控制性低血压,将血压控制至原来水平的2/3,维持血压平稳,持续3～5d。

(2)脑血管痉挛:发生原理与出血后血液分解产物刺激脑血管有关,术中微导管及栓塞材料对血管壁的机械刺激,均可发生脑血管痉挛,导致急性脑缺血、脑水肿、脑脓肿。主要护理措施:一是患者栓塞术后使用抗血管痉挛药物;二是术中可通过微导管或导引导管使用药物,如尼莫地平,罂粟碱等;三是脑内动脉严重痉挛者可行血管成形术。

(3)血栓形成:术中护理人员要规范给予肝素化,监测并保持ACT在250～300s,注意维持高压冲洗,并保持适当的压力。如动脉内血栓已形成,遵医嘱使用尿激酶等溶栓药物,行动脉内溶栓治疗。

(4)弹簧圈移位、微导管或微导丝断裂:术中弹簧圈移位、微导管或微导丝断裂会造成异位栓塞并可能诱发血栓形成,需尽可能使用支架或其他取栓器械取出;如无法取出者使用支架贴覆等方法。护理人员准备好相关支架或其他取栓器械,配合做好升压、抗凝等治疗。

6. 呕吐、误吸、窒息的观察和护理　部分行急诊介入手术患儿的术前呼吸道、消化道准备不充分,加之疾病本身导致颅内压升高,患儿发生呕吐的概率较高。加强巡视观察,及时发现并清除患儿呕吐物,预防发生呕吐物误吸和窒息。

五、介入术后护理

1. **一般护理**　密切监测患儿的生命体征,24h 动态监测心率、呼吸、血压及血氧饱和度,严密观察意识、瞳孔变化及肢体活动情况。禁食 3～6h。胃肠功能恢复后,少量进食高热量、高维生素、高蛋白流质饮食。予患儿多饮水,勤排尿,促进对比剂的排出,预防对比剂引起的肾病,必要时密切监测患者的肾功能及电解质。检查患者肢体远端的血供情况,协助患者翻身。注意患儿的口腔及会阴的基础护理,预防感染。

2. **穿刺部位的护理**　患儿术后穿刺侧下肢制动 6h,之后可坐起、站立或被抱起,但不能剧烈活动。对穿刺部位及时给予换药,预防感染。观察穿刺部位有无渗血及渗液,以及有无血肿和远端肢体的血供,并与对侧肢体进行对比。

3. **呼吸道的护理**　保持呼吸道通畅,预防误吸。垫高患儿颈肩部使头轻微后仰,以保持呼吸道开放,注意观察患儿有无呼吸异常。及时清除口腔呕吐物及分泌物。

4. **防止颅内再出血的护理**　为防止畸形血管团再次破裂出血,操作动作应轻柔,各项操作护理尽量集中进行,并积极控制血压。保持排便通畅,避免增加腹压。

5. **高热的护理**　婴儿期 AVM 术后常伴有高热,可加重脑细胞耗氧量而加重脑组织缺氧。及时做好头部降温能减少耗氧量,保护脑细胞,防止脑血管痉挛。密切监测体温变化。出现高热时,应行头部降温(如头枕冰袋、头戴冰帽)及大动脉冷敷,并适当降低室温。必要时使用药物降温。

6. **抽搐的护理**　术前有癫痫病史或病灶位于致痫区者,术后遵医嘱抗癫痫治疗。当患儿出现抽搐时,遵医嘱给予药物控制抽搐。密切观察患者抽搐发作的先兆症状,去除诱因,加床栏,防止外伤。及时清理患者呼吸道内的分泌物,确保呼吸畅通。用缠绕纱布的压舌板垫在上、下牙齿之间,防止舌咬伤。

7. **肢体运动功能的护理**　将患儿的患肢保持在功能位,防止压力性损伤和关节变形。对完全或大部分栓塞的患儿,鼓励其增加康复训练的强度和频率,通常在床上进行关节活动、肢体运动,并辅助站立、慢走等。颅内动静脉瘘介入栓塞术前、术后及术后 6 个月的造影图像见图 2-5-4-2。

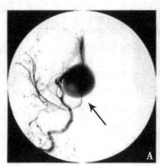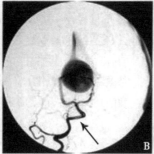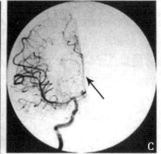

图 2-5-4-2　颅内动静脉瘘介入栓塞术前、术后造影

A. 右侧颈总动脉造影示通过后交通动脉使供应病灶的大脑后动脉显影,并见 Galen 静脉瘤样扩张和扩张的静脉窦;B. 右侧椎动脉造影示病灶的供血动脉为大脑后动脉;C. 用游离弹簧圈及 NBCA 栓塞术后 6 个月复查造影显示病灶消失。

六、延伸护理

1.定期随访复查　患者出院前建立完整的健康档案,纳入随访范畴。专科门诊随访,3～6个月后再次脑血管造影。患儿出现头痛、喷射性呕吐、抽搐、意识不清等,要及时就诊。

2.行为及饮食指导　规律生活,避免情绪激动。给予低盐、低胆固醇、低脂饮食,避免辛辣、刺激的食物,保持排便通畅。

3.用药指导　遵医嘱服降压药、抗癫痫药、营养神经药,用药期间定期复查。

4.康复训练指导。

（刘佩莹　王　迪）

第六章 出血中心建设和急诊介入护理

第一节 中国出血中心建设

一、概述

出血中心是整合介入科、急诊医学科、血管外科、血液科、普外科、消化科、创伤外科、神经内科、神经外科、胸外科、呼吸科、心内科、妇产科、麻醉科、医学影像科、输血科、重症、康复、护理、医技等与出血中心建设相关的科室等医疗资源,具备严重出血患者救治的综合能力,实现对出血特别是急性期出血进行高效、规范救治的相对独立的诊疗单元。

中国出血中心联盟是在国家卫生健康委员会指导下成立,由湖南省人民医院、北京大学第一医院、中国医科院肿瘤医院、江苏省人民医院等 20 家医院联合倡议发起,由认同该章程的国内省、市级医疗机构按照"共享、共赢、共发展"的理念参与组建,经过国内急诊科、介入科及出血相关外科、内科专家认证,具有区域服务功能的自愿联合成立的出血中心。

在区域出血防治体系建设中,强调依托出血急救地图建设,区域内具备救治能力的医疗机构和急救单位联合共同开展工作;强调不断完善院前急救和院内出血急救绿色通道建设,探索新型出血防治联动机制;强调对出血患者实施院前、院中和院后全流程健康管理模式,建立完整的区域出血防治体系。

二、中国出血中心和中国出血中心联盟管理组织及功能

1. 中国出血中心的组建　在国家卫生健康委员会的指导下,中国出血中心建设由中国研究型医院学会出血专业委员会、中国医师协会介入分会急诊专业委员会等学术团体与组织发起与实施。中国出血中心联盟常务理事会为联盟最高领导决策机构,暂设秘书处、学术交流办、培训办为常设工作机构。由各省相关专业委员会通过中心组织的各项学术交流活动和继续教育项目提高省级医院出血专业医务人员的专业技术水平和临床素质,通过开展相关新技术、新进展的学习和推广提升出血相关疾病诊疗和护理水平,为更多出血疾病患者带来健康和福音。

2. 医院出血中心管理委员会职责　出血中心建设需要医院领导的高度重视,在人、财、物等各方面给予支持,在新技术开展和多学科协作方面给予激励。开展出血中心建设的医院需成立由院长或分管业务副院长负责,相关科室和管理部门参与的出血中心管理委员会,

下设办公室,明确工作制度并负责出血中心的日常管理。委员会主要职责:一是持续开展出血中心管理,二是建立健全多学科协作的出血诊疗管理模式,三是规范出血诊疗流程。

三、中国出血中心建设标准

2018 年 11 月成立的中国出血中心联盟制定了中国出血中心示范基地建设标准。分别从基本条件(含医院硬件设施、专业条件要求、绿色通道、救治流程和人力资源配置)、组织管理、建设要求和服务要求四个大的方面做了统一部署。全国各分中心都需要参照本标准申报和建设出血中心。

（一）出血中心建设的基本条件

1.医院规模　在全国具有影响力的省部级综合性三级甲等医院,住院床位总数 1500 张以上。

2.医院综合救治能力　设置介入科、急诊医学科、血管外科、血液科、普外科、消化科、创伤外科、神经内科、神经外科、胸外科、呼吸科、心内科、妇产科、麻醉科、医学影像科、输血科等与出血中心建设相关的科室,具备严重出血患者救治的综合能力。

3.介入专业条件要求

（1）介入科在区域内为优势学科,能为本地区其他医疗机构提供出血相关疾病急危重症抢救、复杂疑难病例诊治及继续教育等技术支持和培训。

（2）配备有 50 张床位,设置出血复苏单元,具备不少于 6 张床的出血重症监护室病床。

（3）具备至少 3 名以上高级职称医师,能熟练开展 4 类手术,包括全身各部位血管造影及出血动脉栓塞术、主动脉夹层腔内修复术、破裂性腹主动脉及髂动脉瘤的腔内修复术、脑血管造影、脑动脉瘤弹簧圈栓塞术(联合支架辅助或球囊辅助)、脑动静脉瘘栓塞术、经静脉穿刺肝内门体分流术、经皮肝穿刺胃底静脉栓塞术、妇产科急性大出血子宫动脉栓塞术、腹主动脉髂动脉阻断术、肾动脉出血栓塞术、支气管动脉栓塞术、外周动脉假性动脉瘤覆膜支架腔内修复术。

（4）介入手术室具有 365d/24h 全天候开放能力,具备急诊介入手术能力,设备能满足急诊介入血管手术的需要,并常备介入手术所需的各类耗材。介入手术室过去 1 年出血相关疾病手术量不少于 200 台,急诊手术量不低于 300 例。

（5）具有医院统一领导和制定的多专业参与的救治流程,介入手术室从绿色流程启动到最后一名介入人员到达介入手术室时间 ≤ 30min。

（6）具有经过专业培训的介入护理团队,能熟练掌握常见出血疾病护理要点和急救流程,急救意识强,身体、心理素质较好,具有团队协作和一定的奉献精神。

4.急诊科要求

（1）急诊科主任愿意承担出血中心建设任务;设置有出血单元,具备一定数量出血患者专用抢救床位和设备。

（2）建立了指导急性出血快速分诊、规范诊疗的流程图,并有效执行上述流程;对于急性出血患者,能够在接诊后 30min 内完成相关影像学检查。

（3）门急诊大厅、医院交通要道设置出血相关疾病院内紧急救治绿色通道专用章或标牌(急救绿色通道),并妥善放置。

（4）所有急诊科医师每年至少接受一次出血中心的出血相关疾病急救培训,能够完成床旁超声评估、紧急气管插管术、气管切开、中心静脉置管术、心包穿刺、胸腹腔穿刺术、机械通气、床旁连续肾脏替代疗法(continuous renal replacement therapy,CRRT)技术等急救技术。

5. 相关科室能熟练开展侧脑室穿刺引流、去骨瓣减压、去骨瓣开颅血肿清除术等脑出血急诊手术、颅内动脉瘤结扎术、主动脉人造血管置换术等常见出血疾病手术。

6. 其他　能够24h开展CT血管成像、血管造影检查。血库24h快速响应。

（二）出血中心的组织管理

1. 组织构架成立　由院长或分管业务副院长负责,相关科室和管理部门参与的出血中心管理委员会,下设办公室,明确工作制度并负责出血中心的日常管理。

2. 医院工程　医院领导层面理解出血中心建设的意义,明确承诺支持出血中心建设,为出血中心建设和发展提供人力、资金、流程优化、院内外协调等方面的行政支持。全力支持出血中心的建设与认证,承诺分配相应人力、设备和财政资源,并做好监察考核、质量控制等工作,确保出血中心规范化运行。

3. 协助机制　与所在地医联体、基层转诊医院、社区医疗机构等签署联合救治出血性患者的协议,建立分工协作机制。

4. 数据管理　专人负责建档出血相关疾病数据库,记录诊疗数据、随访、健康宣教,并定期对数据进行统计、分析,总结提高医疗服务质量。要求从接诊时开始进行时间节点的记录,尽可能避免回顾性记录,以提高记录的准确性。

（三）出血中心建设的要求

1. 建立出血相关疾病救治的多学科合作诊疗模式,组建出血相关疾病综合救治团队,并按照相关疾病治疗指南、技术操作方案和临床路径,制定出血相关疾病救治预案。

2. 建立出血中心绿色通道,对医院各部门的工作流程进行相应的调整以适应出血中心流程优化需求,在分诊、就诊、检验、收费、发药等环节实行出血优先原则,以适应优化诊疗流程、最大限度缩短救治时间的需要。

3. 与院前急救系统签署联合救治协议,以实现院前救治与院内救治的无缝连接,对于危重出血患者到达医院后可直接送达出血复苏单元、重症监护室,必要时可直接送达手术室。

4. 各医技科室接到标有"出血绿色通道"的各种检查单或急诊科电话通知时,应高度重视,并优先进行处理,并保证在最短时间(30min)内将检查(检验)结果电话通知到手术室或急诊科医护人员,纸质检查报告随后及时送达。

5. 建立针对出血中心、院前急救中心、区域内相关医疗卫生机构的培训和教育体系,建立出血联盟,开展学术交流,搭建出血联盟成员单位学科交流与协作平台。

6. 特殊、严重出血疾病患者救治时,医院总值班、医务部、分管院长必须及时到位协调组织各科室进行抢救工作,保证出血患者得到规范、有效救治。对无身份、无家属、无单位的"三无"严重出血患者,抢救时应简化手续用血、用药、各种检查等手续,对需急救手术者做好记录,由总值班或医务科值班人员签署相关同意书。

（四）出血中心的服务要求

1. 对出血患者尤其是严重出血患者做到"早识别、早诊断",对于常见出血相关疾病(创伤性出血及医源性损伤出血、大咯血、非静脉曲张性消化道出血、门脉高压消化道出血、主动脉夹层动脉瘤、脑出血、外科术后出血、围产期出血、凝血功能障碍相关出血、肿瘤出血10个病种)形成诊治规范上的共识,实施出血相关疾病诊疗规范与标准操作流程。

2. 向签订协同救治协议的医疗机构提供远程会诊和远程教育,并实现患者信息互联、互通、共享。

3.不断改进医疗服务流程,充分发挥医联体单位医疗资源共享优势,建立区域出血相关疾病救治协作网,构建有效的双向转诊机制,形成以出血相关疾病的急诊、介入治疗为主的多学科综合救治平台。

4.开展出血相关疾病防治卫生科普宣传和健康教育活动,提高人民群众的自我保健意识。

四、出血中心建设的成效、评价及优化

(一)出血中心建设的成效

1.整合了医疗护理资源,提高了广大医护人员对出血相关疾病的认识、宣传和救治能力,使出血性患者在发病第一和最短时间内得到有效救治,同时提高了人们的健康水平。

2.从全国层面整合了相关资源,加强了全国各地区的联系和学术互动,使全国的出血疾病管理达到同质化,增强了各省市和地区的凝聚力。

3.通过开展继续医学教育,传授和规范出血性疾病相关专业学科的新理论、新进展、新技术,不断提高出血从业人员的理论水平和专业技能,积极参加科研与教学工作,推动我国出血中心的快速发展。

(二)出血中心建设的评价及优化

1.出血相关疾病是临床常见的急危重症,具有起病紧急、病情变化迅速、死亡率高的特点,而介入治疗因其精准微创、显效快速,在出血的救治中具有其他学科无法比拟的优势。但是以介入为主治疗出血性疾病在一些地方仍处于"养在闺中人未知"的状态,导致许多出血患者未能在第一时间得到及时有效的救治而丧失了宝贵的生命。出血中心规范了出血疾病的救治流程、标准的抢救技术、健全的救治体系,形成多学科合作的综合诊疗模式,提高出血相关疾病的有效救治。使得全国出血诊治交流活动常态化、规范化,从而不断提高国内出血疾病救治水平和其在国内外的影响力。

2.通过出血中心组织的各项学术交流活动和继续教育项目提高国内各省级医院出血专业医务人员的专业技术水平和临床素质,通过开展相关新技术、新进展的学习和推广提升出血相关疾病诊疗和护理水平,为更多出血疾病患者带来健康和福音。

3.出血中心绿色通道建设优化　出血中心绿色通道建设涉及介入科、急诊医学科、普通外科、血液科、消化科、创伤外科、神经外科、呼吸科、妇产科、医学影像科、输血科等多个科室,任何一个环节的延误都可能对患者愈后造成巨大的影响,因此需要医院领导重视,其核心是不仅要以出血为中心进行制度建设和流程改造,还要进行多学科协作团队能力培养,建设"一站式"平台、信息化平台,缩短患者等待时间,提高出血患者尤其是严重出血患者救治效率。

(向华　莫伟　阳秀春　王庆　欧阳尚　蔡煌兴)

第二节　鼻出血的急诊介入护理

一、疾病知识概述

鼻出血是临床常见的症状之一,由鼻部(鼻腔、鼻窦)疾病、外伤、局部炎症、肿瘤、血管

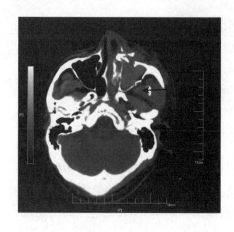

图 2-6-2-1　颌面部骨折鼻出血术前
头颅 CT 影像

畸形等引起,也可因邻近部位病变如鼻咽部、海绵窦、颈内动脉或动脉瘤破裂出血等所致,也可见于全身性疾病。

鼻出血因病因不同而临床表现各异,多数为单侧出血,少数情况下可出现双侧鼻出血,出血量也多少不一。轻者为涕中带血,重者可引起失血性休克。长期反复鼻出血可导致全身贫血。

诊断时,需在急诊首诊症状体征评估基础上,根据病史、体征等资料判断出血源头及出血情况,排除咯血和呕血。通过急诊 CT(图 2-6-2-1)或 MRI 检查明确检查出血部位,急诊检查血常规、凝血功能、判断失血情况并排除全身性疾病。数字减影脑血管造影(DSA)检查,颈内动脉造影检查可明确出血的相关血管。

严重的鼻出血应尽早行气管插管保证呼吸道通畅,避免误吸。同时积极查找出血部位,根据患者鼻出血的部位选择相应的检查方法,避免盲目鼻腔填塞。根据出血部位或出血情况选择合适的止血方法:指压法、电凝止血法、鼻腔填塞法、介入治疗、血管结扎法。虽然外科血管结扎和经鼻内镜行相应分区血管凝固术被认为是处理鼻出血的优先推荐方案,但对于正处于大量活动性鼻出血或因抗凝治疗后导致的难治性鼻出血的患者行急诊血管栓塞术已经成为临床上处理难治性鼻出血可行而有效的选择。鼻出血介入栓塞术前术后 DSA 影像见图 2-6-2-2 和图 2-6-2-3。

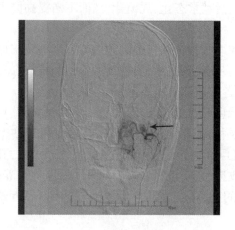

图 2-6-2-2　颌面部骨折鼻出血术前
DSA 影像

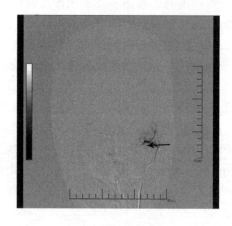

图 2-6-2-3　颌面部骨折鼻出血术后
DSA 影像

二、急诊紧急处置配合

患者到达急诊后,接诊护士迅速、平稳地将患者安置在诊查床上,卧床,适当抬高头部,检查记录患者的生命体征、意识、瞳孔,同时迅速通知医师接诊,进行首诊病情评估,告知患者家属病情。

1. 监护和实验室检查　监测生命体征,迅速建立静脉通路,遵医嘱急查患者血常规、凝血功能、电解质、输血常规、血型、交叉配血实验室检查并完善心电图等术前准备。

2. 了解病史 了解患者有无血液系统疾病及高血压病史。

3. 立即处置 根据病情立即给予止血、输血输液、抗休克等对症治疗等。

4. 防止误吸 有继续出血症状者注意防止误吸,备吸引器。躁动者给予遵医嘱镇静药,并进行安全保护。

5. 呼吸困难的处理 出现呼吸困难症状者,根据病情尽早给予患者紧急气管插管或气管切开处理。必要时给予简易呼吸器辅助通气,避免误吸窒息而丧失抢救时机,保持呼吸道通畅。

6. 查找出血点 根据病史,积极查找出血点。依据患者的出血情况选择相应的检查,优先考虑前鼻镜或鼻内镜检查明确出血部位,避免盲目进行鼻腔填塞。

7. 根据患者出血部位和出血状况选择合适的止血方法

(1)指压法:对于出血量少及鼻腔前部出血的患者,头部略前倾,用手指捏紧双侧鼻翼或按压出血侧鼻翼 10～15min,同时冷敷前额。

(2)药物止血法:适用于较轻的鼻腔前段出血,此方法简单易行,患者痛苦较小。对于出血区域,可用棉片蘸 1% 麻黄素、1‰ 肾上腺素、3% 过氧化氢溶液或凝血酶,紧塞鼻腔数分钟至数小时,可达到止血目的。

(3)物理/化学烧灼止血法:对于出血点明确的患者,表面麻醉鼻腔黏膜后,在内窥镜下通过物理或化学烧灼封闭出血血管。

(4)鼻腔填塞术:为鼻出血最常用的止血方法,分为前鼻腔填塞法和后鼻腔填塞法。可以将填塞物直接压迫鼻腔出血部位达到止血目的。填塞材料有凡士林纱条、明胶海绵、止血纱布等,多数鼻出血患者填塞后可止血,填塞时要有一定的深度和力度。填塞完毕后,应检查是否仍有血经后鼻孔流入口咽。

(5)鼻内镜止血法:通过鼻内镜在明视下止血,患者痛苦小,但费用较高。

(6)介入治疗:经颈动脉造影可确定出血血管分支后,自导管内注入栓塞剂即可止血。适用于难以控制的原发性鼻出血、外伤性鼻出血、颈内动脉-海绵窦瘘、颈内动脉破裂及鼻咽纤维血管瘤出血等。介入治疗可通过影像直接显示出血部位和原因,栓塞治疗后,止血效果迅速、见效快。

三、介入术前护理

1. 心理护理 患者鼻出血反复而多且难以控制,患者常有焦虑恐惧等情绪,护理人员对患者进行适当的心理护理,消除患者的紧张和恐惧感,根据患者的病情、年龄和文化程度进行心理疏导。沉着冷静地协助医师急救处理。并为患者介绍急诊栓塞手术的术前配合方法,消除顾虑。

2. 体位与活动 卧床休息,采取坐位或半卧位,有休克者采取中凹位,密切监测患者的生命体征。有气管插管或辅助通气的患者,可床上轻微活动,防止剧烈活动引起血压增高导致出血加重。

3. 饮食护理 急诊介入手术前 4h 禁食,2h 禁水。

4. 保持呼吸道通畅 床边备好氧气和吸引器等装置,按需吸痰,保持呼吸道通畅,及时清理呼吸道分泌物,必要时予气管插管或气管切开。

5. 保留有效的静脉通路 有效地补充液体,观察尿量。

6. 配合医师　进行有效的止血措施。

7. 心电监护　密切观察和记录患者的生命体征、面色、意识和鼻腔出血情况及填塞情况，关注患者的主诉，控制血压。

8. 镇静镇痛　患者出血前常主诉有头部胀热或跳动性头痛，采用疼痛评分工具进行疼痛评分，遵医嘱给予适当的镇静和镇痛治疗。躁动者给予约束，预防坠床，保证安全，并遵医嘱使用镇静剂。使用镇静剂期间可采用 Ramsay 镇静评分，有效控制镇静水平。

9. 器械准备　导丝、导管、专用微导管、明胶海绵、弹簧圈等。

四、介入术中护理

1. 安全核查　患者到达介入手术室后，护理人员核对患者手术相关信息，包括患者一般资料、手术名称、麻醉方式、术中用药、影像学资料等。

2. 安置患者　妥善安置患者体位，给予患者心电监护，单侧鼻腔或面罩吸氧，建立静脉通路，备好负压吸引装置。

3. 防止误吸、窒息　如患者病情进展迅速，鼻出血量大，鼻后部出血可流入咽喉部再经口吐出。患者可表现为突发咯血、呕血等症状，极易造成误吸、窒息。护士加强巡视和观察，发现患者呕血或咯血时，立即清除患者呕吐物，保持呼吸道通畅，预防误吸和窒息。

4. 加压包扎　介入栓塞治疗完毕，用无菌纱布压迫穿刺部位 15min，穿刺部位加压包扎。

5. 取出填塞物　用鼻钳取出填塞物凡士林油纱布、抗生素油膏纱布等。观察 1h 鼻腔有无再次出血及其他不良反应，转送患者回病房。

五、介入术后护理

1. 患者股动脉穿刺术后的体位与活动，穿刺点及肢体血运的观察内容详见第二篇第一章第二节的介入术后护理。

2. 饮食护理　患者无继续鼻出血，术后 4h 无恶心、呕吐，即可进食，以温凉易消化食物为主，逐渐过渡到普食。鼓励患者多饮水，促进对比剂的排泄。可选择高热量、高维生素优质蛋白质饮食，保持排便通畅，少食动物脂肪及胆固醇，如动物内脏、猪油、蛋黄、鱼子等，注意补充对止血有利的维生素 A、维生素 E、维生素 C，如新鲜水果、蔬菜、苹果、柑橘等。

3. 病情观察　密切观察患者生命体征、意识、肌力、瞳孔、定向力及语言功能，告知患者如有剧烈头痛、面色苍白、频繁呕吐，应及时告知医务人员，警惕脑血管栓塞的发生。同时密切观察患者双下肢血运情况，如患者主诉穿刺处肢体疼痛和 / 或肿胀时，医护人员采取积极干预措施，以防下肢动脉或深静脉血栓形成。

4. 水、电解质管理　如患者出血量大，需记录 24h 尿量，及时补充液体。观察患者有无乏力、食欲差等主诉，按需检测生化指标，及时调整使电解质平衡。

5. 栓塞后综合征　栓塞后综合征表现为发热，疼痛，局部软组织坏死。当患者主诉有轻微头痛、牙痛、面部麻木、感觉异常等不适感时，护士需安慰患者，告知栓塞后机体修复需要大致的时间，缓解患者焦虑情绪。

6. 异位栓塞的观察和护理

（1）栓塞剂反流或血栓形成：在栓塞过程中血栓形成、栓塞剂反流或经由危险吻合支逃逸至颅内动脉或眼动脉等，导致脑梗死、偏盲或全盲、失明失语、面神经麻痹，软组织坏死等并发症，严重者危及生命。栓塞术前医师需要充分评估靶血管侧支循环情况，尽量避开危险吻合支。一旦发现有异位栓塞,及早尝试选择性插管至靶血管进行溶栓治疗。护理措施:护理人员密切观察患者的生命体征、意识、瞳孔、视力变化,有无恶心呕吐及肢体肌力和活动的改变,一旦出现上述症状,及时通知医师,并严格遵医嘱使用溶栓药物行动脉内溶栓治疗。

（2）可脱球囊脱落、移位:可脱球囊脱落、移位可引起异位栓塞,导致永久性神经功能丧失甚至死亡。预防措施:选择合适的可脱球囊,放置位置准确。护理人员严格遵医嘱给予静脉用抗血小板药物、备好取栓支架、导管等用物。

（3）弹簧圈移位或脱落:术中栓塞到颈内动脉内的弹簧圈因局部组织坏死脱落到鼻咽腔而到体外。处理:请耳鼻咽喉科医师将已部分脱落的弹簧圈近鼻咽腔处剪断取出,避免强行拔出。复查颈动脉造影了解原来栓塞的颈内动脉是否栓塞完好。期间,护理人员要准备好相关支架或其他取栓器械,配合做好升压、抗凝等治疗。

六、延伸护理

1. 延续护理　患者出院前建立完整的健康档案,纳入随访和延伸服务范畴。
2. 行为及饮食指导　戒烟酒,积极治疗原发疾病,低盐、低胆固醇、低脂饮食。
3. 用药指导　按时服药,降压药,用药期间定期复查,观察有无出血倾向,如牙龈出血、便血、血尿、皮下出血等。
4. 随访　定期门诊随访检查,如有不适及时就诊。

（钱　多　孙笑晗）

第三节　大咯血的急诊介入护理

一、疾病知识概述

咯血是指喉及喉以下呼吸道或肺组织出血经口咳出的一种临床症状。大咯血一般定义为出血量>500ml/d,或一次出血量>300ml。因咯血的出血量难以准确估计,因此大咯血可指任何危及生命的咯血量及可能导致气道阻塞和窒息的任何咯血量。大咯血约占所有咯血患者的5%,通常提示存在潜在的严重呼吸系统或全身性疾病。大咯血的病死率为6.5%~38%,死因主要是窒息,其次是休克。内科治疗往往效果差,易复发,外科手术风险大,病死率高。支气管动脉栓塞术（bronchial artery embolization,BAE）自 Remy 1974 年应用于临床以来,已被证明是治疗大咯血最有效的非外科手术,创伤小且可达到立即止血的目的。

二、急诊紧急处置配合

患者到达急诊科后,分诊护士迅速、平稳地将患者安置在检诊床上,保持气道通畅。同时通知介入急诊医师接诊,进行首诊病情评估,告知患者家属病情。急性活动性出血并发大咯血时,患者的咳嗽反射是清理气道内积血和分泌物最好的方式,应鼓励患者通过咳嗽自我清除气道积血。如患者咳嗽反射不能有效清除气道积血、缓解窒息并出现进行性呼吸困难或低氧血症时,需立即行气管插管。护士接诊咯血患者后,需配合医师进行如下紧急处置。

1. **准备抢救物品和药品**　备齐气管插管、负压吸引器、呼吸机和抢救药品等,随时待用。

2. **建立静脉通路**　为患者迅速建立静脉通路,遵医嘱给予吸氧、心电监护等处置,昏迷患者给予留置导尿管。

3. **保持呼吸道通畅**　清理呼吸道,保持呼吸道通畅。呼吸抑制患者给予紧急气管插管,必要时给予简易呼吸器辅助通气。

4. **开启绿色通道**　支气管扩张大咯血急诊绿色通道流程图见图 2-6-3-1。医师陪同患者尽快进行胸部 CTA 检查,检查途中需携带心电血氧监护仪、吸氧装置等,保证转运途中患者的安全。密切观察患者脉搏血氧饱和度及呼吸情况,防止患者转运途中窒息。

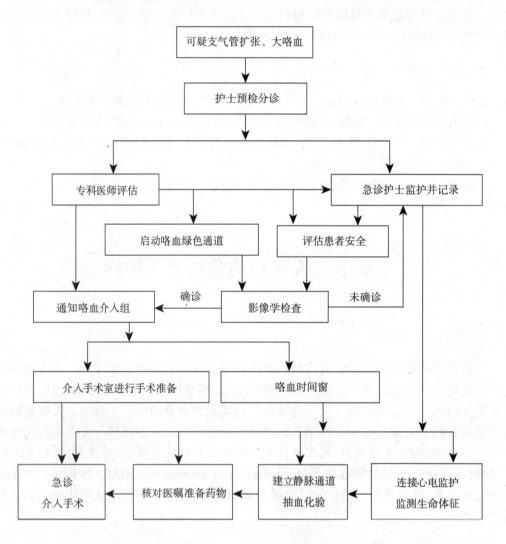

图 2-6-3-1　支气管扩张大咯血患者急诊介入救治流程图

5. **明确诊断**　进行影像学检查(图 2-6-3-2),如认证患者需急诊进行介入治疗,医师立即向患者家属告知术中风险,签署知情同意书,并预警介入手术室咯血急救小组,做好介入手术及抢救准备。

6. **转运**　医师护送患者至介入手术室行急诊介入手术。

三、介入诊疗术前护理

1. 术前检查及准备 护士需遵医嘱立即进行血常规、肝肾功能、出凝血时间、胸部 CTA 及心电图等检查。备好气管插管相关物品、负压吸引器装置及各种抢救药物。检查测试仪器功能及物品有效期,确保抢救物品性能良好,随时使用。

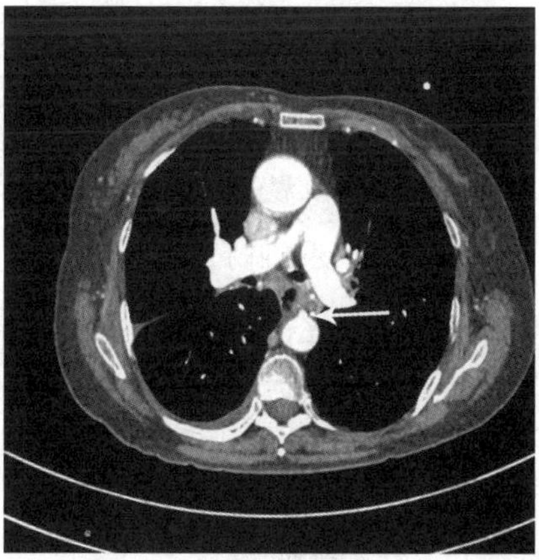

2. 改善呼吸状况

(1)患者绝对卧床,严密观察患者的面色、呼吸、心率、血压,咯血量、色、性状。

(2)保持患者呼吸道通畅,若呼吸急促,取半卧位或坐位,并予氧气吸入。

图 2-6-3-2 咯血患者介入术前肺部 CTA

(3)指导患者保持呼吸道畅通,咯血时保持镇静,头偏向一侧,尽量将血、痰咳出。切勿屏气或将血咽下,以免血液引流不畅形成血块,导致窒息。

(4)护士陪伴床旁,关心安慰患者,尽量使患者情绪稳定,必要时给予镇静剂,咯血不止不宜搬动患者,保持床单元整洁。

(5)保证吸引器连接良好,以备随时使用。同时做好气管插管、气管切开等急救准备。

3. 病情告知 咯血的主要原因为呼吸系统疾病,也包括循环系统、血液系统和外伤性疾病。我国咯血的基础疾病主要包括支气管扩张症、肺部感染(结核、曲菌和其他感染)。医师科根据患者的心理承受能力和家属的意见决定是否告知患者病情的全部实情,也可在恰当的时机应用合适的语言将诊断告知患者,以缩短患者期待诊断的焦虑期。医护人员通过心理疏导使患者面对现实,正确认识和对待疾病。对于不愿或害怕知道诊断的患者,应协同家属采取保护性措施,合理隐瞒,以防患者情绪抵触,影响治疗。

4. 心理护理和健康教育 对患者的心理护理应体现在介入治疗的全过程中。患者的心理状态对治疗的效果有直接的影响,需根据病情、年龄、性格等多种因素把患者区分为不同的心理反应类型,从而更准确地掌握患者的心理状态,并以此作为采取心理护理对策的依据。治疗前首先向患者及家属详细介绍血管内介入治疗是治疗咯血的一项微创手术,讲解手术过程、注意事项及诊疗效果,用成功病例鼓励患者,以减轻或消除紧张情绪,增强承受能力和战胜疾病的信心,积极配合治疗。

四、介入术中护理

1. 物品器材准备 接到介入手术通知后备好抢救物品,如吸引器、气管插管盘、呼吸机和抢救药品等。准备手术器材,包括准备不同类型及型号的导管、导丝、碘对比剂、栓塞用的聚乙烯醇(PVA)颗粒、吸收性明胶海绵、碘油、弹簧圈等(表 2-6-3-1)。

表 2-6-3-1 大咯血介入诊疗术中主要一次性耗材一览表

器材	数量	器材	数量
5F 动脉鞘	1 副	三通	1 个

续表

器材	数量	器材	数量
5F cobra 造影管	1 根	注射器 2ml	2 支
微导管（必要时）	1 根	手套	2 副
0.035 英寸导丝（150cm）	1 根	注射器 5ml	2 支
明胶海绵	2 包	注射器 10ml	1 支
弹簧圈	1～2 包	注射器 20ml	2 支
弹力绷带	1 卷	连接管	1 根

2. 安全核查　患者到达介入手术室后，护理人员核对患者手术相关信息，包括患者一般资料、手术名称、术中用药、影像学资料等。

3. 安置患者　妥善安置患者取仰卧位，给予心电监护、吸氧，建立静脉通道，维持有效循环血量，遵医嘱补液。

4. 观察病情变化　随时询问患者主诉，并告知栓塞治疗时应避免咳嗽，如需咳嗽提前告知医师。在栓塞剂注入后，患者可能出现不同程度的胸闷、胸痛，必要时遵医嘱给予镇痛剂。支气管动脉栓塞术前术后影像见图 2-6-3-3 和图 2-6-3-4。

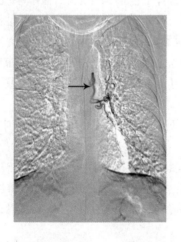 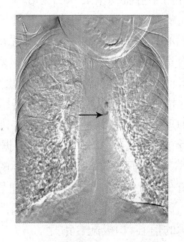

图 2-6-3-3　支气管动脉　　　　图 2-6-3-4　支气管动脉
栓塞术前 DSA 影像　　　　　　栓塞术后 DSA 影像

5. 术中出现大咯血的抢救　立即将患者的头偏向一侧，帮助患者清除口鼻分泌物，保持其呼吸道通畅。抢救过程注意与患者沟通，安慰患者，使用非语言信息稳定患者的情绪，缓解患者恐惧。迅速遵医嘱给药。抢救过程避免医护人员职业暴露。

五、介入术后护理

1. 心理护理　介入治疗手术后，心理上有一定的解脱感。但很多患者新的心理变化又随之而来，担心治疗效果和预后，咯血会不会复发，担心疾病对日后生活和工作是否会有影响及经济上的负担等,很多患者会再度出现焦虑情绪。针对这种状况,护士应更多地理解患者的心情,认真倾听患者述说,热情解答患者提出的问题,关心患者,树立战胜疾病的信心。

2. 观察和监护　监测患者生命体征,如果介入栓塞不确切,患者可能再次出现咯血。因此,术后护士仍需严密监测患者各项生命体征和临床表现。如痰中带有陈旧性血块和血丝,则说明栓塞有效。如果患者仍可有新鲜血块,则需严密观察咯血量、频次,及时与医师沟通,以尽早预防患者再次出血大咯血。

3. 体位与活动　患者股动脉穿刺术后的体位与活动,穿刺点及肢体血运的观察内容详见第二篇第一章第二节的介入术后护理。

4. 休息饮食　给予高蛋白、高热量、高维生素、营养丰富易消化的饮食,避免冷食物诱发咳嗽,少量多餐。注意休息,保证充足的睡眠。

5. 术后常见并发症的观察和护理

(1)脊髓损伤:是支气管动脉栓塞常见且最严重的并发症,其原因一般认为是由于支气管动脉与脊髓动脉有交通,高浓度的对比剂或药物误入脊髓动脉,造成脊髓细胞损伤或脊髓血供被阻断,致脊髓缺血所引起。其严重程度及临床表现主要取决于缺血的程度、持续时间及神经元的易损性。表现为术后数小时开始出现横断性脊髓损伤症状和体征,损伤平面高时可影响呼吸,$2 \sim 3d$ 发展到高峰,发病率约为 15%。大部分患者栓塞后 5h 内出现双膝关节跳动,突然发作,双侧对称,幅度小、频率高、无痛、不自主,可持续 $10 \sim 30min$。因此,护士应密切观察患者双下肢运动、感觉、肌力及有无尿潴留、尿失禁的发生。一旦出现脊髓损伤症状时,应及时通知医师采取措施。可用生理盐水进行脑脊液换洗,遵医嘱使用血管扩张剂及脱水治疗。针刺治疗等有助于恢复或减轻病情的发展。

(2)窒息:再出血或痰液均可能导致患者窒息,需要向患者解释窒息的危险性,休息时注意头偏向一侧,同时备好吸引装置和相应的抢救物品,做好能够立即抢救的准备。

(3)肾功能损害:由于手术需要使用碘对比剂,这类药物全部从肾小球滤出,容易损伤肾功能,鼓励患者多饮水,每天至少在 2L 以上,促进碘对比剂的代谢。定期监测患者的肾功能情况,发现异常及时向医师汇报处理。

(4)下肢动脉血栓形成:严密观察双下肢皮肤颜色、温度、感觉、肌力及足背动脉搏动情况,如出现穿刺侧足背动脉搏动减弱或消失、肢体麻木、肿胀、皮肤温度降低、苍白、疼痛或肌力减退等现象,需警惕下肢动脉血栓的发生。一旦发生,及时报告医师,遵医嘱使用血管扩张剂及神经营养药物,并配合物理治疗。

六、延伸护理

1. 饮食和休息　指导患者进食高热量、高蛋白、富含维生素的食物,避免辛辣刺激,戒烟酒,保持排便通畅;同时鼓励其进行适当的体育锻炼,劳逸结合。

2. 预防呼吸道感染　尽量避免出入公共场所或与上呼吸道感染者接近,注意保暖,避免受凉。注意居住或工作环境,不接触布满灰尘、烟雾及化学刺激的场所。

3. 早发现、早诊断、早治疗　对于年龄大的患者应每年体检,40 岁以上者应定期进行胸部 X 线普查,对年龄大而久咳不愈,并出现阵发性、刺激性干咳或痰中带血,应警惕肿瘤的发生,做专科检查,以争取治疗时机和治疗效果。

(张　峥)

第四节   急性消化道动脉性大出血的急诊介入护理

一、疾病知识概述

消化道出血是消化系统疾病常见的危急重症之一,起病急,病因复杂,病情变化快,极易短时间内发生失血性休克或脏器衰竭,危及患者生命。根据解剖位置可分为上消化道出血和下消化道出血。按出血发生的部位,可分为消化道管腔内出血和管腔外出血。按出血的原因,可分为静脉曲张性出血和非静脉曲张性出血。2015 年中国医师协会急诊医师分会发布的《急性上消化道出血急诊诊治流程专家共识》指出,临床中大多数(80%～90%)急性上消化道出血是非静脉曲张性出血,而急性下消化道出血尚缺乏流行病学资料。

急性上消化道动脉性出血主要因手术、外伤、胰腺炎、胃炎、胃十二指肠球部溃疡及恶性肿瘤等损伤动脉引起。消化性溃疡是上消化道出血的最主要原因(52.7%)。其主要临床表现为呕血和黑便;出血量较大或出血速度较快时以呕血为主,呕血之后必然伴有黑便;可伴有或不伴有周围循环衰竭的征象。部分患者出血量较大,肠蠕动过快也可出现血便。少数患者仅有周围循环衰竭征象,而无显性出血,应避免漏诊。下消化道动脉性出血常见病因为血管畸形、溃疡性结肠炎、肿瘤病变、息肉、憩室、动脉瘤等。其主要临床表现为黑便或血便及慢性贫血;反复发作的腹痛和肠道出血;肿瘤患者主要为腹痛,可伴有腹泻、食欲不振等,间断性的柏油样便或血便,甚至大量血便;长期反复小量出血则表现为慢性贫血。

临床上有典型的呕血、黑便或血便表现,伴或不伴头晕、心悸、面色苍白、心率增快、血压降低等周围循环衰竭的征象。排除食管、胃底静脉曲张性疾病及口、鼻、咽喉部出血时吞下血液引起的呕血和黑便后,急性消化道动脉性大出血的诊断基本可成立。在急诊首诊症状、病史及体征充分评估的基础上,结合内镜、X 线、CT 增强表现及实验室检查,有助于明确出血性质、部位。对于以头晕、乏力、晕厥等不典型症状就诊的患者,应保持高度警惕,特别是伴有血流动力学状态不稳定、面色苍白及有无法解释的急性血红蛋白降低的患者,应积极明确或排除消化道出血的可能性。内镜检查是上消化道出血定位、定性诊断的首选检查方法。出血后 24～48h 急诊内镜检查,排除食管、胃底静脉曲张并在上消化道发现出血病灶,即可确诊。数字血管造影(DSA)检查对内镜止血失败或外科手术风险较大的患者可明确出血部位及判断有无活动性出血,对于急诊手术前定位诊断具有重要意义。

急性消化道动脉性大出血为临床常见急危重症,抢救原则为有效止血、维持有效的血容量、纠正水电解质失衡、预防和治疗失血性休克等并发症,同时积极进行病因诊断和治疗。

既往对消化道出血的处理包括内科治疗和外科手术治疗。自 20 世纪 70 年代以来,随着介入放射学的兴起和发展,介入治疗已逐步成为消化道出血的第三大治疗手段。《急性上消化道出血急诊诊治流程专家共识》中指出,急性大出血无法控制的患者应及早考虑行介入治疗。选择性或超选择性血管造影是诊断消化道动脉性出血的最确切手段,既可为外科手术治疗提供准确的出血部位,也是实施介入治疗必不可少的前提。消化道出血的介入治疗方法包括:经导管持续灌注血管收缩剂(即持续动脉注射法)及用栓塞剂栓塞出血动脉(即动脉栓塞疗法)。经导管持续灌注血管收缩剂为大多数出血性胃炎、应激性溃疡及广泛性胃肠道出血患者的首选治疗方法;动脉栓塞疗法广泛应用于消化道动脉出血的治疗,适应证包括消化性溃疡、动脉瘤、血管畸形和肿瘤性出血等。急性消化道动脉性出血的介入栓塞治疗作为一种简便、有效和微创的治疗方法,在急性消化道出血的诊疗中具有明显的优越性,总有效率可达 90% 以上。

二、急诊紧急处置配合

患者到达急诊后,接诊护士迅速、平稳地将患者安置在诊查床上,检查并记录患者意识、瞳孔、生命体征等及呕血黑便等表现,同时迅速通知医师接诊,进行首诊病情评估,并告知患者家属病情。

1. 患者体位　安置患者于平卧位,绝对卧床。下肢略抬高,以保证脑部供氧。

2. 意识判断　首先判断患者意识状态,意识障碍既是急性失血严重程度的重要表现之一,也是患者呕吐误吸导致窒息死亡和坠积性肺炎的重要原因。对意识丧失、呼吸心跳停止及动脉搏动不能触及的患者应立即开始心肺复苏。

3. 保持呼吸道通畅　如患者有恶心呕吐,将患者头偏向一侧。嘱患者及时吐出口腔内的血液、呕吐物及分泌物,必要时给予负压吸引,防止窒息或误吸。协助患者漱口,保持口腔清洁。

4. 出血严重程度判断　病情严重度与失血量呈正相关。通常根据临床综合指标判断失血量,如:根据血容量减少导致周围循环的改变(伴随症状、心率和血压、实验室检查)来判断失血量,休克指数(心率/收缩压)是判断失血量的重要指标;其次可以通过皮肤黏膜色泽、颈静脉充盈程度、意识和尿量等来判断血容量减少程度;客观指标包括中心静脉压和血乳酸水平。符合以下任何一条情况者,建议收入 ICU 或抢救室进行治疗:意识障碍;脉搏增快,超过 100 次/min,脉搏细弱或不能触及;收缩压< 90mmHg(或在未使用药物降压的情况下收缩压较平时水平下降> 30mmHg);四肢湿冷,皮肤花纹,黏膜苍白或发绀;尿量小于 30ml/h或无尿,以及持续的呕血或便血。

5. 紧急处置及护理　应常规采取"OMI",即吸氧(oxygen,O)、监护(monitoring,M)和建立静脉通路(intravenous,I)的处理。立即给予心电监护、吸氧,对存在气道阻塞的患者,应采取必要的措施以保持气道开放,特别是使用高流量吸氧仍不能缓解呼吸窘迫时,应及时实施人工通气支持。对严重出血的患者,应至少开放两条静脉通路,必要时给予中心静脉穿刺置管。对意识障碍、排尿困难及休克患者均需留置尿管,记录每小时尿量。备齐各种急救用品及药品,配合医师迅速、准确实施输液、止血及药物治疗等急救措施,并观察疗效及不良反应。必要时做好输血准备。出现下列情况时可输血,紧急情况下输液、输血可同时进行:① 收缩压< 90mmHg,或较基础收缩压降低幅度> 30mmHg。② 血红蛋白< 70g/L,血细胞比容< 25%。③ 心率增快(> 120 次/min)。输液量可根据估计失血量确定。输液开始时宜快,对于急性大出血者,应尽可能施行中心静脉压监测作为指导输液量及速度的依据。避免因输液、输血过多、过快而引起急性肺水肿,老年人、心肺功能不全者尤应注意。急查血常规、凝血功能、血液生化、血电解质等实验室检查;胃液、呕吐物或粪便隐血试验,为协助诊断、判断病情提供依据。

6. 病情观察　密切观察患者精神和意识状态、生命体征、血氧饱和度、肢体温度、皮肤及甲床颜色、周围静脉特别是颈静脉充盈情况、尿量等;观察并记录呕血、黑便和便血的频次、颜色、性质及量等;监测红细胞计数、血红蛋白、血细胞比容与血尿素氮等实验室检查结果。

7. 心理护理　评估患者心理状态,做到忙而不乱,安慰、鼓励患者,以减轻其恐惧心理;大出血时应予陪伴,使其有安全感,同时及时清除血迹、污物,以减少不良刺激。

8.检查及手术前准备　必要时陪同患者进行增强 CT、ECT 等检查。如需进行急诊内镜检查或急诊介入治疗,应尽快完善检查和手术前准备。转运途中注意安全,根据病情酌情配备心电监护仪、血氧饱和度监测仪、氧气枕等急救设备。

9.协助办理住院手续,尽快安排住院治疗。

三、介入术前护理

1.体位与活动　同本节"急诊紧急处置配合"。

2.饮食护理　急性大出血应禁食,可遵医嘱行肠外营养支持。

3.病情观察及护理要点

(1)遵医嘱予心电监护,严密监测患者精神和意识状态、生命体征及病情变化;准确记录出入水量,疑有休克时需遵医嘱留置导尿管。

(2)保持呼吸道通畅:同本节"急诊紧急处置配合"。

(3)密切观察周围循环状况:动态监测血压及心率,对于评估出血量有重要价值。可采用改变体位测量心率、血压并观察症状和体征来估计出血量:如改为半卧位即出现心率增快 10 次 /min 以上、血压下降幅度为 15～20mmHg、头晕、出汗甚至晕厥,提示出血量大、血容量明显不足。如患者烦躁不安、面色苍白、四肢湿冷,提示微循环血液灌注不足;如意识恢复,四肢末端由湿冷、青紫转为温暖、红润,肛温与皮肤温差减小(< 1℃)、脉搏由快弱转为正常有力、收缩压接近正常、脉压 > 30mmHg、尿量 > 0.5ml/(kg·h)、中心静脉压改善,则提示血液灌注好转。

(4)密切观察呕血及黑便的频次、颜色、性质及量,以动态评估失血量。大便隐血实验阳性提示每天出血量为 5～10ml;黑便表明每天出血量为 50～100ml;胃内积血量为250～300ml 可引起呕血;一次出血量在 400ml 以下可不出现全身症状;出血量超过 400ml可出现头晕、心悸、乏力等症状;出血量超过 1000ml,可出现急性周围循环衰竭的表现,严重者可引起失血性休克。

4.急救处理　同本节"急诊紧急处置配合"。

5.用药护理

(1)抑酸药物:对消化性溃疡和急性胃黏膜损伤引起的出血,临床上常用 H_2 受体阻滞剂或质子泵抑制剂。抑酸药能提高胃内 pH,既可促进血小板聚集和纤维蛋白凝块形成,避免血凝块过早溶解,有利于止血和预防再出血,又可治疗消化性溃疡。常用药物有西咪替丁、雷尼替丁、法莫替丁、奥美拉唑、埃索美拉唑等,其中大剂量埃索美拉唑被推荐为急性上消化道大出血紧急处理的药物选择之一。急性出血期应遵医嘱静脉给药,用药过程中应密切观察药物疗效及有无副作用,发现异常立即报告医师处理。

(2)生长抑素及其类似物:生长抑素可显著预防消化性溃疡出血患者术后早期再出血的发生。奥曲肽为人工合成的 8 肽生长抑素类似物,急性出血期应静脉给药。使用时应予独立通路,遵医嘱静脉泵入或滴入,用药过程中应密切观察药物疗效及有无副作用,发现异常立即报告医师处理。

(3)血管活性药物:在积极补液的前提下,可以适当选用血管活性药物(如多巴胺或去甲肾上腺素),以改善重要脏器的血液灌注。使用时应予独立通路,遵医嘱静脉泵入或滴入,严防药液外渗。用药过程中应密切监测血压并根据血压及时调整用药剂量。

6.常规检查　协助完成各项术前常规检查。

7. 心理护理 患者急性大量出血且多存在原发疾病,极易产生紧张、恐惧、悲观、失望等心理反应,了解患者及家属对疾病发生的相关因素、介入治疗和护理方法、预后及预防等知识的认知程度,患者家庭条件及经济状况等。评估患者是否存在焦虑、恐惧等心理问题,以判断患者的心理状态及对手术的耐受性。

8. 入室前准备 协助患者更换清洁衣裤,取下所有饰品及活动义齿。嘱其排空大、小便,必要时遵医嘱给予保留导尿。再次核对并确认患者身份识别标志(腕带)、手术交接单、术中用药及特殊用物等。

四、介入术中护理

1. 急诊介入术前手术室环境物品准备

(1)环境准备:消毒手术间、调节适宜的温、湿度及光线,保持安静。

(2)药物准备:评估患者病情及手术方式,准备介入治疗常规药物、急救药物,遵医嘱准备止血药物(如垂体后叶素等)。

(3)仪器准备:DSA 机开机并处于备用状态;心电监护仪、除颤仪、呼吸机、吸引器材等急救设施功能良好并处于备用状态。

(4)手术物品及耗材准备:评估手术方式,按需准备常规介入手术耗材、特殊手术耗材,如栓塞剂或栓塞材料,备好无菌手术器械台。

2. 安全核查 接待患者入室,核对患者姓名、性别、科室、床号、住院号、诊断及对比剂过敏试验结果。

3. 熟悉环境 向患者介绍手术间环境,告知患者整个手术过程中医师、护士会随时观察患者病情变化,确保患者手术安全。

4. 患者准备 将患者安全移至手术床,协助患者采取平卧位,双手放于身体两侧,双下肢分开略外展;给予吸氧;连接心电、血压及指脉氧监测,粘贴电极片时应避开上腹部体表区域;使用留置针建立两条静脉通路,一条用于输入止血药物,另一条用于紧急扩容治疗。

5. 术中配合指导 告知患者手术在局麻下进行,术中如有任何不适可随时告知医护人员;告知患者术中造影检查时为保证造影图像清晰需屏住呼吸,并指导患者进行憋气训练。

6. 心理护理

(1)做好心理疏导,详细介绍介入治疗的原理、方法、术中配合要领及治疗必要性等,以缓解患者紧张心理,保持稳定情绪,增加治疗信心。

(2)患者多因短时间内大量出血而致紧张、恐惧,医护人员需保持冷静,避免引起慌乱气氛而加重患者恐惧心理;陪伴并安抚患者,运用通俗易懂的语言解释治疗方法及效果,同时运用非语言性技巧增加患者安全感,减轻恐惧心理。

7. 协助医师做好术前准备 迅速协助医师完成手术部位皮肤消毒、铺无菌手术单及抽取对比剂。

8. 手术前核查 手术医师、技师、护士执行手术前核查,无误后开始手术。

9. 术中配合 掌握手术进程,根据手术步骤及时递送术中所需耗材及药品。递送耗材前需再次检查名称、型号、性能和有效期,确保完好无损。消化性溃疡出血患者,可行介入栓塞出血血管治疗,如仍不能止血,待血压、脉搏恢复后,遵医嘱做好手术切除病变的准备;出血性胃炎患者,可将导管选择性插入出血动脉,持续灌注血管升压素,必要时行栓塞术或遵医嘱做好胃大部切除术的准备;胆道出血患者,可行腹腔干、胃十二指肠动脉、肝动脉造影,明确出血血管,将微导管超选择送至近出血部位,用栓塞颗粒、弹簧圈等永久栓塞剂行栓塞治疗;小肠及结肠出血与上消化道出血处理原则基本相同,血管造影明确出血部位后,行灌注止血药物及栓塞止血。胃十二指肠动脉介入栓塞术前后 DSA 影像见图 2-6-4-1 和图 2-6-4-2。

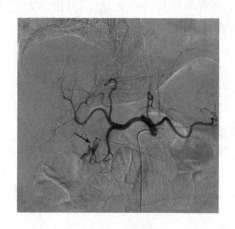
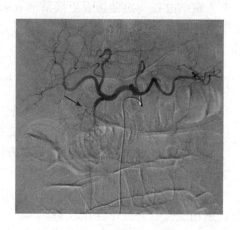

图 2-6-4-1　胃十二指肠动脉介入栓塞前 DSA 影像　　　　　图 2-6-4-2　胃十二指肠动脉介入栓塞后 DSA 影像

10. 病情观察

(1)生命体征观察:术中应严密监测患者意识状态及心率、血压、脉搏、呼吸、血氧饱和度等,尤应监测血压变化,及时询问患者有无不适,发现异常及时报告医师并配合医师进行抢救,同时做好护理记录。

(2)保持呼吸道通畅:术中出现呕血时,应立即将患者头偏向一侧,嘱患者将口中的血块吐出,必要时用吸引器吸出,防止窒息。

11. 术中用药护理

(1)核对:遵医嘱用药时须复述并核对药名、剂量、用法,无误后方可执行,同时保留安瓿以备再次核对。

(2)低血压用药:如伴有低血压或休克,遵医嘱应用升压药及静脉补液时,应密切监测血压并及时调整用药剂量;抗休克治疗过程中应密切观察休克有无改善,如肢端颜色转红润、末梢皮肤温度转温暖、意识由烦躁不安转为安静配合等。遵医嘱输血时,应严格执行输血查对制度,并密切观察有无输血反应,遵医嘱用药。

(3)血管升压素及其类似物:包括垂体后叶素、血管升压素、特利加压素等,可引起全身及局部副作用,表现为痉挛性腹痛、腹泻,难以控制的排便。术中经导管灌注血管收缩剂时应密切关注病情变化,如患者诉腹痛、腹泻,可减少药量、减慢灌注速度,如无效或疼痛进一步加重,可行复查造影,根据造影结果继续灌注或停止灌注,停止灌注后 10～20min 症状可缓解,毋需特殊处理。密切监测血压、心率,如出现高血压、心律失常,应减少药量,必要时停止灌注治疗。

12. 做好护理记录　认真、及时填写手术护理记录单,植入体内的一次性介入耗材需粘贴条形码于手术护理记录单;合理、准确、及时记录费用。

13. 术中并发症观察及护理

（1）迷走神经反射：术中密切监测患者生命体征，如出现心率减慢、血压下降、头晕、面色苍白、出冷汗、皮肤湿冷、恶心及呕吐等迷走反射症状时，立即遵医嘱给予阿托品 0.5 ~ 1.0mg 静脉注射，必要时重复用药，至心率维持在 60 次 /min 以上。如出现低血压，应立即遵医嘱给予多巴胺等升压治疗并加快补液以扩充血容量。

（2）对比剂过敏：如患者出现面色潮红，全身或局部皮肤荨麻疹、胸闷、喘憋、恶心、呕吐等对比剂过敏反应时，应立即停用并对症处理。轻度变态反应遵医嘱应用糖皮质激素或抗组胺药；过敏性休克应立即进行抢救。详细、准确记录变态反应的时间、对比剂浓度、使用剂量、症状、治疗、护理措施及效果评价。

（3）异位栓塞：栓塞剂返流可造成邻近血管栓塞或者栓塞剂随血流冲至远端，造成非靶器官误栓，使相应器官缺血甚至出现梗死，是栓塞术最严重的并发症。轻者可通过血管再通，侧支循环建立，以满足器官、组织的正常血液供应，毋需特殊处理；严重者可遵医嘱给予吸氧、静脉应用激素等，以减少组织梗死的程度及范围。

14. 手术结束后　协助医师妥善包扎；如生命体征平稳，安全护送患者返回病房。

五、介入术后护理

1. 体位与活动　患者股动脉穿刺术后的体位与活动，穿刺点及肢体血运的观察内容详见第二篇第一章第二节的介入术后护理。患者因失血致贫血状态，加之原发疾病导致身体的消耗，多处于衰弱无力状态，因此，术后卧床休息的时间根据身体恢复的状态而定。

2. 饮食与营养支持　严格遵医嘱进食，急性大出血伴恶心、呕吐时应禁食；少量出血无呕吐者，可进温凉、清淡流质；出血停止后可给予营养丰富、易消化、无刺激性半流质、软食，少量多餐，逐步过渡到正常饮食。

3. 病情观察及护理

（1）密切观察患者意识、生命体征及病情变化，尤应监测血压及周围循环情况。术后 24h 内每小时监测血压、脉搏、呼吸一次，4 ~ 6h 平稳后改为每 2h 一次，发现异常及时报告医师处理。

（2）密切观察有无活动性出血：若患者症状好转、心率及血压稳定、尿量 > 0.5ml/(kg·h)，提示出血停止。出现下列迹象提示有活动性出血或再次出血，应立即通知医师处理：① 反复呕血，呕吐物由咖啡色转为鲜红色。② 黑便次数增多且粪质稀薄，色泽转为暗红色，伴肠鸣音亢进。③ 周围循环衰竭的表现经充分补液、输血后改善不明显，或好转后又恶化，中心静脉压不稳定。④ 红细胞计数、血红蛋白浓度和血细胞比容持续下降，网织红细胞计数持续增高。⑤ 在补液足够、尿量正常的情况下，血尿素氮持续或者再次增高。

4. 并发症观察及护理

（1）迷走神经反射、对比剂过敏、异位栓塞：同本节"术中并发症观察及护理"。

（2）出血：可表现为皮下出血或血肿、股动脉假性动脉瘤、腹腔内或腹膜后出血等。密切观察穿刺部位情况，如有活动性出血应立即按压止血并重新加压包扎；如有皮下出血或血肿，应做好标记，延长加压包扎及制动时间，动态观察出血进展情况并严格交接班；股动脉假性动脉瘤一旦确诊应立即给予重新加压包扎，延长制动时间，同时密切观察患者生命体征及动态观察包块有无增大；如出现持续性低血压、腹胀、腹痛、面色苍白、冷汗等情况，应警惕腹腔内出血或腹膜后出血，应立即通知医师并做好急救准备。

（3）对比剂肾病：重视患者介入术后"水化"护理，做好宣教指导；密切监测生命体征及心、肾功能,准确记录24h出入量;严密观察有无颜面及双下肢水肿、乏力、气促、心率加快、尿少等心、肾衰竭表现,发现异常立即报告医师处理。

(4)血管痉挛、胃肠道缺血坏死:术后严重的动脉痉挛可继发肠系膜动脉灌注减少;胃肠道缺血坏死为栓塞治疗后最严重的并发症。术中仔细观察造影图像,辨清血管解剖,尽量超选择插管,减少栓塞血管。术后应密切观察患者有无急腹症表现,发生血管痉挛时可遵医嘱持续动脉内灌注罂粟碱以解除痉挛;一旦确诊肠坏死,应立即行外科手术治疗。

(5)栓塞后综合征:密切观察患者有无发热、恶心呕吐、腹痛、腹胀等症状,严重者可予解热、止吐、保护胃黏膜、镇痛等对症处理。发热时给予物理降温,协助患者多饮温水,及时更换清洁干燥衣物,防止感冒。如体温超过38.5℃,可遵医嘱给予药物降温;呕吐者及时清除呕吐物,保持口腔清洁;疼痛者给予疼痛评分,指导患者深呼吸、转移注意力,必要时遵医嘱给予镇痛治疗。

5. 用药护理

(1)血管升压素:术后如经导管持续灌注血管收缩剂,一般以0.4U/min用微量输液泵持续灌注12～16h,再根据病情将药物减至0.1U/min。24h后血管造影及临床显示出血已被控制,应停止药物灌注,继续观察12～16h,出血确已停止即可拔管。

(2)抑酸药物、生长抑素及其类似物、血管活性药物:同本节"介入术前护理的用药护理"。

六、延伸护理

1. 疾病预防知识　向患者及家属介绍疾病相关知识,鼓励患者积极治疗原发病,如胃溃疡、胃癌等,避免诱因;帮助其掌握自我护理的有关知识,减少再出血的危险。

2. 休息、饮食及活动　指导患者规律生活、劳逸结合,保持心情舒畅,保证充足睡眠,避免精神紧张、过度劳累。注意饮食卫生和饮食规律,进食营养丰富、宜消化饮食;避免过饥或暴饮暴食;禁烟酒;忌浓茶、咖啡;避免粗糙、过硬、过热、辛辣的食物,以免损伤消化道黏膜而引起出血。

3. 特殊用药指导　遵医嘱用药,以免用药不当损伤消化道黏膜。

4. 病情监测及指导　指导患者及家属识别早期出血征象及应急措施,出现头晕、心悸等不适或呕血、黑便时,立即卧床休息,保持安静,减少身体活动;呕吐时取侧卧位,防止误吸并立即就诊。

5. 复诊要求　定时复查,出现头晕、心悸等不适或呕血、黑便时应立即就诊。

(郑　雯　陈澜涛)

第五节　急性消化道静脉性大出血的急诊介入护理

一、疾病知识概述

消化道出血是消化系统疾病常见的危急重症之一。在急性消化道静脉性大出血中,70%是由于食管静脉曲张破裂所致,其余为胃底静脉曲张,偶尔有小肠和直肠的静脉曲张出血。本节仅就食管－胃底静脉曲张破裂引起的急性出血为例。

曲张的食管和胃底静脉极易被质硬、粗糙的食物划破或被胃酸反流腐蚀,导致静脉破裂出血。而患者如厕、咳嗽或其他导致腹腔压力增加的动作也可能是大出血的诱发因素。一旦发生食管－胃底曲张静脉大出血,患者的主要临床表现:突然发病,大量的呕血和／或便血。出血量＞1000ml或血液在胃内停留时间短,则呕血可呈鲜红色伴有血块。便血则多为柏油样黑便,如出血量大、速度快,血液在肠道内停留的时间短,排出血便的颜色则为暗红色或鲜红色。另外,大量失血可导致患者出现周围循环衰竭症状。头晕、心悸、口干、乏力,意味着出血量达到400ml以上;进一步出现晕厥、肢冷、皮肤苍白、血压下降等症状则提示患者出血量＞700ml;如果出血量＞1000ml,则可出现休克的表现。

根据患者肝硬化病史、出血的程度,内镜下食管－胃底静脉曲张的出血点,以及增强CT多种门静脉高压的间接征象,即可确诊为上消化道静脉曲张破裂出血。上消化道静脉曲张破裂出血,如经内科用药或紧急内镜治疗后≥2h,仍呕吐新鲜血液,24h血红蛋白持续下降,并出现休克征象,说明内科和内镜治疗无效,需要急诊行介入治疗。

介入治疗急性消化道静脉性大出血是一种非常重要而且有效的治疗方法。主要治疗方法有,经颈静脉肝内门体分流术(TIPS)、经球囊导管逆行性静脉栓塞(BRTO)、经皮经肝曲张静脉栓塞(PTVE)和部分性脾栓塞术(PSE)。英国胃肠病学会和中华医学会先后于2015年发布肝硬化静脉曲张出血防治指南,均肯定了TIPS对消化道静脉急性大出血的作用,推荐TIPS可作为药物或内镜治疗失败的再出血治疗手段。

二、介入术前紧急处置与护理

急性消化道静脉性大出血的紧急处置方法及介入术前护理内容与急性消化道动脉性大出血的基本相同。急性静脉性消化道大出血的处理方法中还包括:必要时留置三腔二囊管,进行食管－胃底静脉的局部压迫止血治疗。

三腔二囊管置入过程及护理:紧急情况下向患者简单说明目的,以取得配合。使用前检查三腔二囊管有无漏气,测试气囊容量及压力。留置过程中注意观察患者面色及意识状态。置入成功后,先向胃囊内注入空气150～200ml,至囊内压50mmHg(6.67kPa)并封闭管口缓缓向外牵引三腔二囊管的管道。如果单用胃囊压迫能够止血,则食管囊不需充气。如果仍然不能止血,则需向食管囊内注入空气约100ml,至囊内压40mmHg(5.3kPa)并封闭管口,管外端连接0.5kg重物做持续牵引。留置三腔二囊管期间定时测量气囊压力,每12～24h将气囊放气及放松牵引30min,避免局部受压缺血致组织坏死。另外,局部解除压力可观察胃腔有无继续出血。30min后再将气囊充气加压,局部可压迫止血2～3d,期间观察胃管是否引流出血性或咖啡样液体。如出血停止24h,则可取下牵引物体,先放食管气囊再放胃气囊的空气。继续观察24h,如确无继续出血,在患者吞服液状石蜡15～20ml润滑三腔二囊管后,抽尽双囊气体,再缓慢拔出三腔二囊管。拔管后禁食1d,如再无出血,可遵医嘱给予流质饮食。

三、介入术中护理

急性消化道静脉性大出血的介入治疗的护理以TIPS为例进行介绍。

TIPS是经颈静脉入路,建立肝内的位于肝静脉及门静脉主要分支之间的人工分流通道,并植入金属支架从而建立门－体静脉分流,目的是降低门静脉压力。食管－胃底静脉曲张大出血急诊行TIPS治疗前后DSA影像见图2-6-5-1、图2-6-5-2。

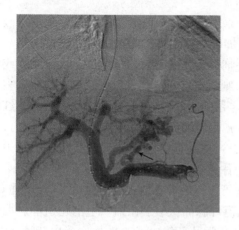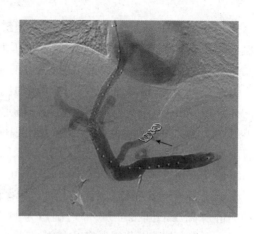

图 2-6-5-1　消化道静脉性大出血　　　　　图 2-6-5-2　消化道静脉性大出血
行 TIPS 治疗前 DSA 影像　　　　　　　　行 TIPS 治疗后 DSA 影像

　　接到急诊手术通知后,手术室环境、物品、药品准备及对患者的核查和心理护理内容同"急性消化道动脉出血"。以下介绍 TIPS 术中对患者的观察和并发症的护理。

　　1. 呕血的护理　患者急诊行 TIPS 治疗,随时可能继续出现呕血症状。应立即将患者头部偏向一侧,嘱患者将口中的凝血块吐出,必要时用吸引器吸出,以防窒息。给予患者心电血压监护,严密观察患者生命体征,必要时给予氧气吸入。倾听患者主诉,做好约束,防止躁动坠床。

　　2. 疼痛的观察和护理　在 TIPS 术进行到对门静脉穿刺和对肝实质内通道扩张时,患者会出现较为剧烈的疼痛。护士此刻需在患者身边,注意观察患者意识状态和生命体征,分散患者注意力,必要时遵医嘱给予止痛剂,观察止痛效果并记录。

　　3. 腹腔内出血的观察和护理　是 TIPS 操作可能引起的最严重和最危险的并发症。术中误穿、损伤肝静脉或门静脉都会导致腹腔内出血。密切观察患者生命体征,询问患者有无不适。如果患者有失血性休克的表现,需及时行肝动脉造影,给予紧急止血,加快补液等对症治疗。

　　4. 心脏压塞的观察和护理　较为罕见,操作时损伤右心房所致。术中患者一旦出现进行性血压下降、心率增快、面色苍白、心音遥远、颈静脉怒张和烦躁不安等症状时,应考虑心脏压塞可能。立即汇报医师紧急处理,配合进行心包穿刺引流。

　　5. 支架移位或成角的护理　多与支架释放时定位不当、患者呼吸幅度过大有关,发病率较低。护士在术中指导患者小幅呼吸,身体不要移动,配合手术。

　　6. 气胸和血胸的观察和护理　术中观察患者是否出现胸闷、胸痛和呼吸困难症状,有无呼吸急促、面色苍白和血压下降等表现,发现异常立即汇报医师,对症处理。

四、介入术后护理

　　1. 体位与活动　根据不同介入手术及不同穿刺部位给予个体化指导。经颈静脉穿刺入路术后需压迫颈静脉穿刺点 2～4h,减少颈部活动,护士需密切观察患者颈部穿刺点有无出血和 / 或血肿。如有皮下血肿,则可导致颈部皮肤张力增加,气管可直接或间接受到压迫而至患者呼吸困难甚至窒息。一旦发生出血或血肿及时通知医师并做好抢救准备。而行部分脾动脉栓塞者经股动脉穿刺入路,股动脉穿刺术后的体位与活动,穿刺点及肢体血运的观察内容详见第二篇第一章第二节的介入术后护理。由于患者大量失血可致贫血,患者多处于虚弱状态,术后需根据病情增加卧床休息时间,待病情稳定后再逐渐增加活动量。

2. 观察患者病情变化　密切观察患者意识状态、生命体征,术后24h内每小时监测血压、脉搏、呼吸、氧饱和度一次,平稳后改为每2h一次,发现异常及时报告医师处理。

3. 饮食与营养支持　急性大出血伴恶心、呕吐者应禁食水;出血停止后遵医嘱先给予温凉流质、半流质饮食,之后逐步过渡至软食、普通饮食,同时注意饮食的温度,少量多餐。必须加强饮食护理,指导患者及家属正确的膳食搭配,限制蛋白质摄入。术后2d限制在20g/d以内,以植物蛋白为主,1周内禁食高蛋白饮食;能量供给以碳水化合物为主,并补充丰富的维生素。

4. 保持大便通畅　TIPS术后患者肠蠕动减弱,加之卧床、活动减少等,易发生便秘,便秘使含氨、胺类和其他有毒物质的粪便与结肠黏膜接触时间延长,促进毒素的吸收,诱发肝性脑病。可给予乳果糖口服,每天30~100ml分次口服,乳果糖口服遵循个体化原则,从小剂量开始,以保持每天2次软便为宜。如患者仍便秘可给予100~250ml生理盐水加白醋10~20ml保留灌肠1~2次/d,以清除肠内积存的氨,减少肠道氨的产生和吸收。

5. 并发症的观察及护理

(1)腹腔内出血:是TIPS术后最严重最危险的并发症,应密切观察患者腹部体征,是否有压痛、反跳痛、腹肌紧张,是否有血压下降、脉搏细速、面色苍白等情况,发现异常情况变化及时通知医师,做好抢救准备。

(2)胆道出血:观察患者术后是否有寒战、发热、黄疸、腹痛、便血或呕血等症状,及时汇报医师,进行对症治疗。

(3)肝性脑病:是TIPS术后最常见的并发症之一。因此,在TIPS术后护士应严密观察患者病情变化,有无嗜睡、烦躁、谵妄、定向力障碍、性格行为改变、扑翼样震颤等肝性脑病的前驱症状。每天主动与患者交谈,同时结合血氨、肝肾功能、电解质等指标对患者病情进行综合分析,以便早期发现,及时对症处理,当患者出现精神紊乱,高度怀疑该病时,应采取安全保护措施,专人看护,加用床档,必要时使用约束带,防止坠床等意外发生。

(4)分流道狭窄与再闭塞:是TIPS术后常见而主要的并发症,也是影响TIPS治疗中远期治疗效果的主要因素。术后定期超声多普勒随访是诊断分流道狭窄的首选方法,特别要加强TIPS术后第1年的随访,一旦发现异常需进一步处理。

(5)急性心力衰竭:术后大量静脉血液回流,回心血量迅速增多加重心脏负荷,容易出现心力衰竭。给予半卧位,氧气吸入,遵医嘱应用强心、利尿等药物。

(6)脾脓肿:行脾栓塞的患者,密切观察体温变化及腹痛性质。一旦发生,应积极处理。给予抗生素应用,同时行经皮穿刺脾脓肿引流术。患者发热时给予物理降温,嘱多饮水,及时更换清洁衣物,防止呼吸道感染。如体温超过38.5℃,物理降温无效,遵医嘱给予药物降温。疼痛者给予准确疼痛评分,必要时遵医嘱给予镇痛治疗。

6. 抗凝剂不良反应观察　为了预防血栓形成,术后常使用抗凝剂。严密观察有无皮下血肿,拔针时注意有无渗血。告知患者如有牙龈出血和鼻出血及皮下出血点等出血表现,及时告知医务人员。

7. 酌情水化处理　遵医嘱补液,促进对比剂排出,记录出入量。

五、延伸护理

1. 建立健康档案　患者出院前建立完整的健康档案,纳入随访和延伸服务范畴,按照制订的随访计划表按时随访。

2. 行为及饮食指导 向患者及家属介绍疾病相关知识,指导患者规律生活、劳逸结合,勿重体力劳作,保持心情舒畅,保证充足睡眠,避免精神紧张。注意饮食卫生和饮食规律,进食营养丰富、低量优质蛋白质、宜消化饮食;避免暴饮暴食;禁烟酒、少喝浓茶、咖啡;避免进食粗糙、过硬、过热、辛辣的食物。养成良好的生活习惯,保持排便通畅。

3. 保持心情舒畅 教会患者舒缓情绪的方法,减少紧张、焦虑心理。

4. 特殊用药指导 遵医嘱服用保肝、利尿、抗凝和抑制血小板积聚等药物,指导患者规律用药,定期复查凝血功能和肝功能、电解质。服药期间观察有无牙龈出血、鼻出血等情况,使用软毛牙刷刷牙,勿用力擤鼻涕。

5. 定期随访复查 定期随访患者肝功能及支架通畅情况。嘱患者积极治疗原发病。如患者出现肝性脑病症状,出现头晕、心悸等不适或呕血、黑便、腹水、尿少、下肢水肿等情况需及时就诊。

(张永慧 徐 阳)

第六节 腹主动脉瘤破裂出血的急诊介入护理

一、疾病知识概述

腹主动脉瘤(abdominal aortic aneurysm,AAA)是指腹主动脉呈瘤样扩张,且直径增大超过 50%。当血管壁张力超过了其承受极限,则动脉壁裂开,血液溢到扩张的腹主动脉外膜以外,称为破裂腹主动脉瘤(ruptured abdominal aortic aneurysm,RAAA)。RAAA 可细分为腹腔、腹膜后及不典型破裂。腹腔破裂腹主动脉瘤常可导致患者失血性休克,心搏骤停,甚至死亡;腹膜后破裂腹主动脉瘤往往会形成腹膜后巨大血肿,若未及时救治,将危及患者生命。

AAA 好发于老年男性,男女的发病率比例为 10∶3。直径 > 5cm 的 AAA 破裂发病率为 25% ～ 41%,直径 > 7cm 时,破裂率增长至 72% ～ 83%。AAA 一旦破裂,若未得到早期诊治与护理,患者 24h 内生存率 < 50%,总死亡率达 80% ～ 90%。

RAAA 的典型临床表现为"经典三联征":严重腹部、背部疼痛、低血压和腹部搏动性肿块,这些症状仅有半数患者同时合并出现。多数患者仅表现为剧烈的背部或腹部疼痛。AAA 破入下腔静脉可表现为充血性心力衰竭伴颈静脉怒张、腹部杂音、镜下或肉眼血尿。另外,AAA 还可能破入肾静脉致急性左侧精索静脉曲张和阴囊肿胀及疼痛。RAAA 的鉴别诊断包括肾绞痛、憩室炎、胰腺炎、胃肠道出血、下壁心肌梗死和溃疡穿孔等。午龄 50 岁以上,伴有低血压和 / 或晕厥时,应考虑 RAAA 的可能。

RAAA 诊断是在急诊首诊症状体征评估基础上,进行超声、CT 血管成像(CTA)、磁共振(MRI)、数字减影血管造影(DSA)检查,其中超声检查无创、方便、经济,可作为初步筛查手段。CTA、MRI 是目前诊断 RAAA 的理想方法,但 MRI 检查的缺点是成像时间长,部分患者无法耐受,故不作为首选检查方法。而 CTA 能明确腹主动脉瘤的基本解剖特征、破裂情况,常作为首选检查方法。但 DSA 作为测量病变长度的最终依据,是诊断 RAAA 的金标准。

目前 RAAA 主要的治疗方法包括开放性手术和腹主动脉瘤腔内修复术(endovascular

aneurysm repair，EVAR）。开放性手术是破裂性腹主动脉瘤的常用救治方式，但其创伤大、围手术期病死率及并发症发生率较高。随着 EVAR 的出现且技术成功率的提高，越来越多的破裂性腹主动脉瘤采取腔内治疗。但并非所有 RAAA 均适合 EVAR 治疗，因此，术前对于瘤体直径、瘤体累及范围等内容进行充分评估尤为重要。

二、急诊紧急处置配合

患者到达急诊抢救间后，接诊护士迅速、平稳地将患者安置于诊查床上，同时迅速通知医师接诊。医护紧急配合进行首诊病情评估及抢救，其过程中尽量减少搬动患者次数，避免一切不良刺激，并及时与患者家属有效沟通。

1. 给予吸氧、心电监护，密切监测患者血压、心率、血氧饱和度等变化，遵医嘱控制血压及心率。

2. 快速建立两条以上静脉通道，遵医嘱进行补液、抗休克等对症治疗。

3. 立即行床旁超声检查。高度怀疑 RAAA 时，由专科医师陪同患者进行 CTA 检查以明确诊断。失血性休克者给予输血、输液等相应复苏治疗，待生命体征平稳后行 CTA 检查。

4. 一旦确诊 RAAA，应立即按 RAAA 的诊疗流程进行处理，以加速评估、缩短转运时间及术前准备时间（图 2-6-6-1）。

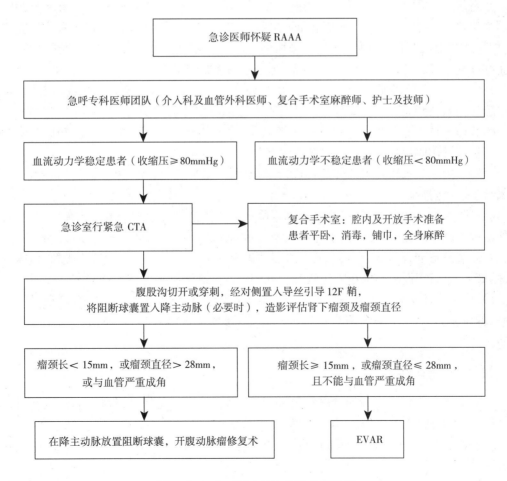

图 2-6-6-1　RAAA 的急诊处置流程

5. 急诊护士协助医师采用减震平车将患者转运至复合手术室,途中严密监测患者血压、心率、血氧饱和度等生命体征及意识情况,避免颠簸增加 AAA 再次破裂风险。平车配备约束装置,防止患者坠床。

三、介入术前护理

RAAA 救治应争分夺秒减少出血及脏器缺血时间。尤其对于血流动力学不稳定患者应在稳定血流动学的同时,通知复合手术室做好术前准备。

1. 体位　核对患者信息,将患者取平卧位头偏向一侧,保持呼吸道通畅,减少搬动患者次数,尽量避免不良刺激。

2. 监测生命体征　连接心电监护,严密监测患者血压、心率、氧饱和度等,每 5～10min 测量一次血压,并密切观察患者的意识情况。RAAA 患者如出现低血压症状,对其液体复苏必须谨慎。因为液体复苏过快,可导致血压快速升高,致使腹主动脉瘤再次破裂出血。因此,液体复苏时,"允许维持低血压",在患者清醒和未出现心肌缺血的前提下维持尽可能低的血压。通常维持收缩压 70～80mmHg,应避免超过 100mmHg。

3. 建立静脉通道　维持有效的静脉通道是保证抢救的前提,最好建立中心静脉通道,以便快速补液、扩容、监测患者中心静脉压(CVP)。

4. 完善常规检查　急查血常规、凝血功能、肝肾功能及感染八项、血型,交叉配血。2018 年美国血管外科学会(Society for Vascular Surgery,SVS)发布的腹主动脉瘤临床诊治指南指出,如果术中血红蛋白< 10g/dl(我国输血标准控制在< 7g/dl)且术中失血仍在继续,推荐输注红细胞悬液,新鲜冰冻血浆及血小板,比例为 1∶1∶1。

5 风险评估　麻醉师应特别注意急诊手术前患者禁食水时间不足的情况,因误吸可能导致患者窒息、肺部感染等情况发生,严重者可导致严重并发症发生。

6. 心理护理　心理护理应贯穿整个急救护理中,主动关心、安慰患者,减轻患者焦虑和恐惧。护理操作应稳、准、轻、快,避免给患者带来不必要的紧张。

7. 疼痛护理　采用疼痛评分工具进行疼痛评分,根据患者的疼痛评分及其耐受情况,遵医嘱给予镇痛治疗。

8. 预防感染　2018 年 SVS 腹主动脉瘤临床诊治指南推荐静脉给予一代头孢菌素,若对青霉素过敏,推荐术前 30min 给予万古霉素。术前预防性使用抗生素不得超过 24h。

9. 器械设备准备　技师调试 DSA 机器并确保在工作状态。护士调试除颤仪、负压吸引器、微量泵、电刀等设备确保在工作状态。麻醉师调试麻醉机确保在工作状态。

10. 物品及耗材准备　准备大动脉切开包、手术包、负压引流管、导尿包、各型号缝线等物品;准备鞘管、金标猪尾导管、支架导丝、球囊、覆膜支架等耗材;准备对比剂及各种抢救药品。

四、介入术中护理

1. 安全核查　与手术医师、麻醉师共同核查患者手术相关信息,包括患者一般资料、手术名称、麻醉方式、术中用药、影像学资料等。

2. 留置导尿　为减少对患者的刺激,一般在全身麻醉后为患者留置导尿管,术中监测并记录尿量。

3. 保护设备　铅帘、平板、操作平面均罩上无菌保护套罩。

4. 器材准备　传递术中所用电刀、手术器械及耗材,并将负极板粘贴在左小腿脂肪较厚位置,协助医师调节电凝参数,协助医师连接负压吸引装置。

5. 术中巡视及生命体征监测　术中加强巡视,确保静脉通道畅通,无渗液、静脉炎发生,及时更换液体或血制品。与麻醉师共同监测患者生命体征变化。腹主动脉瘤破裂出血支架植入术前、术后 DSA 影像见图 2-6-6-2、图 2-6-6-3。

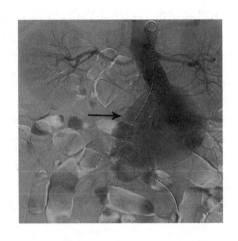 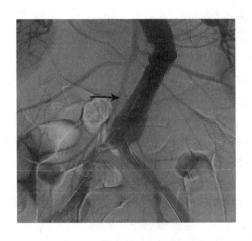

图 2-6-6-2　腹主动脉瘤破裂出血　　　　　　图 2-6-6-3　腹主动脉瘤破裂出血
　　支架植入术前 DSA 造影　　　　　　　　　　　支架植入术后 DSA 影像

6. 术中常见并发症的观察和护理

(1)内漏:破裂腹主动脉瘤腔内修复术成功的标志在于将腹主动脉瘤腔与循环血液完全持续隔绝。而 EVAR 术后如果瘤腔与覆膜支架间出现持续血流,则被定义为内漏。内漏是破裂腹主动脉瘤腔内修复术术后最常见的并发症之一,文献报道其发生率高达25%。如果内漏持续存在可能会增加瘤腔内的压力并产生瘤腔破裂风险。内漏主要分 5 种类型:① Ⅰ 型内漏是指血流从覆膜支架近端锚定区(Ⅰa 型)或远端锚定区(Ⅰb 型)进入覆膜支架与瘤腔内间隙。② Ⅱ 型内漏是指血液经与瘤腔相通的侧支动脉反流进入瘤腔,常见反流动脉包括肠系膜下动脉及腰动脉等。③ Ⅲ 型内漏指血液因覆膜支架结构故障或覆膜支架各部分连接处脱节而进入瘤腔,该类型内漏因瘤腔与大动脉血流直接相通,可导致瘤腔内压力及体积增加而需及时干预。④ Ⅳ 型内漏指血流通过覆膜织物的网眼渗入瘤腔内,通常与过度抗凝有关,通常呈自限性,毋需特殊处理。⑤ Ⅴ型内漏指排除前 4 种内漏可能后的原因未明的内漏。对于术中各种可能出现的内漏,应做好充分准备及应对措施,护士应配合医师选择合适型号支架、球囊、弹簧圈或生物胶等耗材。有些轻微的内漏可选择术后继续观察,等待内漏自限或瘤腔内血栓化。常规配备 Cuff 支架、弹簧圈、生物胶等,配合术者需求选用。

(2)动脉栓塞:栓子来源于动脉瘤附壁血栓、动脉硬化斑块、操作过程中形成的血栓。栓塞部位可发生在肾动脉、髂动脉及股动脉远端动脉。预防栓塞发生除医师操作轻柔外,术中管路要用肝素盐水冲洗。同时,护士应定时、准确给予肝素,预防血栓形成;并加强巡视,密切观察双下肢皮温及色泽变化,若出现肢体温度降低,皮肤苍白,末梢循环差,应报告手术医师,警惕下肢动脉急性栓塞。

五、介入术后护理

RAAA 患者多合并心脏、肺部或肾疾病,易发生心律失常、肺部感染、血流动力学不稳定,术后需转至 ICU 过渡,待患者生命体征等平稳后,转入普通病房。

1. 体位和活动　破裂腹主动脉瘤腔内修复术一般采用股动脉切开方式。术后切开股动脉已缝合,故患者不需要绝对肢体制动。若采用穿刺针穿刺方式,术后缝合器缝合,则需要加压包扎固定,制动 4～6h。经股动脉切开方式的患者在清醒后可取半卧位,以利于腹腔内渗液流入盆腔,促进渗液吸收。同时观察伤口有无渗血,在患者体力允许的情况下,术后48h 即可下床活动。卧床期间进行双下肢气压泵治疗,2 次 /d。或者鼓励患者主动进行踝泵运动 5min/ 次,5～8 次 /d。并加强宣教,鼓励患者家属为患者揉捏小腿,促进下肢静脉回流,防止下肢深静脉血栓形成。

2. 饮食　全麻术后完全清醒后可少量饮用温开水,如无呛咳现象,即可进食流质饮食,再逐步过渡到半流质饮食、普食,以清淡易消化食物为主。介入术后 24h 继续水化治疗,以促进对比剂排泄,减轻对肾的负担。

3. 呼吸道护理　患者全麻未醒时采取去枕平卧位,头偏向一侧,血压平稳后给予平卧位,保持呼吸道通畅,给予氧气吸入,并鼓励患者呼吸锻炼,有效咳嗽,配合拍背、雾化吸入等措施预防术后肺部感染。

4. 生命体征监测　术后 24h 严密监测生命体征变化,尤其需注意血压变化。由于血流动力学改变及术中血液丢失,患者术后早期常出现循环紊乱。主要表现为血压波动。血压过高可引发吻合口破裂出血。血压过低,则可能引起心、肺、肝、肾等重要器官的灌注不足。因此,术后维持血压平稳尤为重要。对于血压高患者,通常术后 48h 内采用微量泵静脉泵入硝酸甘油或硝普钠等药物,控制血压在(100～120)/(60～90)mmHg。

5. 内脏及下肢血运的观察　术后每小时观察并记录双足皮肤温度、颜色变化及足背动脉搏动情况,以便及时了解末梢循环情况,有利于及时发现下肢动脉栓塞,防止肢体坏死。血栓脱落亦可引起肾动脉栓塞最终导致肾衰竭,因此术后 48h 内应每小时记录尿量一次。每天检测尿常规及血生化指标,同时应结合中心静脉压、动脉血压及出入量情况,排除因循环容量不足所引起的少尿或无尿。如为循环容量不足引起的少尿或无尿,应在充分补充容量同时观察尿量及尿液滴速变化。由于 RAAA 患者老年人居多,常合并心、肺、肾等疾病,应根据脏器功能(尤其心功能)来决定补液速度,防止循环负荷突然加重导致心力衰竭、肺水肿等情况发生。询问患者有无腹胀及排便情况,定期听诊肠鸣音,观察粪便颜色及量,尤其注意有无血便等,以了解有无肠缺血情况。

6. 术后出血的观察和护理　尽管术中严密止血,但是部分患者术后血压波动,特别是自身合并凝血功能异常者,容易出现术后出血而危及生命。因此,需密切注意意识、心率、血压、呼吸、尿量、CVP 变化。观察是否贫血貌,有无皮下瘀斑、切口有无血肿及渗出情况等。此外,应注意伤口引流液体性质、量,腹部体征,以预防感染、出血等并发症。

六、延伸护理

1. 建立健康档案　考虑到破裂腹主动脉瘤腔内修复术后可能出现内漏、移植物移位和髂支闭塞等情况,术后应建立患者档案,并配合医师定期跟踪随访。

2. 行为及饮食指导　戒烟酒,注意休息,保持情绪稳定,术后 4 周内避免剧烈活动,有利于血管内外膜生长;3个月内起卧不要过度牵拉、扭曲;6个月内尽量避免剧烈运动,防治腹部受外力撞击。低盐低脂饮食,多食水果、蔬菜、杂粮,保持排便通畅,避免剧烈咳嗽。

3. 用药指导　遵医嘱服用抗血小板、抗凝药,预防支架内血栓形成,用药期间定期复查凝血功能,观察有无出血倾向,如牙龈出血、便血、血尿、皮下出血等。

4. 自我观察　指导患者自检血压及腹部有无搏动性包块;遵医嘱用药,保持血压在正常范围内。教会患者血压监测的方法,患者可自备血压计,以便随时监测;指导患者每天做1～2次腹部自检,观察腹主动脉瘤瘤体变化及搏动情况,若发现有搏动性包块应及时就诊。

5. 定期随访　术后1个月行CTA和彩超随访,若未发现内漏或瘤腔增大,以后每年CTA或彩超随访一次。以了解腹主动脉瘤的情况,以及支架是否异位或脱载等,如有不适应及时就诊。

(赵文利　崔　萍)

第七节　内脏出血的急诊介入护理

一、疾病知识概述

内脏出血按发病的原因可分为创伤性出血和非创伤性出血。创伤性内脏出血常见于外伤、高处坠落伤和机械性损伤等。其中,实质性脏器损伤破裂出血的发病率高于空腔脏器,以脾破裂、肝破裂、肾破裂为多见;空腔脏器损伤多为小肠破裂、膀胱破裂。非创伤性内脏出血源于自发性内脏器官破裂和医源性损伤等原因。本节仅就非创伤性内脏出血进行介绍。非创伤性内脏出血多见于肝肿瘤自发性破裂、脾动脉瘤破裂、外科术后内脏假性动脉瘤破裂等造成腹腔内出血。临床上以肝癌自发破裂出血最为多见,一旦发生,需要明确判断,紧急救治和护理。现以肝癌自发破裂出血为例介绍内脏出血的急诊介入护理。

肝癌自发破裂出血的病因:① 肿瘤生长迅速,瘤体因供血不足发生破裂出血。② 肿瘤挤压、闭塞中央静脉致使静脉回流障碍,使其内压增高。③ 肿瘤周围的门静脉压增高。④ 腹腔内压力增高的因素诱发破裂,如咳嗽、用力排便、打喷嚏等。⑤ 体位改变。⑥ 肿瘤巨大,生长于肝边缘、肝表面或瘤体明显突出者。

临床患者表现为突然右上腹剧烈疼痛、腹膜刺激征和/或头晕、面色苍白、心悸、血压下降等失血性休克表现。自发性肝破裂出血病情发展迅速,危及生命,发病30d内病死率高达25%～100%。

自发性肝破裂出血的诊断方法有:① 诊断性腹腔穿刺。腹腔穿刺抽出不凝血。此操作简单易行,如方法正确,阳性结果有肯定诊断价值。② 影像学检查,主要包括B超和CT,提示肝占位病变,包膜欠完整,腹腔积液。B超可作为首选方法,而CT应用较为广泛。③ 实验室检查,包括动态测定红细胞、血红蛋白和血细胞比容逐渐下降。

一旦确定患者为自发性肝癌破裂,主要治疗方法有内科保守治疗、外科急诊肝切除治疗、介入科急诊肝动脉栓塞治疗和急诊肝动脉栓塞联合二期肝切除治疗。介入治疗具有诊断与治疗的双重优点,对全身及其他脏器影响较小,微创伤,止血效果显著。肝为肝动脉、门静脉双重血供,选择性肝动脉栓塞治疗不会影响肝血液供应。肝动脉栓塞术治疗肝破裂出血的 DSA 影像详见图 2-6-7-1～图 2-6-7-3。

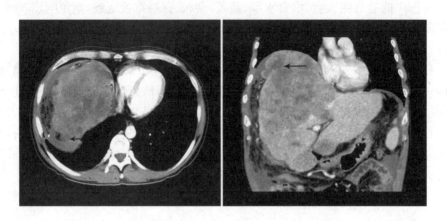

图 2-6-7-1　介入术前肝癌破裂出血 CT 影像

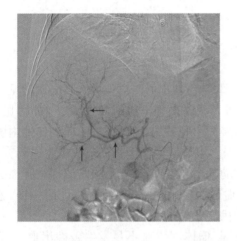

图 2-6-7-2　肝癌供瘤动脉栓塞前
DSA 影像

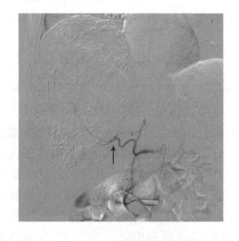

图 2-6-7-3　肝癌供瘤动脉栓塞后
DSA 影像

二、急诊紧急处置配合

1. 评估病情　患者到达急诊后,接诊护士迅速平稳地将患者安置在诊查床上,快速评估病情。判断患者意识,并给予吸氧、心电监护持续监测患者血压、血氧饱和度、心率、呼吸等指标。评估患者腹部体征,观察并记录有无腹膜刺激征;同时通知接诊医师接诊,对患者病情进行首诊初级评估,同时做好与患者家属的沟通。

2. 补液扩容　快速建立两条以上静脉通路,选用粗管径静脉留置针进行穿刺,或经皮锁骨下/颈内静脉穿刺建立中心静脉通路,利于快速输液并监测中心静脉压,遵医嘱快速给予止血、扩容、升压药物对症治疗,并做好详细记录。

3. 保持呼吸道通畅　有呕吐症状者注意防止误吸,于床旁备负压吸引装置及时抽吸患者口鼻咽腔分泌物。呼吸抑制的患者应紧急给予气管插管,简易呼吸气囊辅助通气。

4. 观察腹部体征　动态测量腹围,观察腹痛、腹胀等症状。腹部剧烈疼痛者给予积极完善相关检查,明确病因后根据需要给予镇痛等处理,以免掩盖病情。

5. 判断出血量　判断患者出血原因、出血量、出血时间。特别注意对活动性出血与再次大出血倾向的评估,如有无心率加快、血压下降、皮肤湿冷、四肢末端静脉充盈差等血容量严重不足及休克早期的体征。如出现休克体征,应根据医嘱选用合适液体,调整输液速度补充血容量。

6. 对症处理　昏迷患者给予留置胃管、尿管,持续胃肠减压,并做好尿量的观察,详细记录出入水量。

7. 完善检查　留取血标本完成实验室检查,如血常规、凝血功能、肝肾功能、传染病相关抗原抗体的检测、动脉血气分析、ABO 血型。观察并记录血红蛋白、红细胞计数等动态变化情况,必要时遵医嘱给予申请输血。陪同患者进一步完善急诊 CT 或超声检查,明确诊断后,立即通知相关科室,告知患者基本病情并做好接诊准备,转运患者到相应科室。

8. 安全转运　在转运途中确保转运床平稳灵活,正确使用床档,预防患者坠床;携转运监护仪、氧气袋或便携式氧气筒、急救箱,密切观察患者的意识状态、心率、呼吸、血压、血氧饱和度等;及时清除口鼻咽腔分泌物,保持呼吸道通畅,保证输液通路及各种管路完好,防止导管滑脱;对于躁动患者可采取必要的约束措施,约束带松紧适宜,避免局部组织缺血。患者一旦出现危重病情变化,转运同时采取抢救措施。

9. 紧急手术　需急诊手术止血者,立即完善术前准备送介入手术室。

三、介入术前护理

1. 加强呼吸道管理　保持呼吸道通畅,患者发生呕吐时,给予头偏向一侧,及时清理患者口鼻咽腔分泌物,必要时给予负压吸引器抽吸,避免分泌物反流至气道引起窒息。

2. 保留有效的静脉通路　遵医嘱给予常规补液并应用止血药物,随时观察并保持至少两条静脉通路通畅,确保药物的顺利输入。患者的心率、血压、脉搏、每小时尿量、中心静脉压是判断血容量是否充足的重要指标,根据指标结果及时调整补液速度,防止心力衰竭、肺水肿等并发症的发生。

3. 病情观察　严密观察患者生命体征及病情变化,持续给予患者吸氧及心电监护应用,详细记录患者的心率、血压、意识、呼吸、血氧饱和度、尿量等指标,重视患者主诉。当血压偏低时,及时告知医师,根据医嘱积极给予对症处理。

4. 体位与活动　绝对卧床休息,指导意识清醒患者间断行踝泵运动(双足尽力背伸和跖屈,最长时间保持 10s,后缓慢放松;其次行踝关节的环绕运动)5min 左右进行 1 个循环,每天做 5～8 个循环,防止深静脉血栓形成;休克患者置于休克体位,给予头部和躯干抬高 10°～20°,下肢抬高 20°～30°。

5. 饮食护理　急性活动性出血或出血量较大时应立即给予患者禁食水,以备急诊行手术治疗。出血量小但有手术指征时,术前饮食要求:禁食 4～6h,禁水 2h,避免呕吐引发窒息。无明显活动性出血患者,临床上需要进一步观察或择期手术时,指导患者进温凉、清淡、无刺激性流质饮食,戒烟酒,禁生硬、粗纤维、辛辣饮食及浓茶、咖啡等刺激性饮料。

6. 心理护理　急诊出血患者往往伴有紧张、焦虑与恐惧的心理,护理人员应及时主动与患者沟通,向患者讲解此种疾病的介入治疗方式,术后的注意事项及成功案例等,最大限度地消除患者的紧张、焦虑情绪,以最佳的心理状态配合治疗。

7. 疼痛护理　患者腹膜刺激征明显,腹痛剧烈,可给予患者心理安慰,转移其注意力,诊断明确后遵医嘱正确使用镇痛药物。

8. 术前常规检查   参照急诊室抽取的血标本及相关检查结果,必要时完善并复查。

9. 通知手术室完善术前准备

(1)器械准备:介入手术包、导管鞘、导丝、导管,根据需要准备聚乙烯醇颗粒栓塞剂、明胶海绵颗粒栓塞剂及各种型号的弹簧圈等。

(2)药品准备:备好术中常用药品,如无菌生理盐水、对比剂、肝素、利多卡因、地塞米松等。及时备好抢救药品及抢救器材,抢救时护理人员要动作敏捷、分秒必争、相互配合。

10. 术前核对   检查患者腕带佩戴情况,协助患者更换衣裤,体毛丰富影响手术操作患者给予备皮,记录双侧足背动脉搏动情况(便于与术后对比),与手术室人员做好交接。

四、介入术中护理

1. 安全核查   患者到达手术室后,手术室人员核对患者手术相关信息,包括患者一般资料(床号、姓名、性别、年龄、住院号、科室等)、麻醉方式、手术名称、术中用药、影像学资料等;触摸双侧足背动脉搏动情况,并标记位置,记录强弱程度等观察结果。

2. 安置患者   将患者妥善安置于手术台上,给予平卧位,充分暴露腹股沟区穿刺部位。

3. 生命体征的观察   迅速连接心电监护、给予吸氧、确保静脉通路通畅,严密观察患者心率、血压、呼吸、瞳孔、意识的变化,如患者发生休克,积极给予抗休克治疗。

4. 密切配合医师操作   术前全面评估患者,备好各种抢救药品及物品,检查核对器械、物品等。严格执行无菌技术,打开器械包与无菌敷料包,协助医师对手术部位消毒及麻醉,根据不同的手术方式快速准确地传递手术器械及物品。密切配合医师完成各项操作,缩短手术时间。

5. 心理护理   手术一般采用穿刺部位局部麻醉的方式。患者在术中始终是清醒的状态,手术室护士要主动热情、讲话温和,向患者讲解配合方法,特别是在造影检查时能在医师的指导下正确屏气,使造影显影清晰,以利于准确定位。提前向患者介绍手术过程中可能发生的不良反应,如恶心、呕吐、误吸、疼痛等情况。手术过程中多与患者沟通交流,随时了解患者的动态,并向医师反馈,配合医师采取相应的处理措施。

6. 疼痛护理   由于对比剂及导管的刺激、栓塞后局部缺血,造成相应血管的痉挛,患者会出现腹痛症状,根据疼痛的程度遵医嘱给予镇痛药物,并向患者讲解原因,消除患者紧张情绪。

7. 术中常见并发症的观察和护理

(1)再出血的护理:患者突然出现心率上升、血压下降、意识模糊、面唇苍白、四肢湿冷等失血性休克的表现,遵医嘱积极给予补充血容量,应用止血药物,必要时给予申请输血。

(2)异位栓塞:常见的有对应靶器官功能受损、下肢动脉缺血坏死、肺栓塞等。观察患者的意识、呼吸,听取患者主诉,如有无胸闷、肢体麻木的症状。观察远端肢体的颜色、温度等,如有异常,立即告知医师采取相应的治疗措施。

(3)血管损伤:血管损伤与动脉血管壁结构异常、弹性较差、管壁菲薄和手术者操作不当有关。发生内膜损伤后,导管导丝应立即撤离受损血管。护理人员应严密观察并控制血压,避免血压升高导致内膜破溃加深甚至撕裂。

(4)呕吐、误吸、窒息的观察与护理:护理人员应加强巡视观察,及时发现并清除患者呕吐物,必要时给予负压吸引,避免误吸引起窒息。

五、介入术后护理

1. 体位与活动　患者股动脉穿刺术后的体位与活动,穿刺点及肢体血运的观察内容详见第二篇第一章第二节的介入术后护理。

2. 病情观察　在术前护理患者的基础上,严格执行介入术后护理常规,给予心电监护,根据病情每 30～60min 记录心率、血压、意识及腹部体征的情况,了解是否有再出血及休克表现。如发现异常变化,随时做好记录并配合医师采取措施。

3. 饮食　术后根据患者麻醉方式、意识状态遵医嘱指导患者饮食。例如,局麻手术且清醒患者,无恶心、呕吐可饮水,术后 4h 可进食;全麻手术待患者完全清醒后 4～6h 方可进食水。出血患者术后饮食应以低盐、低脂、易消化的食物为宜。

4. 水化　水化方式、水化液体、水化时机、速度及剂量,可进行口服补液及静脉补液。如病情允许,患者无消化道疾患,应指导患者术后多饮水,24h 内饮水量不少于 2000ml。也可遵医嘱静脉输注生理盐水与 5% 葡萄糖液体,目标是让患者在使用对比剂后最初 6h 的尿量在 75～125ml/h。收集并记录尿量和尿液的颜色,预防对比剂肾病的发生。

5. 管道的观察及护理　根据患者病史和主诉,检查处理及时,明确诊断并不困难。介入治疗开辟绿色通道,栓塞止血确切,一般留置引流管者不多。如肝癌破裂出血量较大,在进行肝动脉栓塞后,借助超声引导经皮穿刺留置引流导管。术后需给予妥善固定引流管,防止非计划拔管,管道标识清晰。按照引流袋更换操作流程定期更换,更换时严格无菌操作。注意保持管道通畅,避免扭曲、打折、脱出。保持腹腔引流管周围皮肤清洁干燥,根据引流量来判断患者有无术后再出血,正常应少于 20ml/h。记录每天引流液的量和性状。一般引流量小于 10ml/d 时可给予拔管。

6. 并发症的预防和护理

(1)异位栓塞:是急诊经肝动脉栓塞术的严重并发症,一旦发生,会导致胆囊坏死、胰腺坏死、胃肠道溃疡等。常由于栓塞剂反流所致,多因超选插管位置不当和注射栓塞剂速度不适宜引起,多见于栓塞剂反流处。术后严密观察患者病情,注意倾听患者主诉,发现异常及时处理。

(2)急性肾衰竭:介入术后急性肾衰竭的发病率极低。一旦发生,未得到及时有效的处理,后果相当严重。肝癌破裂出血的患者均有不同程度的腹腔出血、术后呕吐等造成体液丢失,加重循环血量的不足,肾血液灌注减少,肾缺血损伤,继发急性肾衰竭。因此对于休克的患者术后应严密记录尿量变化,特别是每小时尿量,以便及早发现肾功能异常,及时处理。

(3)出血或血肿:如穿刺点压迫止血方法不正确、穿刺侧肢体剧烈活动、患者本身凝血功能较差,均可导致穿刺部位出血及局部血肿的发生。预防的关键是医师穿刺技术要娴熟,进管动作快而轻柔,拔管时压迫止血方法正确。术后告知患者,术侧肢体护理注意事项,如穿刺处出现持续渗血、皮下血肿等情况,及时给予压迫止血和换药等对症处理。

(4)发热的护理:如患者体温 ≤ 38.5℃,与栓塞局部组织缺血坏死及吸收有关,一般可持续 3～7d。患者可耐受,协助患者多饮温开水或给予物理降温即可;如体温 > 38.5℃,物理降温无效,应遵医嘱及时行血常规、降钙素原等指标检查,排除是否为感染引起的发热,协助医师给予对症处理,严密观察患者体温变化并按要求做好记录。肝癌破裂出血,炎症未局限,可能导致腹腔感染,应用抗生素进行抗感染治疗,护士需警惕感染性休克的发生。

（5）疼痛的护理：术后患者可表现有不同程度的疼痛，术后第 1d 比较明显，3～5d 会逐渐缓解。密切观察患者疼痛情况，并采用相应疼痛评分表进行评估，疼痛评分表包括视觉模拟法（VAS）、数字评分法（NRS）、面部表情量表法（Wong-Baker）、主诉疼痛程度分级法（VRS）等，根据评分结果落实相应的护理措施，对疼痛程度较重的患者，必要时遵医嘱给予镇痛药物应用。

（6）预防感染的护理：当栓塞面积过大、坏死组织难以吸收或术中无菌操作不严格时，都有可能会导致感染而形成局部脓肿。根据手术级别及患者情况遵医嘱给予合理抗生素应用。鼓励患者深呼吸并进行有效咳嗽咳痰，病情允许的情况下尽早下床活动、加强营养。

（7）肠道功能障碍：由于腹腔内积血、出血后肠蠕动减少可致腹胀，可遵医嘱给予乳果糖 15ml 口服，每天 3 次，保持排便通畅。术后 24h 给予半卧位，减轻患者腹胀症状。

六、延伸护理

1. 建立回访档案　对出院患者做好出院指导的同时建立回访档案，详细记录患者信息，利用网络平台进行延续护理，建立微信、QQ 群，通过群聊的方式帮助患者答疑解惑。帮助患者建立自我约束及自我管理的意识，养成健康积极的生活方式。

2. 饮食及活动指导　指导患者戒烟酒，规律饮食，少食多餐，不可暴饮暴食，避免过冷过热食物，避免坚硬干果及辛辣食物；根据自身病情合理运动，多行户外运动，避免腹压升高的活动和动作，如用力咳嗽或排便。因有再次出血的可能，必须告知患者外出活动时要有家人陪同，不能单独外出。

3. 疾病知识指导　指导患者及家属掌握相关疾病的病因及诱发因素，积极治疗原发病，避免再出血的危险因素。

4. 用药指导　指导患者遵医嘱定时定量服用抗肿瘤药物，着重指导患者服药方法和服药时间，介绍使用药物的作用、不良反应及用药注意事项，为患者讲解积极治疗原发疾病的重要性，告知其不可私自停止服药或更换药物剂量，用药期间定期复查。

5. 心理护理　对于出现失落、抑郁等负面情绪的患者，医护人员需采取相关措施对其进行有针对性的心理疏导，并给予鼓励及支持。鼓励患者家属积极地参与到患者出院后的延伸护理活动中，从而提高患者的社会支持力度。

6. 自我管理　向患者及家属讲解出血征象及必要的应急措施，服药期间注意观察大小便的颜色、性状和量，尿常规及粪常规需要半年内每月复查 1 次，定期检查隐血功能试验并监测血常规、肝肾功能、凝血功能等相关指标，必要时行内镜及 B 超检查。若患者出现头晕及腹胀、恶心等上腹部不适，或呕血、黑便时要尽快来医院就诊。示教患者和家属自数脉搏、测量血压及自我急救的方法，随身携带急救卡片和急救药品。

7. 定期回访　根据患者情况制订周期性的随访计划，记录并反馈随访相关信息，分析患者现存健康相关问题，收集资料进行再指导，根据患者个人情况制订下次随访内容。

（李春霞　杨淑萍）

第八节 医源性血管损伤出血的急诊介入护理

一、疾病知识概述

医源性血管损伤出血是指在临床诊疗过程中,由于各种原因伤及血管,造成血管破裂出血的一种并发症。多发生在手术术中和术后,形势凶猛,快速发现出血血管并及时有效止血对于减少失血并发症、降低死亡率至关重要。

据文献显示,医源性出血发生的原因可归纳为以下五点:① 术区血管复杂。② 患者血管生理状况异常。③ 术者经验缺乏。④ 微创技术的逐渐应用。⑤ 其他因素,如血管损伤程度、数目,凝血机制异常或抗凝药物应用等因素。例如,在肾切除、肾穿刺活检及经皮肾镜取石术(PCNL)时,易致泌尿系统血管损伤造成出血。而在进行外科手术时,也可导致局部血管损伤。血管损伤引起的出血多因术中血管结扎不牢、术中损伤动脉、吻合口溃疡、吻合口漏及局部感染等所致。

医源性出血的诊断要点:血管造影是目前最可靠的诊断方法,其出血的直接征象为对比剂外溢,能明确血管损伤的部位和原因。

内科抗休克、止血等治疗虽能减少出血量、降低其危险性,但大多不能达到永久性止血的目的;再次手术止血治疗创伤大、风险大、患者恢复慢,且增加患者的心理压力,部分患者可能找不到出血动脉。随着介入放射学的发展,血管造影和介入栓塞治疗为抢救急性出血提供了有效手段。介入栓塞治疗医源性动脉出血如外科手术导致的动脉出血,尤其是病情危重患者,具有微创、止血迅速、疗效确切等优点,目前已广泛用于临床。

二、急诊紧急处置配合

患者到达急诊或者介入专科后,接诊护士迅速、平稳地将患者安置在病床上,绝对卧床,有休克症状患者应取休克卧位,严密观察记录患者意识、精神、面色、生命体征、尿量和疼痛等,同时迅速通知接诊医师接诊,进行首诊病情评估,告知患者家属病情。

1. 保持呼吸道通畅 有消化道出血且意识障碍的患者要将头偏向一侧,避免呕血误吸,及时清理口腔内积血。

2. 输液和止血 迅速建立静脉通道,遵医嘱予以止血处理,备好抢救物品和器械。

3. 液体复苏 遵医嘱快速输注晶体液(生理盐水和林格液)和胶体液补充血容量。

4. 紧急备血 急查血常规、血型及交叉配血、输血前四项并紧急备血。

5. 引流管发护理 如患者有引流管,保持引流管有效引流,勿打折受压,防止堵塞。密切观察引流液的颜色、性状和量。如外科手术后引流管持续引出血性液体,或经皮肝穿刺胆道引流术(PTBD)术后引流管有新鲜血液引出,需护士密切观察血性液引出的速度,记录每小时引流量。观察血压、心率、血红蛋白等指标的变化,及时与医师沟通,必要时遵医嘱给予相应处置。

6. 完善检查 腹部 B 超进行筛查和诊断性腹腔穿刺是否有不凝血。

7. 介入专科会诊 邀请介入专科医师会诊,病情暂稳定者指导办理入院,尽快手术治疗。需行急诊介入手术者完善急诊术前准备后直接送入介入复合手术室。同时办理入院或转科手续,术后回出血中心 ICU 或介入专科病房继续治疗。医源性血管损伤出血的急救流程详见图 2-6-8-1。

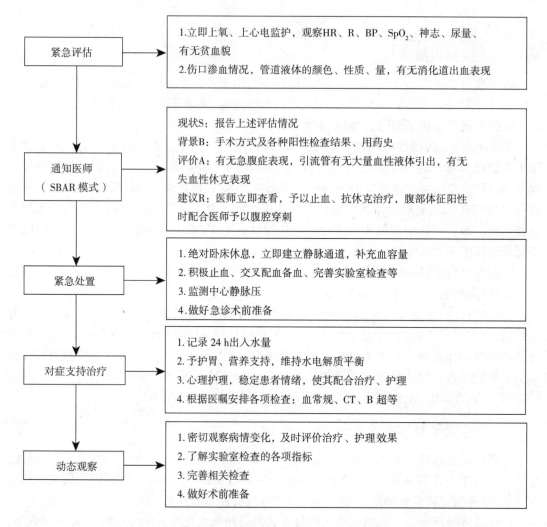

图 2-6-8-1 医源性血管损伤出血的急救流程

三、介入术前护理

1. **体位** 大出血时患者取平卧位,呕吐时头偏向一侧,防止窒息和误吸。必要时使用负压吸引器清除气道内分泌物、血液或呕吐物,保持呼吸道通畅,给予氧气吸入。

2. **病情观察** 予以心电监测,严密监测生命体征,观察患者意识、瞳孔、皮肤、甲床有无变化。准确记录出入水量,必要时监测 CVP 值。定期复查血常规。观察伤口有无渗血,引流管引流液的颜色、性质、量。

3. **饮食护理** 依据出血部位和手术方式确定患者能否进食水。急性上消化道出血和肠道出血应禁食、禁饮,其他部位大出血需立即行介入栓塞止血治疗。如出血量小、病情稳定,可遵医嘱给予低盐低脂、清淡易消化饮食。

4. **治疗护理** 保留有效的静脉通路,遵医嘱给予止血处理。使用血管活性药物,以改善重要脏器的血液灌注,如多巴胺、间羟胺。对于出血量大或是血流动力学有改变者,需建立中心静脉通路（CVC）。监测中心静脉压,遵医嘱补液,记录24h出入水量。应用临床评估与容量监测参数相结合的方法,确定容量管理目标。

5.有效镇痛　评估疼痛部位、性质、程度,观察有无出现突发疼痛或原有疼痛加剧,伴不明原因休克、腹肌紧张、压痛和反跳痛等症状。接诊医师查看患者,排除急腹症后,护士可遵医嘱予以镇痛剂镇痛。

6.备皮和动脉搏动标记　检查拟手术入路区域皮肤有无瘢痕、感染等。若穿刺点毛发较多,在手术当天使用电动剃毛刀或脱毛膏备皮,避免使用剃须刀,防止剃须刀损伤皮肤而增加感染机会。触摸标记双侧足背动脉搏动,以便术后对比。有异常情况及时报告主管医师。

7.心理护理　出血患者往往都会产生焦虑与恐惧心理,尤其是大出血患者。同时患者和家属还会对导致出血的原因产生疑问,甚至是误会。责任护士在关心患者,倾听共情患者和家属感受的同时,同主管医师一同告知患者出血的原因及介入止血的效果。要多向患者介绍成功案例,给予患者及家属心理安慰,使患者及家属树立战胜疾病的信心。

8.术前准备、检查　完善血常规,凝血功能,肝、肾功能,输血前常规、血型及交叉配血,心电图、胸片、彩超或者CT。根据麻醉方式交代术前禁食禁饮的时间,按医嘱备齐术中用药和器械。

四、介入术中护理

1.安全核查　如为外科或其他检查过程中出现的血管意外损伤,患者紧急到达介入手术室后,护理人员核对患者手术相关信息,包括患者一般资料、手术名称、麻醉方式、术中用药、影像学资料等。

2.安置患者　妥善安置患者体位,予心电监护、吸氧、建立静脉通路等,及时用药、补液和输血,准备抢救药品、物品和器械。必要时留置尿管。

3.备器材药品　保护患者隐私,暴露穿刺部位,协助医师消毒、铺巾、穿手术衣。打开手术器械包,将手术所需的肝素水、生理盐水、利多卡因、无菌物品等准备在无菌手术台上。

4.配合急救　迅速配合医师行损伤血管的栓塞或修复。根据造影结果判断出血动脉出血部位、直径大小和责任血管侧支循环情况,以此选择适合的栓塞材料和栓塞方式;遵医嘱使用合适的栓塞材料,如明胶海绵颗粒、栓塞弹簧圈、聚乙烯醇泡沫栓塞颗粒或覆膜支架等,有效地进行经导管动脉栓塞止血或血管成形术。经皮肾镜术后血管损伤出血行介入诊疗前后的DSA影像见图2-6-8-2、图2-6-8-3。若为介入诊疗术中发生的血管损伤,DSA造影立即显示对比剂外溢。护士需遵医嘱积极预防或纠正休克的同时,准备合适栓塞器材或支架,配合医师进行损伤血管栓塞或血管成形术治疗。

5.监护　护士术中需密切观察患者生命体征、出

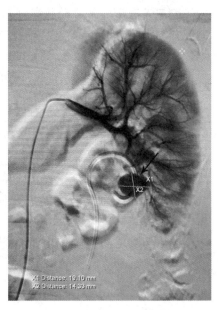

图2-6-8-2　经皮肾镜术后血管损伤出血DSA对比剂外溢影像

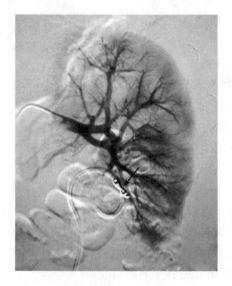

图 2-6-8-3　介入支架植入术后
　　　　　DSA 影像

血量及尿量,视患者情况检测血常规、血气分析等,填写介入手术护理记录单。

6.宣教指导　协助医师进行穿刺点加压包扎,告知患者术后安全体位和饮食,护送患者回出血中心监护室或介入专科病房(全麻患者需同麻醉师一起),与监护室或病房责任护士交接清楚。

五、介入术后护理

1.体位与活动　患者股动脉穿刺术后的体位与活动,穿刺点及肢体血运的观察内容详见第二篇第一章第二节的介入术后护理。

2.饮食　如为全麻手术,患者清醒病情许可者进食流质饮食过渡到清淡易消化饮食;鼓励患者多饮水,促进对比剂的排泄。进行生活自理能力评定,协助满足患者的生活需要。

3.病情观察　密切观察患者意识、精神、面色、生命体征、疼痛、伤口引流管等变化。介入止血术后 24h 内,密切观察患者生命体征、是否有再发出血临床表现。带管者须妥善固定,观察记录引流液的颜色、性质、量。医源性消化道出血栓塞后,需观察有无再次出现呕血、黑便、血便等症状,或经腹腔和胃管引流出血性液体,内镜检查是否提示有活动性出血或血红蛋白继续下降。PTBD 术后胆道出血行介入止血术后,护士需密切观察胆道引流管是否仍引出血性液体,患者是否继续排黑便等。腹腔内血管出血者,观察是否仍有急腹症表现。

4.穿刺部位观察　血管性介入术后 6h 内,每 30～60min 检查一次穿刺部位,对于高出血风险患者床旁应备股动脉穿刺术后出血急救包。检查双下肢皮温、色泽及足背动脉搏动情况并与术前对比,异常者及时通知主管医师查看。

5.水化　血管内介入术后 24h 继续静脉+口服补液,100ml/h。注意观察尿量和颜色。

6.心理护理和健康教育　针对性地予以心理指导、用药指导和术后注意事项宣教等。

六、延伸护理

1.建立健康档案　患者出院前建立完整的健康档案,纳入随访和延伸服务范畴。术后遵医嘱按原发病和出血部位栓塞止血术后要求进行随访。指导患者定期作血常规等实验室检查、影像学和/或内镜检查,以明确是否有再次出血。

2.饮食和行为指导　戒烟酒,低盐低脂低胆固醇饮食。注意休息,劳逸结合,勿从事重体力劳动。

3.用药及复查　遵医嘱按时服药,定期复查。

(阳秀春　胡　睿)

第三篇 其他急症行急诊介入治疗的护理

第一章　血管疾病急症的急诊介入护理

第一节　器官移植后血管并发症的急诊介入护理

一、疾病知识概述

血管并发症是器官移植术后最为严重的并发症之一,是导致移植器官功能障碍甚至功能衰竭的主要原因,也是影响受者生存质量和生存率的重要因素。目前我国开展的器官移植主要包括肾移植、肝移植、脾移植、心肺移植、胰肾联合移植等,而以肾移植、肝移植例数为最多。肾移植术后血管并发症主要包括肾动静脉狭窄或血栓、肾动脉或静脉瘤样扩张、局灶性梗死、肾穿刺后动静脉瘘及吻合口(或血管)破裂出血等;肝移植术后血管并发症主要包括肝动脉血栓形成、肝动脉狭窄、肝动脉扭转、肝动脉瘤、门静脉血栓、门静脉狭窄、肝静脉和/或下腔静脉狭窄或闭塞等。文献报道,任何形式、任何部位的血管吻合都可以导致移植术后血管发生出血、狭窄、血栓、血管瘤等并发症,总体发生率为8%~15%。因其可引起早期移植器官丢失、远期器官功能障碍,严重时可导致受者死亡,所以,器官移植术后血管并发症一经发现必须积极治疗。

因器官移植术后血管并发症种类众多,且发病原因和机制也纷繁复杂,本节仅就器官移植术后最常见的血管并发症——肾移植术后肾动脉狭窄为例,对其病因、临床表现、诊断、急诊介入治疗和护理进行阐述。

肾移植是目前医疗环境下终末期肾病最有效的治疗手段。移植肾动脉狭窄(transplant renal artery stenosis,TRAS)是指肾移植术后肾动脉血管的管腔内径减少≥50%,狭窄两端收缩压差≥20mmHg或平均压差≥10mmHg。由于各自采取诊断方法和标准不同,致国内外报道的发病率差异较大,一般为1%~23%,占肾移植后血管并发症的75%,多发生于术后的3个月至2年,最常见于3~6个月。TRAS的发生会严重影响移植肾血流动力学,引起顽固性高血压和肾功能损害,甚至可能进展为移植肾丧失功能,最终降低移植肾存活率。

根据狭窄的发生部位,TRAS发生的原因有所不同。发生在吻合口前者常因动脉粥样硬化、血管夹损伤引起;吻合口处的狭窄常因操作不当、灌注损伤、缝合物反应、内膜增生等引起;发生于吻合口后者与内膜增生、免疫学、渗透液体、扭折、扭曲、压迫或排斥反应有关,其中较为多见的原因为移植后的免疫排斥反应。

TRAS患者常表现为难治性高血压、突然的水钠潴留或尿量减少、不明原因的肾功能下降、血管杂音等。具体表现为：① 难治性高血压。肾灌注不足导致肾素－血管紧张素－醛固酮系统活化，通常表现为恶性高血压或难治性高血压、体液潴留，血压一般 >180/90mmHg，药物往往难以控制。如果肾移植术后受者出现新发高血压或血压维持稳定后再次明显升高，控制高血压药物用量或种类较之前明显增加，要警惕 TRAS 发生。② 尿量减少。尿量减少的症状虽然在发生急性排斥反应、药物中毒及输尿管吻合口瘘时均可出现，但如果伴随有血压增高及肾功能下降，就要警惕是否发生 TRAS。③ 不明原因的肾功能下降。血肌酐水平上升，体格检查时在受者的移植肾区闻及粗糙的血管杂音，也要高度考虑 TRAS。

TRAS 的诊断主要依靠影像学检查的手段，包括移植肾彩色多普勒超声检查、磁共振血管造影（MRA）、CT 血管造影（CTA）和数字剪影血管造影（DSA）检查。其中彩色多普勒超声的血流显像是最经济的诊断方法，可应用于初诊时筛查及门诊随访检查。针对高危受者可以进行重点移植肾动脉彩超筛查，选择性监测移植肾的血流状况、肾内阻力指数、肾内血流速度和肾动脉血流速度；MRA 与 CTA 为诊断肾动脉狭窄的诊断工具，可以清楚地显示肾动脉狭窄的位置、范围和长度，与血管是否重叠的影响无关，且 MRA 可用于肾功能不全的患者；DSA 被认为是目前最灵敏、最可靠的方法，是 TRAS 诊断的金标准，且 DSA 既可以作为检查手段，也可以在检查发现移植肾动脉狭窄的情况下直接进行治疗，避免二次对比剂造成肾损害的可能。

对于 TRAS 患者，常见的治疗方案有药物治疗、外科手术、介入治疗。当肾功能稳定且多普勒参数（收缩期峰值流速 PSV < 180cm/s；阻力指数 RI > 0.50）排除血流动力学显著狭窄时，无需特殊干预，药物治疗通常足以控制高血压，但后续需定期进行多普勒监测（每 6 个月 1 次）；由于肾移植后组织粘连严重、开腹易对移植肾造成严重损伤，外科手术一般适用于血管成形术不成功或 PTA 无法达到的极重度狭窄患者，手术方式包括切除和翻修吻合口、狭窄段的大隐静脉旁路移植、补片移植或局部动脉内膜切除术；而经皮血管腔内成形术（percutaneous transluminalangioplasty，PTA）和支架植入是目前治疗 TRAS 的首要治疗方案，当血压不能控制、肾功能进行性恶化或无创性检查提示狭窄进展时，应积极进行诊断性动脉造影并及时进行血管成形术。TRAS 若能早期诊断、早期解除狭窄，病情可逆转；若不及时处理，不仅会引起肾功能减退，严重者导致移植肾功能丧失。而严谨准确的围手术期护理，是介入治疗成功的重要保证。

二、急诊紧急处置配合

患者到达急诊后，接诊护士迅速、平稳地将患者安置在诊查床上，检查记录患者生命体征，主要包括血压情况、有无主诉头部疼痛、下肢水肿情况、近期尿量变化等，同时迅速通知接诊医师接诊，进行首诊病情评估，告知患者家属病情。

1. 给予心电监护，密切观察患者生命体征、主诉的动态变化，避免血压过高导致意识状态改变。

2. 迅速建立静脉通路，遵医嘱给予降压、利尿等对症治疗。

3. 为了解患者肾功能情况，遵医嘱留取血标本、尿标本。

4. 如需进行 CT、MRA 等相关检查者，提前与检查科室联系，告知检查科室患者的特殊性，转运过程中使用平车或轮椅运送患者，警惕患者由于血压过高引起意外事件的发生。

5. 如患者需进行急诊介入手术，告知患者及家属急诊手术的必要性、进行术前宣教，并尽快完成术前准备；若择期手术，告知患者及家属住院期间的注意事项。

6.急诊介入手术时,按饱腹患者麻醉处理,术中注意关注患者意识、呼吸,谨防胃内容物反流误吸。

三、介入术前护理

1. 病情监测   严密监测记录患者血压、24h 出入液量、体重、腿围、尿肌酐的变化,有利于掌握患者的病情,同时便于术前术后对比。倾听患者不适主诉,遵医嘱对症处理,为手术做好准备。

2. 心理护理   患者由于肾移植术后期望较高,再次出现肾功能不全会引起患者及家属的焦虑和恐惧。故应倾听患者的感受,进行积极的心理指导和干预,使患者了解介入治疗创伤小、疗效好、恢复快的特点,以积极配合介入治疗。

3. 术前宣教   根据患者的理解能力,向患者讲解手术的目的、时间、方法、术后注意事项等,嘱患者提前准备术后用物,如尿垫、便盆、尿壶等。

4. 皮肤准备   清洁双侧腹股沟皮肤,确保穿刺区域的清洁。

5. 饮食指导   急诊介入治疗的患者,在麻醉期间及使用静脉镇静、镇痛药物时,均可引发胃内容物反流、误吸的风险,护士需了解患者末次进食时间,做好交接。如为非急诊介入治疗,嘱患者术前一晚进食易消化的面粉和谷类食物。术前 4h 禁食,2h 禁水;糖尿病患者手术时间应尽可能安排第一台手术,或在病房内静脉输注液体,以免发生低血糖。

6. 手术前准备   督促患者只穿着病号服,摘下活动义齿、首饰等,交予家属保管。如为非急诊手术患者,禁食期间避免服用降糖药,降压药遵医嘱以少量水服下。

四、介入术中护理

1. 三方核查   患者到达介入手术室后,护理人员、医师、麻醉师 / 技师三方应在麻醉实施前、手术开始前、患者离开手术室前,共同对患者的身份、手术部位等内容进行核查,包括患者一般资料、手术名称、麻醉方式、术中用药、影像学资料等。

2. 配合手术   备好术中所需的全部物品和药品,配合医师严格无菌操作,及时提供、补充用物。

3. 病情观察   手术过程中严密观察患者的主诉、意识状态及生命体征情况,并做好记录;配合医师做好应急处理。

(1)警惕对比剂不良反应:为了充分显示移植肾动脉和髂动脉及分支,术中常使用对比剂进行多次造影。介入治疗前移植肾动脉狭窄DSA影像见图3-1-1-1。患者有可能发生对比剂急性肾损伤,也可能出现皮肤瘙痒、荨麻疹、喉头水肿甚至休克等对比剂不良反应。因此,术中尽量减少对比剂用量,加强观察。一旦患者出现上述症状,应立即停止注射对比剂,迅速做出判断,配合医生进行抢救。

(2)移植肾动脉夹层:移植肾动脉夹层是 TRAS 微创介入治疗最常见的并发症,发生率约为 2.5%。典型临床特征包括血压升高、发热、上腹部或肋间疼痛,

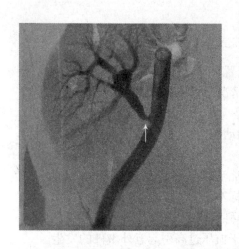

图 3-1-1-1   介入治疗前移植肾动脉
狭窄 DSA 影像

以及不同程度的肾功能损害,通常由外力致内膜损伤引起。术中应注意倾听患者主诉,一旦出现相关症状及时告知医师,配合医师进一步处理。见图 3-1-1-2、图 3-1-1-3。

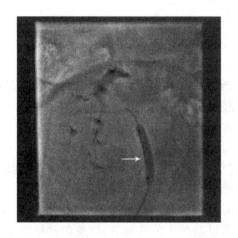

图 3-1-1-2　肾动脉球囊扩张成形

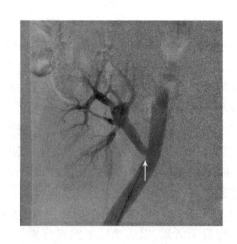

图 3-1-1-3　PTA 后移植肾动脉血流通畅

五、介入术后护理

1. 患者股动脉穿刺术后的体位与活动,穿刺点及肢体血运的观察内容详见第二篇第一章第二节的介入术后护理。

2. **病情监测**　患者介入治疗后,肾动脉的狭窄段得以扩张,肾血流量增加,肾灌注压升高。正常的血流和血压又进一步维持肾动脉的通畅,致使肾素分泌减少,血压下降趋于正常。故术后给予患者心电监护,密切观察患者的生命体征,尤其是血压的变化。同时注意患者有无出现因血压下降导致恶心、呕吐、头痛等不适。

3. **肾功能监测**　尿量是观察患者肾功能的重要指标。移植肾动脉狭窄支架植入术后肾血流量增加,尿量亦随之增加,因此应记录患者 24h 出入液量。尤其是观察尿量的变化,与术前进行对比,可提示患者肾功能恢复情况。并注意患者有无腰痛及血尿,同时监测血肌酐、尿素氮。

4. **并发症的观察及护理**

(1)出血:患者行支架植入治疗后,为预防血栓形成或血管再狭窄、闭塞,必须配合全身抗凝治疗。抗凝治疗可能引起出血倾向,有凝血机制障碍者应注意观察患者有无皮下瘀斑、牙龈/鼻腔出血、黑便、血尿等出血情况。遵医嘱进行凝血指标检测及调整用药。

(2)假性动脉瘤:指动脉管壁被撕裂或穿破,血液自此破口流出而被动脉邻近的组织包裹而形成血肿,因动脉搏动的持续冲击力,使血管破口与血肿相通形成搏动性血肿,表现为局部肿块,并有膨胀性搏动,可触及收缩期震颤,听到收缩期杂音。假性动脉瘤是介入治疗中常见并发症之一,常见原因为拔管后压迫手法不正确,也可能与患者的高血压、动脉硬化、使用抗凝药有关。术后一旦发现局部有假性动脉瘤形成,应及时告知医师给予处理。

(3)血栓形成:支架植入术后,需遵医嘱皮下注射低分子肝素、口服阿司匹林肠溶片,预防移植肾动脉血栓形成。肾动脉血栓形成的临床症状轻重取决于肾动脉阻塞的程度、部位、范围及血栓形成速度。通常急性肾闭塞的腹部症状并没有特异性,但是临床表现可以从常见的肋部疼痛到无尿。

六、延伸护理

1. 病情监测　指导患者进行自我监测病情,包括体重、尿量、尿色、血压等指标,如再次出现尿量减少、血压不明原因升高时有血管再狭窄的可能,应及时就诊。

2. 用药指导　为保证血管的通畅,支架植入术后的患者需长期规律服用抗血小板聚集药、抗凝药,不可擅自停药和改药,以免出血或血栓形成。用药期间注意出血倾向的观察,一旦出现不明原因的皮下瘀斑、牙龈/鼻腔出血、黑便、血尿时,及时就诊复查凝血功能。

3. 饮食指导　指导患者进食适量优质蛋白及低盐饮食。优质蛋白接近人体蛋白质的氨基酸模式,更容易吸收利用。常见于鱼、瘦肉、牛奶、蛋类、豆类及豆制品,动物蛋白质中鱼类蛋白质最好,植物蛋白质中大豆蛋白质最佳。避免进食高盐食物,如腐乳、咸菜、火腿肠、挂面、方便面、鸡精、味精、豆瓣酱、酱油等,尽量保持清淡口味,必要时可糖醋调味。

4. 活动指导　根据患者病情和个人爱好,鼓励患者选择自己喜爱的运动,坚持每天适量运动,应避免劳累,以运动后不感到劳累为宜。尽量避免去公共场所,以避免移植肾受到碰撞和挤压。

5. 定期复查　根据医嘱,术后1、3、6、12、18个月进行复查。包括血常规、尿常规、肝肾功能、电解质、移植肾B超等,了解移植肾动脉的通畅及肾功能情况。及早发现移植肾动脉的再次狭窄,必要时,再次行介入治疗。

6. 按时随访　出院前将患者信息登记于随访记录本,告知患者随访目的、随访时间、随访内容、随访方式。在后续随访中,应按照随访记录本内容询问,并对患者提出的问题及时回复。

(李俊梅　李亚琼)

第二节　肠系膜上动脉急性缺血性疾病的急诊介入护理

一、疾病知识概述

肠系膜上动脉(superior mesenteric arterial,SMA)急性缺血性疾病包括SMA栓塞和血栓形成两种类型,临床中肠系膜动脉缺血患者并不多见,主要可能与三支肠系膜动脉存在重要循环交通支有关。有报道,住院患者发生急性肠缺血者仅为1/1000。动脉粥样硬化是引起肠系膜动脉狭窄的最常见病因,占90%以上。其他病因还包括纤维肌肉发育不良、大动脉炎、放射性和自身免疫性动脉炎等。

急性肠系膜动脉缺血病因有:

(1)SMA栓塞,占40%～50%,患者常存在心脏疾病史。

(2)SMA血栓形成,多在SMA狭窄基础上形成血栓。

(3)主动脉夹层,约占急性肠缺血患者的5%,经撕裂的内膜瓣血液进入假腔,进一步撕裂可致动脉真腔受压、引起缺血症状,还可进一步形成多个破裂口。

(4)腹腔干受压综合征,系腹腔干起始部受弓状韧带压迫引起。

急性肠缺血多见于老年人,常可合并心肌梗死、脑卒中、下肢动脉缺血和糖尿病等。最主要症状为急性腹痛(发病率为85%),表现为绞痛或发展成为持续性疼痛,常位于脐周部位。其他症状包括恶心、呕吐、腹泻和血便(提示有肠坏死),严重者可出现腹膜刺激症状,可伴有发热、腹部压痛及反跳痛、肠鸣音消失、低血压、肾衰竭甚至死亡。由栓子脱落引发的SMA栓塞常以急症为主要特征,容易引起患者警觉,积极救治。而SMA血栓形成则起病迟缓,早期临床表现缺乏特异性,表现为餐后腹痛、体重减轻和上腹部杂音。腹痛以脐周为主,可为钝痛或痉挛性疼痛,进食后20~30min可诱发痉挛。由于患者害怕进食,因此体重明显减轻,其他症状可有恶心、腹泻及便秘等。随着SMA血栓形成病程的进展,临床表现则是突然发作的急性腹痛,其程度与查体结果不符,提示重度肠缺血,但不伴有相关肠穿孔及腹膜炎,1/3患者出现呕吐、发热、腹泻症状。

SMA急性缺血的诊断依据为:① 实验室检查。血细胞增多与核左移;血清淀粉酶浓度升高;二胺氧化酶(DAO)和小肠脂肪酸结合蛋白(I-FABP)升高;血乳酸酶升高;碱性磷酸酶升高;氮质血症和低氧血症。② 腹部X线检查。早期无特殊表现,影像可见大小肠均有轻度或中度扩大充气。主要用来与其他急腹症鉴别,如小肠、结肠梗阻及胃肠穿孔等。晚期由于肠腔和腹腔内大量积液,腹腔普遍密度增高。③ 3D-CTA检查。通过三维重建可显示出SMA动脉狭窄及肠缺血的其他表现,如肠管管壁增厚、黏膜下出血等。④ DSA血管造影。是诊断肠系膜动脉狭窄和闭塞的金标准。

如急性肠系膜动脉栓塞或血栓形成患者发病时间小于12h,有典型的肠缺血症状、体征,但无腹膜炎症状,在排除肠坏死前提下,应尽快实施局部置管溶栓治疗,如有残余狭窄再行血管成形或支架植入。溶栓治疗可以迅速使SMA再通,恢复肠管血液供应,防止肠坏死发生或减少肠坏死的范围。如病程进展,出现肠坏死征象,应及时剖腹探查,行肠切除、肠吻合手术。

二、急诊紧急处置配合

患者到达急诊后,接诊护士迅速、平稳地将患者安置在诊查床上。卧床,适当抬高头部。检查记录腹痛、生命体征情况,同时迅速通知医师。进行首诊病情评估,告知患者家属病情。

1. 建立静脉通路　迅速建立静脉通路,遵医嘱对症治疗。
2. 防止误吸　恶心、呕吐者,遵医嘱留置胃肠减压管,禁食水,防止误吸发生。
3. 留置尿管　必要时,遵医嘱给予患者留置导尿管。
4. 心电监护　给予心电、血氧监测。
5. 留取血标本　遵医嘱采集静脉血,及时送检。
6. 解痉镇痛　明确诊断后,可遵医嘱给予腹痛患者解痉、镇痛等处理。
7. 预防坠床　给予患者必要的保护,预防坠床。
8. 安全转运　患者如需进行检查、手术等,在转运途中需注意转运安全,进行心电监护、携带氧气枕,呼吸机插管患者需要备好转运呼吸机。

三、介入术前护理

1. 病情评估与护理　内脏缺血最常见的反应是腹痛、腹泻及抗利尿反应(尿潴留、脑水肿、电解质紊乱等)、心血管系统反应(心律失常、心肌梗死、高血压、急性充血性心力衰竭等)。密切观察患者腹痛部位、范围、持续时间。严密观察患者生命体征,当出现脉搏细速、血压下降等休克征象,还要警惕急性肠系膜动脉缺血、肠坏死发生。

2. 体位与活动　患者绝对卧床休息,协助患者安置舒适体位。

3. 饮食护理　患者需禁食水,给予肠外营养,建议留置中心静脉导管输液。

4. 排便　急性期禁服泻药及灌肠。

5. 心理护理　耐心说明肠系膜动脉取栓手术的指征及手术的必要性,为患者讲解成功案例,缓解患者紧张情绪。

6. 术前准备　了解患者过敏史;为患者做术前健康宣教;指导患者练习床上排便;双侧腹股沟备皮;术前留置导尿;嘱患者取下义齿及金属饰品;嘱患者空身穿病号服。

四、介入术中护理

1. 安全核查　患者到达介入手术室后,护理人员核对患者手术相关信息,包括患者一般资料、手术名称、麻醉方式、术中用药、影像学资料等。

2. 安置患者　妥善安置患者,取平卧位。因患者腹痛,平卧增加腹肌紧张,安抚患者,预防坠床。

3. 备好器材药物　患者拟于局麻下行 SMA 置管溶栓术,护士准备术中溶栓药品、器材等,严格无菌操作,防止并发感染。备好急救药品、物品。

4. 密切观察　在进行腹腔干、SMA 造影和置管时,远处动脉栓塞和 / 或急性动脉闭塞可引起肠系膜血管进行性缺血加重,致胃、小肠、大肠梗死及肝缺血、缺血性胰腺炎或缺血性结肠炎(图 3-1-2-1、图 3-1-2-2)。有人报道经皮介入治疗肠系膜血管梗阻性疾病的经验,并发肠坏死的发生率为 11%。术中需注意对脏器的缺血坏死有影响的步骤,如造影、置管及支架植入和展开的过程,均可导致 SMA 血管急性闭塞。监测患者生命体征,观察患者的腹部症状,倾听患者主诉。紧急开腹探查术的可能是存在的,护士需遵医嘱做好应急处理。

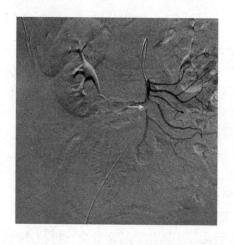 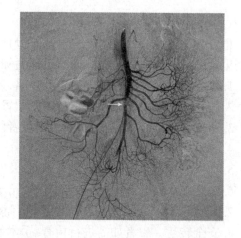

图 3-1-2-1　肠系膜上动脉急性栓塞
介入取栓术前造影图像

图 3-1-2-2　肠系膜上动脉急性栓塞
介入取栓术后造影图像

5. 术中并发症

(1)血管穿孔:在动脉分支处操作导丝最容易引起血管穿孔,出血时应使用与肝素作用相反的鱼精蛋白和吸收性明胶海绵栓塞止血。护士需备好急救药品和拮抗剂。

（2）血栓形成：有报道术中急性血栓形成的发生率为 3.7%，但急性闭塞可以成功再通，因为足量的抗血小板治疗药物的疗效会非常显著。护士需遵医嘱迅速给药。

（3）血管痉挛：导丝、导管、球囊或支架均可引起动脉痉挛。钙化的动脉较少发生痉挛，可由局部给予 0.1mg 稀释的硝酸甘油或罂粟碱缓解，最重要的鉴别是血管狭窄和血管穿孔，这两个并发症也可以引起血管痉挛。

6. 术后转运　告知患者转运途中如有腹痛、头晕等任何不适，需及时告知医护人员；术侧肢体制动，避免转运途中溶栓导管意外脱出。

五、介入术后护理

1. 观察病情　术后予心电监护，观察血压、脉搏、呼吸，发现异常及时通知医师处理。术后血管再狭窄或急性闭塞的发生率为 12%，询问患者感受，观察腹部体征。观察患者是否腹痛加重，呈持续性；是否出现腹部压痛、反跳痛腹肌紧张的腹膜刺激征；是否出现发热、血便等情况；有无出现寒战及血压下降、心率上升等休克症状。如出现上述症状，有肠系膜动脉急性闭塞、肠坏死的可能，应立即通知医师，果断进行手术探查，以免出现感染、中毒性休克等致死性并发症。

2. 饮食管理及胃肠减压管的护理　术前食后痛引起的"食物恐惧"可能短期会持续存在，内脏血运重建后常长时间不能从饮食摄取足够营养，因此术后仍需给予胃肠外全面营养。妥善固定胃肠减压管并保持引流通畅，密切观察胃肠减压引出液体的量、颜色和性状，警惕急性胃黏膜病变发生。术后遵医嘱给予抑酸药，如有咖啡样液体引出或有其他异常，需立即通知医师。注意口腔清洁，每天更换固定管道的固定贴。每班记录管道的外露长度，防止管道脱出。待患者肠道功能恢复、肛门排气后，开始进食流食，少量多餐。

3. 溶栓导管的护理　注意给予溶栓药物的无菌操作，预防菌血症发生。监测凝血两项，关注出凝血时间。根据凝血指标的结果，遵医嘱及时增加或减少抗凝和溶栓药物的剂量。溶栓导管是保证治疗效果的重中之重，导管维护不当可致治疗失败。① 正确连接，保证导管通畅：导管与血管鞘管明确标识，避免输入溶栓药物时接错；保证导管的顺畅，避免导管扭曲、折叠。② 防止导管脱出：妥善固定，做好标记，防止移位。溶栓药物是通过导管末端的侧孔均匀灌注到血栓处。如果导管移位，会导致溶栓药物外流至腹主动脉，失去对 SMA 的溶栓作用，因此，患者在置管溶栓期间保持术侧肢体制动，嘱咐患者避免屈髋，以免折断血管鞘及溶栓导管，必要时可进行肢体约束。另外要妥善固定导管与鞘管，将导管用透明型敷料固定，以便观察。③ 定时换药，注意无菌操作：穿刺部位每天更换敷贴，注意无菌操作，避免感染。④ 密切观察穿刺处有无血肿及皮下渗血。

4. 并发症的观察与预防　腔内治疗肠系膜动脉缺血的并发症发病率较低，为 0% ～ 12%，常见并发症如下：

（1）出血和血肿：脏器出血与术中抗凝及导管溶栓有关，可表现为血尿、腹腔内出血及脑出血等。定时监测患者血压，嘱患者保持情绪稳定，禁止用力排便等，以免诱发颅内出血。腹膜后出血，系血管扩张治疗损伤了肠系膜血管，加之术中抗凝所致，多不需外科处理。抗凝溶栓期间，每天监测凝血指标，维持活化部分凝血活酶时间达正常值的 1.5 ～ 2.5 倍，特别是老年患者，机体药物代谢能力差，应高度重视。有无皮肤黏膜出血、瘀斑、牙龈出血等出血倾向。必要时遵医嘱停止抗凝溶栓治疗或调整用药。

（2）穿刺部位血肿、假性动脉瘤形成：可能与穿刺鞘管口径较大、采用肱动脉部位穿刺、术中抗凝溶栓及术后压迫不当有关。多采用保守治疗,当血肿过大或有明确且不易恢复的假性动脉瘤形成时,可考虑行外科处理或注射凝血酶治疗。

(3)动静脉血栓形成:经股动脉置管溶栓,留置的血管鞘占据动脉管腔,影响血流,容易导致动脉血栓形成。每天定时触摸足背、胫后动脉搏动,询问患者是否有下肢怕冷、麻木等症状。另外,置管溶栓治疗,下肢需要制动,导致静脉回流缓慢,容易形成静脉血栓。护理上需观察穿刺侧肢体是否有疼痛及肿胀,护士需正确使用抗凝药物,指导患者进行足部踝泵运动预防下肢深静脉血栓形成。

(4)血运重建综合征:术前 SMA 严重缺血的患者,术后有可发生"血运重建综合征",包括腹痛、心动过速、白细胞增多及肠水肿等。原因是血运重建后肠血管血流恢复,致使血管痉挛。术后恢复过程中如有上述表现,应通知医师行造影复查。

六、延伸护理

1. 服用抗凝药　出院后继续服用抗凝治疗,指导服用抗凝药的注意事项,服药期间要定期复查凝血指标及肝功能,注意观察有无牙龈出血、血尿、便血等出血倾向,发现出血后应立即停药就诊。

2. 血管再狭窄　有报道,3 年再狭窄和 / 或闭塞的发生率为 27%,指导患者自我观察腹部症状,出现腹胀、腹痛、恶心、呕吐、发热等症状时,应立即就诊。

3. 饮食　应以清淡为主,保持饮食结构的稳定;避免食用影响抗凝药效的食物。保持排便通畅,如有便秘,可予口服通便药物。

(李俊梅　杨　奕)

第三节　肾动脉急性栓塞和血栓形成的急诊介入护理

一、疾病知识概述

肾动脉急性栓塞和血栓形成是指肾动脉主干或较大分支由于血管壁因素或血液因素导致肾动脉腔内部分或完全闭塞,引起肾功能损害、一过性高血压、肾区疼痛及肾组织缺血性坏死。

肾动脉急性闭塞的原因中,血栓性闭塞比栓塞性闭塞更常见,通常发生于 55 岁以上、存在动脉粥样硬化性狭窄、既往有心血管事件的年长患者。肾动脉血栓形成的危险因素有重度狭窄、高收缩压和糖尿病。在双肾功能正常的情况下,一侧血栓性闭塞的发生可能没有任何症状,极容易被忽略。然而,当双肾或者一侧有功能的肾受到上述危险因素影响时,这种血栓闭塞事件可能会导致无尿,并需要肾替代治疗。其他肾动脉闭塞的原因,包括凝血异常如抗磷脂抗体综合征或因子 VLeiden 基因突变。这些疾病可以引起肾血管系统范围内任何一个部位的血栓形成——肾动脉主干或者分支、肾实质动脉或小动脉、肾小球毛细血管和肾静脉。抗磷脂抗体综合征的表现有肾动脉狭窄或恶性高血压、肾梗死、肾静脉血栓形成、血栓性微血管病及同种异体移植物血管内血栓形成。

通常急性肾闭塞的腹部症状并没有特异性,但是临床表现可以从常见的肋部疼痛到无尿。急性肾血管闭塞也可以合并(部分)肾梗死。该疾病的症状非常特异,包括肋部、腹部或背部疼痛,高血压,血尿和恶心呕吐。而肾动脉血栓形成临床症状的轻重取决于肾动脉阻塞的程度、部位、范围及血栓形成速度及形成充分侧支循环与否。局部微小血管血栓形成常无临床症状,较大的分支阻塞常导致肾梗死。

肾动脉血栓形成的诊断,需检查尿常规、血常规、血清天门冬氨酸氨基转移酶和乳酸脱氢酶及淀粉酶(排除急性胰腺炎)。如患者血清天门冬氨酸氨基转移酶和乳酸脱氢酶明显增高,伴突发性高血压和心房颤动,则应考虑肾动脉栓塞。结合患者劳力性心悸、气促、心律不齐、心脏器质性杂音或原有高血压加重,皮肤及黏膜有否紫癜或瘀斑等,这些症状和体征有助于肾动脉血栓形成的诊断。

急性肾血管闭塞的实验室评估为镜下或肉眼血尿和白细胞升高,尿液分析可能会发现红细胞和蛋白尿。影像学检查包括血管造影、增强 CT、多普勒超声和核医学检查。其中,肾动脉造影虽为诊断的金标准,但肾动脉造影具有创伤性,故被增强 CT 和 MRI 技术所取代。文献显示 CT 诊断该疾病的准确率为 80%,MRI 的准确率优于 CT。如遇可耐受性腹部或腰部疼痛伴或不伴发热、恶心、呕吐、头痛等症状就诊的患者,应关注血 LDH 的水平并进行腹部 CT 增强扫描,以排除因肾动脉血栓形成造成肾梗死的可能性,避免误诊、漏诊。

由于肾动脉的解剖特点,介入治疗技术已成为肾动脉血栓形成和栓塞的首选治疗手段。有报道,肾动脉介入治疗并发症的发生率为 3%～6%,而此类患者常伴有肾功能不全、心肺功能不全、糖尿病等病变,临床中需根据患者的基本情况、肾动脉的缺血时间、病变或损伤类型、对侧肾功能、侧支循环建立的情况及影像学结果等综合因素决定介入治疗方案。

二、急诊紧急处置配合

患者到达急诊后,接诊护士迅速、平稳地将患者安置在诊查床上,卧床,适当抬高头部,检查记录患者生命体征,同时迅速通知接诊医师接诊,进行首诊病情评估。首先应抓住主要的症状和体征,如急性腹痛或肾区剧痛,且有脊肋角压痛和叩击痛,应考虑到肾的问题,告知患者家属病情。

1. 迅速建立静脉通路,遵医嘱对症治疗。

2. 密切关注患者血压情况,遵医嘱对症处理。

3. 急性肋部、腹部或背部疼痛患者明确诊断后可给予解痉镇痛等处理。

4. 患者如需做检查、手术等,在转运途中注意转运安全,需带心电监护、氧气枕,呼吸机插管患者需要备好转运呼吸机。

三、介入术前护理

1. 病情评估与护理　患者入院时密切观察患者腹部症状、体征,及时记录患者病情变化,详细记录患者尿量、尿色、腿部肿胀情况、体重变化。患者可能出现血尿,可为肉眼血尿,也可为镜下血尿。这是由于肾梗死时红细胞进入集合系统所致。

2. 详细记录患者生命体征　患者常出现高热和高血压,一般在发病后数天内发生,数周后可恢复正常。

3. 体位与活动　告知患者绝对卧床休息,协助患者安置舒适体位。

4. 术前准备　了解患者过敏史,术前为患者做健康宣教,指导患者在床上排便,以适应术后卧床排便。术前 4h 禁食水。留置导尿。

5. 心理护理 耐心说明肾动脉溶栓、取栓手术的指征及手术的必要性,告知患者介入术后可部分或全部恢复肾血流,可改善患者的血压及肾功能,提高生活质量,以减轻患者焦虑、恐惧情绪。

四、介入术中护理

1. 安全核查 患者到达手术室后,护理人员核对患者手术相关信息,包括患者一般资料、手术名称、麻醉方式、术中用药、影像学资料等。

2. 安置患者 妥善安置患者体位。

3. 病情观察 密切观察患者的各项生命体征,及时询问患者是否有不适,给予患者精神上的支持,使其精神放松,积极配合治疗。观察患者意识状态,监测尿液颜色、性状及量的变化。适时与患者沟通交流,定期记录并向手术医师汇报患者状况。如果患者出现对比剂不良反应,如胸闷、心悸、呼吸困难等,要立即停止使用对比剂并及时通知医师。肾动脉急性栓塞介入取栓术的 DSA 影像见图 3-1-3-1、图 3-1-3-2。

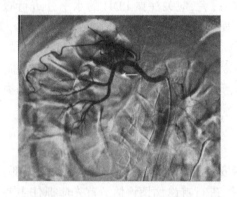 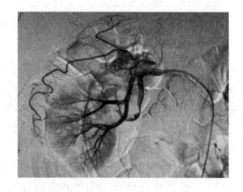

图 3-1-3-1 心房颤动、右肾动脉栓塞,右肾动脉造影显示右肾下后动脉充盈缺损

图 3-1-3-2 心房颤动、右肾动脉栓塞,介入导管取出 1cm 大小的血栓 2 块造影可见右肾下后动脉对比剂通过,再行导管灌注尿激酶注射剂 20 万 U。

4. 准备物品 备好术中用物,严格无菌操作,防止并发感染。

5. 术中并发症的观察和护理

(1)异位栓塞:异位栓塞是肾动脉介入治疗中最主要的并发症之一,发病率为2%。栓子主要来源于术中主动脉和肾动脉脱落的粥样斑块碎片和胆固醇结晶。术中每一步都有栓子脱落的风险,包括肾动脉造影、导管置换、球囊扩张和支架植入的每一个过程。栓子会造成小动脉闭塞,表现为相应器官的缺血。如栓子脱落造成足趾栓塞,会引起蓝趾综合征,数分钟便可引起单个或多个足趾的局部颜色和温度的改变,伴有不同程度的疼痛。如栓子脱落于肠系膜动脉,可引起肠缺血,表现为发作性腹痛,严重者可致肠坏死。术中护士需要随时关注患者的主诉,发现问题,及时向医师汇报。

(2)急性肾动脉闭塞、夹层:常发生在单纯的肾动脉球囊扩张成形术后,形成了肾动脉夹层而引起急性肾动脉闭塞。主要表现为肾区的酸胀和疼痛,造影即可做出诊断。术中植入支架或采用球囊"贴附"技术,可对急性闭塞的肾动脉予以补救。如有急性血栓形成,可给予尿激酶等溶栓药治疗。护士随时关注患者症状,备好应急器材,并遵医嘱给药。

(3)肾动脉分支末端穿破、包膜下出血:由术中导丝撤出和送入肾动脉时误伤肾包膜所致,与操作者经验和技术不足或与使用粗硬导丝有关。患者出现不同程度的患侧肾区疼痛,疼痛持续时间因出血的停止而停止,疼痛的严重程度随出血的加重而加剧。严重者会引起生命体征的异常和血红蛋白的下降,发生休克,甚至死亡。一旦发生,造影可见,术中首选微弹簧圈进行栓塞治疗。护士备好相关手术器材,紧急情况下使用,并做好心电血氧监护,随时遵医嘱给药和补液。

五、介入术后护理

1. 妥善安置患者 术后将患者安全转移至病房,嘱患者平卧。

2. 监测生命体征 定期测量患者的血压、脉搏和呼吸,观察穿刺处皮肤颜色和温度,有无皮下水肿及出血等情况,如有特殊情况发生,立即通知医师。

3. 密切观察病情 高血压患者,如果血压过高,需立即通知医师处理。关注患者术后第一次排尿的时间、尿量和颜色并取样本保留。如有血尿或者无尿时应及时通知医师。

4. 促进对比剂代谢 患者肾功能正常并且无水肿及高血压并发时,叮嘱患者多饮水,以利对比剂代谢。如发生患侧肾衰竭,为促进对比剂排泄,需对患者常规补液,护士需详细记录患者尿量,防止健侧肾发生衰竭。

5. 发热护理 关注患者的体温变化,及时判断患者的高温、寒战等情况是不是否由感染引起,并及时给予退热药或采用物理降温的方法。

6. 血栓再形成 术后血小板增加可能会导致新的血栓形成,因此手术后要使用肝素冲洗导管,或选择低分子量的右旋糖酐静脉注射,防止血栓形成。密切观察患者穿刺部位周围皮肤的颜色、温度、感觉、足背动脉的搏动情况及足趾的运动情况。如果患侧出现皮肤温度降低、颜色发青、感觉迟钝、足背动脉搏动减弱或者消失,则很有可能是有下肢动脉血栓的形成,立即通知医师处理,遵医嘱使用扩血管和解痉药物。

7. 基础护理 对尿失禁患者来说,尽量保持外阴清洁;胃肠道反应护理,如恶心、呕吐、腹胀等,可通知医师,对症处理。

8. 饮食指导 指导患者进食高营养、高蛋白、富含纤维素、易消化饮食,并鼓励多饮水,引导患者选食优质蛋白质,如鸡蛋、奶制品等,选择低糖、低脂肪饮食,同时多进食各种蔬菜、水果,补充多种维生素和纤维,增加对感染的抵抗力,保持排便通畅。

六、延伸护理

1. 行为及饮食 戒烟酒,勿重体力劳作,回归社会后避免高强度工种。

2. 用药指导 按时服药、降压药、抗凝药,用药期间定期复查,观察有无出血倾向,如牙龈出血、便血、血尿、皮下出血等,并定期到医院复查。

3. 遵医嘱用药 指导患者自检血压,遵医嘱用药,若出现异常,立即就医。

4. 按时复诊 告知患者术后 3、6、12 个月定时复查,以后每年做超声检查。

（李俊梅 王 芳）

第四节　肢体动脉急性血栓栓塞的急诊介入护理

一、疾病知识概述

肢体动脉急性血栓栓塞指心脏或近心端动脉壁栓子脱落后随血流被推向远端动脉、阻塞动脉血流导致的肢体、组织等缺血性急性病变,以下肢动脉栓塞常见。起病急骤,发展迅速,可造成肢体供血供氧不足、循环障碍,具有很高的截肢率及 15% ~ 25% 病死率。

发病原因有:① 心源性。绝大多数栓子来源于心脏,多为左心房收缩能力下降、血液滞留的血栓,约 80% 的患者伴有心房颤动(房颤)。② 血管源性。动脉粥样硬化斑块脱落可成为动脉栓塞的原因,但较少见。

动脉栓塞的栓子一般停留在动脉分叉和分支开口处或动脉狭窄处,下肢较上肢多见,发生率依次为:股总动脉、髂总动脉、腘动脉、腹主动脉分叉处。肢体动脉急性血栓栓塞的典型临床表现,简称"6P"征。

1. 疼痛(pain)　是肢体急性动脉栓塞最常见表现,发生突然且剧烈,并不断加重,距栓塞平面越远,症状出现越早。以后疼痛转为无痛。这是因为随着缺血的加重,所产生的感觉障碍将代替疼痛症状。

2. 皮肤苍白(pallor)　是急性动脉栓塞的早期症状,肢体皮肤呈蜡样苍白,随病情加重,皮肤将出现紫色斑块,如手指压之变白,说明毛细血管的血流可复性尚好,如无变化则可能发生早期坏疽。随缺血加重,受累肢体皮肤将出现水疱,并进一步变色,最终可出现干性或湿性坏疽。

3. 动脉搏动消失(pulselessness)　发生在栓塞动脉节段的远端动脉。如栓塞不完全,可触及减弱的远端动脉搏动。

4. 皮温降低(poikilothermia)　栓塞动脉远端肢体皮温下降,严重时冰凉。一般来说,皮肤变温带常距栓塞部位远端一手掌处。

5. 感觉异常(paresthesia)　发生急性动脉栓塞的初期表现为感觉麻木、发胀感,严重时出现麻痹,感觉异常和减退区域,常呈现袜套样或手套样分布。

6. 运动障碍(paralysis)　是肢体严重缺血的晚期表现。当运动障碍出现同时伴有受累部位肌肉组织变硬、压痛阳性时,提示病情较重,肢体已经开始坏死。

7. 其他　患者可伴有感染中毒等全身症状或伴有其他系统疾病或并发症。

动脉栓塞临床症状严重程度取决于动脉栓塞位置与程度、侧支血管灌注缺血区域能力、病因治疗及缺血再灌注损伤防治。一般认为,持续缺血 12 ~ 24h 后出现不可逆神经损伤,完全缺血 48h 后出现不可逆肌肉功能改变,动脉栓塞 6 ~ 8h 时血管内皮细胞尚无严重损伤,栓子尚未与血管内膜粘连,肌肉组织还未坏死。因此治疗黄金时间为 6 ~ 8h。

动脉栓塞内科保守治疗效果差,一旦明确诊断、无手术禁忌,应尽早手术治疗,一般选用去除血栓的方法包括球囊取栓、抽吸血栓等机械方法,尽快解除缺血症状,控制病情进展。早期诊断、及时正确处理有助于提高救治率,降低病死率。

二、急诊紧急处置配合

患者到达急诊后,接诊护士迅速将患者安置在诊查床上,检查记录患者意识、生命体征、栓塞侧肢体皮肤颜色、温度、感觉、运动、动脉搏动,并与健侧对比,同时迅速通知接诊医师接诊,进行首诊病情评估,告知患者家属病情。

1. 安置患者舒适体位,栓塞侧肢体处于低位,增加下肢血液灌注。禁止患肢冷敷及热敷,以减少因温度改变引起的缺血组织耗氧量增加或血管收缩。

2. 病情观察　密切观察患者意识、瞳孔、生命体征、有无心前区不适、肢体活动障碍等急性心肌梗死、脑梗死的表现;观察栓塞侧有无急性缺血的表现。

3. 镇痛治疗　了解患者疼痛的部位、性质、持续时间,采用疼痛评分工具进行疼痛评分,必要时遵医嘱给予镇痛治疗,并做好心理疏导。

4. 开放静脉通道,做好对症和支持治疗;急查血常规、肝肾功能、电解质、凝血全套等检验。

5. 根据医嘱陪同患者行 CT、B 超、心电图等检查,途中注意转运安全,携带心电监护仪,必要时携带氧气枕检查。

6. 如需行急诊手术治疗,积极完善各项术前准备,与手术室做好沟通。

7. 协助患者办理住院手续,尽快安排住院。

三、介入术前护理

1. 心理护理　由于肢端疼痛、坏死使患者十分痛苦和严重焦虑,医护人员应关心体贴患者,耐心做好患者的思想工作,使其情绪稳定,能配合护理和治疗。

2. 病情观察及护理要点

(1)严密观察患者生命体征的变化,给予心电监护,随时询问患者的主诉,疼痛的程度、是否加重、有无新的症状及体征出现。疼痛剧烈、诊断明确者,及时给予镇痛治疗,缓解患者不适。

(2)患肢护理:了解患者最初疼痛的位置,评估患肢正常脉搏消失的平面、皮温肤色等改变的平面,并做好标记和记录。患肢处于低位,抬高床头 15cm,注意保暖,禁用热敷,禁用热水袋,以免加重患肢的缺血。

(3)对伴有心功能不全者应给予氧气吸入,并准备急救物品及药品。

3. 在患肢缺血程度评估过程中,与对侧肢体进行比较非常重要。急性肢体缺血的评估见表 3-1-4-1 和表 3-1-4-2。

表 3-1-4-1　急性肢体缺血分级

分级	预后	感觉缺失	活动受损	动脉频谱	静脉频谱
Ⅰ(有活动)	好	无	无	可及	可及
Ⅱa(轻微受损)	及时治疗可保肢	少(趾)或无	无	不可及	可及
Ⅱb(严重受损)	及时血管成形可保肢	重度	轻度,中度	不可及	可及
Ⅲ(不可逆损伤)	组织缺失或永久神经损伤	麻木,感觉缺失	麻痹,僵直	不可及	不可及

表 3-1-4-2　急性肢体缺血症状和体征评估表

特征	轻度	重度	不可逆
临床特征	不立即威胁肢体活动	如果及时治疗可挽救患肢	大量组织坏死,截肢不可避免
毛细血管反流	正常	存在,但较缓慢	缺如(大理石样改变)
肌无力	无	局部、轻度	显著、瘫痪(强直)
感觉麻痹	无	轻度、部分感觉丧失	显著、麻痹
动静脉超声多普勒检查	有血流信号	有或无血流信号	无血流信号

4.协助完成各项术前常规检查　包括血液检查、心电图、胸部 X 线片、超声及 CT 等,追踪在急诊室期间的检查结果。

5.术前准备　协助患者更换清洁衣裤,取下所有饰品及活动性义齿,嘱患者排空大小便,做好备皮、手术标记;再次核对并确认患者身份信息、手术交接单、术中用药及特殊用物等。

四、介入术中护理

1.介入手术室护士接到急诊手术电话,立即根据患者的病情、手术名称、部位、手术方式、麻醉方式、特殊要求等,做好术前准备。

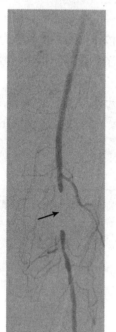

图 3-1-4-1　术前 DSA 造影,箭头所指显示股浅动脉短段闭塞

2.器材、药品准备　术中所需手术用物和器械等,准备好所需仪器、耗材、药品、防护用具、急救车等。

3.患者准备　接诊患者,做好安全核查,建立静脉通路,连接心电监护,予吸氧、保暖、摆好体位等。

4.配合手术　做好麻醉、手术配合,传递手术器材及药品,及时给药;关注手术进展、观察病情、配合抢救。

5.病情观察　术中密切观察生命体征、氧饱和度的变化,观察患肢皮肤的温度、颜色、动脉搏动有无恢复、患者有无疼痛肿胀等。如患者疼痛肿胀较前加剧,张力增加,局部压痛明显,患肢皮肤温度下降,动脉搏动减弱或者消失,应考虑血栓形成或者再栓塞,通知医师,及时调整治疗方案。股浅动脉闭塞段开通前后的 DSA 影像见图 3-1-4-1 和图3-1-4-2。

6.术中用药　护理术中给予溶栓药物治疗时,应密切观察有无出血倾向,如皮肤黏膜瘀点瘀斑、穿刺部位出血过多、血尿、头痛、意识改变等,发现异常立即汇报医师处理。

7.护理记录　及时认真填写手术记录单,植入体内的耗材,条形码粘贴与耗材记录单,正确计费,并请第二人核对。

8. 手术结束后　妥善清点及处理用物;协助医师包扎;如留置溶栓导管,妥善固定,粘贴导管标识,注明留置日期及外露长度;生命体征平稳后护送患者入病区或 ICU,做好交接。

9. 整理手术间、终末消毒。

五、介入术后护理

1. 生命体征的观察　观察生命体征及意识情况,做好麻醉后护理;遵医嘱给予心电监护,平稳后根据病情观察血压及心率变化。

2. 患肢血运观察　患者留置溶栓导管回病房继续溶栓治疗,则护士需重点观察患肢的血运恢复情况,包括皮肤颜色、温度、感觉和运动功能、足背动脉搏动及毛细血管充盈情况。一般术后 24h 内动脉搏动不能触及或搏动较弱,但皮肤颜色、温度和静脉充盈时间可于手术当天恢复。若患肢疼痛再次出现或较术前加剧,皮温低,颜色苍白或发绀,则提示再栓塞的可能,应及时报告医师处理。

3. 体位及活动　患者留置溶栓导管回病房,协助将患者肢体平置,低于心脏平面 15cm,将患肢置于有利于增加血液供应的体位,肢体保暖,避免长时间暴露。协助患者翻

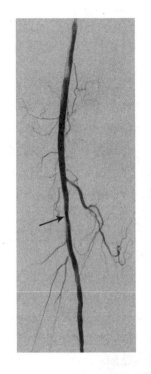

图 3-1-4-2　介入治疗术后股浅动脉闭塞段再通,血流通畅

身,适时改变体位,翻身时一手协助按压手术部位,避免溶栓导管移位,一手协助患者整体翻身,即身体长轴在同一水平线上。嘱患者咳嗽时按压穿刺部位,并保持排便通畅;指导患者避免交叉腿或患肢局部受压,需保持患肢足够的组织灌注。

4. 疼痛护理　正确评估患者的疼痛程度,做好患者的心理护理,观察疼痛的部位、性质、加重因素及疼痛时间。根据评估情况,遵医嘱正确使用镇痛剂,给药后 30min 观察用药效果。疼痛发作时绝对卧床休息,患肢下垂,增加血供,避免肢体剧烈活动。

5. 留置导管溶栓的护理　术后保留鞘管、溶栓导管,经多侧孔溶栓导管持续小剂量尿激酶泵入,2 组 /d,每组 20 万～25 万 U/h 泵入;或者进行脉冲式尿激酶推注法(1～2 组 /d,每组 20 万～25 万 U/h)进行溶栓。24h 总尿激酶用量 75 万～100 万 U。隔日复查 PT 凝血,给予罂粟碱、前列地尔等抗血管痉挛、改善微循环等药物,并皮下注射低分子肝素钙 4000～6000U,1 次 /12h,应用 5～7d,停用肝素前 3d 开始口服华法林(起始剂量 2.5mg/d),而后定期复查 INR 以便调整华法林剂量,使其维持在 2.0～3.0。术后根据患者肢体血运改善情况,定期造影复查,了解血管再通情况。若栓塞血管再通良好或局部侧支代偿良好,肢体皮温、疼痛症状均明显好转,即可拔除溶栓导管。拔除溶栓导管及鞘管后,股动脉穿刺点的护理详见第二篇第一章第二节的介入术后护理。

6. 并发症的观察及护理

(1)出血或血肿:是术后早期最常见的并发症,多发生在穿刺部位,严重的腹股沟部血肿可沿腹壁浅筋膜深层扩散至会阴部、臀部甚至腰背部。应密切观察穿刺部位尤其是腹股沟及耻骨上区是否有肿胀、瘀斑、疼痛、发热等;观察伤口敷料有无渗血、渗液情况;重视患者主诉,观察患者有无腹痛、腹胀情况,及时发现腹膜后出血等严重并发症。

（2）动脉再栓塞形成：观察患者有无疼痛及疼痛的严重程度；观察穿刺肢体皮色、皮温及动脉搏动情况。一旦发现患肢出现剧烈疼痛、皮色苍白、皮温降低，应考虑再血栓形成，及时报告医师。

（3）动脉缺血再灌注综合征：是一种较常见的并发症。表现为肌肉和肌间组织水肿，导致骨筋膜间隙张力逐渐增高，患肢水肿，进而压迫血管和神经，引起剧烈疼痛；其临床表现与肢体缺血严重程度有关，常见于小腿，人腿较少见。表现为动脉再通后数小时，已减轻或消失的患肢疼痛再次出现，疼痛甚至较术前更为剧烈，检查时发现患肢肿胀，张力增加及浅静脉怒张，患肢压痛明显且广泛；严重时，远端动脉搏动减弱或消失。护士应严密观察患肢情况，当遇有上述情况时，应考虑此综合征的可能性，严重时应尽早配合医师行骨筋膜室切开减压术。

（4）肌病肾病代谢综合征：是急性周围动脉栓塞的严重并发症。由于栓塞时间过长，组织发生变性坏死，取出栓子后，再灌注时局部组织可产生大量氧自由基.其反应性和细胞毒性很强。可改变细胞膜完整性并破坏细胞，加剧肌肉坏死，坏死组织的代谢产物进入血液循环，出现重度酸中毒、高钾血症、低血压、休克及肾衰竭。术后护士应密切观察患者全身状况、精神状况、呼吸情况；每小时观察记录尿量及酸碱度，尿量应 > 30ml/h；监测电解质、血气分析、肾功能和尿常规情况；注意酸中毒发生（患者躁动、呼吸深大、尿量减少）时，应及时给予相应处理。

六、延伸护理

1. 疾病及预防知识　向患者及家属介绍疾病及相关知识；鼓励患者积极治疗原发病，避免诱因。戒烟，因吸烟是周围动脉阻塞性疾病发病的危险因素，主要导致小血管病变。

2. 休息、饮食及活动　指导患者进食低盐、低脂、低胆固醇、富含维生素及纤维素，避免辛辣刺激的食物，保持排便通畅；指导患者适量运动，能离床者每天坚持步行 3～4 次，每次 15min。戒烟酒，穿宽松的衣服和鞋袜。

3. 特殊用药指导

（1）需继续抗凝治疗者，遵医嘱按时、按量服药，定期复查凝血功能，根据检测结果及时调整药物剂量，嘱患者不可擅自停药或改变剂量。

（2）告知患者正确的饮食知识，维持相对稳定的膳食结构。

（3）指导患者用药期间自我观察有无出血征象，如皮肤出现原因不明的瘀伤、红点、紫癜，鼻腔、牙龈的出血，唾液中带血，血尿，黑便，呕吐物中含有咖啡状物质，或者超长月经期等，一旦发生以上出血症状，请立即就医。

（4）使用剃刀或其他尖锐物体时要加倍小心，避免可能导致的擦伤、割伤或严重受伤的体育或其他活动；进行各种有创治疗前，如拔牙等提前告知医师服药情况。

4. 复诊要求　出院后 1、3、6、12 个月门诊复诊；定期复查下肢血管超声等；如再次出现下肢疼痛、肤色苍白、发凉、感觉异常等及时来院就诊。

（范本芳　杨海霞　宋春雨）

第二章 腔道阻塞急症的急诊介入护理

第一节 气管狭窄的急诊介入护理

一、疾病知识概述

气管狭窄是多种病因导致的气管软组织和气管软骨支架损伤、气管管腔变窄,造成气管气流的通过量减少、呼吸功能受限的一种病理状态。根据病因不同,气管狭窄可分为气管良性狭窄和气管恶性狭窄。

气管良性狭窄是指各种非恶性肿瘤对气管壁的破坏引起的气管狭窄。气管良性狭窄病因较多,最常见的为气管结核,其次包括长期气管插管或气管造瘘术后、气管创伤、吸入性烧伤、良性肿瘤、复发性多发软骨炎、气管局部放疗后等,通常为瘢痕形成后逐步挛缩和肉芽组织形成导致。气管恶性狭窄是指由恶性病变阻塞或压迫导致气道管腔狭窄。气管恶性狭窄的常见病因,包括纵隔与肺原发性和转移性恶性肿瘤、食管恶性肿瘤及其他恶性肿瘤和转移瘤。转移性肿瘤可来自全身各处,如胃、直肠、结肠、头颈部、乳腺、卵巢、甲状腺癌等。

气管狭窄的诊断标准为气道通气面积减少超过气管管腔总面积的 10%,临床以此为衡量标准,气管狭窄发生率为 50%～80%,但只有少部分(3%～12%)气管狭窄患者需积极处理。郑州大学第一附属医院介入科韩新巍教授团队,结合美国胸外科协会气促临床评价标准及多年临床经验,制订了适应于大气管狭窄导致呼吸困难的韩氏(Han's)8 度 7 级临床分级标准,同时提出了相应的治疗方案(表 3-2-1-1)。

表 3-2-1-1　大气管狭窄临床分级及治疗对策

分级	表现	对策
0	无呼吸困难症状	毋需治疗
I	快步行走时出现呼吸困难	治疗原发病
II	平常速度行走时出现呼吸困难症状	治疗原发病
III	平常速度行走时出现呼吸困难症状被迫停止步行	治疗原发病
IV	轻微活动后出现呼吸困难	治疗原发病

续表

分级	表现	对策
V	平静平卧状态下出现呼吸困难	紧急解除气管狭窄
VI	平静坐立位出现呼吸困难	紧急解除气管狭窄
VII	平静坐立位吸氧状态下出现呼吸困难/濒死感	紧急解除气管狭窄

气管狭窄患者主要表现为呼吸困难,部分患者以喘息、喘鸣为主要表现。可伴有感染、高热、咳嗽、咳痰、咯血、吞咽困难等症状。严重者缺氧发绀,甚至窒息而死亡。恶性肿瘤引起的气管狭窄,呼吸困难呈进行性加重,可伴有刺激性呛咳。胸部 X 线片诊断气管狭窄的价值有限;胸部 CT 是确诊气管狭窄的主要方法,多层螺旋 CT 在临床已逐步发挥其优势,通过连续扫描、三维重建虚拟的气管图像,以明确气管狭窄的程度、病变侵犯深度及狭窄部位形态、与周围组织结构的关系等;MRI 可以判断气管狭窄的程度及狭窄的类型,特别是对于外压性狭窄的判断更加准确。

气管狭窄患者呼吸困难症状不严重者,积极治疗原发病后,其气道阻塞症状会逐步缓解;重度气管狭窄伴严重呼吸困难患者,应立即采用合适的治疗手段解除狭窄、挽救患者生命避免窒息。近年来,气管腔内介入技术逐渐成为气管狭窄的重要治疗方法,包括经鼻或经口气管插管术、气道球囊扩张成形术、气道支架植入术,能迅速解除患者气道狭窄缓解呼吸困难。

二、急诊紧急处置配合

患者到达急诊后,接诊护士应平稳地将患者安置在诊查床上,取半卧位或坐位,迅速判断患者的病情。认真检查并准确记录患者的意识、瞳孔、心率、血压、呼吸、血氧饱和度等,同时迅速通知接诊医师紧急接诊,进行首诊病情评估,第一时间将病情告知患者家属。

1. 迅速建立静脉通路　遵医嘱给予镇咳、化痰、抗炎、激素等药物应用,以改善患者呼吸困难。

2. 呼吸困难的处理　维持呼吸道通畅,重度呼吸困难者,静息状态下可闻及明显的痰鸣音,应立即给予高流量氧气吸入;咳痰困难者,给予叩背和机械排痰;患者分泌物过多时,首先吸痰清理呼吸道,吸痰动作需轻柔,严格执行无菌操作。

3. 呼吸困难进行性加重时,患者有濒死感,多存在紧张、恐惧等心理。医务人员需耐心、细致倾听、共情,并简单讲解病情现状,迅速安排检查和救治,从而减轻患者焦虑,稳定患者情绪。

4. 呼吸抑制的处理　立即给予患者紧急气管插管,必要时给予简易呼吸器辅助通气。若合并呼吸衰竭的患者,必要时行气管切开进行机械通气。

5. 陪同患者检查　尽快进行胸部 CT 扫描,积极完善术前检查。转运途中保障安全,携带简易呼吸机、心电监护仪、氧气袋、备调节好负压的吸引器、呼吸气囊、气管插管箱。采用减震平车,并配备约束装置,严格防范患者坠床和非计划拔管。

6. 确定诊断　医师根据 CT 扫描结果评估气管狭窄的部位、程度和范围。必要时,在 DSA 下急诊行气管内支架植入。协助患者办理住院手续,尽快安排住院治疗。

三、介入术前护理

1. 体位与活动　临床上根据气管狭窄患者呼吸困难程度的不同,采取不同体位。

(1)轻度呼吸困难患者,在停止活动后采取坐立位,平静呼吸或卧床休息即可缓解呼吸困难症状。

(2)中度呼吸困难患者,需采取坐立位或坐立前倾位,尽可能减少活动量,减少机体氧耗。必要时,遵医嘱给予吸氧及改善呼吸困难症状的相关药物。

(3)重度呼吸困难患者,自感处于濒死状态,不能保持平卧位或坐立位。随时有出现呼吸停止或窒息的可能,应尽快行介入腔内治疗以开放气道,维持机体基本的气体交换。

2. 饮食护理　经主管医师评估患者病情后,对于需要急诊介入治疗的患者,紧急指导其禁食、禁饮。择期手术患者在等待手术期间的饮食要求及注意事项如下:

(1)进食富含蛋白质及维生素、高热量且易消化的食物,以补充机体需要量。

(2)进食过程中指导患者尽量保持坐立位,并注意细嚼慢咽,尽可能降低发生误咽从而导致窒息的风险。

(3)若患者呼吸困难较为严重,必要时禁食并给予静脉营养支持。

(4)因介入术中患者仰卧位,为防止患者呕吐导致误吸,告知患者术前4h禁食,2h禁饮。

3. 呼吸道管理　气管狭窄尤其是长期伴有呼吸困难的患者常伴有肺部炎症,气管、支气管内潴留大量痰液。此类患者一般体质较弱、咳痰无力,易出现痰栓阻塞呼吸道导致窒息的情况,故术前加强呼吸道管理、保持呼吸道通畅至关重要。

(1)吸氧:气管狭窄患者通过吸氧可部分改善呼吸困难,缓解其焦虑状态。

(2)用药:护士正确执行医嘱,严格执行查对制度,掌握药物的用法及用量,确保准确无误。① 祛痰药:痰液较难咳出时,给予化痰药物应用,以稀释痰液,促进排痰。② 抗生素:择期手术患者,医师会根据痰培养结果,选择敏感抗生素以控制肺部感染,避免耐药。③ 平喘药:介入手术前常规应用平喘药,常用茶碱类和糖皮质激素,如多索茶碱、甲泼尼龙、地塞米松等。④ 镇咳药:为保证患者术前状态稳定和手术安全,一般给予患者镇咳治疗。但不宜给予强力镇咳药,以免术中保护性咳嗽的反射被抑制,大量痰液不能有效咳出,导致气道堵塞。

(3)其他:协助其翻身、叩背,使痰液易排出。保持病房环境整洁,每天开窗通风2～3次,每次 15～30min,限制探视人员数量。保持室内温度为 18～22℃,湿度 50%～60%,以防天气干燥,患者咳嗽加剧而诱发呼吸困难。

4. 术前检查　遵医嘱完善血常规、传染病四项(乙型肝炎五项、人免疫缺陷病毒抗体测定、梅毒螺旋体特异抗体测定、丙型肝炎抗体测定)、血凝全套、肝肾功能、电解质、心电图、胸部CT检查。其中胸部CT可明确狭窄部位、长度及程度,医师会准确测量气管的直径及长度,选择合适的内支架的规格。

5. 保持有效的静脉通路　气管狭窄是临床上较常见的急危重症,尤其是长期伴有呼吸困难的老年患者,随时有出现心肺功能衰竭、痰栓阻塞呼吸道而导致窒息的风险。护士需随时做好抢救准备,保留有效的静脉通路是至关重要的。静脉通路一般建立在患者左侧肢体,以便术中不影响医师在患者右侧进行操作。

6. 术前指导

(1)告知患者整个手术过程均有医师和护士陪同,以减少患者紧张、恐惧的情绪。

（2）告知患者术中需要平卧，不能突然坐起或翻身，以免影响支架定位。

（3）告知患者术中偶有需患者主动咳嗽的配合动作（开放气道），以利于导丝顺利通过声门。

（4）告知患者术中植入支架只需 5～10s，但可能有 2～3s 的不舒适或憋闷刺激感。患者在此期间需尽可能保持平静呼吸，避免过度屏气或剧烈咳嗽，以利手术的顺利进行。

7. 心理护理　气管狭窄患者多因呼吸困难产生焦虑、恐慌的心理，医护人员应加强与患者的沟通，对于患者及家属的疑问给予解答，向其介绍治疗方法和过程及成功的案例，以提升患者对医务人员的信任度及治疗依从性。

8. 术前用药　为改善患者紧张状态，更好地配合手术，手术开始前 10～30min 遵医嘱给药。

（1）精神紧张的患者：肌内注射地西泮注射液，以消除患者紧张情绪。

（2）体质较差难以耐受手术的患者：肌内注射盐酸消旋山莨菪碱注射液（常用剂量：成年人每次肌内注射 5～10mg，小儿 0.1～0.2mg/kg），以解除平滑肌紧张，减少消化腺与呼吸道腺体的分泌，降低术中窒息风险。

（3）肺部有炎症，呼吸功能差的患者：给予地塞米松注射液静脉注射，以减轻气管和肺部的渗出，提高应激能力和手术耐受性。

9. 器械准备　导丝、导管、鞘管、开口器、支架、气管插管套件及支架取出钩等。

四、介入术中护理

1. 安全核查　患者到达介入手术室后，护理人员核对患者手术相关信息，包括患者姓名、性别、年龄、病案号、手术方式、知情同意情况、麻醉安全检查、影像学资料、皮肤是否完整、有无假体及体内植入物等。

2. 安置患者　患者平卧于 DSA 手术床上，去除枕头，颈肩部适当抬高，头尽力后仰并偏向右侧 20°～30°，置开口器。给予建立静脉通路、心电监护、吸氧、备负压吸引器。

3. 心理护理　进入介入手术室，患者多会紧张、恐惧，护理人员需守护在患者身边，处置操作轻柔迅速，态度和蔼，耐心解答患者的疑问。更多应用非肢体语言稳定患者紧张心理。

4. 局部麻醉　咽喉部给予利多卡因喷雾麻醉，导丝、导管经开口器通过气管狭窄段，固定并保留导管，退出导丝，经导管注入 1%～2% 利多卡因和 1：10 000～1：1000 肾上腺素的混合液 2～3ml，使气管黏膜充分持续麻醉。

5. 术中配合

（1）医师引入内支架输送器，依次经过口腔、咽腔至喉室声门区。此时输送器遇到阻力，患者常出现呛咳反应并躁动，护士密切配合医师，嘱患者深吸气并保持体位不动，深吸气瞬间声门开放，医师顺势推进输送器至气管并达隆突上方，固定输送器和导丝位置不变，以狭窄处为中心定位支架位置，确认内支架位置覆盖狭窄区域无误后，嘱咐患者保持屏气，快速释放支架。气道狭窄支架植入前后 DSA 影像见图 3-2-1-1 和图 3-2-1-2（病例主诉"间断性心慌、胸闷、气喘

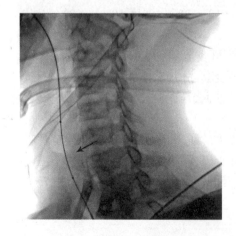

图 3-2-1-1　气道狭窄术前 DSA 影像

伴咳嗽 1 个半月,再发 2 周",诊断为"病毒性心肌炎、心肺复苏后气管狭窄",CT 示气管胸上段局部明显狭窄,DSA 下行气管球囊扩张及支架植入术)。

（2）严密观察患者生命体征、血氧饱和度、面色的变化,对于术中血氧饱和度明显下降（< 80%）,心率加快（> 150 次/min）,提醒医师,给予患者高浓度吸氧,配合医师操作,尽可能缩短手术时间。严重呼吸困难者,给予简易呼吸器正压通气辅助,维持气体交换。

（3）患者出现剧烈咳嗽、分泌物增多时,及时使用吸引器抽吸痰液,防止窒息。严重气管狭窄患者往往伴有阻塞性肺部感染,支架释放解除狭窄后有大量分泌物排出,应及时进行支气管内吸痰,并给予拍背部助力痰液排出。吸痰至肺部啰音消失、血氧饱和度至90% 以上。

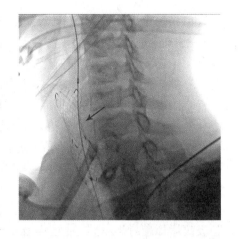

图 3-2-1-2　气道狭窄支架植入后 DSA 影像

6. 疗效评价　患者自诉无呼吸困难,观察呼吸困难症状完全消失。患者呼吸由急促到平稳;血氧饱和度上升（> 90%）,心率恢复正常。

7. 术中常见并发症的观察和护理

（1）窒息:气管狭窄患者术前存在缺氧症状,体内氧含量储备不足。内支架植入的过程中插入的内支架推送器会进一步阻塞气道,加重通气困难、加剧缺氧。表现为患者呼吸加快、鼻翼扇动、面色苍白。主要护理措施有:① 术前遵医嘱给予静脉注射 10 ～ 20mg 地塞米松或甲泼尼龙 30 ～ 60mg,以减轻气道狭窄区组织水肿,提高气道通气率。② 操作前给予高浓度氧气吸入,提高患者体内氧含量储备。③ 操作中备用合适型号的气管插管,必要时呼吸气囊辅助通气。

（2）出血:内支架植入过程中难免对声门、隆突区黏膜或狭窄性病变造成不同程度的损伤。此时的主要护理措施包括:① 大多数患者痰中带血丝,向患者解释出血原因,避免其紧张情绪。② 出血量大呈鲜红血液时,经导管向气道内喷洒 1∶10 000 ～ 1∶1000 肾上腺素盐水 2 ～ 3ml 或凝血酶止血。③ 出血量大而气管局部及静脉使用止血药无效时,应及时抽吸气道内血液避免窒息,同时行急诊介入栓塞止血。

（3）纵隔、皮下气肿及气胸:常见原因是在支架植入或球囊扩张解除狭窄时隆突区气道破裂,可导致纵隔、皮下气肿;或者介入术中导丝位置过深,损伤肺泡和脏胸膜导致气胸。主要护理措施有:① 向患者解释发生原因,告知患者经卧床休息、吸氧后可缓解,减轻患者心理负担。② 密切观察。如患者病情加重,必要时行覆膜气管内支架植入或经皮穿刺置管引流。

五、介入术后护理

1. 体位和活动　气管腔内介入治疗的效果立竿见影,部分患者术后即可离床活动。重度气管狭窄患者由于术前长期疾病消耗,术后呼吸困难虽得到缓解,但体质仍虚弱,指导患者自由体位卧床休息。加床档保护,避免患者坠床。协助患者进行踝泵运动,防止深静脉血栓形成。根据病情,指导患者逐步增加活动量。

2. 饮食　由于手术过程为局部麻醉,咽喉部及气管腔内喷洒利多卡因药液,会降低局部组织对刺激的敏感性。术后为避免过早进食引起误吸,指导患者禁食水 2 ～ 4h。患者进食后,饮食以易消化食物为主(详见术前护理),逐渐过渡到普食。鼓励患者多饮水,每天饮水量保持在 1500ml 以上,以利痰液湿化易于排出。中医学认为,辛辣刺激、油腻、海腥、过咸、甜腻食品易于痰液的产生,故应避免此类食物的摄入。

3. 病情观察 严密观察患者生命体征、血氧饱和度及呼吸困难缓解情况,告知患者如有声音嘶哑、胸闷、发热、咯血等症状,应及时告知医务人员。

4. 气道护理 气管支架植入术后,患者呼吸道纤毛运动受阻,导致支架远端气道的痰液积聚及堵塞,患者排痰困难存在窒息风险。术后遵医嘱给予患者雾化吸入,以减轻支架的异物刺激和炎性反应,并起到抗炎、稀释痰液促进痰液的排出的作用。间断协助翻身、叩背排痰。咳嗽时指导患者深吸气,连续轻咳,将气道深部的痰液咳出。勿用力过猛,避免引起支架对气管黏膜的损伤刺激甚至移位。体质虚弱咳痰无力患者,以吸引器经鼻(清醒患者经口腔吸痰增加患者不适感)抽吸痰液或协助行支气管镜吸痰。病室定期通风、空气消毒,保持适宜的温度与湿度(详细内容见术前护理)。

5. 并发症的观察与护理

(1)刺激性干咳:是气管支架植入术后常见并发症,为支架刺激局部黏膜所致,术后 3～5d 可自行缓解。严格遵医嘱协助患者行雾化吸入,以降低气道敏感性。雾化完毕协助患者漱口或行口腔护理,避免药物刺激口腔黏膜引起不良反应。

(2)胸痛:与手术过程中介入治疗器械刺激、扩张、撕裂气管壁有关。一般症状轻微,可不予特殊处理。护士可指导患者通过读书、看报、深呼吸、听音乐等方法转移注意力。症状严重不可耐受者遵医嘱应用镇痛药物并及时评价疗效。

(3)咽痛、声音嘶哑:与术中损伤咽喉部、声门黏膜有关,一般不需特殊处理,休息几天后可自行缓解。护士应及时安慰患者,倾听患者的主诉,讲解引起此症状的原因,避免其紧张、焦虑情绪。

(4)咯血:为气管腔内治疗时手术器械对气道组织造成的不同程度损伤所致。小量咯血,咯血量<100ml/d 者,可不予处理,大部分患者出血在 24h 内可自行停止;如持续不断咯血,应严密观察患者咯血的性状、量,有无呼吸困难、发绀、大汗淋漓及面色苍白等症状,及时配合医师给予紧急处理,必要时行血管介入栓塞止血治疗。

(5)气管腔内分泌物阻塞:气管腔内支架植入术后,气管纤毛排痰功能降低或缺失,局部组织水肿、坏死,均可造成痰液潴留,导致支架内形成痰痂阻塞气道。患者表现为咳痰不畅、胸闷不适。明确病因后,及时协助患者行气管插管吸痰或支气管镜清除分泌物,维持气道通畅(详细内容见术前护理)。

(6)支架移位:与患者剧烈咳嗽、内支架直径偏小、肿瘤组织快速回缩等有关。金属支架植入气道后膨胀至最佳状态需要 24～48h。如果患者发生剧烈咳嗽可致支架移位。若患者出现胸闷、不间断刺激性干咳或呼吸困难症状,应立即遵医嘱协助患者行胸部 CT 或支气管镜检查,严密监测血氧饱和度变化,依据检查结果配合医师重新行介入手术,调整支架位置或更换新支架。

六、延伸护理

1. 建立档案 患者出院前建立完整的健康档案,纳入随访和延伸服务范畴,并使患者及家属知晓随访的重要性及必要性。

2. 活动指导 介入术后患者胸闷、呼吸困难症状缓解,指导其在可耐受及病情允许的情况下,逐渐增加活动量及活动强度,促进不张肺的复张,增强体质。注意防寒保暖,注重个人卫生,避免呼吸道感染。

3. 饮食指导 加强营养支持,根据患者病情给予患者个体化饮食指导。如指导无饮食禁忌的患者避免高盐高脂辛辣刺激食物,进食高热量、高优质蛋白、维生素丰富、低脂食物。在病情允许下摄入充足水分,每天饮水量在1500ml以上,以促进呼吸道分泌物稀释,避免分泌物干涸黏附于呼吸道,导致排痰困难。

4. 生活指导 保持室内温度湿度适宜,以促进呼吸道分泌物稀释,避免分泌物干涸黏附于呼吸道导致排痰困难。避免剧烈咳嗽咳痰,预防支架移位。严格禁烟酒。

5. 原发病治疗 指导患者积极接受原发疾病的正规治疗。

6. 定期随访 复查实施球囊扩张成形术的患者,术后半年内每1~2个月复查CT,了解病情变化。气管良性狭窄支架植入后2~3d,行胸部CT扫描并气道三维重建,了解支架的位置及支架膨胀情况。术后1个月和2个月时,行胸部CT和支气管镜检查,了解支架位置、气道通畅情况及肉芽组织增生情况。支架植入后3个月时,瘢痕改建塑形完成,此时可取出支架,避免气管支架长期植入诱发肉芽组织过度增生,进而导致气管再次狭窄。支架取出术后,每隔1~2个月电话或门诊随访了解患者的病情。气管恶性狭窄支架植入后2~3d,行胸部CT扫描并气道三维重建,了解支架的位置及支架膨胀情况,每隔1~2个月电话或门诊随访了解患者病情,着重关注患者原发疾病的控制情况、咳嗽咳痰、呼吸困难及咯血等并发症情况。

7. 指导随诊 当出现咳嗽咳痰加重、呼吸困难、咯血等不适时应及时就诊。

(李春霞　关　雪)

第二节　食管狭窄的急诊介入护理

一、疾病知识概述

良、恶性病变均可导致食管狭窄。良性病变引起的食管狭窄主要有食管黏膜上皮因炎症破坏或化学药品的腐蚀,修复后形成的瘢痕狭窄;恶性肿瘤,如食管癌、食管癌术后吻合口狭窄和纵隔肿瘤等也可引起食管狭窄,其中以食管癌引起的食管狭窄最为常见。食管狭窄的典型症状为吞咽困难、吞咽疼痛,部分患者可出现体重减轻。恶性病变引起的食管狭窄多为中晚期癌症患者,失去手术机会,狭窄进行性加重,终因不能进食而造成水电解质平衡紊乱,出现恶病质而危及生命。另外,食管恶性肿瘤除了向食管腔内生长外,也有向食管腔外生长的可能,肿瘤侵袭相邻的气管或胸主动脉,则会引发食管气管瘘或主动脉破裂,引起重度肺内感染或突然呕血、咯血,导致感染性休克或窒息,危及生命。急诊就诊的食管狭窄患者往往为食管恶性肿瘤并食管狭窄合并症的患者。介入治疗食管狭窄包括球囊扩张术和内支架植入术,可解除食管狭窄,治疗合并症,改善患者生存质量,延长生命。食管钡餐造影是诊断食管狭窄最具有意义的检查,可以明确狭窄部位及程度。内镜检查除可直视食管狭窄情况,还可获取组织行病理学检查以确诊。超声内镜可评估病变的浸润程度。

二、急诊紧急处置配合

1. 患者确定手术后,接诊护士评估并记录意识、生命体征,有无恶心呕吐;接诊医师,进行病情评估及完善术前相关检查。

2. 建立静脉通路,给予静脉补充营养。

3. 遵医嘱给予患者口服利多卡因胶浆。

4. 手术室护士准备手术用物　猎人头(H1)或单弯导管、0.035in 超滑导丝、开口器和260cm 超硬交换导丝。

5. 安置手术体位,给予患者心电监护。

三、介入术前护理

1. 患者准备　充分评估患者情况,了解患者出现食管狭窄的病因和相关病史。阅读患者既往的影像学和内镜检查资料,了解食管狭窄的部位和长度。对患者吞咽困难进行分级(Ⅰ级进软食、Ⅱ级进半流质、Ⅲ级进流质、Ⅳ级滴水不进)。

2. 补充营养　食管狭窄或食管气管瘘患者一般都处于营养不良状态,不能进食者采用完全肠道外营养;只能进流食或半流食者适当静脉补充电解质及能量合剂,或经口补充要素饮食,以改善患者营养状况。

3. 病情观察　若食管狭窄是由于食管恶性肿瘤引起,应注意肿瘤是否侵犯邻近器官。如肿瘤侵犯胸主动脉可导致主动脉破裂出血,发生失血性休克,甚至死亡。因此,需要密切监测患者意识及生命体征。如肿瘤侵犯气管可致食管气管瘘引起肺内感染,需要积极抗感染治疗和护理。

4. 心理护理　向患者介绍食管狭窄介入手术的方式和过程,介绍既往的成功病例,减轻患者紧张焦虑的情绪。

5. 术前给药　遵医嘱给予山莨菪碱或阿托品等抗胆碱药及地西泮注射液肌内注射,以解除胃肠道平滑肌的痉挛,抑制胃肠道腺体的分泌,防止食管痉挛和分泌物反流;稳定患者情绪,利于手术操作。术前禁食 4～6h,禁水 2h。

6. 药物准备　食管狭窄介入手术过程中可能出现食管黏膜的损伤,导致大出血,因此需要备齐止血药物。同时备好氧气、吸引器等抢救设备。

四、介入术中护理

1. 安全核查　由专人携带患者病历、术中用药及影像学资料送入介入手术室后,护理人员核对患者手术相关信息,包括患者一般资料、手术名称、麻醉方式、术中用药和影像学资料等。

2. 体位及宣教　协助患者平卧,两肩放松、头后仰固定。嘱患者张口呼吸,勿用牙齿咬住手术器材,而影响操作。

3. 手术用物准备　猎人头(H1)或单弯导管、0.035in 超滑导丝、开口器和260cm 超硬交换导丝等。

4. 病情观察　术中使用心电监护观察患者生命体征,严密观察患者的面色、意识状态等,及时发现患者不适,认真对待患者主诉,及时处理意外事件,避免严重并发症发生。食管癌、食管气管瘘患者行食管支架植入术前、术后 DSA 影像见图 3-2-2-1 和图 3-2-2-2。

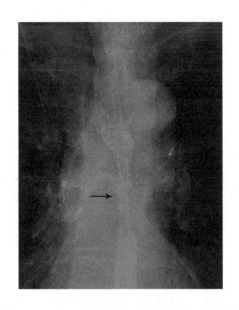 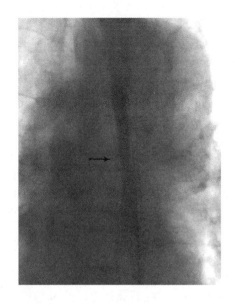

图 3-2-2-1　食管癌放疗后"食管支气管瘘"
术前造影,箭头显示对比剂自食管外溢,
使右侧支气管显影。

图 3-2-2-2　食管支架植入后造影
对比剂通过食管支架顺利,对比
剂无外溢。

5. 并发症的观察与护理

（1）恶心呕吐：操作过程中,插入导管、导丝、扩张器时刺激咽喉部,多可引起恶心呕吐。轻症患者无需处理。剧烈呕吐者应暂停操作,嘱患者头偏向一侧,以防呕吐物吸入气管内。遵医嘱使用镇吐药物,如甲氧氯普胺肌内注射或使用静脉镇吐药物。

（2）疼痛：食管良性狭窄球囊扩张术中出现胸痛既是扩张效果的标志,又是食管穿孔的信号,以患者能承受疼痛的能力作为球囊扩张结束的标志。疼痛也是食管狭窄支架植入术后常见并发症,多有扩张牵拉组织所引起,对于疼痛评分＞3分,遵医嘱使用镇痛药物,及时评估疼痛缓解程度。若患者出现不能缓解的剧烈疼痛,要警惕穿孔的发生,应立即汇报医师,及时采取有效措施。

（3）出血：操作过程中引起少量出血,无需治疗。患者出现呕血时,立即将患者头偏向一侧,负压吸引出血液防止患者误吸、窒息。配合医师进行处理,遵医嘱使用止血药物,如蛇毒巴曲酶等。

（4）窒息：口腔、食管、胃黏膜黏液大量分泌流出,操作过程中呕吐,均可引起窒息。护士应该备好负压吸引器等抢救器材,操作过程中护士应及时清除患者口咽部分泌物,防止窒息的发生。如果发生,配合医师及时抢救,必要时气管插管。

（5）穿孔：穿孔是食管狭窄扩张及金属内支架植入术后严重的并发症。穿孔发生与操作粗暴、或导引钢丝插入受阻时,盲目插入有关。术中医护密切配合,操作轻柔。同时密切观察患者有无恶心、腹胀、持续胸痛和腹肌紧张等临床症状。一旦发生,立即停止手术,及时评估患者病情,遵医嘱静脉用药,必要时外科干预。

（6）心悸：可由操作时刺激心脏导致,选择合适的器械,减少操作时间,减少局部刺激,做好心理护理。重症患者做好急救准备。

（7）心律失常：室性期前收缩或室性心动过速等严重心律失常,立即通知医师处理。心室颤动者立即行体外非同步直流电除颤。

（8）对比剂过敏：术中应密切关注患者是否出现对比剂过敏症状。对比剂所造成的变态反应可分为速发反应和迟发反应。发生在注射后 1h 内的称为速发反应，发生在注射 1h 后至 1 周的称为迟发反应。如反复重度呕吐、眩晕、轻度喉头水肿、轻度气管痉挛、轻度和暂时性血压下降，其处理原则是平卧、吸氧，密切观察生命体征，及时对症处理，如肌内注射 1：1000 肾上腺素、静脉补液，低血压患者抬高双腿，呕吐严重的给予以止吐治疗等。重度反应则有生命危险，临床表现为呼吸困难、低血压性休克、意识不清、惊厥、心搏骤停等，应立即展开急救措施，除前述的解痉、抗过敏、升压、扩容等之外，应立即行气管切开、心肺复苏以挽救患者的生命。迟发型变态反应的主要表现为皮肤出现斑疹或斑丘疹，多为轻度至中度反应，有自愈性，可以给予对症治疗。

五、介入术后护理

1.一般护理　术后可取半卧位或平卧位休息。术后 2h 即可进食。先进食流质食物，逐渐过渡到半流质食物、普通饮食。应细嚼慢咽，少食多餐；进食时尽可能坐直，以便保证管腔通畅，利于减轻反流，勿进高纤维饮食，以防发生支架堵塞。另外食管支架多为记忆合金支架，对于温度有要求，术后 1 周内患者禁冷食，以免支架遇冷回缩导致支架移位或脱落。2 周后待植入的支架在食管中镶嵌牢固，饮食冷热度适当放宽。

2.病情观察

（1）密切观察患者意识状态、血压、心律、呼吸、脉搏、血氧等，观察患者有无恶心、呕吐。如有异常及时与医师沟通后，采取相应的措施。

（2）患者植入的食管支架会有逐渐展开的过程，展开过程会刺激狭窄的食管，管道壁也会因扩张而引起胸骨后不适及疼痛等症状，疼痛程度不一。护士需向患者进行宣教指导，减轻患者焦虑。如症状持续加重，需及时汇报医师。使用疼痛评分量表评估疼痛程度，观察疼痛部位、性质、持续时间，必要时遵医嘱使用镇痛药物，并观察用药效果、及时记录。

（3）术后由于术中操作刺激食管和咽后壁，患者经常会出现咳痰症状，痰中带有少量出血或痰中带有血丝均属正常现象，护士需及时告知患者，以免患者紧张。

3.并发症的观察与护理

（1）出血：出血是食管球囊扩张和支架植入术的严重并发症。如有血性黏液呕吐，需遵医嘱使用止血药。一般 3～4d 可缓解。若出现呕血、黑便、头晕和心率加快，应及时查明原因，遵医嘱使用止血、抑酸药物，必要时予输血。

（2）支架移位和脱落：支架选择不当、食物剧烈蠕动或进食冰冷食物等原因可导致支架移位和脱落，主要表现有喉头异物、窒息感、再次进食困难等，应及时静脉补充营养。脱落支架在内镜下取出。

（3）支架阻塞：支架在植入后短时间内阻塞一般为食物淤积所致，远期阻塞多为肿瘤病程进展所致，均可造成食管再次狭窄。食物淤积造成的阻塞可行内镜下疏通；肿瘤生长形成的阻塞可再次植入食管支架，同时遵医嘱静脉补充营养。

（4）食管穿孔：食管穿孔发生率虽低，但是后果较为严重。如为颈段食管穿孔则患者会出现局部疼痛且于胸锁乳突肌有压痛和痉挛。也可有发音困难、吞咽困难和声音嘶哑等症状，查体患者有颈部皮下气肿，X 线检查可确诊。如为胸段食管穿孔的患者除感觉胸前区、肩胛间区及剑突下疼痛外，吞咽及深呼吸时疼痛可加重。也可有呼吸困难、呕血、发绀、上腹部肌紧张等表现。如为腹段食管穿孔,患者主要表现为剑突下疼痛、肌紧张、痉挛及反跳痛。以上症状外,穿孔致感染、败血症及休克也可发生。术后患者食管穿孔一般为慢性食管穿孔,患者可有吞咽困难及房性心律失常等。慢性穿孔患者炎症较为局限,很少引起广泛的纵隔污染,临床病程也较为缓和。一旦发生,需遵医嘱予以禁食水、静脉补充营养,患者予以半卧位。

六、延伸护理

1. 休息与锻炼 患者保持情绪稳定,充足的睡眠。患者1个月内适当活动,以后可逐渐增加活动量和适当运动。

2. 饮食 进食时细嚼慢咽,不可暴饮暴食,防止食物嵌顿。每次进食后,饮用温开水,清洁食管。食管下段支架植入后,勿过饱食,餐后不要立即卧床。术后3个月勿进食硬冷食物,防止支架移位。注意营养平衡,进食高热量、高蛋白、低纤维食物。

3. 自我管理 指导患者关注病情,进行病情的自我观察。如再次出现进食困难、呕吐、腹胀、黑便等症状,立即复诊。

4. 定期随访 患者出院前建立完整的健康档案,纳入随访和延伸服务范畴。根据疾病种类对患者实施出院计划和随访、延伸护理服务。

(包建英 张海洋)

第三节 肠梗阻的急诊介入护理

一、疾病知识概述

肠梗阻是指任何原因引起的肠内容物不能正常运行,通过障碍,在功能和形态上发生改变,近端肠道压力升高,致使肠管膨胀,肠黏膜缺血、缺氧,血运障碍,最终导致肠坏死、穿孔,甚至引起弥漫性腹膜炎和休克等一系列全身性病理生理改变,严重时可危及患者的生命,是外科常见的急腹症之一。

传统分类根据肠梗阻发生的原因分为机械性肠梗阻、动力性肠梗阻及血运性肠梗阻。机械性肠梗阻在临床上最常见,是各种原因导致的肠腔缩窄、肠内容物通过障碍;动力性肠梗阻主要是由于神经反射或毒素刺激,引起肠壁肌肉功能紊乱,使肠蠕动消失或肠管痉挛,以致肠内容物无法正常通行,而肠壁本身无器质性肠腔狭窄;血运性肠梗阻是由于血液循环障碍使肠管失去蠕动力,见于肠系膜动静脉血栓形成或栓塞等。

肠梗阻还可以按肠管有无血运障碍分为单纯性肠梗阻、绞窄性肠梗阻;根据梗阻部位分为高位(如空肠上段)和低位肠梗阻(如回肠末端和结肠);根据梗阻的程度分为完全性和不完全性肠梗阻;根据梗阻的发展快慢分为急性和慢性肠梗阻。

目前国际权威外科专著还将肠梗阻分为:① 肠腔外梗阻,如粘连、肠外肿瘤及脓肿等。② 肠道壁梗阻,如原发性肠道肿瘤、大肠癌等。③ 肠腔内梗阻,如结石、异物、胃石等。

肠梗阻的主要表现是腹痛、呕吐、腹胀、停止排便排气等,其临床表现与肠梗阻部位及程度有关。① 腹痛:单纯性机械性肠梗阻一般为阵发性剧烈绞痛。② 呕吐:高位肠梗阻呕吐发生较早且频繁,呕吐物主要为胃及十二指肠内容物等;低位肠梗阻呕吐出现较晚,呕吐物初期为胃内容物,后期可呈粪样;绞窄性肠梗阻呕吐物为血性或棕褐色液体。③腹胀:腹胀一般在梗阻发生一段时间以后开始出现。④停止排便排气:在完全性梗阻发生后排便排气即停止,不完全性梗阻可有多次少量排便排气,绞窄性肠梗阻可排血性黏液样便。

肠梗阻的治疗,根据造成梗阻的病因、性质、发生部位及患者自身状况和病情的严重程度,围绕总的治疗原则,即纠正因肠梗阻所引起的生理紊乱和解除梗阻而选择恰当的方法,包括基础治疗和手术治疗。但无论采取何种方式,胃肠减压都是治疗肠梗阻的重要方法之一。通过胃肠减压引出胃肠道内的气体和液体,可减轻腹胀,降低肠腔内压力,减少细菌和毒素的吸收,有利于改善患者局部和全身的情况。

目前,介入治疗已在消化道梗阻的治疗方面取得了较广的应用。主要包括胃肠道减压术和消化道支架植入术。胃肠道减压术又包括肠梗阻导管引流术和经皮穿刺肠腔抽吸术。因肠梗阻导管引流术能够迅速降低肠腔内的压力,改善梗阻症状,明确肠梗阻的部位,现已成为急诊肠梗阻患者重要的治疗手段。

二、急诊紧急处置配合

患者到达急诊后,接诊护士迅速、平稳地将患者安置在诊查床上,检查并记录患者意识、生命体征等,同时迅速通知医师接诊,进行病情评估,并告知患者家属病情。

1. 体位安置　患者半坐卧位(30°～45°),减轻腹肌紧张,有利于患者的呼吸。

2. 病情观察　密切观察患者意识、体温、脉搏、呼吸、血压变化;评估腹痛、腹胀、呕吐、停止排便排气等症状的程度,有无进行性加重;有无腹膜刺激征及累及范围。

3. 氧气吸入　缓解患者的胸闷不适感。

4. 保持呼吸道通畅　呕吐时头偏向一侧,及时清除口腔内呕吐物,防止吸入性肺炎或窒息;观察和记录呕吐物的量、颜色、性状;协助患者漱口,保持口腔清洁。

5. 紧急处理及护理　禁食、胃肠减压。向患者解释胃肠减压的目的、重要性、必要性,取得患者的理解与配合。胃肠减压期间保持管道通畅和减压装置有效的负压,注意引流液的颜色、性状和量,并正确记录。有效的胃肠减压对单纯性肠梗阻和麻痹性肠梗阻可达到解除梗阻的目的。

6. 应用解痉药物　在确定无肠绞窄后,可应用阿托品、山莨菪碱等抗胆碱类药物,以解除胃肠道平滑肌的痉挛,抑制胃肠道腺体的分泌,使患者腹痛得以缓解。

7. 心理护理　评估患者心理状态,安慰、鼓励患者。

8. 实验室检查　遵医嘱抽取血标本,急查血常规、凝血功能、血液生化、血电解质等实验室检查,为协助诊断、判断病情提供依据。

9. 影像学检查　陪同患者急行腹部 X 线、腹部 CT 等检查。转运途中注意安全,根据病情酌情配备心电监护仪、血氧饱和度监测仪、氧气枕等急救设备。

10. 完善术前准备　如需行急诊介入治疗,应尽快完善各项术前检查并做好急诊术前准备。

11. 办理住院　协助办理住院手续,尽快安排住院治疗。

三、介入术前护理

1. 体位　协助患者取半卧位,减轻腹肌紧张,有利于呼吸。

2. 密切观察病情变化

(1) 观察患者意识、体温、脉搏、呼吸和血压的变化。

(2) 患者各项实验室检查指标。

(3) 腹部体征及症状观察,观察患者腹痛、腹胀、呕吐、停止排便排气等症状的程度,有无进行性加重,有无腹膜刺激征及累及范围。

(4) 若患者出现以下症状,应警惕绞窄性肠梗阻发生的可能:① 持续性腹痛伴阵发性加重。② 呕吐剧烈而频繁。③ 呕吐物、胃肠减压物或肛门排出物为血性,或腹腔穿刺抽出血性液体。④ 腹膜刺激征,肠鸣音减弱或消失。⑤ 体温升高、脉率增快,白细胞计数升高。⑥ 病情进展迅速,早期出现休克,抗休克治疗无效果等情况,应及时汇报医师,在抗休克、抗感染治疗的同时,积极做好外科手术术前准备。

3. 禁食、胃肠减压　通过胃肠减压吸出胃肠道内的气体和液体,可减轻腹胀,降低肠腔内压力,减少细菌和毒素,有利于改善局部和全身的情况。胃肠减压期间保持管道通畅和减压装置有效的负压,注意引流液的颜色、性状和量,并正确记录。胃肠减压虽然可以被动地吸出部分胃肠道内积气积液,但同时也使大量水电解质丢失,加剧机体水、电解质及酸碱平衡的紊乱。根据病情遵医嘱补充液体的量和种类。

4. 呕吐护理　呕吐时坐起或头偏向一侧,及时清除口腔内呕吐物,以免误吸引起吸入性肺炎或窒息。呕吐后给予漱口,保持口腔清洁舒适。观察和记录呕吐物颜色、性状和量。

5. 疼痛护理　评估患者疼痛的时间、部位、性质、程度、伴随症状、影响因素。当患者轻度疼痛并能耐受时,指导患者学会调整呼吸、变换体位、放松、分散注意力等方法以减轻疼痛;若患者出现中重度疼痛不能耐受,应及时评估病情,汇报医师,并遵医嘱用药,观察用药后疼痛缓解情况。

6. 用药护理　生长抑素是人工合成的环状十四氨基酸肽,能够抑制多种激素的分泌,促进肠黏膜对消化液的吸收,减少体液丧失;降低血浆内毒素水平,刺激 T 细胞再生,提高机体免疫功能。其半衰期一般在 1～3min。给药时应单独静脉通道、微量注射泵控制速度、连续给药,减少中断。用药过程中应密切观察有无恶心、呕吐不适,同时注意加强血糖的监测管理,发现异常及时报告医师处理。

7. 术前准备　完成术前的各项检查,更换清洁衣裤,取下所有饰品及活动义齿,嘱其排空尿,再次核对并确认患者身份识别标志(腕带)、手术交接单、术中用药及特殊用物等,护送患者去介入手术室。

8. 心理护理　护士要关注患者的心理变化,热情、诚恳地给予解释疾病相关知识,告知肠梗阻导管治疗减压的操作流程、导管维护知识重要性及患者留置导管的时间,以减少患者因对疾病的严重程度和治疗意义不了解而产生恐惧、抑郁等不良情绪。

四、介入术中护理

1. 做好急诊介入术前手术准备工作

(1) 环境准备:消毒手术间,调节适宜的温、湿度及光线,保持安静。

(2) 物品准备:① 仪器准备,DSA 机开机并处于备用状态;心电监护仪、吸引器材、除颤仪等急救设施功能良好并处于备用状态。② 手术中耗材准备,评估手术方式,按需准备常规介入手术耗材、特殊手术耗材,如经鼻肠梗阻导管等,备好无菌手术器械等。③ 术中药物准备,评估患者病情及手术方式,准备介入治疗常规药物、急救药物。

（3）患者准备：接待患者入室，核对患者姓名、性别、科室、床号、住院号、诊断及有无药物过敏史。将患者安全移至手术床，仰卧，头偏向右侧；给予吸氧；连接心电、血压及指脉氧监测；使用静脉留置针建立静脉通路。

2.安全核查　再次执行安全核查。

3.术中配合　掌握手术进程，根据手术步骤及时递送术中所需耗材及药品。递送耗材前需再次检查名称、型号、性能和有效期，确保完好无损。

4.监测病情　严密观察患者生命体征、血氧饱和度、面色的变化，及时听取患者主诉，并做好病情的动态记录。患者行肠梗阻导管介入治疗的 DSA 影像见图 3-2-3-1 和图 3-2-3-2。

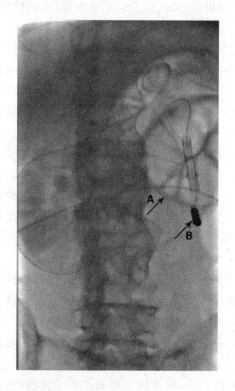

图 3-2-3-1　肠梗阻介入治疗前 DSA 影像
A.术前显示肠管明显扩张；B.肠梗阻导管头端位于小肠近端。

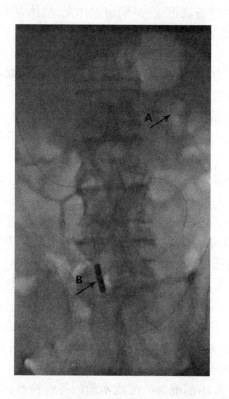

图 3-2-3-2　肠梗阻介入治疗后 DSA 复查影像
A.肠管扩张明显好转；B.导管头端位置已至小肠远端。

5.并发症的观察及护理

（1）疼痛：多由扩张牵拉组织引起，采取舒适的体位，转移患者注意力，对不能耐受的患者遵医嘱给镇痛药。如患者出现剧烈疼痛，要警惕穿孔的发生，应迅速报告医师及时采取有效措施。

（2）迷走神经反射：因导管植入过程中，对消化道的刺激，较易出现迷走反射。若操作过程中患者出现出冷汗、恶心呕吐、视物模糊、血压下降、心率减慢甚至晕厥等迷走神经反射症状，应使患者去枕平卧，保持呼吸道通畅，及时给予吸氧，遵医嘱予阿托品静脉推注。

（3）窒息：口腔、食管胃肠黏液大量流出，易引发窒息。护士应站在患者头部，手中的吸管跟随医师置管的进度,及时、反复地吸引,同时应鼓励患者及时排痰,清除口腔咽喉部分泌物。

(4)穿孔、出血:引流管在插管过程中,导丝前端有可能造成食管、十二指肠、结肠穿孔和损伤,以及由于出血、穿孔造成的腹腔内感染。术中密切观察患者腹部体征,倾听患者主诉,有异常情况及时汇报医师。

五、介入术后护理

1. 交接患者　护送患者回病房,介入手术室护士与病房护士做好交接工作。护士应了解置管过程,导管头端的位置、导管在体内的长度、水囊注水量等,并询问患者的主诉,测量生命体征,认真填写手术交接单。

2. 管道护理

(1)固定:使用 3cm×4cm 的胶布将导管固定于耳郭,鼻孔与耳郭间要留有足够长度(10～20cm)。肠梗阻导管鼻翼处不予固定,以利于肠梗阻导管借助前端的重力随肠蠕动向下滑动。

(2)导管的观察及护理:每班观察肠梗阻导管滑入的长度并做好记录,及时调整固定点。插管侧的鼻腔每天 2 次滴入液状石蜡,每次 1 滴,保持导管的润滑以利于导管随着肠蠕动达到梗阻部位的近端。带有插口的接头接负压引流器或手动进行间断吸引或持续低压吸引。要适时确认导管处于开通状态,每天观察引流胃肠液的量、色,并做好记录。

(3)安全护理:导管意外包括导管脱出、破损、阻塞及水囊破裂等。患者宜取半卧位,防止导管打折扭曲;标记导管鼻腔外的长度,及时了解导管是深入或脱出;将负压引流器固定牢固,及时倾倒引流液,防止引流液过多、过重引起导管脱出;向患者讲解导管的自我防护方法,如床上翻身时勿用力过猛,避免造成气囊移位或破裂;不能用止血钳等锐器用力夹闭管道,防止管壁破损。

3. 病情观察　密切观察患者腹部体征,每天测量腹围,听诊肠鸣音。询问患者的自我感觉,有无腹痛及进行性腹胀等,配合做好 X 线等检查。

4. 营养支持　置管后给予患者禁食水、抗感染、纠正水电解质和酸碱失衡。早期全胃肠外营养(TPN)和后期胃肠内营养(EN)支持是促进康复的重要环节。评估患者营养状况,准确记录 24h 出入量,观察血常规、肝肾功能、电解质等指标,防止代谢性并发症发生;中心静脉置管行 TPN 时,做好导管护理,严防静脉置管引起的相关并发症;合理安排输液顺序,按医嘱完成每天的输液总量。随着肠梗阻症状缓解,胃肠功能恢复后,由 TPN 过渡到 EN,指导患者由流质逐步过渡到半流质、软食、普食。护士在做好饮食宣教的同时,观察患者摄食后有无腹痛、腹胀、恶心、呕吐症状及排便情况。

5. 并发症的观察及护理　主要并发症有出血、穿孔及穿孔所致的腹腔感染、肠管坏死等,与置管操作不当和持续减压、肠道疾病发生变化有关。密切观察患者腹部体征及引流液色、量的情况,倾听患者的主诉,如有异常立即汇报医师。

6. 拔管指征　患者腹痛、腹胀、恶心、呕吐等临床症状消失或缓解,腹部无压痛,肠鸣音恢复正常,恢复自主排气排便 2～3d,可停止减压,用封止塞关闭吸引腔。封管期间先进流质 2d,逐渐过渡到半流质,待肛门排气排便正常,腹部 X 线立位片或 CT 检查肠管无积液积气现象,则考虑拔管。

六、延伸护理

1. 疾病知识宣传　向患者及家属介绍疾病相关知识;鼓励患者养成良好的生活习惯。

2. 休息、饮食和活动　指导养成规律的生活习惯,注意饮食卫生,少食辛辣刺激性食物,宜进高蛋白、高维生素、易消化的食物,避免暴饮暴食,饭后忌剧烈运动,保持排便通畅。

3. 病情监测与指导　指导患者自我监测病情,注意观察有无腹痛、腹胀等不适,有无呕吐、便秘现象,便秘者应注意调整饮食、适当给予缓泻剂,避免用力排便。若出现腹痛、腹胀、呕吐、停止排便排气现象,应立即到医院就诊。

4. 随访　术后 1、3、6 个月门诊随诊。

(范本芳　王秋程)

第四节　尿路狭窄的急诊介入护理

一、疾病知识概述

尿路狭窄是指尿路(包括输尿管、尿道等)任何部位的机械性管腔异常狭小,使输尿管及尿道内阻力增加而产生的排尿障碍性疾病。当尿路发生狭窄,会引起水电解质及酸碱平衡紊乱。持续狭窄最后导致梗阻终将导致肾积水、肾功能损害,甚至肾衰竭,危及患者生命。临床上常见尿路狭窄有输尿管狭窄和尿道狭窄。

输尿管狭窄多见于先天性发育异常、输尿管炎症、结核、损伤,而腹膜后及盆腔肿瘤浸润和压迫,是造成输尿管狭窄甚至恶性梗阻的主要原因。输尿管狭窄最常见发病部位为肾盂输尿管连接部。根据其病因可分为先天性狭窄如肾盂输尿管连接部狭窄(UPJO)和继发于手术损伤、结石嵌顿、炎症刺激、创伤、放疗及输尿管外压迫如妊娠、盆腔疾病、腹主动脉瘤、腹膜后纤维化等原因的狭窄,以及目前病因尚不十分明确的特发性狭窄。据报道,Tyritzis 等曾经根据输尿管狭窄的病因总结了其发病率情况:除外先天性狭窄,35% 由结石嵌顿、炎症刺激、腹膜后纤维化、盆腔疾病等良性病变所致,35% 为医源性损伤导致的狭窄,10% 由输尿管、膀胱、前列腺、妇科肿瘤等恶性肿瘤所致,其余 20% 为病因尚不明确的特发性狭窄。嵌顿性输尿管结石患者结石嵌顿 ≥ 2 个月,发生狭窄的概率为 24%。输尿管狭窄的治疗原则:及时解除梗阻,通畅引流尿液和保护肾功能。目前,临床上针对输尿管狭窄的治疗方式较多,肾盂输尿管连接部狭窄(uretero pelvic junction obstruction,UPJO)在泌尿外科的临床工作中较为常见,曾经开放的肾盂输尿管成形术是其治疗的金标准,但此类手术创伤大、恢复慢、手术并发症多,且二次手术困难。随着医学发展,尤其是小儿泌尿外科的进展,和人们对健康体检意识的增强,越来越多的小儿先天肾盂输尿管连接部狭窄被发现。而对于此类患儿的治疗,开放性手术对其创伤及预后的影响更加巨大。近年来,伴随腔内手术器械和手术方式的不断改进,选择腔内手术治疗方案治疗肾盂输尿管连接部狭窄可达到手术效果。尤其具有创伤小、恢复快、并发症少等优点,成为治疗成年人肾盂输尿管连接部梗阻的首选方法,尤其适合于各种原因导致不能耐受开放手术者。

尿道狭窄是泌尿系统常见疾病,由于解剖特点,尿道狭窄绝大多数见于男性,女性少见。

临床上以外伤性和炎症性尿道狭窄最为常见。近年来,随着腔内手术的普及,医源性尿道狭窄逐渐增多。炎性尿道狭窄多由淋菌性尿道炎引起,发病率近年来有增加的趋势。尿道狭窄的另一常见病因是留置尿管不当,植入的导尿管太粗、留置时间过长,使尿道黏膜受压迫,诱发炎症,发生出血坏死,进而发生狭窄。尿道狭窄发病率为 2‰～12‰,其中大多为男性患者,年龄 ≥ 55 岁的人群中发病率显著升高。在美国每年约有 150 万人由于尿道狭窄就诊,约 5000 人需要住院治疗。国内尚无具体数据统计,但根据一项多治疗中心的数据统计,尿道狭窄就诊人数明显增加,提示近年来我国男性尿道狭窄发病率有升高趋势。目前,临床上针对输尿管狭窄的治疗方式较多,需综合考虑患者狭窄的病因、长度、部位、程度,患者的身体状况及医疗条件,选择合适的手术治疗方案。随着人们对微创技术操作简便、并发症较少、创伤小、恢复快、疗效显著,复发率小的认识不断深入,其方法得到临床广泛应用。

二、急诊紧急处置配合

1. 一般处置　患者到达急诊,护士接诊,迅速、平稳地将患者安置于诊查床上,卧床,适当抬高头部,检查记录意识、生命体征、瞳孔,必要时配合医师插导尿管,同时迅速通知接诊医师接诊,进行首诊病情评估,告知患者家属病情。

2. 建立静脉通路　迅速建立静脉通路,遵医嘱给予控制血压、对症治疗等。有出血症状者应立即止血,躁动者予以镇静,疼痛严重者给予镇痛等处理。

3. 协助检查　协助患者尽快进行尿流率检查、X 线逆行及顺行尿道造影、尿道镜检查、尿道声学造影、螺旋 CT 尿道三维重建、磁共振路成像、尿流动力学检查等。途中注意转运安全,并带心电监护、血氧饱和度监测仪,必要时携带氧气枕检查。采用减震平车,并配备约束装置,避免途中颠簸增加伤口再次破裂风险,严格防范患者坠床和非计划拔管。

4. 协助办理入院　检查结果证实为尿道狭窄的患者,协助办理住院手续,尽快安排住院治疗。

三、介入术前护理

1. 术前辅助检查　向患者注明术前各项辅助检查的意义及必要性,常规完善血常规、凝血功能、肝功能、肾功能,心电图、X 线片、B 超及 CT 检查,以明确病变部位、范围。

2. 护理安全　评估监测生命体征并实时记录。

3. 心理护理　绝大多数患者会有较大的心理压力,出现消极、恐惧、忧虑等心理状态。根据患者的心理状态以交谈的方式向患者及家属讲解疾病的相关知识,手术方式,术前、术后的注意事项,输尿管支架植入的重要性及作用,带给患者心理上的安全感和树立治疗的信心,更好地配合治疗。

4. 肾性水肿护理　轻度水肿的患者严禁剧烈活动,注意休息;眼睑、面部有水肿患者枕头垫高;对于双下肢水肿者,卧床时提高双下肢的角度为 30°～45°,有利于血液循环,减少肿胀;严重水肿患者绝对卧床休息,并经常更换体位,保持床铺无皱褶整洁,注意皮肤清洁。衣裤要柔软,防止压疮的发生。

5. 饮食护理　予以低脂、少渣、易消化含有丰富营养的食物,指导其加强营养,摄入高蛋白、高维生素、易消化的食物,增加对手术的耐受度,提高机体的抵抗力。

6. 手术用物准备　需准备弹簧圈、专用微导管、支架或者球囊的器材。

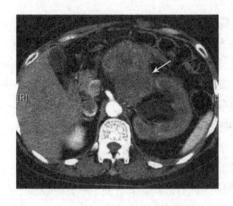

图 3-2-4-1　60 岁女性,剖腹探查 +
腹膜后肿瘤活检术

病理示"恶性神经鞘膜瘤",CT 提
示腹膜后肿瘤压迫输尿管上段。

四、介入术中护理

1. 安全核查　患者到达介入手术室后,护理人员核对患者手术相关信息,包括患者一般资料、手术名称、麻醉方式、术中用药、影像学资料等。

2. 术中准备　协助医师将患者摆放合适的体位,俯卧于摄片床上,便于操作的同时充分暴露手术视野,要兼顾患者的舒适度。打开无菌包,配合医师消毒,铺无菌巾;做好充分的应急准备。

3. 监测生命体征　为患者开通静脉输液通路,密切观察患者的脉搏、呼吸、血压的变化,经常和患者交流沟通,给予情感上的安慰,转移患者的注意力,最大限度地减少由心理因素所引起的不良反应。如发现异常情况立即报告医师,并协助处理。输尿管狭窄、肾积水行肾造瘘并引流术的影像见图 3-2-4-1～图 3-2-4-3。

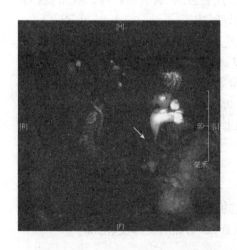

图 3-2-4-2　MRU 提示左肾积水

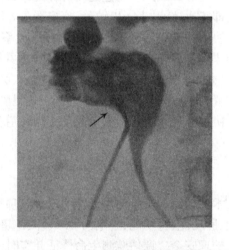

图 3-2-4-3　介入左肾造瘘术,肾盂处留置 7F 引流管

五、介入术后护理

1. 体位术后患者须平卧 6～12h 后恢复自由体位,其间密切观察患者的生命体征;加强巡视;重视患者主诉,若有异常及时告知医师。

2. 饮食指导　给予低脂、无刺激性食物。禁烟酒。结石患者不宜多食乳制品、巧克力、茶、番茄、菠菜等。鼓励患者多饮水,每天饮水量应为 2000～3000ml。

3. 体位指导　留置双 J 导管期间告知患者尽量避免剧烈活动,特别是猛烈的大幅度弯腰动作,以免支架移位或损伤尿道黏膜。同时,应多采取头高脚低位,始终保持膀胱低于肾盂,以免尿液反流。向患者介绍双 J 管引流的留置时间、可能产生的并发症及预防措施,发挥患者的主观能动性,密切配合治疗。

4. 水化处理　遵医嘱补液,并准确记录尿量。

5. 术后并发症的观察与护理

（1）腰酸、腰痛的护理：术后加强生活护理，多食蔬菜水果，保持排便通畅。减少引起腹压增高的诱因，如憋尿、便秘、咳嗽等情况。指导患者定时排空膀胱，如排尿后腰痛不能缓解者应尽早就医，应考虑是否由于双 J 管引流不畅所导致。

（2）血尿的护理：一般情况下，置管后 1～3d 出现肉眼血尿是正常现象，不需要特殊处理，嘱患者卧床休息，饮水量保持在 2500～3000ml/d，起到生理性冲洗尿路作用，每天维持尿量在 2500ml 左右，进食清淡易消化食物，禁食刺激性食物。若发生更严重血尿。遵医嘱静脉滴注止血药物。必要时膀胱镜排除肿瘤侵蚀血管的可能。大量血尿以间歇性为特征，原因可能是输尿管动脉瘘，可行血管造影明确。除上述护理措施外，必要时可行经动脉栓塞或手术治疗。

（3）膀胱刺激状的护理：对于轻度尿路刺激症状的患者，做好心理疏导，避免其过度紧张。通过减少活动、改变体位、多饮水等措施，症状可减轻甚至消失，也可用暖水袋热敷膀胱区或口服解痉剂缓解症状。

（4）尿路感染的护理：临床表现为突发性持续高热、腰痛、尿液细菌培养阳性。在护理工作中，密切观察体温变化及尿液性状，每天更换引流袋。固定引流袋在膀胱肌水平下，防止尿液反流。告知患者不要过度憋尿，有尿意即刻排尿或养成定时排尿的习惯。排尿时勿加压用力，避免卧位排尿。应注意尿道口处清洁卫生，保持会阴清洁干燥。

（5）支架位置摆放不当：双 J 输尿管支架移位是临床比较严重的并发症。双 J 支架近段的一侧应蜷缩在肾盂，远端另一侧应在膀胱。输尿管双 J 支架向下移位盘曲在膀胱随尿液排出，从而导致输尿管双 J 支架移位脱出。膀胱三角区可能会持续受机械性的刺激，造成持久性排尿困难和尿急。因此患者必须知晓在日常生活中要尽量避免腰部和四肢的同时伸展或突然下蹲。注意休息，避免重体力劳动及剧烈活动，以防输尿管支架移位。此外，支架应当定期更换，一般进口输尿管双 J 支架管最长不超过 6 个月，国产输尿管双 J 支架不超过 3 个月。长期留置者可在腔镜下定期更换。

六、延伸护理

患者出院后容易受外界因素影响，医嘱依从性很低，破坏了治疗的连贯性，降低了治疗效果。为有输尿管支架患者建立咨询档案，通过电话回访指导患者出院后的生活、饮食及活动。患者早期可能有尿频、尿急、尿痛，甚至血尿等症状，嘱患者勿紧张、多饮水、勤排尿，症状严重时可服用抗生素、解痉药物以减轻或消除症状。嘱留置双 J 管的患者在拔管前不要突然下蹲、做大量体力劳动和剧烈运动，防止双 J 管滑脱或上下移动。针对患者不同的情况，由个案管理师或专职负责的护士安排拔管的住院日期及床位等事宜，切实解决患者就医困惑。有大量数据显示，通过电话回访对患者进行疾病指导，提高了患者的依从性和生活质量。

（李晓蓉　杨兴艳）

第三章　感染急症的急诊介入护理

第一节　胆道感染的急诊介入护理

一、疾病知识概述

急性胆道感染是临床常见疾病,包括胆囊炎和胆管炎,该病常与胆道结石和胆道肿瘤伴发,故常有胆道系统梗阻的表现。急性胆道系统梗阻依据梗阻部位分为胆管梗阻和胆囊梗阻。胆道系统发生梗阻时,常伴有细菌侵袭感染,因此会有炎症表现。如果为胆囊管梗阻,临床表现为急性胆囊炎;如果为胆管梗阻,临床表现为急性胆管炎。

胆道系统因梗阻而继发感染可导致胆道内压力增高,继而脓性胆汁反流入血导致脓毒血症,引起重症胆道感染。重症胆道感染属于胆道疾病中最为严重、最突出的感染性急腹症,常伴有中毒性休克和中枢神经系统异常。虽然临床诊断、治疗水平有所提高,但死亡率仍较高。因此,精准的早期诊断和治疗对急性胆道感染患者至关重要。

急性胆管炎时,典型的表现为 Charcot 三联症:腹痛、寒战高热和黄疸。腹痛为右上腹阵发性绞痛,向右肩背放射,可伴恶心、呕吐。寒战高热为脓毒血症的表现,热型为弛张热。黄疸的症状表现为皮肤、巩膜黄染,尿色变深呈深黄色,粪便颜色变浅,严重者出现"白陶土"样便。患者常出现皮肤瘙痒。查体时剑突下或右上腹可有不同程度压痛或腹膜刺激征,可有肝区叩痛及触及肿大的胆囊,严重者可出现意识淡漠、嗜睡甚至昏迷的中枢神经系统受抑制现象及血压降低、心率增快的休克表现。临床上将 Charcot 三联症合并中枢神经系统异常和休克表现时称为 Reynold 五联征。

急性胆囊炎时,表现为右上腹疼痛,可向右肩背放射,常伴恶心、呕吐和发热。查体时可发现的体征有右上腹可触及肿大的胆囊,墨菲(Murphy)征阳性,有时有肌紧张表现。

急性胆道感染的诊断,除了临床症状和体征外,还需要结合影像学和实验室检查结果。急性胆管炎的超声、CT 通常是通过胆管扩张提示胆道梗阻,而在诊断急性胆囊炎时,超声检查可见胆囊增大,胆囊壁增厚,胆囊壁呈"双边征",胆囊周围积液,胆囊颈部有时可见结石嵌顿。CT 上胆囊增大,胆囊壁弥漫性增厚,胆囊周围组织水肿,胆囊内可见结石,胆囊腔或壁内可见气体形成,增强检查可见胆囊壁明显强化。实验室检查方面,白细胞总数、中性粒细胞比例及 C 反应蛋白可明显增高,可出现肝损害表现包括血清转氨酶和胆红素增高,严重者可出现血小板计数、凝血功能、肾功能、电解质等方面异常。

急性胆道感染治疗的总原则为控制胆道感染,解决胆道梗阻。治疗方法包括内科治疗、外科治疗、介入和内镜治疗。介入治疗主要为经皮经肝穿刺胆管引流术和经皮经肝穿刺胆囊引流术。《东京指南(2018)》推荐,中重度急性胆管炎或胆囊炎应尽早行引流减压。经皮经肝穿刺胆囊引流术是解决胆囊压力的有效手段,更是重度急性胆囊炎患者的首选治疗方法。急性胆管炎和急性胆囊炎严重程度的分级见表 3-3-1-1 和表 3-3-1-2。

表 3-3-1-1　急性胆管炎严重程度分级（依据《东京指南（2018）》）

分级		定义
Ⅲ级(重度)急性胆管炎 "Ⅲ级"急性胆管炎的定义为急性胆管炎合并任何一个器官/系统功能不全	1. 心血管系统功能不健全	低血压需要多巴胺 $\geq 5\mu g/(kg\cdot min)$ 或任意剂量的去甲肾上腺素来纠正
	2. 神经系统功能不健全	意识水平降低
	3. 呼吸系统功能不健全	PaO_2/FiO_2 浓度比 < 300
	4. 肾功能不全	少尿或肌酐 $> 2.0mg/dl$
	5. 肝功能不全	PT-INR > 1.2
	6. 血液系统功能不全	血小板计数 $< 100\times10^9/L$
Ⅱ级(中度)急性胆管炎 "Ⅱ级"急性胆管炎合并任意两个条件相关联	1. 异常白细胞计数($> 12\times10^9/L,< 4\times10^9/L$)	
	2. 高热($\geq 39℃$)	
	3. 年龄(≥ 75 岁)	
	4. 高胆红素血症(总胆红素 $\geq 5.0mg/dl$)	
	5. 低蛋白血症($<$正常值下限 $\times0.7$)	
Ⅰ级(轻度)急性胆管炎	"Ⅰ级"急性胆管炎是指不符合Ⅱ级或Ⅲ级胆管炎的诊断标准的急性胆管炎	

注:不管是Ⅲ级(重度)、Ⅱ级(中度),还是Ⅰ级(轻度),早诊断、早期引流和/或病因学治疗,以及抗生素使用是治疗急性胆管炎的基础措施。所以,当急性胆管炎采用药物治疗(支持治疗和抗生素治疗)无效时,应尽早进行胆管引流或病因学治疗。

表 3-3-1-2　急性胆囊炎严重程度分级（依据《东京指南（2018）》）

分级		定义
Ⅲ级(重度) 急性胆囊炎合并任何一个器官/系统功能不全	1. 心血管系统功能不全	低血压需要多巴胺 $\geq 5\mu g/(kg\cdot min)$ 或任意剂量的去甲肾上腺素来纠正
	2. 神经系统功能不全	意识水平降低
	3. 呼吸系统功能不全	PaO_2/FiO_2 浓度比 < 300
	4. 肾功能不全	少尿或肌酐 $> 2.0mg/dl$
	5. 肝功能不全	PT-INR > 1.5
	6. 血液系统功能不全	血小板计数 $< 100\times10^9/L$

分级	定义
Ⅱ级（中度） 急性胆囊炎合并任何一项	1. 白细胞计数升高（$> 18 \times 10^9/L$） 2. 右上腹有触痛性肿块 3. 主诉 $> 72h$ 4. 局部明显炎症（坏疽性胆囊炎、胆囊周围脓肿、肝脓肿、胆汁性腹膜炎、气肿性胆囊炎）
Ⅰ级（轻度）	急性胆囊炎不符合Ⅱ级或Ⅲ级胆囊炎的诊断标准，无脏器功能不全的既往健康患者，胆囊炎症轻微，胆囊切除手术安全、风险小

二、急诊紧急处置配合

针对急性胆道系统的感染，总的原则是控制感染、解决梗阻。而且只有先解决梗阻才能有效控制感染。部分患者因脓性胆汁反流入血后，可导致脓毒血症，甚至引起感染性休克，危及患者生命，所以对于此类患者要给予积极处理，尽早行经皮胆囊/胆道穿刺引流术。

1. 入院处理　患者急诊入院后，接诊医师进行首诊病情评估，有手术指针的完善术前检查，对伴有心率增快、血压下降意识淡漠、嗜睡，甚至昏迷的重症患者，护士应迅速予心电监护并建立静脉输液通路，保持输液通畅，遵医嘱予抗炎、升压、强心、补液等治疗。持续给氧 $4 \sim 6L/min$。

2. 实验室检查　协助患者完成血尿常规、血胆红素、血淀粉酶、凝血四项、生化等检查；协助患者完善超声、CT、心电图、胸部 X 线片等相关检查。

三、介入术前护理

1. 安全核查　患者到达手术室后，护理人员迅速核对患者手术相关信息，包括患者姓名、年龄、性别、手术名称、麻醉方式、术中用药、影像学资料等。

2. 术前准备　对于意识清醒的患者指导其术中进针穿刺时呼气后屏气，防止穿刺时损伤肋间血管和神经，确保穿刺位置的准确性，叮嘱患者术中要身心放松，避免咳嗽。术前了解患者的心肺功能和生化指标、过敏史和既往史。

3. 吸氧并心电监护　监测生命体征，必要时留置导尿。

4. 建立静脉通路　遵医嘱用药。对伴有心率增快、血压下降意识淡漠、嗜睡甚至昏迷的休克症状的患者遵医嘱应用抗炎、升压、强心、补液等治疗，治疗过程中严密观察其生命体征及尿量。

5. 心理护理　医护人员在做好各种准备工作的同时安慰患者，向患者解释手术的重要性和目的性及大致的手术时间，让其有充分的心理准备来面对手术。患者为急诊患者，入院时间短，难以对医护产生信任感，在面对患者时护士各项操作技术要做到稳、准、轻、快，使其产生安全感以减轻恐惧和交流的心理。

四、介入术中护理

1. 安置患者　帮助患者根据影像学检查提示的穿刺点摆好体位，一般采用仰卧位。对于有寒战症状的患者给予必要的约束,预防坠床。

2.用物准备　协助备齐操作物品,包括穿刺套件、一次性使用引流导管、一次性接头、一次性引流袋、纱布、敷料、B超机等。备好各种抢救物品与药品,如除颤仪、负压吸引器、简易呼吸机、平衡盐液、胶体、血管活性药物等。

3.配合手术　将室内温度及湿度调整至合适范围,帮助患者根据影像学检查提示的穿刺点摆好体位,常规安置患者于仰卧位,右臂外展,外展角度不超过90°。透视下可结合超声定位,明确穿刺目标、穿刺路径,采用21G穿刺套件进行穿刺,到达目标位置后拔出针芯,可有胆汁流出。在数字减影血管造影引导下注入对比剂,进行胆道造影,引入导丝,退出穿刺针,将6F扩张鞘置入胆管,退出微导丝,送入超滑导丝,沿超滑导丝置入8.5F引流管,固定引流管,外接引流袋(图3-3-1-1)。术中密切关注患者心电监测结果,重点观察心率变化,以防诱发胆心反射。胆心反射是指手术中牵扯胆囊,或探查胆道时所引起的心率减慢、血压下降,严重者可因反射性冠状动脉痉挛导致心肌缺血、心律失常,甚至心搏骤停等现象。极少数患者可能术中损伤肝动脉或门静脉分支,导致腹腔大出血,故术中护士也应密切观察患者有无血压变化及心慌不适等症状。妥善保存术中留取的胆汁标本,观察其颜色、性状及时送检。

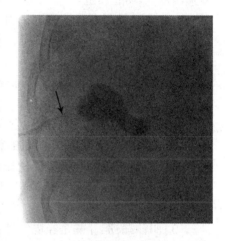

图3-3-1-1　急性胆囊炎行经皮肝穿刺胆囊引流术DSA影像

五、介入术后护理

1.常规护理　查看患者穿刺点有无出血、渗液,敷料是否清洁干燥及管道情况,皮肤有无破损。穿刺引流术后患者需平卧6～8h,待生命体征平稳后宜采用半卧位,有利于胆汁的引流。术后24h可离床活动。

2.生命体征的监测　给予心电监测,24h内严密观察患者的生命体征,观察患者上腹部或肝区疼痛情况。如患者有面色苍白、脉搏细速、血压下降,则可能有腹腔内出血;如患者有寒战、高热、右上腹痛、反射性肌紧张等情况,提示有感染或胆汁渗漏入腹腔的可能,及时报告医师予以处理。

3.饮食指导　术后禁食2～4h,外引流者由于将胆汁引流出体外,患者应进高蛋白、高维生素、低脂肪低胆固醇易消化食物,忌食油腻、煎炸及辛辣刺激性食物。同时关注患者钾离子情况,术后1～3d,留置引流管的患者多数对引流管不耐受,身体不适,食欲差,易造成低钾,必要时遵医嘱补钾。

4.引流管的护理　妥善固定引流管,保持引流通畅,避免打折、扭曲或脱落。引流袋低于引流口30cm以上,防止胆汁倒流。观察引流液的颜色、性状、量并做好记录。密切观察引流管周围的皮肤,如穿刺口周围皮肤有胆汁浸润或有渗出应及时更换敷料,局部亦可涂氧化锌软膏保护。

5.抗生素治疗的护理　抗生素的使用应联合、足量、长期,初期应用广谱抗生素,后期应根据胆汁培养或血培养药敏结果选用敏感抗生素,保证及时、准确、严格按医嘱时间给药,现用现配,同时注意抗生素的不良反应。监测血常规变化,防止二重感染。注意观察黏膜及舌苔变化,及早发现口腔黏膜白斑,并做好口腔和会阴部护理,保持清洁卫生,防止霉菌感染。

6.皮肤护理　观察患者全身皮肤巩膜黄染有无减轻,患者粪便颜色,了解患者黄疸消退情况。合并黄疸、皮肤瘙痒者,指导家属使用温水擦拭皮肤,勿使用碱性肥皂,可涂抹润肤霜缓解皮肤干燥;避免搔抓,用炉甘石洗剂外涂,减少瘙痒症状;症状严重者口服中药退黄汤剂。对高龄、合并心肺等重要脏器疾患,每天督促并协助患者翻身,更换体位,检查受压部位、骨突出皮肤,防止压疮。

7.并发症的观察和护理　穿刺引流主要的并发症有疼痛、出血、胆汁漏、引流管堵塞和脱位、发热等。

(1)疼痛:由于术中反复穿刺导致患者肝区疼痛,需观察疼痛发的性质、程度、范围、持续时间,以便与肝破裂出血或胰腺炎引起的疼痛相鉴别,待疼痛性质确定后,遵医嘱给予镇痛药。

(2)出血:多由于肝包膜、胆管内及肝实质内血管丰富,穿刺路径长损伤血管所致。术后加强巡视病房,严密观察患者腹部体征,监测引流液的性质、量,遵医嘱按时给予止血药。PTCD术后1~2d天可引出少量血性液,不需特殊处理,一般均可自行停止。若出血时间长、量多,患者血压下降,要警惕有出血的可能,应立即报告医师给予止血、输血、抗休克等处理。

(3)胆汁漏:胆汁漏是经皮经肝穿刺胆囊或胆管引流常见并发症,主要原因为术中损伤胆管或引流管放置不当、术后引流管堵塞。胆汁漏患者可出现右上腹或全腹痛、寒战、高热,严重可出现压痛、反跳痛等腹膜炎体征,胆汁引流量减少,胆汁从穿刺口渗出等。术后应严密观察穿刺口敷料有无渗液,渗液颜色、量,观察患者有无腹痛、腹胀等,如有腹痛注意疼痛部位、性质。

(4)引流管堵塞和脱位:因引流物黏稠、引流管扭曲可造成堵塞,而牵拉可造成引流管内部脱位,引起引流不畅、黄疸不退、腹痛伴体温升高。

(5)发热:若患者发生高热或寒战,则需同时做血常规、血培养、胆汁培养和药敏实验。在血培养及药敏结果出来之前,合理选择抗生素,在药敏结果明确之后,及时调整为针对性的抗生素。要做好患者高热的护理,保持液体平衡防止脱水,必要时遵医嘱采用药物退热。术后引流管的冲洗可防止该并发症的发生。

六、延伸护理

1.休息与锻炼　注意休息,保证充足睡眠。合理活动,减轻胃肠道胀气,增进食欲。但避免碰撞腹部和剧烈运动,选择可耐受的活动,如散步、打太极等。

2.加强营养　因胆汁外流后,机体对脂肪的消化耐受力下降,应给予低脂饮食。鼓励进食优质蛋白质和富含钾、镁、钙等微量元素的食物,新鲜蔬果榨汁食用,以促进胆盐的吸收避免油腻、刺激性的食物。多饮水以稀释和排出尿液中沉积的胆盐。

3.引流管自护　告知患者引流管的自护方法,指导如何防止引流管牵拉脱出,保持引流通畅及防止逆行感染。

4.随诊　如出现寒战高热、腹痛、引流不畅等情况要立即就医。

(顾　梅　姜　宴)

第二节 肝脓肿的急诊介入护理

一、疾病知识概述

肝脓肿是指多种微生物经多种途径侵入肝,造成肝组织发生炎症、液化、坏死、脓液积聚而形成的脓肿。常见的致病微生物包括化脓性细菌、阿米巴原虫、真菌等,最常见的则为细菌,由其导致的肝脓肿称为细菌性肝脓肿。近 20 年来,细菌性肝脓肿的发病率不断增加,西方报道的发病率为(1.07～3.59)/10 万人,我国台湾省报道的发病率为 17.59/10 万人。其典型症状为发热、畏寒、上腹疼痛,非典型症状包括腹泻、黄疸、呕吐、乏力等,有着较高的病死率。

常见的细菌性肝脓肿感染途径有胆道系统、门静脉血源性感染、肝动脉血源性感染、腹部创伤及隐源性感染。从细菌性肝脓肿的感染路径可以得出,细菌性肝脓肿常见的伴随疾病包括糖尿病,胆道疾病(胆囊结石、慢性或急性胆囊炎、胆管结石、慢性或急性胆管炎)、胰腺疾病(慢性或急性胰腺炎)、肝病基础(脂肪肝、乙肝、肝硬化)、手术史(肝部分切除术、肝脓肿手术、胆总管探查术、胆囊切除术、十二指肠乳头腺癌术、胰腺肿瘤切除术、阑尾切除术、结肠切除术)、恶性肿瘤(肝癌、十二指肠腺癌、胰腺癌、胃癌、大肠癌)及抵抗力降低性疾病(梅毒、艾滋病、自身免疫性疾病)。随着微生物识别技术的进步及抗生素的广泛使用,细菌性肝脓肿的致病微生物也产生了巨大改变。近几年研究发现,肺炎克雷伯菌已取代大肠埃希菌,变成细菌性肝脓肿最常见的病原菌。肺炎克雷伯菌属于一种条件致病菌,正常分布在人体上呼吸道和肠道,当存有胆道系统疾病或人体抵抗力下降时,肺炎克雷伯菌可以经过胆道或血液循环到达肝,从而形成肝脓肿。

细菌性肝脓肿常继发于胆道感染或其他化脓性疾病,病情急骤严重,全身脓毒症,症状明显伴寒战、高热。体格检查肝大不显著,多无局限性隆起。血常规白细胞计数及中性粒细胞比值明显增加,血液细菌培养可阳性。脓液多为黄白色,恶臭,涂片和培养可发现细菌。细菌性肝脓肿的脓肿常较小且为多发。要与阿米巴性肝脓肿相鉴别。阿米巴性肝脓肿常继发于阿米巴痢疾,起病较缓慢,病程较长,可有高热或不规则发热、盗汗。肝大显著,可有局限性隆起。血常规白细胞计数可增加,血清阿米巴抗体检测阳性。若无继发性细菌感染,血液细菌培养阴性。部分患者粪便中可找到阿米巴滋养体。脓液大多为棕褐色、无臭味,镜检有可能找到阿米巴滋养体,若无混合感染,图片和培养无细菌。脓肿较大,多为单发,且多见于肝右叶。

细菌性肝脓肿最常见最早出现的症状一般为寒战、高热。患者在发病初期突然寒战,继而发热,多为弛张热,体温波动于 38～40℃,最高可达 41℃,伴有大量出汗,脉搏增快,1d 之内可反复发作数次。患者肝区因炎症引起肝大,早期常出现持续性钝痛,后期常为锐利剧痛,有时疼痛可向右肩放射,左肝脓肿也可向左肩放射。此外,细菌性肝脓肿的患者由于伴有全身性毒性反应及持续消耗,所以乏力、食欲不佳、恶心、呕吐等消化道症状较为常见,也有少数患者出现腹泻、腹胀或呃逆等症状。对细菌性肝脓肿患者体格检查,肝区压痛和肝大最为常见,右下胸部和肝区有叩击痛。脓肿巨大时,右季肋部或右上腹部饱满,局部皮肤可出现红肿、皮温升高,甚至可见局限性隆起。若能触及肿大的肝或肝内波动性肿块时,可伴有明显的触痛和腹肌紧张。

细菌性肝脓肿的诊断还可以借助于 CT 检查,脓肿可表现为圆形或类圆形低密度区,边缘清楚或被薄层包膜,增强后可见包膜强化或低密度区外肝实质内环状强化。上述病变外缘可见一圈环形低密度带,称为双靶征,对诊断肝脓肿有一定特异性。从动脉期到门静脉期脓肿壁由内向外逐渐增强是 CT 图像另一特征。肝脓肿也可表现为呈蜂窝状多房性病变的低密度区,增强后边缘或其中的分隔明显强化。多数细小脓肿相互聚集可呈簇状或低密度灶,具有诊断意义。在脓肿后期,脓肿边界清晰整齐,其内为较均匀的低密度灶,增强扫描可见清晰的强化环。

细菌性肝脓肿的治疗方法,目前没有统一标准,有专家认为只要排除肝脓肿破裂或将要破裂,有腹膜炎体征;或其他需要手术处理的疾病,如胆石症、胆道大出血、脓肿向胸腔穿透或支气管瘘等均可非手术治疗。对于肝脓肿直径＜3cm、急性期脓腔尚未形成或多发性小脓肿,均选择内科治疗。除了抗感染治疗外,还应该全身对症支持治疗,并积极治疗原发病。若治疗不及时或治疗不当,形成脓腔后的肝脓肿壁增厚,抗菌药物难以抵达脓腔,治疗效果减弱,此时需要行外科切开引流治疗,但该方式具有高风险、创伤大、用时长等缺点,不利于患者预后。而且细菌性肝脓肿一般起病急,由于肝血运丰富,一旦发生化脓性感染后,大量毒素进入血液循环,可引起全身脓毒性反应,严重者可发生感染性休克,危及患者生命。随着介入技术的不断完善与发展,影像设备引导下行经皮穿刺抽脓、冲洗、注药及置管具有安全性及准确性高,创伤小,视野清晰,不易伤及其他健康组织等优点。对老年、体弱或病重无法耐受手术的患者来说是一种极好的治疗手段。介入经皮肝穿刺肝脓肿引流,能较好地把握穿刺点、方向及深度;根据脓腔中脓液量的多少,随时调节穿刺方向与穿刺角度,将脓液抽尽。该操作方式简单易行,穿刺质量高,病程短,患者痛苦少。患者术后即能下床活动,避免了长期卧床带来的并发症,缓解了患者焦虑不安等不良情绪,有助于快速术后恢复。对于有感染性休克表现的肝脓肿患者或者具有寒战高热、腹痛、白细胞计数及中性粒细胞升高、影像学检查明确为肝脓肿,并且液化明显的患者一般给予急诊经皮肝穿刺肝脓肿引流术。

二、急诊紧急处置配合

由于细菌性肝脓肿起病急,肝血运丰富,一旦发生化脓性感染后,大量毒素进入血液循环,可引起全身脓毒反应,严重者可发生感染性休克,危及患者生命安全。而且细菌性肝脓肿还可能导致严重的并发症,脓肿可直接蔓延至周围脏器感染,脓肿破溃可致脓胸、膈下脓肿、心包炎等,还可合并自发出血等,所以对于此类患者要给予积极处理。

1. 通知医师接诊　护士通知接诊医师接诊,进行首诊病情评估,密切观察患者的生命体征和腹痛情况。

2. 疼痛的观察和处理　肝脓肿患者一般会出现肝区的持续性钝痛,出现的时间可在其他症状出现之前或者之后发生,亦可与其他症状同时出现,疼痛剧烈常提示单发性脓肿;脓肿早期为持续钝痛,后期常为锐利剧痛,随呼吸加重者常提示肝膈顶部脓肿。

3. 发热和休克的观察和处理　患者常伴有高热,热型多为弛张热,应通知医师给予对症处理。体温超过 37.5℃的患者可行物理降温。如患者出现高热不退、烦躁不安、脉搏增快,立即监测血压,观察有无感染性休克的发生。如患者出现口干、脉搏增快、谵妄、脉压差增大,立即监测 CVP,观察有无低血容量性休克的发生。休克患者根据病情及时补充血容量,使用升压药物,注意保暖,除密切监测患者的生命体征外还应严密观察患者的尿量,抗休克时,尿量应大于 20ml/h,尿量稳定在 30ml/h 以上时,表示休克已纠正。

4.实验室检查　及时采集血常规、出凝血时间、血糖及肝肾功能等标本。协助患者完善超声、CT、心电图、胸部 X 线片等相关检查。

三、介入术前护理

1.安全核查　患者到达手术室后,护理人员迅速核对患者手术相关信息,包括患者姓名、年龄、性别、手术名称、麻醉方式、术中用药、影像学资料等。

2.术前准备　对于意识清醒的患者指导其术中进针穿刺时呼气后屏气,防止穿刺时损伤肋膈角,确保穿刺位置的准确性,叮嘱患者术中要身心放松,避免咳嗽。术前了解患者的心肺功能和生化指标、过敏史和既往史。因为糖尿病是肝脓肿的重要危险因素,故对于肝脓肿的患者还要询问患者有无糖尿病史。

3.心电监护　监测患者生命体征,吸氧,必要时留置导尿。

4.建立静脉通路　遵医嘱用药。对于有休克症状的患者及时补液、扩容、纠酸、抗感染,严密观察其生命体征及尿量。补液时首先快速输入平衡盐液,再配合适当的胶体。

5.心理护理医护人员在做好各种准备工作的同时安慰患者,向患者解释手术的重要性和目的性及大致的手术时间,让其有充分的心理准备来面对手术。向家属简单介绍疾病发生的原因,并告知患者家属病情的严重程度,以使其积极配合医护治疗,缓解家属的疑虑。患者为急诊患者,入院时间短,难以对医护产生信任感,在面对患者时,护士各项操作技术要做到"稳、准、轻、快",使其产生安全感,以减轻恐惧和交流的心理。

四、介入术中护理

1.安置患者　帮助患者根据影像学检查提示的穿刺点摆好体位,一般采用仰卧位或左侧卧位。对于有寒战症状的患者给予必要的约束,预防坠床。

2.用物准备　协助备齐操作物品,包括穿刺套件、一次性使用引流导管、一次性接头、引流袋、敷料、B 超机等。备好各种抢救物品与药品,如除颤仪、负压吸引器、简易呼吸机、平衡盐液、胶体、血管活性药物等。

3.配合手术　首先超声对肝进行全面扫查,确定脓肿的位置、大小、数目及与大血管及周边脏器的关系;然后进行常规消毒铺巾,利多卡因局部麻醉,探头消毒或用无菌隔离套包裹,在超声引导下用 18G 或 16G 穿刺针穿刺脓腔,抽出脓液即可确定位置;接着置管引流,根据脓肿大小、位置、脓液黏稠度、引流时间长短、穿刺的难易度,选择 Seldinger 方法置管。为减少引流管脱落,带拉线式尾端自锁的猪尾引流管最适宜。下一步,将引流管缝合或使用专用固定器固定在皮肤上,接引流袋。最后,穿刺抽出的脓液应即刻送细菌培养,以知道临床使用抗生素。肝脓肿经皮经肝穿刺引流的 DSA 影像见图 3-3-2-1 和

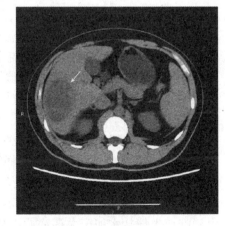

图 3-3-2-1　CT 显示肝右叶脓肿

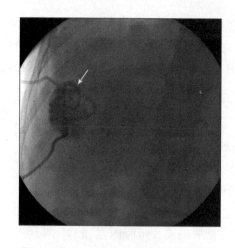

图 3-3-2-2　经皮经肝穿刺肝脓肿外
引流术 DSA 影像

箭头所示引流导管位于脓肿腔内。

图 3-3-2-2。

五、介入术后护理

1.一般护理　术后平卧或半坐卧位,24h 内床上活动。护士严密监测生命体征。观察发热、肝区疼痛等肝脓肿症状及改善情况。保持引流管周围的皮肤清洁,预防感染。

2.饮食　术后患者无不适,即可进食。给予清淡、易消化的高热量、高蛋白、高维生素的流质或半流质饮食,促进康复。鼓励患者增加饮水量,同时静脉滴注白蛋白、复方氨基酸、转化糖电解质等,以维持水电解质平衡、提高机体免疫力。

3.疼痛护理　严密观察患者腹痛的性质及程度,特别注意观察患者有无局部或全腹压痛、反跳痛及腹肌紧张等腹膜炎体征,如出现腹膜炎征象则提示有脓肿破溃进入腹腔或肝穿刺时脓汁进入腹膜腔,及时报告医师。

4.高热护理　保持病室空气新鲜、通风、温湿度适宜。衣着适量,及时更换衣裤床单;保持皮肤清洁、干燥。患者发热且体温未超过 39℃首选物理降温,对个别体温下降不明显患者,可采取药物降温。若体温持续 39℃以上,应考虑送血培养,以便有针对性地使用抗生素。密切观察患者的生命体征,防止因为大量出汗,皮肤水分过多蒸发,导致体液过多丢失,造成血容量不足,血压下降。呼吸急促予以吸氧。

5.血糖的控制和护理　糖尿病并发肝脓肿的患者,因为患者持续高血糖状态有利于细菌生长,且高血糖可以使免疫防御功能降低,所以胰岛素治疗控制血糖在正常范围是治疗的首要,才能有效控制感染,促进疾病恢复,遵医嘱合理应用胰岛素,并观察用药后的效果,防止低血糖的发生。

6.抗生素治疗护理　若患者感染较重,治疗过程中给予联合、足量、长期使用抗生素,根据药敏结果选用敏感抗生素,保证及时、准确、严格按医嘱时间给药,现用现配,同时注意抗生素的毒副作用。监测血常规变化,防止二重感染。

7.引流管的护理　妥善固定引流管,保持引流通畅。观察引流液的性状和量,防止扭曲、受压、脱落。严格无菌操作穿刺引流术后的核心是引流导管的管理,术后 24h 内应严密观察穿刺部位有无出血及渗液,观察引流管引流的颜色及量的变化,每天记录引流量,保持引流管通畅,防止引流管脱落,必要时应更换引流管。引流管外要粘贴标识,注明引流管的外露长度和穿刺日期。引流袋位置应低于肝水平位,防止发生逆行感染。定时对引流部位及引流管周围皮肤护理进行消毒。引流袋每天更换。脓肿的引流物为白色或灰褐色脓汁,多伴有腥臭味;如果出现血性引流物,则可能为脓肿内出血或引流管穿过血管所致;如出现胆汁样液体,提示有胆漏发生;如出现粪臭样气味的引流液,提示有肠瘘,应通知医师及时处理。术后早期因胆汁的浓度较高,出血的存在和血块形成,极易造成引流管阻塞。术后应每天用甲硝唑或生理盐水加庆大霉素冲洗脓腔 2 次,在冲洗前应先回抽再冲洗,以免脓液进入体腔,冲洗过程应严格无菌操作,速度宜慢。临床发热症状好转,引流管连续 3d 引出液体小于 5ml,复查肝 B 超或 CT 提示脓肿直径小于 2cm,可考虑拔管。

8. 术后并发症的观察与护理

(1)感染扩散:感染向全身扩散,可引起菌血症,患者表现为高热寒战症状,血培养致病菌阳性;感染经穿刺针道播散,可引起局限性腹膜炎,患者表现为腹部疼痛。出现以上症状时应及时报告医师行抗感染治疗。

(2)出血:穿刺路径中肝内大血管或肋间动脉损伤所致,常为少量出血,一般不需特殊处理。

(3)肺损伤、气胸、胸腔积液穿刺点位置较高,穿刺路径经过肺组织、膈肌导致,大量气胸或胸腔积液可影响呼吸,需行闭式引流或积液引流。

(4)胆囊、右肾及结肠等脏器损伤:因影像引导显示不清,反复盲目穿刺所致。予以禁食,营养支持,抗感染等治疗。

六、延伸护理

嘱患者注意休息,避免过度疲劳引起抵抗力下降,适当进行身体锻炼,保持心情舒畅。合理饮食,嘱患者戒烟酒,避免暴饮暴食,少食油腻、刺激性食物,多进食营养丰富、易于消化的食物。糖尿病患者严格控制饮食,把血糖控制在最佳状态。定期复查,巩固治疗。术后 1 个月来医院检查,观察肝脓肿恢复情况及有无复发。

(顾　梅　吕晓颖)

第四篇　急诊介入监护

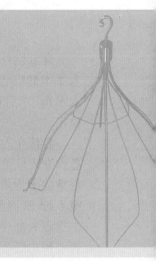

第一章 急诊介入重症患者术前评估和风险防范

第一节 急诊介入重症患者评估内容和方法

介入治疗技术发展近40年,治疗指征广泛,涉及多个系统、器官。一些需要行急诊介入手术的疾病往往十分凶险,如主动脉夹层、致命性创伤出血等。这些急危重症在急诊介入术前、术后都需要加强监护,评估病情变化,以便于及时采取救治措施,维护生命体征稳定。

急诊介入危重症患者的监护与其他危重患者一样,涉及急危重症医学各方面的知识点。急诊介入危重症监护的重点在于循环、呼吸和神经系统,因为一般有急诊介入手术指征的急危重症多集中损伤这三大系统,并因此危及生命,如脏器出血之于循环系统、大咯血之于呼吸系统、蛛网膜下腔出血之于神经系统。因病种各异,对于影响同一系统的不同疾病,其监护重点和处理方法也会有所不同。如消化道大出血和主动脉夹层都会影响循环系统,但前者要预防低血压、休克,后者要避免高血压。因此,具体监护措施要视疾病特点而定。

一、病情严重程度的评估

急诊介入危重症患者病情复杂、变化快、病历资料和病史不全,一些高死亡风险的患者可能夹杂其中。因此,准确可靠的病情严重程度评估方法,可将高危患者识别出来,及时给予早期临床干预。重症监护病房常用的一些评估方法如急性生理与慢性健康评分(acute physiology and chronic health evaluation,APACHE-Ⅱ)和创伤严重程度评分(injury severity score,ISS)等,虽然预测准确性较好,但操作烦琐,且需等待实验室或影像学检查结果,不适用于急诊危重患者的快速病情评估。一些如改良早期预警评分(modified early warning score,MEWS)和修正创伤评分(revised trauma score,RTS)等简单易行,主要根据生命体征,少数依赖甚至不依赖辅助检查设备,可以快速评估病情,在急诊工作中使用广泛。

(一)改良早期预警评分(MEWS)

MEWS对常用的生理指标包括呼吸频率、体温、收缩压、心率和意识进行评分(表4-1-1-1)。≥5分有潜在危重病危险,需要加强关注,必要时立即干预;≥9分,死亡风险大,需要ICU治疗。

表 4-1-1-1　改良早期预警评分（MEWS）

参数	分值			
	3	2	1	0
收缩压 /mmHg	＜ 70	71～80 或 ≥ 200	81～100	101～199
心率 /(次·min⁻¹)	≥ 130	＜ 40 或 112～129	41～50 或 101～111	51～100
呼吸 /(次·min⁻¹)	≥ 30	＜ 9 或 21～29	15～20	9～14
体温 /℃		＜ 35.0 或 ＞ 38.4		35.0～38.4
意识	无反应	对疼痛有反应	对声音有反应	清醒

（二）修正创伤评分（RTS）

RTS 对生理指标包括呼吸频率、收缩压和意识（格拉斯哥评分，GCS）进行评分（表 4-1-1-2）。它是国内外创伤专家所公认的适用于院前和院内的创伤评分表，既可检伤分类又可预测患者临床结局。总分 12 分，＜ 11 分为重伤，得分越低，伤情越重，死亡率越高。

表 4-1-1-2　修正创伤评分（RTS）

项目	分值				
	4	3	2	1	0
呼吸频率 /(次·min⁻¹)	10～29	＞ 29	6～9	1～5	0
收缩压 /mmHg	＞ 89	76～89	50～75	＜ 50	0
GCS 分值	13～15	9～12	6～8	4～5	3

（三）休克指数

通过血压和心率计算休克指数，即心率（次 /min）除以收缩压（mmHg）以简单评估休克程度。休克指数正常为 0.5，＞ 1.0 表示存在休克，＞ 2.0 为严重休克。休克的临床表现见表 4-1-1-3。

表 4-1-1-3　休克的临床表现

项目	休克代偿期	休克抑制期
休克程度	轻	重
神志与精神状况	清楚伴紧张、烦躁	意识模糊甚至昏迷
口渴	有，程度轻	非常口渴，可能无法主诉
皮肤黏膜色泽	开始苍白	非常苍白，肢端青紫

续表

项目	休克代偿期	休克抑制期
皮肤黏膜温度	正常或发凉	冰冷
脉搏	100次/min以下,有力	细速而弱,或摸不清
血压	收缩压正常或稍高,脉压减少	收缩压在90mmHg以下或测不出
周围循环	正常	毛细血管充盈迟缓
尿量	正常	尿少或无尿
失血量及占全身血容量之比	800ml以下,20%以下	800～1600ml甚至更多,20%以上

(四)急性失血量评估

通过脉率、收缩压、血细胞比容和中心静脉压4项指标来估计急性失血量表4-1-1-4。

表4-1-1-4　估计急性失血量表

项目	指标值	失血量/ml
脉率/(次·min^{-1})	90～100	500±
	100～120	500～1000
	>120	>1000
收缩压/mmHg	80～90	500±
	60～80	500～1000
	<60	>1000
血细胞比容	30%～40%	500±
	<30%	>1000
中心静脉压/cmH$_2$O	<5	>1000

(五)气道评估

急诊危重患者气道障碍的特点是紧急和不可预见性。一些潜在气道障碍患者有时病情隐匿,来不及进一步检查确认,需快速对气道状况做出评估判断,必要时紧急畅通气道。急诊气道评估可参照"CHANNEL原则",C(crash airway,崩溃气道):是指患者处在深昏迷状态、濒临死亡或循环衰竭时,不能保证基本的通气氧合,需立即干预处理;H(hypoxia,低氧血症):评估患者是否存在低氧血症,如有必须立即干预纠正;A(artificial airway,人工气道):根据病情判断是否需要建立人工气道,如气管插管、喉罩、气管切开等;N(neck mobility,颈部活动度):为增加气管插管成功率,需调整体位至嗅物位,但要关注是否合并颈部外伤或疾病,必要时可使用可视喉镜以避免移动颈部;N(narrow,狭窄):评估是否存在气管内径减小或阻塞情况,如气管内异物、肿瘤压迫等;E(evaluation,评估):评估口轴、咽轴、喉轴这三轴线能否调整在同一直线上,如不能完成则提示暴露声门困难;L(look externally,外观):观察患者有无颈部粗短、过度肥胖等特殊外观特征,以确定是否存在通气或气管插管困难。

二、其他评估内容

急诊介入危重症患者的其他评估内容和监护措施与普通危重症患者并无差别,另需注意:

1. 心理评估　评估患者身心状况及需求,做好心理护理和健康教育,减轻患者及家属的焦虑和恐惧。

2. 身体状况评估　评估患者有无发热、月经来潮、危急值报告等情况。

3. 术前准备评估　评估患者过敏史、饮食情况,是否取下活动性义齿、耳环、项链、手表等物品,以及除去所有内衣裤,更换清洁病员服。

4. 交接准备评估　评估护士是否将病历、术中用药、手术交接单等交与转运人员,协助转运患者,保障转运安全。

第二节　各项指标紧急评估

一、初级评估

急危重症患者病情来势凶猛,变化迅速,严重者甚至在短时间内死亡。初级评估的目的就是快速识别有生命危险需要立即抢救的患者,评估内容包括气道及颈椎、呼吸、循环、神志状况和暴露患者,可简单记忆为 ABCDE。如发现其中任何一项不稳定,均需立即进行抢救。

1. 气道及颈椎　检查患者能否说话,发音是否正常,判断气道是否通畅,有无造成气道阻塞的原因,如舌后坠、口腔内异物、呕吐物等。对创伤患者同时应注意固定颈椎并制动。

2. 呼吸　检查患者是否有自主呼吸、呼吸是否正常,查看呼吸频率、节律、深度及皮肤颜色等。外伤患者注意有无张力性气胸、连枷胸等。

3. 循环　检查有无脉搏、脉搏是否正常、频率、节律、强弱、毛细血管充盈时间、皮肤颜色和温湿度。测量血压并观察意识状态。大量失血时,面部和四肢皮肤可呈现苍白或灰白色、皮肤湿冷等休克表现。

4. 意识状况　应用"清、声、痛、否(AVPU 法)"简单快速评估患者神志状况。其中"清(alert)"为清醒,"声(vocal)"是对语言刺激有反应,"痛(pain)"是对疼痛刺激有反应,"否(unresponsive)"是对任何刺激没有反应,意味着不清醒。

5. 暴露患者　移除患者衣物以评估和识别任何潜在的疾病或损伤,注意保暖和保护隐私。

二、次级评估

次级评估的目的是识别疾病和损伤的指征,内容包括问诊(了解患者就诊原因)、生命体征(体温、脉搏、呼吸、血压、脉搏血氧饱和度)、重点评估(采集病史和从头到脚的系统检查)。

三、检验危急值评估

危急值是指危及生命的极度异常的检验、检查结果,表明患者可能正处在生命危险的边缘状态,包括检验科、放射科、超声科、病理科、心电图等医技部门的危急值报告。本章主要介绍急诊常见检验危急值项目、报告界限及临床意义(表4-1-2-1)。

表 4-1-2-1　急诊常见检验危急值项目、报告界限及临床意义表

项目	低值	临床意义	高值	临床意义
白细胞 /($\times 10^9 \cdot L^{-1}$)	< 2*	严重感染、败血症	> 30*	血液系统恶性疾病
血红蛋白 /($g \cdot L^{-1}$)	< 50*	急性大量失血或严重贫血	> 200*	红细胞增多,有血栓风险
血小板 /($\times 10^9 \cdot L^{-1}$)	< 31*	严重自发性出血倾向	> 999*	极易出现血栓并有生命危险
凝血酶原时间 /s	< 8*	血栓性疾病发生风险高	> 30*	有严重出血倾向
部分活化凝血酶原时间 /s	< 20*	易发生血栓性疾病,可致死	> 75*	有严重出血倾向
钾 /($mmol \cdot L^{-1}$)	< 2.8*	易发生心室颤动等致死性心律失常和呼吸肌麻痹死亡	> 6.2*	随时可出现呼吸肌麻痹、严重缓慢性心律失常或室颤
钠 /($mmol \cdot L^{-1}$)	< 120*	可出现脑水肿	> 160*	肌无力,神志由兴奋转为抑制
钙 /($mmol \cdot L^{-1}$)	< 1.6*	全身性痉挛风险高	> 3.5*	高血钙危象、病理性骨折、昏迷等
血糖 /($mmol \cdot L^{-1}$)	< 2.5*	昏迷,甚至死亡	> 22.2*	易发生糖尿病酮症酸中毒、高渗性昏迷
肌酐 /($\mu mol \cdot L^{-1}$)			> 650*	急性肾损伤或肾衰竭
肌钙蛋白 I/($\mu g \cdot L^{-1}$)			> 0.5*	急性心肌梗死及坏死敏感的标志物
N 末端前脑钠肽 /($ng \cdot L^{-1}$)			> 1000*	急性心力衰竭或慢性心力衰竭严重状态
血气 pH	< 7.2*	严重失代偿代谢性或呼吸性酸中毒	> 7.55*	严重失代偿代谢性或呼吸性碱中毒
血气 PaO_2/mmHg	< 45*	严重缺氧	> 145*	长时间易致氧中毒
血气 $PaCO_2$/mmHg	< 20*	心排血量、脑血流量减少	> 70*	呼吸抑制、颅内压增高

注:* 为 2011 年原卫生部临床检验中心调查 600 家临床实验室的结果;# 为 2007 年 CAP 调查 163 家临床实验室的结果;CAP:美国病理家协会。

第三节　风险防范

一、意外事件发生风险评估与防范

急危重症患者在急诊介入手术治疗过程中可能发生病情恶化甚至心搏骤停的情况，还有急诊手术未严格禁食导致呕吐引发误吸甚至窒息风险、对比剂过敏致过敏性休克等情况发生。主要评估患者年龄、病情、既往史、过敏史、最后进食时间等，做好风险预案，术中严密观察病情变化，及早发现征兆，及时给予有效处置。

二、深静脉血栓风险评估与防范

急危重症患者行急诊介入手术治疗过程中，肢体长时间处于被动体位，加上手术、创伤引发的疼痛或麻醉作用可导致肢体局部肿胀，静脉血流缓慢或淤滞。另外，创伤和失血可激活凝血因子，血液处于相对高凝状态，易形成血栓。深静脉血栓风险评估主要评估患者年龄、病情、手术史、既往史及预估介入手术时间长短，可应用 Caprini 模型进行静脉血栓栓塞（VTE）风险评估（表 4-1-3-1），并采取相应的预防措施如抬高肢体、穿弹力袜、持续被动活动、使用间歇充气加压治疗等，必要时可使用低分子肝素等药物预防。严密观察病情变化，及早发现深静脉血栓形成的症状和体征，如一侧肢体肿胀、局部皮肤颜色和皮温改变等。

表 4-1-3-1　静脉血栓栓塞（VTE）风险评估

风险评分	病史	实验室检查	手术类型
1 分 / 项	年龄 41～60 岁 肥胖（BMI ≥ 25） 异常妊娠 妊娠期或产后（1 个月内） 口服避孕药、激素替代治疗 卧床内科患者 有炎症性肠病史 下肢水肿 静脉曲张 严重肺部疾病、肺炎（1 个月内） 肺功能异常、慢性阻塞性肺病 急性心肌梗死 脓毒血症（1 月内） 充血性心力衰竭（1 个月内） 大手术（1 个月内） 其他高危因素		小手术（< 45min）
2 分 / 项	年龄 61～74 岁 石膏固定（1 个月内） 需要卧床 > 72h 恶性肿瘤（既往或现患）		中心静脉置管 腹腔镜手术（> 45min） 大手术（> 45min） 关节镜手术

续表

风险评分	病史	实验室检查	手术类型
3分/项	年龄≥75岁 有 DVT 和 PE 病史 血栓家族史 肝素所致血小板减少 未列出的先天/后天血栓形成	抗心磷脂抗体阳性 凝血酶原 20210A 阳性 凝血因子 V Leiden 阳性 狼疮抗凝物阳性 蛋白 C、蛋白 S 和/或抗凝 血酶缺陷 其他先天或获得性易栓症	
5分/项	脑卒中(1个月内) 急性脊髓损伤(1个月内)		选择性下肢关节置换术(1个月内) 择期髋关节置换术 择期膝关节置换术 髋关节、骨盆或下肢骨折、多发性创伤

注:BMI= 体重指数。

三、压力性损伤风险评估与防范

评估压力性损伤风险是预防压力性损伤的关键,目前常用的压力性损伤风险评估工具有 Braden 量表、Norton 量表、Waterlow 评估表等。其中,Braden 量表(表 4-1-3-2)的灵敏度(57.1%)与特异度(67.5%)平衡最好,是良好的压力性损伤风险指示器。Braden 量表得分最高 23 分,最低 6 分,分值越低发生压力性损伤的危险性越大。轻度危险:15～18 分;中度危险:13～14 分;高度危险:10～12 分;极度危险:≤9 分。可根据风险等级采用不同的防范措施,如定时翻身更换体位、应用泡沫敷料保护骨隆突处等。

表 4-1-3-2　Braden 量表

评分内容	评估计分标准			
	1分	2分	3分	4分
1.感知能力:对压力所致不适做出有意义的反应的能力	完全受限:由于意识水平下降或使用镇静药后或体表大部分痛觉能力受限所致对疼痛刺激无反应	严重受限:对疼痛刺激有反应,但不能用语言表达,只能用呻吟、烦躁不安表示,或有感觉障碍,身体一半以上痛觉或感觉不适能力受损	轻度受限:对指令性语言有反应,但不能经常用语言表达不适或有1～2个肢体感受疼痛能力或不适能力受损;由他人协助翻身	无损害:对指令性语言有反应,对疼痛刺激与不适感知能力正常

续表

评分内容	评估计分标准			
	1分	2分	3分	4分
2. 潮湿程度:皮肤暴露于潮湿中的程度	持续潮湿:每次移动或翻动患者时总是看到皮肤被分泌物、尿液等浸湿,几乎一直处于潮湿状态	常常潮湿:皮肤经常潮湿,每班至少更换1次床单	偶尔潮湿:皮肤偶尔潮湿,床单需每天更换2次	罕见潮湿:皮肤通常是干的,床单按常规时间更换
3. 活动能力:身体活动的程度	卧床:活动范围限制在床上	坐椅子:无行走能力;不能步行活动,不能耐受自身的体重,必须借助椅子或轮椅活动	偶尔步行:白天偶尔可在协助或毋需协助下自行走动,但距离非常短,大部分时间卧床或坐椅子	经常步行:每天至少2次室外步行,室内步行至少每2h一次(在白天清醒期间)
4. 移动能力:改变和控制体位的能力	完全受限:在无人帮助下患者不能调整身体或四肢的位置	非常受限:偶尔能轻微调整身体或四肢的位置,但不能独立经常或大幅度调整体位	轻微受限:能经常独立做小幅度的自由调整体位	不受限:不需要协助就能完成较大的和经常的体位改变
5. 营养摄取能力:平常的进食形态	非常差:①从未吃过完整一餐,很少超过所提供食物的1/3。②每天食2份蛋白质食物。③摄取水分较少或未将汤类列入日常补充食谱。④禁食和/或一直喝清流质或静脉输液>5d	可能不足:①罕见吃完一餐,一般只能吃完所提供食物的1/2。②每天吃3份蛋白质食物。③流质或管饲饮食未达理想需要量,如管饲量<1500kcal/d	充足:①大多数时间能吃完>1/2所供食物。②每天吃4份蛋白质。③偶尔少吃一餐但常常会加餐。④管饲或TPN期间能满足大部分营养需求,如管饲量>1500kcal/d	丰富:①每餐能吃完或基本吃完。②从不少一餐,偶尔在两餐之间还吃点心。③每天通常吃4份蛋白质。④不需要营养补充品

续表

评分内容	评估计分标准			
	1分	2分	3分	4分
6.摩擦力和剪切力:体表皮肤受摩擦力和剪切力的作用	存在问题:①需要极大的协助才能移动患者,且无法将身体完全抬起。②患者坐床上或椅子时经常出现向下滑动。③肌肉痉挛、强直性收缩或躁动不安时会产生持续存在的摩擦力	潜在问题:①不能有效移动患者或需要少许的协助。②在移动过程中,皮肤可能床单,椅子,约束带上出现一些滑动。③在床上或椅子中大部分时间能保持良好的体位,偶尔向下滑动	不存在问题:①在床上或椅子上能独立移动。②移动时有足够的肌力完全抬起身体及肢体。③在床上或椅子上所有时间内都能保持良好的体位姿势	

四、非计划拔管风险评估与防范

接受急诊介入手术的危重患者因意识障碍、疼痛、麻醉等因素,存在非计划拔管风险。护士可通过患者年龄、配合程度、意识状态、活动能力、管道类别、疼痛等多方面进行风险评估(表4-1-3-3),并采取相应的防范措施,如宣教沟通、妥善固定、镇痛镇静,必要时行保护性约束。

表 4-1-3-3　非计划拔管风险评估表

评估项目	风险指标	对应评估得分	
1.情绪、精神、意识和约束	情绪稳定或平静	0	
	烦躁或紧张或焦虑	6(无约束)	3(有效约束)
	愤怒(易激惹)或悲哀(拒绝治疗)或恐惧	6(无约束)	3(有效约束)
	痴呆	6(无约束)	3(有效约束)
	精神疾患(狂躁,抑郁等)	6(无约束)	3(有效约束)
	意识模糊或谵妄	6(无约束)	3(有效约束)
	Ramsay 镇静评分 1 分	6(无约束)	3(有效约束)
	嗜睡状态	2(无约束)	0(有效约束)
	昏睡状态或 Ramsay 镇静评分 2~4 分	2(无约束)	0(有效约束)
	Glasgow 昏迷评分 9~14 分	2(无约束)	0(有效约束)

续表

评估项目	风险指标	对应评估得分
2. 舒适度（疼痛）	严重不适（＞7分）	4
	频感不适（5～7分）	3
	偶感不适（3～4分）	2
	无不适（0～2分）	0
3. 固定方式（多根导管记录最高分）	胶布固定或贴膜固定或系带固定或其他	3
	贴膜＋胶布固定或系带＋胶布固定或其他	2
	缝线固定或水囊固定或固定器固定或其他	2
4. 健康宣教（清醒患者或家属）	不理解,不配合	3
	部分理解和配合	2
	完全理解并配合	0

（李小勤）

第二章 神经系统功能监测与护理

神经介入放射学是微创神经外科的重要组成部分,为许多脑与脊髓血管疾病开辟了新的思路和治疗途径。对于神经介入治疗的危重患者,监测神经系统功能非常重要,应结合临床表现、神经系统检查、仪器监测结果进行综合分析和判断。

第一节 神经系统体征动态检查

一、生命体征

生命体征包括体温、脉搏、呼吸和血压的监测,是评估重症患者存在和质量的重要征象。高热提示感染性或炎症性疾病。急性颅内压增高时脉搏缓慢而有力。中枢神经系统病变导致呼吸中枢抑制时,可有呼吸节律的改变。不同水平脑损害出现特殊的呼吸节律异常,如潮式呼吸、中枢神经源性过度呼吸、长吸式呼吸、丛集式呼吸和共济失调式呼吸。血压显著升高见于颅内压增高、高血压脑病、脑出血和脑梗死等。

1. 潮式呼吸 表现为呼吸由浅慢逐渐变为深快,再由深快变为浅慢,随后出现一段呼吸暂停后,重复上述周期性呼吸,潮式呼吸的周期可为 30～120s,暂停时间为 5～30s。

2. 中枢神经源性过度呼吸 呼吸深、均匀、持久,可达 40～70 次/min。

3. 长吸式呼吸 吸 2～3 次呼 1 次或吸足气后呼吸暂停。

4. 丛集式呼吸 频率、幅度不一的周期式呼吸。

5. 共济失调式呼吸 呼吸频率和时间均不规律。

二、头痛

头痛是神经系统最常见的症状,应重点了解。

1. 头痛部位 分为整个头部疼痛、局部头痛和部位变幻不定的头痛。

2. 头痛发生的形式 动脉瘤破裂引起的头痛可突然发生并立即达到高峰;颅内肿瘤引起的头痛呈持续性;颅内高压引起的头痛经常在凌晨发生。

3. 头痛性质 血管性头痛常为跳痛,颅内占位多为钝痛或胀痛,蛛网膜下腔出血多为爆裂样痛。

4.头痛加重因素　用力、低头、咳嗽和喷嚏可使颅高压引起的头痛加重。

5.头痛伴随症状　剧烈头痛伴有颈部发僵常提示蛛网膜下腔出血,伴有喷射样呕吐应考虑是否为颅内高压。

三、意识障碍

脑和脑干功能活动的不同抑制程度决定了不同的意识障碍水平。一般将意识障碍分为嗜睡、昏睡和昏迷三个级别。国际上常用 Glasgow 昏迷评定量表评价意识障碍的程度(表4-2-1-1),最高 15 分,最低 3 分,分数越低,昏迷程度越深。

1.嗜睡　患者睡眠时间过度延长,当呼唤或推动患者的肢体时能被叫醒,并能进行正确的交谈或执行指令,停止刺激后患者又继续入睡。

2.昏睡　患者处于沉睡状态,正常的外界刺激不能使其觉醒,高声呼唤或其他较强烈刺激方可唤醒,醒后可简短回答提问,停止刺激后很快入睡。

3.昏迷　昏迷指意识完全丧失,无自发睁眼,缺乏觉醒-睡眠周期,任何言语和疼痛刺激均不能唤醒的状态。按严重程度可分为:

(1)浅昏迷:意识完全丧失,仍有较少的无意识自发动作。对疼痛刺激时可有回避动作和痛苦表情。吞咽反射、咳嗽反射、瞳孔对光反射和角膜反射仍然存在,生命体征无明显改变。

(2)中昏迷:对外界的正常刺激均无反应,强烈疼痛刺激可出现防御反射,自发动作很少。角膜反射和瞳孔对光反射减弱。呼吸节律紊乱,可见到周期性呼吸或中枢神经性过度换气。

(3)深昏迷:对任何刺激均无反应,全身肌肉松弛,无任何自主运动。眼球固定,瞳孔散大,各种反射消失。生命体征发生明显变化,呼吸不规则。

表 4-2-1-1　Glasgow 昏迷评定量表

睁眼反应	评分	语言反应	评分	运动反应	评分
自动睁眼	4	正确回答	5	遵嘱活动	6
呼唤睁眼	3	应答错误	4	疼痛定位	5
刺痛睁眼	2	言语错乱	3	疼痛躲避	4
不能睁眼	1	只能发音	2	疼痛屈曲	3
		不能发音	1	疼痛过伸	2
				不能运动	1

四、眼部体征

眼部体征主要观察瞳孔变化及眼球位置变化。正常瞳孔等大正圆,对光反射灵敏。一侧瞳孔散大和对光反射消失,常提示可能发生脑疝。双侧瞳孔散大和对光反射消失提示可能出现严重的中脑损害。针尖样瞳孔可提示脑桥损害。单眼外展并有瞳孔散大,表明动眼神经麻痹。眼球内收可见于展神经受损,或是颅内高压导致的假性定位征。

五、运动功能

运动功能主要观察患者的自主活动能力,评估患者的肌力、肌张力,判断是否存在瘫痪。检查肌力时应左右对比,有利于发现程度较轻的一侧肢体或局部肌群的肌力减退,采用 0~5级的六级肌力记录法(表4-2-1-2)。肌张力的变化在一定程度上可反映出病情的转归。去大脑强直时可呈现伸展体位,有时呈角弓反张姿势。两侧大脑皮质受累时可见去皮质强直状态。

表 4-2-1-2　肌力的 6 级记录法

分级	标准
0 级	肌肉无任何收缩现象(完全瘫痪)
1 级	肌肉可收缩,但不能产生动作
2 级	肌肉能在床面上移动,但不能对抗地心引力,不能抬起
3 级	肢体能抬离床面,但不能对抗阻力
4 级	能做对抗阻力的活动,但较正常差
5 级	正常肌力

六、痫性发作

由于大脑皮质神经元异常放电而导致的短暂脑功能障碍,根据发作时大脑病灶部位及发作时间的不同,痫性发作可有多种临床表现:

1. 意识障碍　发作初始时,可有突发意识丧失,发作结束后,可有短暂的意识模糊、定向力障碍等。

2. 运动异常　表现为肢体抽搐、阵挛等。

3. 感觉异常　表现为肢体麻木感和针刺感。

4. 精神异常　表现为记忆恍惚、情感异常及幻觉、错觉等。

5. 自主神经功能异常　表现为面部及全身苍白、潮红、多汗、瞳孔散大及尿失禁等。

七、神经反射

神经反射主要包括正常的生理反射及异常的病理性反射两部分。生理性反射的减弱或消失及病理性反射的出现均提示神经系统功能发生变化。巴宾斯基征(Babinski sign)是经典的病理反射,提示锥体束受损。检查方法为用竹签轻划足底外侧,阳性反应为足拇趾背屈,可伴其他足趾扇形展开,也称伸性趾反射。

八、脑膜刺激征

脑膜刺激征包括颈强直、凯尔尼格征(Kernig sign)和布鲁津斯基征(Brudzinski sign)等。脑膜刺激征见于脑膜炎、蛛网膜下腔出血、脑水肿及颅内压增高等。

1. 屈颈试验　患者仰卧,检查者托患者枕部并使其头部前屈而表现不同程度的颈强,被动屈颈受限,称为颈强直。

2. 凯尔尼格征(Kernig sign)　患者仰卧,下肢于髋、膝关节处屈曲成直角,检查者于膝关节处试行伸直小腿,如伸直受限并出现疼痛,大腿、小腿间夹角＜135°,为凯尔尼格征阳性。

3. 布鲁津斯基征(Brudzinski sign) 患者仰卧屈颈时出现双侧髋、膝部屈曲;一侧下肢膝关节屈曲位,检查者使该侧下肢向腹部屈曲,对侧下肢亦发生屈曲,均为布鲁津斯基征阳性。

第二节 颅内压监测

颅内压(intracranial pressure,ICP)是指颅内容物对颅腔壁产生的压力。颅腔内容物由脑组织、脑脊液和血液组成,其中任何部分容积的增加均会导致颅内压的增高。当 ICP 持续＞15mmHg 时,称为颅内压增高;当 ICP 持续＞40mmHg 时,为重度颅内压增高。颅内压监测分为有创颅内压监测和无创颅内压监测。

一、有创颅内压监测

有创 ICP 监测是将压力传感器的一端与颅内相通,另一端与监护仪相连,从而实现实时监测技术。按测压部位不同分为脑室内、脑实质内、硬膜下和硬膜外压力监测,其中以脑室内监测最为准确。有创 ICP 监测存在感染、出血和创伤等风险。在颅内压监测过程中,临床多采用导管法:将导管植入脑室,传感器在颅外,它与导管中填充的液体或脑脊液接触进行测压。导管护理的要点是保证管路通畅,勿打折、受压、脱管,护士在进行翻身、叩背、吸痰等护理操作时应动作轻柔,避免护理行为对 ICP 产生影响。

二、无创颅内压监测

无创 ICP 监测技术发展迅速,通过视网膜、耳鼓膜、生物电阻抗、脑电图和经颅多普勒超声等多种技术实现,但多因准确性和可靠性不够而未能普及。

第三节 脑电图监测

脑电图(electroencephalography,EEG)是脑生物电活动的检查技术,通过测定自发的有节律的生物电活动以了解脑功能状态。EEG 是昏迷患者脑功能监测的重要指标,通过 EEG 模式分析或 EEG 量化分析可对不同程度的昏迷做出判断。与昏迷相关的 EEG 模式有全面抑制、爆发抑制、癫痫样活动、三项波、α/θ 昏迷等。与昏迷相关的 EEG 量化参数有双频指数和爆发 - 抑制比率等。EEG 监测最大的不足是容易受镇静催眠药物和麻醉药物影响,在分析判读时需特别注意。

第四节 脑血流监测

脑是人体最重要的器官,正常成年人全脑血流量为 800～1000ml/min,脑组织中几乎无葡萄糖和氧的储备,当脑血供中断导致脑缺氧时,2min 内脑电活动停止,5min 后脑组织出现不可逆性损伤。

脑血流(cerebral blood fluid,CBF)测定包括直接法和间接法。放射性核素清除技术为直接测定法,其优点是准确可靠,但不符合床旁、连续、简便等监测要求。经颅多普勒超声(transcranial doppler,TCD)技术为间接测定法,其优势在于床旁操作简便快捷,但容易受操作者技术水平的影响。

第五节   脑多模式监测

脑多模式监测(brain multimodality monitoring,BMM)包括脑温、ICP、脑氧(PbtO$_2$)、脑微透析和局部脑血流等。BMM 对脑水肿、脑缺血、脑能量功能障碍和继发性脑损伤的治疗有一定的指导意义,但技术还有待进一步成熟和普及。

第六节   神经系统功能监测的护理

一、监测前准备

1.确保监测装置正常   监测前须对设备性能测定,及时校准。
2.评估患者   ICP 监测的禁忌证为有凝血异常、感染或穿刺点附近感染。

二、监测中护理

(一)头痛护理

根据患者疼痛程度的评估,可应用数字评分法进行评分。观察头痛的时间、性质、伴随症状,监测生命体征(呼吸、心率和血压),遵医嘱应用镇痛药物,观察用药后的效果、镇痛时间等。脑血管病患者发生的剧烈头痛会因机体某些病理改变发生躁动,诱发神经内分泌反应,如血糖升高、皮质醇等分泌增加,造成循环和呼吸系统功能不稳定,增加组织氧耗,加重器官负担。同时躁动可能引起非计划性拔管和坠床等意外事件的发生。因此,有效的镇痛和镇静能减轻患者焦虑、躁动和谵妄,保障患者的安全。

(二)眼部体征的观察

重点观察瞳孔大小及眼球位置的变化。当患者发生外伤性颈动脉海绵窦瘘时,由于颅底骨折或错位导致刺破或撕裂海绵窦内颈动脉致使患者发生搏动性突眼及球结膜充血、水肿、外翻等体征,出现眼球搏动受限、视力减退、复视、眼球固定等症状。需在观察瞳孔的同时,加强眼部护理:应用抗生素滴眼液滴眼,对眼睑不能闭合的患者应用无菌纱布或眼罩覆盖,预防角膜溃疡的发生。

(三)癫痫的预防与护理

保持病室安静,减少探视,避免客观因素对患者的刺激;遵医嘱应用抗癫痫药物,切勿擅自停药;患者卧床时给予床档保护;当患者癫痫发作时,应立即让患者平卧,保持呼吸道通畅,高流量吸氧以缩短脑缺氧的时间,给予牙垫保护防止舌咬伤,立即通知医师,必要时给予吸痰护理,加强患者安全管理;观察患者癫痫发作时的表现和持续时间。

(四)EEG 监测的护理

EEG 监测电极数量一般为 8～16 个,根据不同的目的选择电极数量,重症患者监测不少于 8 个电极;癫痫持续状态患者需尽早开始视频 EEG 监测;短程 EEG 监测(0.5～2h)常用于昏迷患者的预后评估;长程 EEG 监测(至少 24～48h)用于癫痫持续状态和非惊厥性癫痫的诊治;EEG 监测在记录最平稳时段给予疼痛或声音刺激,观察是否存在 EEG 反应性。

(五)ICP 监测的护理

ICP 监测过程中,临床多采用导管法,患者平卧或床头抬高 10°～15°,正确连接 ICP 监测装置;观察数据变化并记录,发现异常情况及时报告医师,调节脱水剂、利尿剂的用法;导管护理的要点是保证管路通畅,勿打折、受压、脱管,护士在进行翻身、叩背、吸痰等护理操作时应动作轻柔,避免护理行为对 ICP 产生影响。

三、注意事项

1. EEG　电极放置准确,双侧对称,与 EEG 监测仪正确连接;保持电极与患者头皮连接完好,减少电极阻抗;防止心电及脉搏干扰 EEG;避免各种电源线或电缆与 EEG 电极导联交叉;数天 EEG 监测患者,24～48h 后暂停 EEG 监测,以便清洁电极处皮肤;对于持续监测 EEG 而不能暂停患者,可稍稍调整电极位置,预防头皮破溃。

2. ICP　监测系统的组成包括光导纤维及颅内压力换能系统或外部充液换能系统。颅内换能 ICP 监测系统常将换能器置于 ICP 导管内,故毋需调零;导管中液体阻力增加可使 ICP 信号消失,需及时查找原因;行控制性持续性闭式引流术时,压力控制在 15～20mmHg,不得将颅内压降至过低,以防引起脑室塌陷;避免呼吸道不畅、躁动、体位不正等非颅内情况引起颅内压增高;预防感染、颅内出血、医源性颅内高压、脑实质损伤等并发症的发生。

（李晓飞　岳晓妍）

第三章　呼吸系统功能监测与护理

　　危重症患者的生理功能处于极不稳定状态,任何重要器官功能的改变即可导致严重后果。因此,患者需要进行严密监测和积极护理。对于涉及呼吸系统的危重症患者而言,介入治疗可能发生严重并发症,如术前可能发生窒息、呼吸衰竭、酸碱电解质紊乱等;术中可能出现心搏骤停、气道内大出血、窒息、气胸或严重低血压、脑血管血栓形成、严重二氧化碳潴留等;术后出现呼吸抑制、误吸、气道内迟发性出血、气道内坏死物脱落堵塞等。呼吸危重症患者护理工作需要认真仔细分析判断病情,全程监测和安全管理,细节入手,才能保证患者安全,才能最终改善患者的预后。

第一节　呼吸运动监测

一、呼吸频率

　　呼吸频率(respiratory rate,RR)是指每分钟的呼吸次数。呼吸频率反映患者通气功能及呼吸中枢的兴奋性,是呼吸功能监测中最简单、最直接的监测方法。RR 随年龄、性别和生理状态而异。正常成年人平静时,RR 为 10～18 次/min;新生儿为 40 次/min 左右,1 岁幼儿约为 25 次/min,8 岁儿童约为 18 次/min;如成年人 RR < 6 次/min 或 > 35 次/min,提示呼吸功能障碍。

二、呼吸幅度

　　呼吸幅度(respiratory range)是指呼吸运动时患者的胸腹部起伏程度,正常胸式呼吸时两侧胸廓同时起伏,幅度一致。呼吸运动时胸腹部的起伏幅度可以大致反映潮气量的大小。当出现一侧胸腔积液、气胸、血气胸或肺不张等情况时,胸式呼吸不对称;当出现腹部病变或疼痛限制膈肌运动等情况时,胸式呼吸增强;当出现两侧胸部均有损伤或病变高位截瘫或肌松剂作用时,胸式呼吸减弱或消失;当有肋间肌麻痹时胸式呼吸与腹式呼吸不同步。

三、呼吸节律

　　呼吸节律(respiratory rhythm)是指呼吸的规律性,安静时呼吸节律均匀。观察呼吸节律的变化,可以及时发现异常,提示病变部位,如潮式呼吸提示呼吸中枢兴奋性降低;叹气样呼吸提示功能性改变,见于神经衰弱、精神紧张或抑郁症。

四、呼吸周期的吸呼比率

呼吸周期的吸呼比率(breathing ratio of respiratory cycle)又称吸呼比,是指一个呼吸周期中吸气时间与呼气时间之比。正常吸呼比为 1：(1.5~2),吸呼比的变化反应肺通气与换气功能。可以通过呼吸功能仪进行精确监测。

五、常见的异常呼吸类型

(一)哮喘性呼吸

哮喘性呼吸(asthmatic breathing)发生在哮喘、肺气肿及其他喉部以下有阻塞的患者,其呼气时间较吸气时间明显延长,伴有哮鸣音。心源性哮喘是哮喘性呼吸困难的一种,多见于左心室病变患者,常表现为阵发性端坐呼吸,呼吸困难常在夜间及劳累后出现,可持续数分钟到数小时。

(二)紧促式呼吸

紧促式呼吸(rapid breathing)呼吸运动浅促有弹性,常见于胸膜炎、胸腔肿瘤、肋骨骨折、胸背部剧烈扭伤、颈胸椎疾病引起疼痛的患者。

(三)深浅不规则呼吸

深浅不规则呼吸(deep and shallow irregular breathing)是指以深浅不规则的方式进行呼吸,见于循环衰竭、脑膜炎或各种因素引起的意识丧失的患者。

(四)叹息式呼吸

叹息式呼吸(sighing respiration)指呼吸呈叹息状,常见于神经质、过度劳累等患者,也可见于循环衰竭者。

(五)蝉鸣样呼吸

蝉鸣样呼吸(strident respiration)由于会厌部发生部分阻塞,空气吸入困难使患者在吸气时发出高音调啼鸣声。吸气时患者出现肋间及上腹组织内陷的症状。

(六)鼾音呼吸

鼾音呼吸(rhonchi breathing)患者呼吸周期间可闻及大水泡音,主要是由于上呼吸道有大量分泌物潴留,当空气进出气管时形成。常见于昏迷或咳嗽反射无力的患者。

(七)点头式呼吸

点头式呼吸(nods breathing)因锁骨乳突肌收缩所致,在吸气时下颌向上移动而在呼气时下颌返回原位,貌似点头样。多见于濒死患者。

(八)潮式呼吸

潮式呼吸(Cheyne-Stokes respiration)是指阵发性的急促深呼吸而后出现呼吸暂停,此症状交替出现的呼吸方式。

第二节　呼吸容量监测

呼吸容量监测(respiratory volume monitoring,RVM)是评价肺通气功能的基础,反映肺容积及肺容量等通气功能的监测指标。

一、肺容积

肺容积（pulmonary volume，PV）是指肺内气体的容积。肺容积测定指标包括潮气量（tidal volume，VT）、补吸气量（inspiratory reserve volume，IRV）、补呼气量（expiratory reserve volume，ERV）和残气量（residual volume，RV）。

1. 潮气量　VT 是指在平静呼吸时，一次吸入或呼出的气体量。VT 正常值为 8～12ml/kg（理想体重），平均为 10ml/kg，男性略大于女性。VT 反映人体静息状态下的通气功能情况，在机械通气时还可以通过测定吸气与呼气 VT 的差值反映出呼吸管道的漏气。

2. 补吸气量　IRV 是指在平静吸气后再作最大吸气动作所能增加的吸气量。正常成年男性为 2100ml，女性为 1500ml。IRV 反映肺胸的弹性和吸气肌的力量。

3. 补呼气量　ERV 是指平静呼气后所能呼出的最大气量，反映肺的气体储备功能。正常成年人约 1000ml。

4. 残气量　RV 是指深呼气后肺内剩余的气量，反映肺泡静态膨胀度，具有稳定肺泡气体分压的作用，减少了通气间歇对肺泡内气体分压的影响。正常成年人残气量为 1000～1500ml。

二、肺容量

肺容量（lung volume，LV）是指肺容积中 2 项或者 2 项以上的联合气体量。肺容量测定指标包括深吸气量（inspiratory capacity，IC）、功能残气量（functional residual capacity，FRC）、肺活量（vital capacity，VC）和肺总量（total lung capacity，TLC）。

1. 深吸气量　IC 是指从平静呼气末做最大吸气时所能吸入的气体量。IC 是潮气量和补吸气量之和，是衡量最大通气潜力的一个重要指标。

2. 功能残气量　FRC 在生理上起着稳定肺泡气体分压的缓冲作用，减少了通气间歇时对肺泡内气体交换的影响。如果没有 FRC，呼气末期肺泡将完全陷闭。FRC 增加提示肺泡扩张，FRC 减少说明肺泡缩小或陷闭。

3. 肺活量　VC 是指在最大吸气后尽力呼气的气量。肺活量 = 补吸气量 + 补呼气量 + 潮气量。

4. 肺总量　TLC 深吸气至最大限度时肺内的气量，即深吸气量加上功能残气量为肺总量。肺总量是肺容量指标中判断是否存在肺限制性疾病和疾病程度的最重要指标。

5. 分钟通气量　分钟通气量（minute ventilation，MV）是指在静息状态下每分钟呼出或吸入的气体量，是通气功能最常测定的指标之一。正常值为 6～8L/min，成年人通气过度 MV > 10～12L/min，成年人通气不足 MV < 3～4L/min。计算公式：分钟通气量 = 潮气量 × 呼吸频率。

三、生理无效腔容积

生理无效腔容积（volume of physiological dead space，VD）是解剖无效腔（anatomical dead space）与肺泡无效腔（alveolar dead space）的容积之和。

1. 解剖无效腔　是指从口、鼻、气管到细支气管之间的呼吸道所占空间。

2. 肺泡无效腔　是指肺泡中未参与气体交换的空间。

3. 生理无效腔（physiological dead space）是指潮气量中没有参加肺泡内气体交换的那部分气体。

4. 生理无效腔容积/潮气量比值（VD/VT）　反映通气的效率，主要用于评价无效腔对患者通气功能的影响，可帮助患者寻找无效腔增加的原因，健康人自主呼吸时 VD/VT 约为 0.3。某些患者比值增加主要是肺泡无效腔（气体分布不均匀和肺泡无灌注），其比值可达 0.7 以上，成为二氧化碳潴留的重要原因。

5. 肺泡通气量（alveolar ventilation，VA）是指在静息状态下每分钟吸入气量中能到达肺泡进行气体交换的有效通气量，反映真正的气体交换量。正常值为 4.2L/min。计算公式：肺泡通气量 =（潮气量 - 生理无效腔容积）× 呼吸频率。

6. 通气/血流灌注比值（V/Q）　是指每分钟肺泡通气量与每分钟肺血流量的比值。正常成年人安静状态为 0.84。

7. 肺换气功能

（1）肺换气功能（pulmonary respiratory function）：指肺泡与肺毛细血管间所进行的气体交换。

（2）肺弥散功能（pulmonary diffusing capacity）：指分子从高浓度区移向低浓度区的一种倾向。肺弥散功能的正常与否主要取决于下列因素：呼吸膜的厚度、呼吸面积、通气/血流灌注比值、肺毛细血管血容量。

（3）肺弥散（diffusion of lung）：指氧和二氧化碳通过肺泡毛细血管膜的过程。常用评价指标为肺一氧化碳弥散量（diffusion capacity of carbon monoxide of lung，DLCO），指单位时间内、单位压力差下通过肺泡毛细管膜进入毛细血管血液中的一氧化碳量，实测值与预计值的百分比 > 80% 为正常。

（4）弥散系数（diffusion coefficient，DLCO/VA）：一氧化碳弥散量与肺泡气量之比，实测值与预计值的百分比 > 80% 为正常。

第三节　呼气末二氧化碳监测

呼气末二氧化碳（end-tidal carbon dioxide，$ETCO_2$）监测是使用无创技术连续监测 $ETCO_2$ 水平的一项临床检测肺功能手段。反映了肺通气功能状态和循环功能情况。可用于监测气管插管的位置正确性、机械通气时参数设置的合理性、心肺复苏的有效性及自主循环是否恢复等。

一、呼气末二氧化碳监测的原理

$ETCO_2$ 监测的方法有吸光光度法、显色法、质谱分析法、拉曼散射分析法等。临床上以吸光光度法最为常用。用红外线二氧化碳测量仪发出红外线穿过呼出气体，部分红外线被气体中的二氧化碳吸收，通过监测红外线衰减强度来计算患者呼出的二氧化碳成分。

二、呼气末二氧化碳监测的临床意义

1. 判断通气功能　$ETCO_2$ 的正常值 35～45mmHg，在无明显心肺疾病的患者，$ETCO_2$

常与 $PaCO_2$ 数值相差大约 5mmHg。因此,可以根据 $ETCO_2$ 的监测结果来判断患者的通气功能状况,并可据此调节通气量。

2. 反映循环功能 $ETCO_2$ 反映循环系统功能。当出现低血压、低血容量、休克及心力衰竭时,伴随肺血流量减少,$ETCO_2$ 也降低。呼吸心跳停止时 $ETCO_2$ 迅速下降,复苏后回升。

3. 判断人工气道的位置与通畅情况 $ETCO_2$ 监测是判断常规气管插管是否在气管内的金标准。气管插管后进行通气,监测 $ETCO_2$ 出现连续 4 个以上的稳定波形,提示插管在气道内。另外,$ETCO_2$ 监测了解气管或人工气道的通畅性,当发生阻塞时,$ETCO_2$ 的波形呈鲨鱼鳍样改变。

第四节   脉搏血氧饱和度监测

脉搏血氧饱和度(pulse oxygen saturation, SpO_2)监测是通过动脉脉搏波动分析来测定血液在一定氧分压下氧合血红蛋白占全部血红蛋白的百分比,是一种无创、连续的脉搏血氧饱和度监测的方法。

一、脉搏血氧饱和度监测的原理

原理是血氧仪用发光二极管作为发光器,光敏二极管作为光探测器。通过发光二极管发出一定波长的红光(660nm)测量去氧血红蛋白(Hb),红外光线(940nm)测量氧合血红蛋白(HbO_2)。HbO_2 和 Hb 对特定波长的光线吸收程度不同,计算脉搏血氧饱和度。

二、脉搏血氧饱和度监测的方法

脉搏血氧饱和度监测部位有指端和耳垂。小儿监测时多采用耳夹法,成年人多用指夹法;如果患者指甲较厚或末梢循环较差时应选用耳夹法。血氧饱和度监测时至少每 4h 换部位监测。

三、脉搏血氧饱和度监测的临床意义

SpO_2 正常值为 96% ~ 100%,主要用于监测危重症患者氧合情况评估,动态评估呼吸暂停、发绀和缺氧的严重程度。低氧血症时血氧饱和度 < 90%;但一氧化碳中毒时,除非探头有识别碳氧血红蛋白的功能,否则由于碳氧血红蛋白与氧合血红蛋白的吸光谱非常近似,可能会干扰血氧饱和度监测结果而掩盖严重的低氧血症。

第五节   呼吸力学监测

呼吸力学监测包括呼吸相关的压力、阻力、顺应性及呼吸做功等参数的监测,是诊断与确定呼吸治疗方案的重要手段。

一、呼吸压力监测

随着呼吸运动胸腔容积量发生变化,会引起一系列的压力变化。

(一)跨肺压

跨肺压(trans pulmonary pressure)是指肺泡内压与胸膜腔压之间的差值,反映肺泡在呼吸运动中的顺应性。一般通过食管囊管法测量食管中下 1/3 交界处的压力来反映胸膜腔压力。

(二)跨胸壁压

跨胸壁压(trans chest wall pressure)是指胸膜腔压力与大气压力的差值,反映胸廓在呼吸运动中的顺应性。

(三)经呼吸系统压

经呼吸系统压(respiratory pressure)是指呼吸运动过程中所需要克服的整体压力,是肺和胸廓顺应性的总和。

(四)气道压

气道压(airway pressure)是指气道内的压力。是机械通气时最常用的监测指标。在呼吸运动的动态变化过程中,一般用峰压、平台压与平均气道压等指标来描述气道压力变化。

1. 吸气峰压(peak inspiratory pressure,PIP)　是整个呼吸周期中气道压力的最高值,在吸气末测定,正常值为 $9\sim16cmH_2O$。机械通气过程中应努力保持吸气峰压 $<35\sim40cmH_2O$。若高于此值,气压伤的发生率显著增加。

2. 吸气平台压(plateau pressure)　指吸气后屏气时的压力,正常值为 $5\sim13cmH_2O$。机械通气期间应保持平台压 $<35cmH_2O$,若高于此值,气压伤的发生率显著增加。监测平台压比监测气道峰压更能反映气压伤的危险性。因为气道峰压包含气道阻力,而平台压真正反映肺泡内的最大压力。

3. 平均气道压(mean airway pressure)　指连续数个呼吸周期中气道内压的平均值,它反映了对循环功能的影响程度。平均气道压越高,对循环的抑制就越严重。一般平均气道压 $<7cmH_2O$ 时对循环无明显影响。肺水肿和肺损伤的情况下,平均气道压减少静脉回流。

4. 最大吸气压(maximal inspiratory pressure,MIP)　反映自主呼吸时呼吸肌吸气力量的指标,正常男性 $<-75cmH_2O$,女性 $<-50cmH_2O$。

5. 最大呼气压(maximal expiratory pressure,MEP)　反映自主呼吸时呼吸肌呼气力量的指标,正常男性 $>100cmH_2O$,女性 $>80cmH_2O$。

6. 呼气末正压(positive end-expiratory pressure,PEEP)　正常情况下呼气末气道内压力等于大气压力。但病理情况下,由于呼出气流受阻,肺内气体呼出缓慢,导致呼气末肺容量可高于功能残气量,使呼吸系统的静态弹性回缩压与肺泡压均升高,产生内源性 PEEP。机械通气患者的内源性 PEEP 可通过呼气末屏气进行测量。机械通气时还可以人为地外源性设置 PEEP。

二、气道阻力监测

气道阻力(airway resistance)是指气流通过气道进出肺泡所消耗的压力,用单位流量所需的压力差来表示,一般分为吸气阻力与呼气阻力。吸气阻力 =(吸气峰压 - 吸气平台压)/吸气末流量;正常值为 $5\sim15cmH_2O/(L\cdot s)$。呼气阻力 =(平台压 - 呼气早期压)/呼气早期流量;正常值为 $3\sim12cmH_2O/(L\cdot s)$。

三、顺应性监测

顺应性(compliance)是指单位压力改变所引起的容量改变,机械通气需监测静态顺应性和动态顺应性。

(一)静态顺应性

静态顺应性(static compliance,Cst)是指在呼吸周期中阻断气流的条件下测得的顺应性,正常值 100ml/cmH_2O。计算公式:静态顺应性 = 潮气量 /(平台压 – 呼气末正压)。

(二)动态顺应性

动态顺应性(dynamic compliance,Cdyn)是指在呼吸周期中不阻断气流的条件下通过寻找吸气末与呼气末的零流量点而测得的顺应性,受肺组织弹性和气道阻力双重影响,在评价患者肺顺应性改变时不如静态顺应性准确。正常值 50～800ml/cmH_2O。如在支气管痉挛时,动态顺应性可明显降低,而静态顺应性仍保持不变。计算公式:动态顺应性 = 潮气量 /(峰压 – 呼气末正压)。

四、压力 – 容积曲线

压力 – 容积曲线(pressure-volume curve)是以功能残气量为基点,不同潮气量为纵坐标,相应的压力变化为横坐标,则可描绘出压力 – 容积曲线。与正常值比较,静态和动态压力 – 容积曲线同时右移,考虑肺实质、胸腔和胸壁的病变;静态压力 – 容积曲线不变,而动态压力 – 容积曲线右移,考虑为气道病变。一旦确立压力 – 容积曲线,则应确定低拐点和高拐点,前者反映陷闭气道扩张的最低压力,有助于选择 PEEP;后者则反映胸肺的最大弹性扩张程度,指导通气参数和潮气量的选择,一旦超出高拐点将显著增加肺损伤的机会。PEEP 的选择宜在上下拐点之间,最佳 PEEP 的水平应在拐点的上方一点。

第六节　动脉血气分析监测

结合动脉血气分析对呼吸状态进行全面判断,已成为危重症患者监测治疗必不可少的项目。

一、动脉血氧分压

动脉血氧分压(arterial partial pressure of oxygen,PaO_2)是指溶解在血浆中的氧产生的压力。血液中溶解的氧随氧分压的升高而增多。海平面正常人 PaO_2 为 80～100mmHg。并随着年龄的增加而下降。血氧分压与组织供氧有直接关系,氧向组织释放主要取决于 PaO_2 的高低,因为氧从毛细血管向组织方向的弥散动力是两者的氧分压差。因此,在临床上主要用 PaO_2 衡量有无缺氧及缺氧的程度。PaO_2 60～80mmHg 提示轻度缺氧,PaO_2 40～60mmHg 提示中度缺氧,PaO_2 20～40mmHg 提示重度缺氧。此外,PaO_2 作为诊断呼吸衰竭的重要指标和诊断酸碱失衡的间接指标,具有重要的临床意义。

二、动脉血氧饱和度

动脉血氧饱和度(oxygen saturation in arterial blood,SaO_2)是指动脉血气中反映血红蛋

白携氧能力的数值。正常值 96%～100%。SaO_2 仅仅表示血液氧与 Hb 结合的比例。氧与血红蛋白结合与氧分压有关,受温度、二氧化碳分压、H^+ 浓度等影响,也与血红蛋白的功能状态有关,如碳氧血红蛋白、变性血红蛋白就不再具有携氧能力。

三、动脉血酸碱度

动脉血酸碱度(pH)正常值 7.35～7.45,是主要的酸碱失衡的诊断指标,但 pH 正常也不能表明机体没有酸碱平衡失调,还需结合其他指标进行综合分析。

四、动脉血二氧化碳分压

动脉血二氧化碳分压(arterial partial pressure of carbondioxide,$PaCO_2$)是指溶解到动脉血中的二氧化碳所产生的压力,是反映通气状态和酸碱平衡的重要指标。正常人 $PaCO_2$ 为 35～45mmHg。$PaCO_2$ 降低表示过度通气,或低代谢状态,或代谢性酸中毒合并代偿性低碳酸血症;$PaCO_2$ 增高表示肺泡通气不足,易出现高碳酸血症。

五、动脉血标准碳酸氢根盐和实际碳酸氢根

动脉血标准碳酸氢根盐和实际碳酸氢根的正常值为 22～27mmol/L,是主要的碱性指标。两者区别在于动脉血标准碳酸氢根盐不受呼吸因素影响,仅仅反映代谢因素碳酸氢根(HCO_3^-)的储备量,不能反映体内 HCO_3^- 的真实含量。而实际碳酸氢根受呼吸因素影响,反映体内 HCO_3^- 的真实含量。

六、二氧化碳总量

二氧化碳总量(total carbondioxide,$T-CO_2$)是指存在于血浆中一切形式的 CO_2 的总和。正常值为 28～35mmol/L。一般在 $PaCO_2$ 增高时 $T-CO_2$ 增高,而血中 HCO_3^- 增高时 $T-CO_2$ 也增高。

七、碱剩余

碱剩余(BE)正常值为 -3～+3mmol/L,代表体内碱储备的增加或减少。BE < -3mmol/L 提示代谢性酸中毒,BE > +3mmol/L 提示代谢性碱中毒。

第七节 呼吸系统功能监测的护理

一、监测前准备

1. 核对 核对医嘱、核对患者。

2. 评估患者 评估患者体温、年龄、体重、意识状态、病情、生命体征、实验室相关检查指标等,如脉搏血氧饱和度监测评估局部皮肤及指／趾甲情况,呼气末二氧化碳监测评估患者已带有人工气道和氧疗方式,动脉血气分析监测评估患者氧疗方式、穿刺部位有无创伤、手术、穿刺史。

3.知情同意　向患者或家属解释操作目的、操作过程、注意事项、取得患者或家属的配合。

4.环境准备　温度适宜、光线充足。

5.用物准备　血氧饱和度监测用物准备心电监护仪、指脉氧探头、电源、插座、纱布；呼气末二氧化碳监测用物准备治疗车、治疗盘、呼气末二氧化碳模块、呼气末二氧化碳传感器；动脉血气分析监测用物准备一次性动脉采血器、治疗巾、小垫枕、无菌手套、无菌纱布一包；机械通气的监测呼吸机、一次性呼吸机管路、模拟肺、简易呼吸器、呼吸连接管、听诊器、气囊测压表等。

二、监测中护理

(一)血氧饱和度监测的护理

根据血氧仪型号、肢体末梢温度情况选择放置探针合适的位置。妥善固定探针。保持探针所测位置的温度，确保测量数据准确。定时变换探针位置，避免皮肤损伤。护理中注意监测 SpO_2 的动态变化，一旦发现 SpO_2 异常，立即查找原因并处理。

(二)呼气末二氧化碳监测的护理

确保导线、$ETCO_2$ 模块及监护仪正确连接，避免短路。检查定标尺上标明的数值与监护仪显示的校准值是否相同，若不符需校准。确保呼吸机回路、传感器及导线正确连接，监护仪屏幕则显示 $ETCO_2$、吸入最小 CO_2、气道呼吸频率的数值及 $ETCO_2$ 波形。注意监测 $ETCO_2$ 的动态变化，一旦发现 $ETCO_2$ 异常，立即查找原因并处理。

(三)动脉血气分析监测的护理

严格无菌操作采集动脉血，若是经动脉穿刺，穿刺后务必按压穿刺口，避免出现血肿。缓慢混匀采血器 $3 \sim 5$ 次，混匀样品后，排除第一滴血，采血器内如果有空气立即排出。根据血气分析仪提示进行操作直至显示血气分析结果并打印。记录血气分析结果并报告医师，如结果异常，遵医嘱及时处理。

(四)机械通气监测的护理

1.人工气道固定　确保人工气道妥善固定，可使用一次性固定器、胶布或棉带固定，每班记录导管固定情况、深度，及时发现导管移位、器械相关压力性损伤和医用黏胶相关性皮肤损伤等并发症。一般情况下成年人气管插管深度应距门齿 $22cm \pm 2cm$，太深易插入一侧主支气管；太浅容易使气囊嵌在声门，压迫声带，导致声音嘶哑，而且可使气体外溢，引起气道低压报警。

2.气囊监测　气囊压力保持在 $25 \sim 30cmH_2O$，即低于毛细血管灌注压。气囊压力过高可导致气管黏膜缺血、坏死；气囊压力过低会导致漏气和患者不适感。推荐每 4h 监测气囊压力，维持合适的气囊压力。

3正确连接　确保呼吸机、一次性呼吸机管路与人工气道正确连接。

4.调节呼吸机　模式与参数根据患者的病情和血气分析结果，调节呼吸机模式：控制通气、辅助通气、辅助/控制通气、同步间歇指令通气、压力支持通气、持续正压通气等；调节参数：潮气量、吸气压力、呼吸频率、吸气时间、峰值流速、触发灵敏度、吸入氧浓度、呼气末正压等。

5.设置呼吸机报警参数　根据患者的具体情况设定合适的报警参数，设置的报警参数包括压力报警、呼出潮气量报警、呼出分钟通气量报警、呼吸频率报警、窒息时间报警等。

6.呼吸机相关性肺炎的护理　在无禁忌证情况下，应将床头抬高 $30° \sim 45°$；加强口腔护理,建议使用氯己定(洗必泰)漱口或口腔冲洗,每6h一次;病情许可时进行翻身与拍背;必要时按需吸痰;每天评估是否撤机和拔管,减少插管天数;及时清除呼吸回路和积水杯内的积水;根据病情需要进行肠内或肠外营养支持;病情稳定后尽早活动;对插管可能超过48h或72h的患者提供具有声门下分泌物引流口的气管内导管。

7. 机械通气观察要点　注意观察患者意识情况、心理状况、体温、呼吸功能情况、循环功能情况、血气分析、出入量、有无腹胀等的变化,如有异常及时汇报医师并处理。

8. 气管内吸引　鼓励清醒患者自行咳痰;根据气道吸引指征,按需吸痰,维持吸引负压150～200mmHg。根据患者情况选用开放式吸痰和密闭式吸痰,注意吸痰管的选择、吸痰时间及氧合情况。

9. 及时分析报警原因并处理　引起呼吸机报警的原因很多包括电源报警、气源报警、断开报警、高压报警及窒息报警等。

三、注意事项

(一)血氧饱和度监测的注意事项

血氧饱和度监测时发生严重低氧血症,测量的数据可能不准确,此时应密切监测血气分析,复核血气分析与SpO_2之间的差异。末梢循环灌注差会影响血氧饱和度监测的准确性,如患者出现低血压、体温过低、贫血等。异常血红蛋白会影响血氧饱和度监测的准确性,如高铁血红贫血、碳氧血红蛋白等会吸收红光和红外光。探针与指甲、指脉氧仪与心电监护仪接触不良会影响血氧饱和度监测的准确性。皮肤过厚、皮肤色素沉着及涂抹指甲油会影响光的穿透,从而影响血氧饱和度监测的准确性。

(二)呼气末二氧化碳监测的注意事项

红外线二氧化碳测量仪分主流型分析仪和旁流型分析仪两种类型:主流型分析仪是将传感器连接在患者的人工气道上进行监测,适合用于建立人工气道的患者。旁流型分析仪是将取样管经鼻腔从气道内持续吸出部分气体进行监测,适合用于未建立人工气道的患者。严重通气血流比值(V/Q)失调的患者,$ETCO_2$监测不准确。呼吸机管路漏气、人工气道气囊漏气,$ETCO_2$监测不准确。发热、代谢加快等CO_2产生增加时,$ETCO_2$监测偏高。低体温、低灌注、失血、肺栓塞时$ETCO_2$监测偏低。传感器与模块连接时,连续监测时间过长,可能会引起基线的飘移,需每天进行校准。每次使用后应按使用说明书要求对传感器进行消毒。

(三)动脉血气分析监测的注意事项

动脉血气分析若用注射器采血,采血前用肝素液湿润,并将肝素液排尽,避免过多的肝素液造成pH下降和PaO_2升高,过多的肝素也会造成血液稀释,影响血红蛋白和血糖等数值。现采血现监测,标本放置时间过长,可导致pH和PaO_2下降。标本注意避免进入空气,空气会影响动脉血气结果。

(四)机械通气监测的注意事项

防止发生脱管、气道堵塞、气道损伤等人工气道相关并发症的发生。防止发生呼吸机相关性肺损伤、呼吸机相关性肺炎等呼吸机本身引起的并发症的发生。掌握呼吸机撤机指征,根据病情需要尽快撤机。按照呼吸机说明书对呼吸机进行消毒、保养和维护。

(黎金玲)

第四章 心血管系统功能监测与护理

介入治疗技术已经发展了近40年,介入治疗指征广泛,可治疗的疾病涉及多个器官系统。一些需要行急诊介入手术的疾病常常十分凶险,如高危肺动脉高压、主动脉夹层等。这些急危重症在术前术后都需要加强监护,评估病情,以便及时采取措施,维护生命体征平稳。

第一节 心电监测

一、识别心律失常

严重心律失常是介入术后死亡的重要原因,而持续心电监护对预防和早期发现一些术后并发症至关重要,因此术后24h内,应将患者安置在抢救室或者是重症监护室内进行连续心电监测和记录,严密观察有无频发期前收缩、室性心动过速、心室颤动、房室传导阻滞等心律失常。心电监护仪会动态显示心电图的波形,必要时可以记录和储存心电图,出现异常时能自动报警。重症监护室内一般采用胸壁监护导联线进行心电监护,导联选择要求能清楚显示心电图波形和节律,能较为完整地反映心脏的电活动状态及心脏应激状态。

二、常见心律失常及其处理

心律失常(arrhythmia)是指心脏激动起源异常、传导异常或两者均异常而引起的心电现象,表现为心电活动的频率、节律、传导顺序发生异常变化,引起心悸、胸闷,甚至导致血流动力学改变。心律失常为危重症患者的常见症状,也是重症监护的主要项目之一。

(一)快速性心律失常

1. 窦性心动过速(sinus tachycardia) 成年人窦性心律的频率超过100次/min,称为窦性心动过速。在正常人中,短暂的窦性心动过速极为常见,多为剧烈运动或情绪激动时的一种生理反应,也常见于吸烟、饮茶及喝咖啡后。某些病理状态,如发热、疼痛、缺氧、低血压、甲状腺功能亢进、心肌炎、心包炎和引起心功能不全的器质性心脏病等,均可引起窦性心动过速(图4-4-1-1)。窦性心动过速的心电图特点:① 窦性P波。② P波频率 ≥ 100次/min(一般在100次/min以下),极少超过170次/min。③ P-R间期 > 0.12s(图4-4-1-1)。窦性心动过速一般毋需治疗,仅针对原发病进行治疗即可,必要时应酌情选用镇静剂或应用 β 受体阻滞剂以减慢心率。

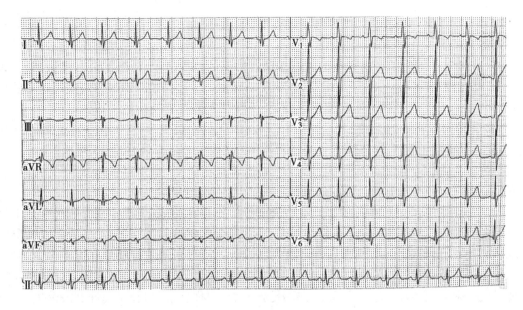

图 4-4-1-1　窦性心动过速

2. 室上性心律失常　常见的有阵发性室上性心动过速、心房扑动和心房颤动等。

（1）阵发性室上性心动过速（paroxysmal supraventricular tachycardia）：绝大多数阵发性室上性心动过速发生在无器质性心脏疾病的青年人，临床上具有突然发作、突然停止的特点。患者发作时的心率、持续时间、伴发的心脏病及其严重程度不同，其症状严重程度也不同，常见的症状有心悸、眩晕、心绞痛、晕厥、心力衰竭等。阵发性室上性心动过速的心电图特点：QRS 波多正常，心律规整，心率 150～250 次 /min；当伴有室内差异传导时，QRS 波变宽；逆行 P 波往往不易辨认（图 4-4-1-2）。

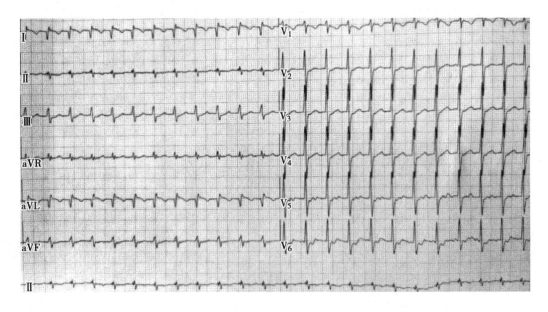

图 4-4-1-2　阵发性室上性心动过速

阵发性室上性心动过速的治疗与护理要点：① 嘱患者卧床休息，减轻患者焦虑，必要时使用镇静剂。② 刺激迷走神经，降低心室率。刺激迷走神经后，乙酰胆碱分泌增多，房室交界区不应期延长，可阻断经房室结的折返运动。常用的刺激迷走神经的方法：刺激咽后，诱发恶心，呕吐，做深呼吸运动；压迫眼球；按摩颈动脉窦。上述手法复律的方法使用越早效果越好。③ 抗心律失常药物。手法复律无效时，应在严密监护下使用抗心律失常药物。首选维拉帕米（异搏定）5～10mg 稀释后缓慢静脉推注，无效时可重复使用，但 30min 内不能超过 15mg。其他抗心律失常药物有盐酸普罗帕酮（心律平），去乙酰毛花苷（西地兰）等。当患者心律转为窦性心律后，应严密观察心律、心率和血压变化。④ 电复律。对于有休克，突然发生心力衰竭或有预激综合征的患者，应进行同步直流电复律。

（2）心房扑动（atrial flutter，房扑）和心房颤动（atrial fibrillation，房颤）：房扑和房颤是十分常见的心律失常，常呈阵发性或持续性发作，多发生于器质性心脏病患者，临床上以风湿性心脏病、冠状动脉性心脏病、高血压性心脏病、肺源性心脏病、甲状腺功能亢进症等为多见，偶尔发生于心脏正常者。发作时，轻者可表现为无明显不适或仅有心悸、胸闷、气短等症状，重者可发生晕厥、心绞痛、心力衰竭等。房扑和房颤心电图特点：房扑是窦性 P 波消失，心电图基线消失，代之以锯齿状 F 波，在 Ⅱ、Ⅲ、aVF 导联最明显，F 波频率为 250～350 次 /min，传导比例为（2～4）：1（图 4-4-1-3）；房颤时窦性 P 波消失，代之以大小不等、形态各异的颤抖波（f 波），其频率为 350～600 次 /min；房颤和房扑的 QRS 波形基本正常，当出现室内差异性传导时，QRS 波增宽（图 4-4-1-4）。

房扑和房颤的治疗与护理要点：① 若发作时心室率极快，伴有心绞痛、严重心力衰竭、低心排血量、心绞痛恶化加重或低血压，应立即同步电复律。但洋地黄中毒时应避免使用电复律。② 若症状轻微，只要用药物减慢心室率即可。控制心室率的药物有洋地黄类药物、钙通道阻滞剂及 β 受体阻滞剂等。③ 药物和电转复的栓塞发生率为 5%，故在房颤转复期间应进行抗凝治疗。

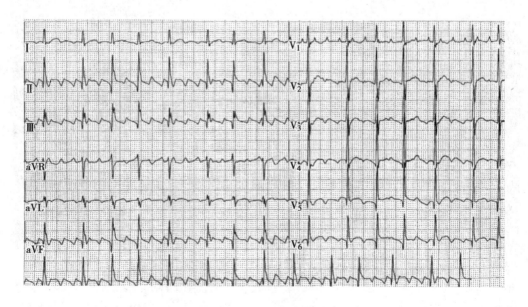

图 4-4-1-3   心房扑动

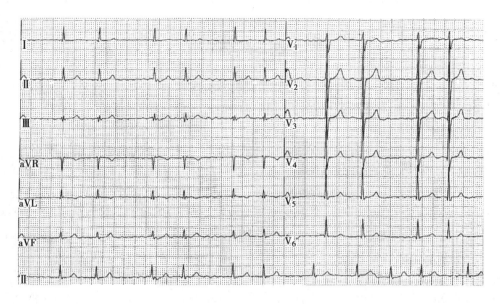

图 4-4-1-4　心房颤动

3. 室性心律失常

（1）室性期前收缩（ventricular premature beat，室早）：室早为最常见的心律失常。室早的预后主要取决于基础心脏病，如无器质性心脏病，室早并不影响患者的预期生命，而在心肌梗死患者中，频繁室早是猝死发生的独立危险因素。室早的心电图特点：提前出现的宽大畸形的 QRS 波，时限＞ 120ms，T 波方向与 QRS 主波方向相反，往往有完全性代偿间歇（图4-4-1-5）。出现下列情况提示严重的室早，需积极治疗以防猝死发生：R on T 现象，即室早落在前一心搏的 T 波上；频繁室早，即室早频率＞ 5 次 /min；多源性室早；成对或连续出现的室早。

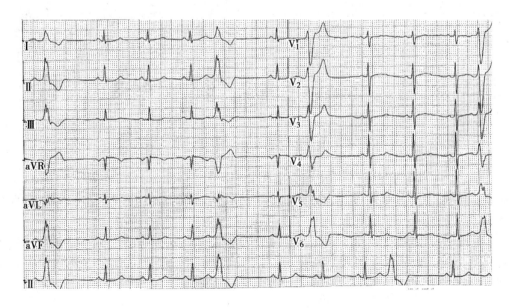

图 4-4-1-5　室性期前收缩

室早的临床意义在于其容易进展为恶性心律失常,特别是当室早发生于心电不稳定状态时,如急性心肌缺血或急性心肌梗死、低血压、洋地黄中毒等,需紧急处理,应首选利多卡因静脉注射,剂量 50～75mg,之后以 1～4mg/min 的速度持续静脉滴注。首选口服药物为普罗帕酮或盐酸美西律(慢心律)。无论室早有无心脏病基础,都必须进行病因或诱因治疗,如禁烟酒、浓茶、咖啡,停用拟交感药物,停用洋地黄类药物,纠正电解质紊乱和低氧血症,控制心力衰竭和心肌缺血等。

(2)室性心动过速(ventricul artachy cardia,室速):室速的出现常表明心肌病变严重,多见于严重器质性心脏病,如冠状动脉心脏病、心肌病、二尖瓣病变等,其他原因包括电解质紊乱、药物中毒等,偶尔也可发生于无器质性病变的心脏病患者。其临床症状的轻重与发作时的心室率、发作持续时间长短、原有心功能状态有关。发作时常见症状为心悸、心前区不适或乏力。当心室率 >200 次 /min 时,心室舒张期充盈减少,心排血量与冠状动脉循环血量均明显降低,而心肌耗氧量增加,重者可引起血压下降,休克或急性心力衰竭,有时因脑缺血而引起晕厥甚至死亡。室速的心电图特点:连续 3 个或 3 个以上的室早;QRS 波宽大畸形,时限 >120ms;QRS 主波方向与 T 波方向相反,频率 120～230 次 /min;P 波与 QRS 波无固定关系(房室分离),但 P 波频率大于 QRS 波频率(图 4-4-1-6)。

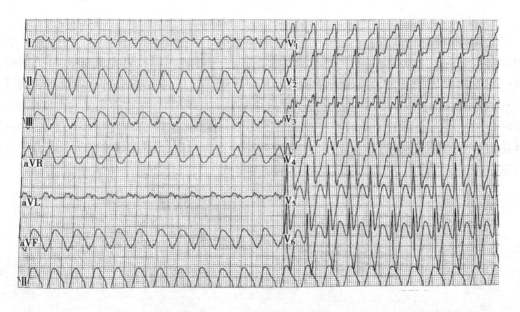

图 4-4-1-6　室性心动过速

积极治疗室速对防止心室扑动和心室颤动的发生十分重要,紧急处理分四步:① 终止室速,包括药物复律和电复律。② 治疗基础病因。③ 消除可逆性因素,如低血钾、缺氧等。④ 预防复发。

如室速导致意识丧失、低血压、长时间心肌缺血和心力衰竭,应立即直流电复律。转复后应给予利多卡因 1mg/kg 静脉注射,然后以 1～4mg/min 的速度静脉泵入以预防复发。如利多卡因无效,换用普鲁卡因胺。如患者症状不明显,血流动力学稳定,可用利多卡因

75～100mg 或普鲁卡因胺 100～200mg 加入 5% 葡萄糖中缓慢静脉注射。对洋地黄中毒时的室速，除了停用洋地黄类药物、补钾治疗之外，可用利多卡因或苯妥英钠。

对有器质性心脏病患者的治疗，应注重预防其基础心脏病的进展和恶化，而不应单纯着眼于心律失常本身。为了长期预防室速的发生，应使用动态心电图（Holter）监测或创伤性电生理检查筛选药物。当药物治疗无效时，需要应用植入型心律转复除颤器，或采用导管消融术及外科手术治疗。

（3）心室扑动（ventricular flutter，室扑）和心室颤动（ventricular fibrillation，室颤）：室扑和室颤的血流动力学效应等于心室停搏，是最严重的的心律失常，常见于有严重器质性心脏病者，也是其他疾病患者临终前的心律表现，心室扑动常为心室颤动的前奏。一旦发生，患者迅速出现阿 - 斯综合征（Adams-Stokes syndrome），表现为心音消失、意识丧失、抽搐、呼吸停止，若不及时抢救，可引起死亡。

室扑和室颤的心电图特点：室扑表现为规则而宽大的正弦曲线，频率为 150～250 次 /min；室颤表现为形态，频率及振幅完全不规则的搏动波，频率为 150～500 次 /min，两者均无法分辨 QRS 波、ST 波及 T 波（图 4-4-1-7），有时在室扑或室颤前，常有频发多源性室早即室速等。当发生室颤时，立即进行非同步直流电除颤。在除颤器准备好之前，可先行高质量的心肺复苏术。

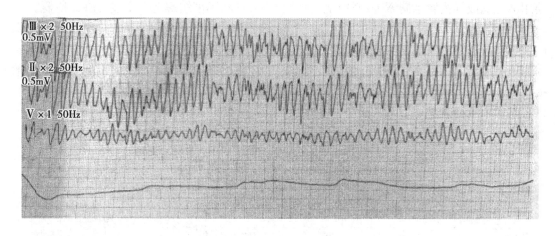

图 4-4-1-7　室颤

（二）缓慢性心律失常

1. 窦性心动过缓（sinus bradycardia）

（1）窦性心律：频率低于 60 次 /min，称为窦性心动过缓。常见于老年人、睡眠状态、运动员和迷走神经张力过高者，亦见于颅内高压、黏液性水肿、低温状态、高血钾及冠状动脉性心脏病、心肌病、心肌炎、病窦综合征等患者，服用洋地黄类药物及抗心律失常药物，如 β 受体阻滞剂、胺碘酮、钙通道阻滞剂，也可导致窦性心动过缓。心率多在 45 次 /min 以上，偶有低于 40 次 /min 的。一般不引起明显症状，但心率过于缓慢或伴有器质性心脏病时，可能有头晕、乏力、胸闷或心功能不全，甚至出现晕厥等症状。窦性心动过缓的心电图特点如下：① 窦性 P 波。② P 波频率低于 60 次 /min。③ P-R 间期＞ 120ms（图 4-4-1-8）。

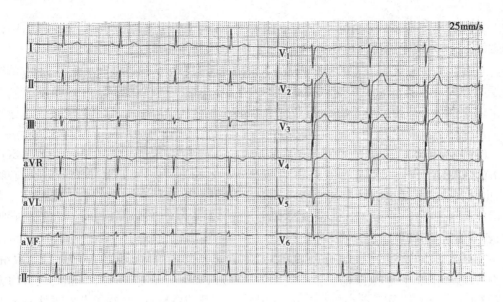

图 4-4-1-8   窦性心动过缓

（2）无症状的窦性心动过缓：通常毋需治疗，主要处理方法是除去病因，如症状明显时可使用阿托品或异丙肾上腺素等药物，适当加快心率，症状不能缓解者可安装心脏起搏器。

（3）病态窦房结综合征（sick sinus syndrome，病窦综合征）：是指由于窦房结及周围组织的病变造成其起搏和/或冲动传出障碍而引起的一系列心律失常（图 4-4-1-9）。其常见病因为冠状动脉性心脏病、高血压性心脏病、心肌病、心肌炎、结缔组织病、代谢性疾病及手术损伤等。临床表现多样，轻者可无明显症状，重者可发生猝死，临床以心、脑、肾等重要器官供血不足为主要表现。

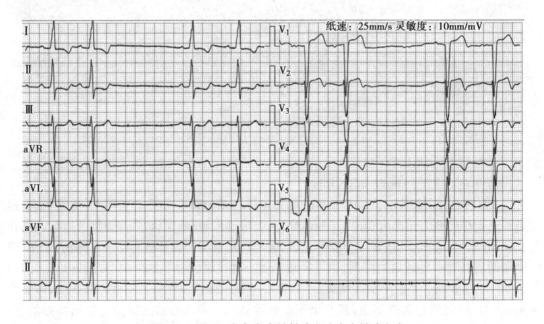

图 4-4-1-9   病态窦房结综合征（病窦综合征）

病窦综合征的心电图表现以明显的窦性心动过缓、窦性停搏、窦房结阻滞为基本特点，可伴有交界性逸搏、阵发性室上性心动过速、阵发性房颤等,形成心动过缓－心动过速综合征。

病窦综合征的救治原则是治疗病因,维持心率,植入永久性起搏器。① 病因治疗:改善心脏血液供应,纠正电解质紊乱,治疗原发病,停用影响窦房结功能的药物,如 β 受体阻滞剂、洋地黄类药物等。② 维持适当心率:对严重窦性心动过缓或出现心、脑、肾缺血者,可选用阿托品或异丙肾上腺素等药物。③ 人工起搏器治疗:是治疗病窦综合征最有效的方法,指征为心率过慢及停搏,药物治疗无效者。

2. 房室传导阻滞(atrio ventricular block)

(1)房室传导阻滞:是指病变影响房室结组织,使室上性冲动下传心室发生障碍,部分或完全不能下传。常见病因是冠状动脉性心脏病、心肌病、心肌炎及药物中毒等。根据其心电图表现的严重程度分为二度Ⅱ型(图 4-4-1-10)和三度房室传导阻滞(图 4-4-1-11)。

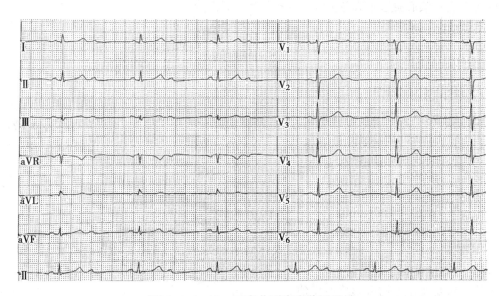

图 4-4-1-10 二度Ⅱ型房室传导阻滞

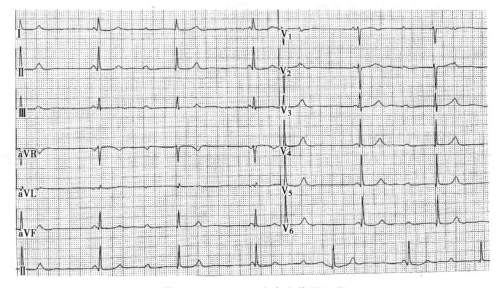

图 4-4-1-11 三度房室传导阻滞

（2）房室传导阻滞的心电图特点：① 二度Ⅱ型房室传导阻滞：P-R 间期正常或延长但固定不变，P 波突然不能下传，QRS 波脱落。② 三度（完全性）房室传导阻滞：所有的 P 波均不能下传，P 波与 QRS 波无对应关系，P 波频率大于 QRS 波频率。

（3）房室传导阻滞的主要治疗方法是病因治疗：心室率的药物控制及植入起搏器。① 除去病因，包括治疗原发病、纠正高钾血症、降低颅内压等。② 用药物控制心室率、改善症状及防治阿－斯综合征，可用阿托品或异丙肾上腺素等，使心率维持在 50～60 次 /min 即可。③ 伴发阿－斯综合征时应立即进行高质量心肺复苏，并进行紧急导管起搏术。④ 人工心脏起搏，用于对药物治疗反应不满意、心律恢复不稳定、用药后出现不能耐受的不良反应或严重心律失常、房室结传导长时间不能恢复的患者。在疾病的急性期多采用临时心脏起搏，大多数患者在原发病治愈或缓解后，房室结传导功能可以恢复。对少数持续不能恢复的患者，应采用永久心脏起搏器治疗。

第二节   血流动力学监测

血流动力学监测是指根据物理学定律，结合病理和生理学概念，对循环系统中血液运动的规律进行定量、动态、连续的测量和分析，得到的数据不仅为危重患者提供诊断资料，而且能及时反映患者的治疗效果，从而使患者得到及时、正确而合理的救治。

一、无创监测

（一）无创血压监测

1. 无创血压监测   是一种间接测量人体血压的方法，用各种无创方法所测出的血压与人体真正的血压值有一定差距。受很多外界因素的干扰和影响，如所测部位不同、测量工具不同、外界温度变化等均可影响血压值。

2. 无创血压监测的注意事项   ① 根据患者年龄、胖瘦选择合适的血压袖带，婴幼儿使用小儿专用袖带；避免在患肢测量血压。② 测量血压前应让患者情绪稳定，安静休息 10～15min，检查前 5min 内不做体位变动；测量血压前 30min 内避免进食，不吸烟、不饮酒，排空膀胱。③ 袖带与上臂应平服紧贴，气囊中间部位正好压住肱动脉，气囊下缘应在肘弯上 2.5cm。

（二）无创心排血量监测

1. 胸腔生物阻抗法   采用生物电阻抗技术测量每个心动周期胸腔电阻抗值的变化，其改变主要与心脏、大血管血液的容积密切相关，通过公式计算可以得出心排值。

2. 多普勒心排血量监测   通过多普勒超声技术测量红细胞的移动速度来计算主动脉血流进而计算出心排血量，实现连续性的心排血量监测。

二、有创监测

有创血流动力学监测是指将导管或监测探头经体表插入至心脏或体腔内，以精准测定心血管各项生理功能，其操作相对复杂，有发生并发症的危险，临床应用时需严格掌握适应证。

（一）有创血压监测

有创血压监测是指动脉穿刺置管后通过压力测量仪进行实时的动脉内测压,能够准确反映每个心动周期收缩压、舒张压和平均动脉压的变化数值与波形,是一种常用的有创血流动力学监测方法。其抗干扰能力较无创动脉血压监测好,测量结果可靠,尤其适用于严重低血压、休克、周围血管收缩或痉挛等患者的动脉血压监测。

1. 测压途径　桡动脉因其表浅、有良好的平行血流灌注,易于护理、固定和观察,且穿刺成功率高成为首选途径。置管前需做 Allen 实验,以判断尺动脉的循环是否良好,若 Allen实验阳性则不宜选用桡动脉穿刺。除桡动脉外还可以选择腋动脉、尺动脉、股动脉或足背动脉等。

2. 测压方法

（1）测压物品准备:包括动脉穿刺针、换能器、测压管道系统、肝素稀释液、加压袋及压力测量仪或多功能监测仪等。

（2）动脉穿刺置管与测压:动脉穿刺成功后连接已经排气及肝素化的测压管道系统,并通过换能器与压力测量仪相连,即可显示动脉压的波形与数值。测压前应对压力测量仪进行调零,调零方法是关闭患者侧三通,将换能器通大气,按监护仪上的自动调零键,然后转动三通,使之与大气隔绝。换能器应放置于第 4 肋间腋中线水平,位置相当于右心房水平。当患者体位抬高时,换能器位置应随着零点位置的抬高而以水平位置抬高。

3. 并发症的防治　最常见的并发症是血栓形成或栓塞,严重时可引起肢体缺血、坏死。除此之外,还可能发生出血、感染和动静脉瘘等。预防并发症的措施有:选择的动脉穿刺针与血管粗细适宜,操作时注意严格执行无菌操作技术,尽可能减少动脉损伤;置管时间不宜太长,一般不超过 7d;定时用肝素稀释液加压冲洗测压管道系统。

（二）中心静脉压监测

中心静脉压（central venous pressure,CVP）监测是指监测胸腔内上、下腔静脉与右心房交界处的压力,反映右心功能和体液循环状态。主要适用于各种严重创伤、休克、急性循环衰竭等危重患者的监测。

1. 正常值　5～12cmH$_2$O。

2. 临床意义　小于 2～5cmH$_2$O 表示右心房充盈不佳、血容量不足及周围血管扩张等;大于 15～20cmH$_2$O 表示右心房功能不全、容量过多、心脏压塞、气胸等。当患者出现左心功能不全时,单纯监测 CVP 则失去意义。

3. 测压途径　常见的途径有右颈内静脉、锁骨下静脉、颈外静脉和股静脉等。

4. 测压方法

（1）测压器材与仪器准备:包括中心静脉穿刺置管用物、压力测量仪、多功能监测仪或简易的测压装置。

（2）中心静脉测压:中心静脉穿刺后静脉导管通过三通一端与测压装置连接进行测压,另一端可连接静脉输液。注意换能器或简易测压装置的零点应置于第 4 肋间腋中线水平。当患者体位改变时,换能器位置应随着零点位置以水平位置而改变。

5. 并发症的防治　熟悉解剖结构及严格遵守操作规程可避免出现气栓、血栓、气胸、血胸、神经损伤等并发症;穿刺时严格执行无菌操作,置管期间加强观察与护理,以减少感染;穿刺时若误入动脉应局部压迫止血,防止发生出血和血肿。

（三）肺动脉压监测

漂浮导管（Swan-Ganz catheter）是进行肺动脉压（pulmonary arterial pressure，PAP）和肺毛细血管楔压（pulmonary capillary wedge pressure，PCWP）测量的工具。当左心室和二尖瓣功能正常时，PCWP 仅较左心房高 1～2mmHg，因此 PAP 和 PCWP 分别是反映右心后负荷和左心前负荷的指标。

1. 正常值　① PAP：肺动脉收缩压（PASP）为 15～30mmHg；肺动脉舒张压（PADP）为 5～15mmHg；肺动脉平均压（PAMP）为 10～20mmHg。② PCWP 5～15mmHg。③ 右心房压 1～10mmHg。

2. 临床意义　PCWP ＜5mmHg 提示容量不足；12～15mmHg 提示容量正常或容量不足伴左心功能不全；＞18mmHg 提示容量过多或伴左心功能不全，有肺水肿发生的危险。

3. 测压途径　常见途径有颈内静脉、锁骨下静脉、肘贵要静脉和股静脉等。

4. 测压方法　① 将换能器与漂浮导管的肺动脉端正确连接，此时监护仪上显示患者的肺动脉压力监测波形。② 将换能器固定于腋中线第四肋间的位置（此位置为换能器零点的位置），调节三通使换能器与大气相通进行校零，待压力监测波形为直线且数值为"0"时，关闭三通使换能器与肺动脉端相通，进行监测肺动脉压力监测。③ 根据患者的肺动脉压调整合适的标尺。④ 根据患者的个体情况、监测参数的正常范围，正确设定报警限。

5. 并发症的防治　插管和导管留置过程中常会发生心律失常、导管打结、肺梗死、气囊破裂、肺动脉破裂、感染等并发症。主要由于导管顶端刺激心室壁、导管多次使用、留置时间长或频繁过量充气所致。熟悉解剖结构及严格遵守操作规程，尽量缩短操作时间和尽量缩短导管留置的时间可减少并发症的发生。

（四）心排血量监测

心排血量（cardiac output）是指心室每分钟排出的总血量，正常时左、右心室的 CO 基本相同。CO 是反映心泵功能的重要指标，主要受心肌收缩性、前心负荷、后心负荷、心率等因素影响。目前临床常用的心排血量监测方法主要是应用肺动脉漂浮导管行温度热稀释法和脉搏轮廓分析法。脉搏指示连续心排血量监测（pulse indicator continuous cardiac output，PICCO）是近几年较为广泛使用的血流动力学监测技术。

1. 正常值　4～8L/min。

2. 临床意义　经过上腔静脉－右心房－右心室－肺动脉－肺静脉－左心房－左心室－升主动脉－腹主动脉－股动脉 PICCO 导管温度探头感受端。计算机可以将整个热稀释过程画出热稀释曲线，并自动对该曲线波形进行分析，然后通过患者的动脉脉搏波形和心率的变化持续算出搏出量，从而获得一系列血流动力学参数，可以更好地反映心脏前负荷，指导临床及时调整心脏容量负荷与肺水肿之间的平衡。

3. 测压途径　通常经过上腔静脉－右心房－右心室－肺动脉－肺静脉－左心房－左心室－升主动脉－腹主动脉－股动脉 PICCO 导管温度探头感受端。

4. 测压方法　① 将温度探头连接于中心静脉导管腔，一端连接心排血量监测仪。② PICCO 热稀释导管，动脉端连接换能器，监测动脉血压（同本章"有创血压监测"），另一端连接温度传感器。③ 校准心排血量：运用热稀释法校准心排血量至少 6～8h 一次，动脉压力校零后必须校准，如患者病情变化及时校准。校准时静脉端停止输液 30s 以上。注射水温＜80℃，4s 内匀速注入 10～15ml 冰盐水（注：注射冰盐水时勿触摸中心静脉端的温度传感器及导管）。常规监测 3 次取其平均值。④ 通过监护仪的计算软件，计算相关血流动力学的参数并记录。

5. 并发症的防治　出血、栓塞、感染、肢体缺血性损伤等都是可能出现的并发症。因此应定时做凝血常规检查,严密观察动静脉穿刺部位及全身出血情况;每小时观察并记录四肢动脉尤其是足背动脉搏动情况、皮肤温度、颜色、有无水肿等情况,评估患者意识情况,防止血栓的发生。

第三节　心血管系统功能监测的护理

一、监测前准备

(一)心电监护

1. 监测前的准备　确保监护仪的性能良好、处于备用状态,正确连接各监测导线。清洁胸前部的皮肤、油脂,如胸前毛发较多者予以剔除。

2. 正确放置电极片并连接心电监护仪

(1)五导联电极放置:右臂(RA)和左臂(LA)导联电极分别放置在右、左锁骨的正下方。右腿(RL)和左腿(LL)导联电极分别置于右侧和左侧腋前线肋缘处。胸部(V)电极的放置应根据情况进行选择。如监测 V,将胸前导联电极置于胸骨右侧第 4 肋间,若要监测 V_6,则将胸前导联电极置于第 5 肋间与腋中线的交叉处。

(2)三导联电极放置:右臂(RA)和左臂(LA)导联电极分别放置在右、左锁骨的正下方。左腿(LL)导联电极分别置于左侧腋前线肋缘处。

(3)连接手指末梢血氧饱和度(SpO_2)传感器:避开灰指甲及涂抹指甲油的手指;避免无创血压袖带和 SpO_2 夹放在同一肢体上,防止影响监测。

(4)无创血压袖带:放在健康的肢体侧监测,松紧度以一指为宜;测压的肢体应与患者的心脏在同一水平位置,避免与静脉输液或插导管的肢体同侧;正确设定监测的间隔时间。

(二)有创血压监测

观察穿刺部位的皮肤、末梢血运的情况。桡动脉穿刺时,需行 Allen 实验。准备穿刺相关的物品:动脉穿刺针、肝素封管液、换能器、加压袋、测压模块及导线、贴膜、胶布、0.5% 聚维酮碘、加压袋,必要时准备 2% 利多卡因。将换能器与监护仪正确连接,监护仪此时显示动脉压力,监测波形为直线。

(三)肺动脉压监测

穿刺相关的物品准备齐全,仪器性能良好,处于备用状态。加压袋:配置封管液,加压袋内加压 300mmHg,将换能器内气泡排尽。将换能器与监护仪正确连接,监护仪此时显示肺动脉压力,监测波形为直线。

(四)心排血量监测

1. 置管　选择 PICCO 导管有 5F、4F、3F 三种型号可供选择,根据置管部位不同选择合适的导管。

2. 换能器压力校零　一般 6～8h 校准一次;每次行动脉压力校准后,都必须通过热稀释法对脉搏轮廓分析法进行重新校正。

3. PICCO 定标　为了保证脉搏轮廓分析对患者状况有更准确的检测,推荐病情稳定后每 8h 用热稀释法测定 1 次 CO 校正,每次校正根据患者的体重和胸腔内液体量注入 3～5 次冰盐水,4s 内匀速输入,注射毕立即关闭三通开关。

二、监测中护理

(一)心电监护

1. 准备　持续监测心率和心律,正确、客观地读取监护数值并记录。观察心电图是否正常。

2. 报警设置　正确设定报警限及报警音量。根据患者病情、医嘱设定报警上下限。报警始终处于打开状态,及时处理异常报警,如超出正常范围报警、心律失常报警等。

(二)有创血压监测

1. 准备　将换能器与穿刺导管正确连接,此时监护仪上显示患者的动脉血压波形。

2. 校零　将换能器固定于腋中线第四肋间的位置,调节三通使换能器与大气相通,点击监护仪上的校零键,进行校零,待动脉压力监测波形为直线且数值为“0”时,关闭三通使换能器与动脉置管相通,进行血压监测。

3. 监测　根据患者的个体情况、监测参数的正常范围,正确设定报警限。观察穿刺部位的皮肤是否存在红、肿、渗血;穿刺侧肢体的感觉、颜色、末梢血运的情况。

4. 固定　给予透明贴膜固定,贴膜常规 7d 更换一次,如有渗出、潮湿、贴膜卷边等情况需及时更换。

5. 保持通畅　保持加压袋内 300mmHg 的压力,肝素封管液每天更换或用毕及时更换。

(三)肺动脉压监测

1. 准备　将换能器与漂浮导管的肺动脉端正确连接,此时监护仪上显示患者的肺动脉压力监测波形。

2. 校零　将换能器固定于腋中线第 4 肋间的位置(此位置为换能器零点的位置),调节三通使换能器与大气相通进行校零,待压力监测波形为直线且数值为“0”时,关闭三通使换能器与肺动脉端相通,进行监测肺动脉压力监测。

3. 监测　根据患者的个体情况、监测参数的正常范围,正确设定报警限。观察穿刺部位的皮肤是否存在红、肿、渗血;穿刺侧肢体的感觉、颜色、末梢血运的情况。

4. 固定　给予透明贴膜固定,贴膜常规 7d 更换一次,如有渗出、潮湿、贴膜卷边等情况需及时更换。

5. 保持通畅　保持加压袋内 300mmHg 的压力,肝素封管液每天更换或用毕及时更换。

(四)心排血量监测

严密观察各个连接处有无松动、脱出及血液反流现象,保持动脉导管通畅。穿刺肢体护理,患者取平卧位,术肢保持伸直、制动,定时按摩,促进血液循环,给予翻身时注意妥善固定导管。预防感染:严格执行无菌操作的原则,动脉导管留置一般不超过 7～10d,长时间动脉留置期间,还需要注意局部缺血和栓塞。

三、注意事项

(一)选择最佳监护导联

以获得清晰的心电图波形,常规选择 Ⅱ 导联及 V₅ 导联,Ⅱ 导联可以获得所有表面导联中电位最明显的 P 波,有助于识别心律失常和下壁缺血;V₅ 导联可以监测前壁和侧壁缺血。

（二）严重的交流电干扰

可能原因为电极脱落、导线老化断裂、电极片粘贴不牢等。

（三）严重的肌电干扰

因为电极放置位置不恰当，如电极放置在胸壁肌肉较多的部位。

（四）基线漂移

可能因为患者活动，电极固定不良或监测模式选择错误引起，因此基线漂移时判断心电图 ST 段时应特别慎重。每天检查心电图电极贴片，若有过敏现象及时更换电极或改变位置。

（五）有创监测

保持监测导管在位通畅，换能器导管内无气泡，防止因气栓存在等原因造成监测时空气进入导管。检查管道各接口是否妥善固定，保持管道功能位。

（六）终末处理

监护仪及其传感器表面可用医用酒精擦拭，自然风吹干或用洁净、干爽的布清洁。袖带可以高压灭菌，或者浸入消毒液消毒，但切记要取出橡胶袋。

（季学丽）

第五章 其他系统功能监测与护理

第一节 泌尿系统功能监测

泌尿系统功能监测是重症患者系统功能监测的重要组成部分。临床上实验室检查主要通过尿液及血液生化指标来反映患者的病情状态与病程进展状况。急性肾功能不全是重症监护病房常见的综合征。患者因体内代谢产物排除障碍而产生一系列问题，包括水、电解质紊乱和酸碱失衡等；患者需要进行某种特殊治疗，如连续性血液净化（continuous blood purification，CBP）等。科学的监测为临床危重患者的病情治疗提供依据和基础。

一、尿液监测

（一）尿量

尿量变化是肾功能改变的最直接的指标。对于危重患者，24h 出入量应常规监测记录。正常成人每天尿量 1000～2500ml。24h 尿量少于 400ml 称为少尿，少于 100ml 称为无尿，大于 2500ml 为多尿。尿量是肾功能损害的基础诊断依据。重症患者的病情变化迅速，观察每小时尿液量的变化更有意义。当每小时尿量 <30ml 时，多为肾血流灌注不足，间接提示全身血容量不足。当每小时尿量 <17ml 时即为少尿。

（二）尿比重

尿比重结合 24h 尿量综合评估者的血容量及肾的浓缩功能。参考值及临床意义相见第一篇第四章第二节。

（三）尿渗透压

尿渗透压主要用于评估患者的血容量及肾的浓缩功能。临床上常同时监测血液和尿液的渗透压，并计算两者之比，以反映肾小管的浓缩功能。尿渗透压正常值为 600～1000mOsm/L，血渗透压正常值为 280～310mOsm/L。尿／血渗透压的比值为 25±0.8。尿渗透压降低常见于肾浓缩功能严重受损的疾病，如慢性肾衰竭等，急性肾衰竭时尿渗透压接近于血浆渗透压，两者的比值降低，可 <1.1。

（四）尿常规检查

尿常规主要检查尿液中是否出现红、白细胞、管型及蛋白等，可有助于评估患者泌尿系统感染或肾损害情况。临床上，尿常规异常常是肾或尿路疾病的第一个指征。

二、血液生化监测

(一)血肌酐

参考值及临床意义相见第一篇第四章第一节。

(二)内生肌酐清除率

内生肌酐清除率(endogenous creatinine clearance rate,Ccr)是肾小球滤过功能的重要指标。正常成年人的 Ccr 正常值为 80～120ml/min。当 Ccr 降低至正常值的 80% 以下时,提示肾小球功能受损。Ccr 降至 51～70ml/min 为肾小球功能轻度减退;降至 31～50ml/min 为肾小球功能中度减退;降至 30ml/min 为肾小球功能重度减退。多数急、慢性肾小球肾炎患者 Ccr 可降低。

三、连续性血液净化治疗的监测

(一)压力监测

血液净化治疗过程中护理监测工作应动态连续观察和记录各个压力值的变化。通常直接监测的压力包括动脉压(arterial pressure,PA)、滤器前压(pre-filter pressure,PBF)、静脉压(venous pressure,PV)、超滤液侧压(filtrate pressure,PF)等。通过直接测量的值计算相关的压力参数,包括跨膜压(trans membrane pressure,TMP)、滤器压力降(filter pressure drop,PFD)。

1. 动脉压(PA)　又称输入压力,此压力为血泵前的压力,由血泵转动后抽吸产生,通常为负压。此压力值主要反映血管通路所提供的血流量和血泵转速的关系,血流量不足时负压值增大。

2. 滤器前压(PBF)　滤器前压是体外循环压力最高处。压力大小与血泵流速、滤器阻力及血管通路静脉端阻力相关,血流量过大、滤器凝血及空心纤维堵塞、回输静脉端堵塞都可导致压力过大。各种原因导致的 PBF 极度升高,易造成循环管路接头处崩裂、失血及滤器破膜。

3. 静脉压(PV)　又称回输压力,指血液流回体内的压力,是反映静脉入口是否通畅的良好指标,通常为正值。

4. 超滤液侧压(PF)　滤出压又称废液压,此处压力由两部分组成:一部分是滤器中血流的小部分压力通过超滤液传导产生,这一部分为正压;另一部分是超滤液泵产生,这一部分为负压。

5. 滤器压力降(PFD)　是 PBF 与 PV 之差,与滤器阻力及血流量有关。在血流量不变的情况下,PFD 的变化反映了滤器的凝血情况。

6. 跨膜压(TMP)　TMP 为计算值,反映滤器要完成目前设定超滤率所需要的压力。此压力为血泵对血流的挤压作用及超滤液泵的抽吸作用之和。TMP 过大,既可反映滤器凝血,也可反映设定的超滤率过大。

(二)安全性监测

CBP 机器最重要的三个安全性监测,包括空气监测、漏血监测及容量平衡监测。

1. 空气监测　血液中的气泡一般采用超声方法探测。由于体外循环并非完全封闭,加之置换液在加热过程中产生气体,因而体外循环中本身存在较多空气,血液在回到体内时须经空气捕获器消除空气,同时须经过空气探测器,保证血液中不含空气才能回到体内。

2. 漏血监测　滤器中的任何一根纤维破裂,血细胞即可持续进入超滤液中,导致机体失血。CBP机器在超滤液回路上设置有探测器,可监测超滤液中的血细胞含量。探测器通过测定超滤液的透明度或颜色改变实现漏血监测。

3. 容量平衡监测 自动容量平衡系统一般采用两级控制:泵和精确的电子秤系统。

4. 其他监测 还包括漏电保护装置和温度监测。

四、连续性血液净化治疗的常见并发症

(一)中心静脉置管相关并发症

1. 出血 出血是中心静脉置管早期并发症,常与置管导致的机械性损伤相关。最常见的并发症是置管局部的出血及血肿,一旦出现应及时沿血管走向按压穿刺点近心端。彩色超声引导下血管定位穿刺有助于预防和降低出血率。

2. 血栓 血栓是中心静脉置管迟发并发症,可导致导管功能部分或全部失去功能,一旦血栓发生脱落,可导致肺栓塞危及生命。因此,需积极采取预防血栓的措施,一旦确诊血栓形成,则需根据导管种类、血栓部位等选择适宜的处理方式。

3. 感染 感染严重的并发症之一是局部感染。管道连接、取样处和管道外露部分均可成为细菌侵入的部位。因此,在操作时需严格执行无菌技术,避免打开管道留取血标本,避免出血和血肿,防止中央导管相关的血行感染。一旦发生感染,则应尽快采集标本培养,根据病原学结果尽早进行抗感染治疗,必要时拔除导管或立即更换导管。

(二)体外回路并发症

包括管路滤器凝血、空气栓塞、低体温及生物相容性与变态反应。

1. 滤器凝血 由于CBP治疗过程中,持续进行抗凝,可能会出现血小板滞留;并且行CBP治疗的患者大多数血流动力学不稳定,常合并低血压和/或出血倾向,通常需要低血流量、小剂量肝素或无肝素透析,因此凝血发生率较高。此外,管道内径减小或扭曲,也会使血流停止导致体外循环凝血。为了预防管路凝血,可采用包括避免血流过缓(<100ml)、前稀释方式、调整抗凝剂的剂量等措施。

2. 空气栓塞 当静脉通路连接不良时,吸气相负压可以将气体吸入静脉系统形成空气栓塞。少量空气可尝试从抽取血标本的静脉/动脉口将空气抽出,大量空气需立即停止血泵并进行安全排气后恢复治疗,现代化泵辅助的CBP,由于有特殊的监测和报警系统,可以预防空气栓塞的发生。

3. 低体温 适当地降低温度有利于保持心血管功能的稳定,但大量液体交换及体外循环可致患者体温不升,调节环境温度,加强保暖措施、使用加温装置等可纠正此并发症。

4. 变态反应 血液透析时血液长期与人工膜及塑料导管接触,可产生血膜反应。另外塑料碎裂及残存的消毒液也可以激活多种细胞因子和补体,引起变态反应。生理盐水循环预冲透析器,遵医嘱使用抗组胺药、选用高生物相容性的生物膜等,能最大限度地避免这种并发症的出现。

(三)临床并发症

1. 心律失常 心律失常是CBP过程中常见并发症之一。冠心病,心力衰竭、低氧、低血压、电解质异常等是患者发生心律失常的常见因素。建议血液净化治疗前进行积极纠正,血液净化过程中超滤速度适当。患者一旦发生心律失常,应积极去除诱因,采用药物干预,及时调整置换液处方,必要时停止血液净化治疗。

2. 低血压 尽管CBP缓慢清除液体,血流动力学稳定,但仍有少量的危重患者因发生

低血压,甚至因此终止 CBP 治疗。在滤过过程中,应连续动态观察患者的血流动力学,加强监测血压、中心静脉压、滤过液量等,及时补充输液,重症者使用升压药物。

3. 酸碱电解质紊乱　CBP 的另一危险因素是容量负荷突然增多,电解质紊乱。现在机器一般都有液体平衡系统,精确调控容量负荷,此并发症的发生率正在逐渐降低。密切监测血液化验报告结果,观察有无心律失常、肌肉痉挛等情况,另外要避免配制大量置换液时或留取血标本时出现差错导致的容量或电解质失衡。

4. 营养成分丢失　在 CBP 过程中,机体需求的重要营养成分包括葡萄糖、氨基酸、蛋白质、维生素及微量元素,会以弥散、对流或吸附的方式被清除或消耗。因此,行 CBP 的过程中,定时监测患者电解质、营养成分等,根据患者病情个体化地补充相应的营养物质。

5. 凝血功能障碍　肝素是 CBP 治疗中使用最广泛的抗凝剂,肝素诱导的血小板减少症并不少见,因此 CBP 时应替代性的采用低分子肝素或者枸橼酸抗凝。CBP 的全身抗凝会增加患者出血的风险,因此对于无禁忌的患者,推荐使用枸橼酸抗凝。枸橼酸抗凝也可诱发低钙血症、低镁血症、代谢性酸中毒等并发症,需根据具体情况补充相应制剂。

第二节　消化系统功能监测

消化系统急危重症疾病病情复杂,变化迅速,如消化道大出血、门静脉高压性出血等,这些急危重症在术前、术后都需要严密监护,若不及时抢救或处理不当,有可能造成患者的病情加重,甚至危及生命。消化系统功能监测主要包括对肝功能与胃肠功能的监测,继而对患者进行营养评估,尽早进行肠内或肠外营养支持。肝与胃肠功能障碍时会引发机体环境与全身功能状态的改变。因此,行介入治疗的急危重症患者消化系统功能状态的监测不容忽视。

一、肝功能监测

肝是人体重要的代谢器官,除涉及营养物质代谢外,还排泄胆红素,通过体内氧化、还原、分解、结合等反应实现解毒,同时参与生成主要凝血与纤溶因子等。通过各种生化试验方法检测与肝功能代谢的各项指标了解肝功能,肝功能监测是重症监护的基本内容之一。

(一)临床症状监测

1. 精神症状与意识状态监测　肝功能失代偿时因代谢异常引发肝性脑病,患者会有精神症状及意识障碍的表现。临床上,观察精神症状与意识状态的改变,是一项简单而便于监测的内容。

2. 黄疸监测　黄疸是肝功能障碍的主要表现之一,具有症状出现早、进展快等特点,是由于胆红素代谢障碍引起血清总胆红素(serum total bilirubin,STB)升高所致,血清总胆红素的正常值为 3.4～17.1μmol/L。

(二)实验室检查指标监测

1. 血清酶学监测　当肝功能受损时,某些酶从肝细胞或细胞器内逸出并进入血液中,导致所检测血清相应的酶水平升高,故监测血清酶学的变化对于了解和评估肝功能具有重要的临床价值。其中丙氨酸氨基转移酶(ALT)和天门冬氨酸氨基转移酶(AST)是诊断肝胆系疾病中应用最广的酶。

2.血清胆红素监测　血清胆红素包括直接胆红素和间接胆红素。总胆红素含量能直接、准确地反映黄疸的程度,但不能鉴别黄疸的类型。高胆红素血症主要反映肝代谢功能障碍,与STB升高直接相关,常见于肝细胞损伤及胆汁淤积等。

3.血氨监测　体内蛋白代谢产生具有毒性的氨,肝能够将氨代谢为尿素,经肾排泄。血氨正常值为$18\sim72\,\mu mol/L$,肝代谢功能严重受损时,血氨升高,可影响神经元的功能和神经细胞的新陈代谢,易引发肝性脑病。

4.凝血功能监测　肝功能受损时检查凝血功能异常的常用指标有凝血酶原时间及国际标准化比值、活化部分凝血酶原时间、凝血酶时间及纤维蛋白原等。

5.血清蛋白监测　血清总蛋白主要包括血清白蛋白与血清球蛋白。血清总蛋白的正常值是$60\sim80g/L$,血清白蛋白的正常值是$40\sim50g/L$。血清白蛋白的含量与正常功能肝细胞的数量成正相关,亦可反映肝合成功能,白蛋白进行性下降时提示预后不佳。

二、胃肠黏膜内 pH 监测

在危重病患者中,胃肠道缺血的现象十分普遍,多器官功能障碍患者胃肠道缺血的发生率可高达80%。由于缺血、缺氧可使局部组织乳酸堆积,导致酸中毒,因此胃肠黏膜组织内的酸度可成为反映其灌注和氧代谢的替代指标。胃肠黏膜内 pH(intramucosal pH,pHi)能够早期敏感反映多器官功能障碍综合征(multipleorgandys function syndrome,MODS)发生过程中胃肠黏膜缺氧及患者病情的变化情况。pHi 的正常范围为 $7.35\sim7.45$。此外,pHi 监测也被认为是更为敏感和可靠评估危重患者预后的重要指标之一。

三、患者营养状态的风险评估

由于严重创伤、感染或脓毒血症等重症监护患者处于危急时期,其机体大多都处于一个高分解代谢的状况,重症监护患者时常出现营养不良的状况,这对患者的病情疗效及康复速度均带来了直接影响。

对危重症患者的营养支持,除应考虑其本身的热量消耗外,还应考虑患者代谢特点、既往营养状况、对营养的吸收利用等。临床上诊断患者营养不良的指标主要有体重指数(body mass index,BMI)、血清白蛋白、血红蛋白,但这些指标并不能动态评价患者营养不良发生情况。目前营养风险筛查的方法有多种,应根据筛查对象的特点选择适当的筛查工具。对危重症患者需要更特异性的营养评估方法,Nutric 评分(表 4-5-2-1)在设计时综合了既往营养因素和疾病严重程度,并得到了多中心观察研究的验证,弥补了 NRS2002(表 4-5-2-2)在危重症患者营养评估时的缺陷,可以辨别那些最可能从营养支持中获益的危重症患者,对危重症患者的热量供给及如何补充药物营养起到一定的指导作用。虽然目前营养支持已在救治危重症患者中发挥了重要作用,但是在应用过程中逐渐暴露出临床应用合理性问题,即患者是否最终获益。在临床实践中,规范的营养治疗需要依靠良好的营养评估检测。

表 4-5-2-1　Nutric 评分表

指标	范围	分值
年龄	＜ 50 岁	0
	50～75 岁	1
	≥ 75 岁	2
	＜ 15 岁	0

续表

指标	范围	分值
APACHE Ⅱ 评分	15～20 分	1
	20～28 分	2
	≥ 28 分	3
SOFA 评分	< 6 分	0
	6～10 分	1
	≥ 10 分	2
伴随疾病	0～1 种	0
	2+ 种	1
入院至入 ICU 时间	< 1d	0
	1+d	2

注:总分 0～4 分,属于低营养风险;总分 5～9 分,属于高营养风险。

表 4-5-2-2　NRS2002 评分表

一、患者资料

姓名	住院号
性别	病区
年龄	床号
身高 /m	体重 /kg
体重指数(BMI)	蛋白质(g·L^{-1})
临床诊断	

二、疾病状态

疾病状态	分数	若"是"请画钩
骨盆骨折或者慢性病患者合并以下疾病:肝硬化、慢性阻塞性肺病、长期血液透析、糖尿病、肿瘤	1	
腹部重大手术、中风、重症肺炎、血液系统肿瘤	2	
颅脑损伤、骨髓移植、加护病房(APACHE Ⅱ > 10 分)	3	
合计:		

续表

三、营养状态		
营养状况指标（单选）	分数	若"是"请画钩
正常营养状态	0	
3 个月内体重减轻＞5% 或是最近 1 周进食量（与需要量相比）减少 20%～50%	1	
2 个月内体重减轻＞5% 或 BMI 为 18.5～20.5 或最近 1 周进食量（与需要量相比）减少 50%～75%	2	
1 个月内体重减轻＞5%（或 3 个月内减轻＞15%）或 BMI＜18.5（或血清白蛋白＜35g/L）或最近 1 周进食量（与需要量相比）减少 70%～100%	3	
合计：		
四、年龄		
年龄≥70 岁加 1 分	1	
五、营养风险筛查评估结果		
营养风险筛查总分		
处理		
总分≥3.0：患者有营养不良的风险，需营养支持		
总分＜3.0：若患者将接受重大手术，则每周重新评估其营养状况		
执行者：	时间：	

第三节　电解质和酸碱平衡监测

一、电解质平衡监测

水和电解质是体液的主要成分，是构成正常体液容量、渗透压及维持机体正常代谢和脏器功能的基础。参考值及临床意义相见第一篇第四章第一节。

二、酸碱平衡监测

（一）酸碱平衡分类

1. 单纯型　主要包括代谢性酸中毒（metabolic acidosis）、代谢性碱中毒（metabolic alkalosis）、呼吸性酸中毒（respiratory acidosis）与呼吸性中毒（respiratory alkalosis）四种类型。由于机体的酸碱平衡存在代偿机制，当发生代谢性酸碱失衡时可以通过呼吸性因素进行代偿，如代谢性酸中毒时，可以通过呼吸性碱中毒进行代偿；当发生呼吸性酸碱失衡时可以通过代谢性因素进行代偿。

2. 复合型　复合型酸碱失衡分为二重性酸碱失衡与三重性酸碱失衡，其中二重性酸碱失衡分为相加型与相消型。相加型是指两种原发性的酸中毒或两种原发性的碱中毒同时存在,见于代谢性酸中毒合并呼吸性酸中毒、代谢性碱中毒合并呼吸性碱中毒两种情况;相消型是指一种原发性酸中毒与一种原发性碱中毒同时存在,见于代谢性酸中毒合并代谢性碱中毒、代谢性酸中毒合并呼吸性碱中毒、代谢性碱中毒合并呼吸性酸中毒三种情况。三重性酸碱失衡病因较为复杂,见于呼吸性酸中毒、代谢性酸中毒、代谢性碱中毒三者的致病因素同时存在或呼吸性碱中毒、代谢性酸中毒与代谢性碱中毒三者的致病因素同时存在等情况。

(二)常用监测指标及临床意义

参考值及临床意义相见第四篇第三章第六节。

第四节　内分泌功能监测

一、甲状腺功能监测

(一)血清总 T_4 (TT_4)的测定

1. 测定方法　测定方法为放射免疫法。

2. 正常值　64～154nmol/L(5～12μg/dl)。血清 TT_4 测定可作为甲状腺功能状态基本的一种体外筛选试验。T4 全部由甲状腺分泌,循环中的 T_4 约 99.98% 与特异的血浆蛋白相结合。游离 T_4 仅为 0.02%。

3. TT_4 升高的常见疾病　① 甲状腺功能减退症,较正常升高 2～3 倍。② 甲状腺以外的疾病:如全身感染、心肌梗死、心律失常、充血性心力衰竭、支气管哮喘、肝疾病、肾衰竭、脑血管意外等,均可使 TT_4 升高,而 TT_3 正常或偏低。③ 药物:如胺碘酮、对比剂、β 受体阻滞剂、雌雄激素等。

4. TT_4 降低的常见疾病　① 甲状腺功能减退症。② 甲状腺功能亢进症治疗过程中。③ 危重患者:危重患者 TT_4 降低越明显,病死率越高。

(二)血清总三碘甲状腺原氨酸(TT_3)测定

1、正常值　1.2～2.9nmol/L(80～190ng/dl)。 TT_3 测定是诊断甲状腺功能亢进症最灵敏的一种指标。

2. TT_3 升高　主要见于甲状腺功能亢进,这种指标对诊断甲状腺功能亢进最为敏感。

3. TT_3 降低的常见疾病　① 甲状腺功能减退症。② 慢性肾衰竭。③ 肝硬化。④ 心肌梗死。⑤ 糖尿病。⑥ 其他:肺炎、支气管、肺梗死、严重应激、饥饿、应用糖皮质激素等。

二、胰腺功能监测

(一)口服葡萄糖耐量试验

1. 原理　胰岛 B 细胞主要受血糖浓度的调节,临床上利用高血糖刺激、低血糖抑制的原理,口服一定量葡萄糖后,通过观察不同时相的血糖水平及其上升和下降的速度,以了解机体对葡萄糖的利用和耐受情况。

2. 方法　① 试验前 3d 保证足够的糖类摄入量,试验前 1d 晚餐后禁食。② 无水葡萄糖 75g 溶于 250～300ml 水中(儿童按 1.75g/kg 计算,每克溶于 2.5ml 水中),饮第一口开始计时,5min 内饮完。③ 服葡萄糖前及开始饮葡萄糖后 2h 测静脉血浆葡萄糖。

3.影响结果准确性的因素　包括试验前连续 3d 膳食中糖类摄入受限、长期卧床或极少活动、应激情况、吸烟等。实验过程中,受试者不喝茶及咖啡、不吸烟、不做剧烈运动,试验前 3d 内摄入足量碳水化合物,试验前 3～7d 停用可能影响的药物。空腹血糖 ≥ 6.1mmol/L 但 < 7.0mmol/L 称为空腹血糖受损;2h 静脉血浆葡萄糖 ≥ 7.8mmol/L 但 < 11.1mmol/L 称为糖耐量异常。

（二）C 肽测定

1.原理　口服葡萄糖可兴奋胰岛 B 细胞分泌胰岛素,反映 B 细胞的功能状态。C 肽是从胰岛素原分裂而成的与胰岛素等分子肽类物,不受肝酶的灭能,仅受肾作用而排泄,故而血中浓度可更好地反映胰岛 B 细胞储存功能。C 肽测定不受血清中胰岛素抗体和外源性胰岛素干扰。

2.结果　分析正常人血清 C 肽为 0.65～2.7μg/L,当口服葡萄糖后峰值见于 60min 时,浓度为 3.10ng/ml。

（三）胰岛素释放试验

1.原理　口服葡萄糖可兴奋胰岛 B 细胞分泌胰岛素,反映 B 细胞的功能状态。胰岛素测定受血清中胰岛素抗体和外源性胰岛素干扰。

2.结果　分析正常人空腹血浆胰岛素为 5～20mU/L,服糖后迅速升高,在 0.5～1h 可增加为基础值的 5～10 倍,3～4h 后基本降至空腹水平,1 型糖尿病患者空腹胰岛素低于正常,服糖后无释放高峰,呈低扁平曲线;2 型糖尿病患者空腹胰岛素水平可正常或偏高,服糖后胰岛素释放高峰延迟,多出现在 2～3h。

第五节　凝血功能监测

实验室的监测指标能够为出、凝血障碍的患者提供可查的诊断依据,并可定量动态的监测变化。临床上,对怀疑有出血障碍的患者一般先进行出血时间、凝血时间和凝血酶原的测定,其他实验室检查酌情进行。

一、检查血管壁和血小板相互作用的试验

（一）出血时间

出血时间指皮肤被刺破后出血至出血自然停止所需的时间,主要反映血小板是否能够迅速黏附、聚集并形成微血栓以堵塞受损伤的血管。出血时间延长,表明有血管壁的严重缺陷和 / 或血小板数量或质量存在缺陷,但血友病患者的出血时间正常。

（二）毛细血管脆性试验

毛细血管脆性试验又称束臂试验,用血压计袖带对上臂加压充气,使上臂毛细血管受到一定的压力并根据受压部位新出现出血点的数量判断毛细血管的脆性。正常值:男性 0～5 个,女性 0～10 个。本法简单,但特异性较差,对于一些血小板减少或功能障碍的患者也会呈阳性反应。

二、检查血小板的试验

(一)血小板计数(platelet,PLT)

血小板计数指单位容积的血液中血小板的含量,是最常用的临床指标。参考值及临床意义相见第一篇第四章第一节。

(二)血块收缩时间试验

取静脉血 1ml 置于小试管内,将其密闭并静置于 37℃的水中至血液凝固,并记录血块开始收缩到完全收缩的时间。正常值:开始收缩时间为 0.5～1h,完全收缩时间为 18～24h,若延长表明血小板减少和/或血小板功能障碍。

三、检查血液凝固机制的试验

(一)全血时间

全血时间又称凝血时间,试管法是指离体静脉血发生凝固所需要的时间,主要反映内源性凝血系统的凝血功能。正常值:5～10min。

(二)激活全血凝血时间

激活全血凝血时间是(activated coagulation time,ACT)将惰性的硅藻土加入血液内,以加速血液的凝结过程。正常值:90～130s。该法常用于体外循环监测肝素抗凝效能的指标,并用以计算鱼精蛋白拮抗肝素的用量。

(三)凝血酶原时间

凝血酶原时间(prothrombin time,PT)是在血浆中加入过量的组织凝血活酶和适量钙,观察血浆凝固时间,是主要反映外源性凝血系统缺陷的筛选试验。参考值及临床意义相见第一篇第四章第一节。

(四)活化部分凝血活酶时间

活化部分凝血活酶时间(activated partial thromboplastin time,APTT)模拟内源性凝血过程,反映因子Ⅴ、Ⅷ、Ⅸ、Ⅹ、Ⅺ的变化。参考值及临床意义相见第一篇第四章第一节。

(五)凝血酶时间

凝血酶时间(thrombin time,TT)是在血浆中加入标准化的凝血酶后血浆凝固所需时间。正常值:16～18s,比正常对照延长超过 3s 以上有诊断意义,TT 延长表明血浆中存在抗凝物质或纤维蛋白原浓度降低等。

四、检查纤维蛋白溶解的试验

(一)纤维蛋白(原)降解产物

纤维蛋白(原)降解产物是血液循环中纤维蛋白(原)在纤溶酶作用下生成的 X(x)、Y(y)、D(d)、E(e)碎片,含量增高反映纤溶系统的激活。参考值:2～4g/L。纤维蛋白原升高常见于肺炎、胆囊炎、肺结核、肾病综合征、恶性肿瘤、放射治疗等;纤维蛋白原降低常见于原发性纤维蛋白溶解症、肝硬化、重症肝炎及弥散性血管内凝血等。

(二)D-二聚体测定

D-二聚体是交联纤维蛋白的降解产物,其表明纤维蛋白的形成及溶解的发生。在血栓形成和临床出血时出现阳性时对下肢动静脉血栓、肺栓塞、急性心肌梗死的诊断有指导意义。

第六节　其他系统功能监测的护理

一、监测前准备

(一)患者准备

向患者及家属解释血液净化的目的、操作方法及配合注意事项,并签署知情同意书;评估患者的意识状态、生命体征、体重、过敏史、临床诊断及血液净化目的;评估患者的合作程度、凝血状态、有无血液净化禁忌证;血管通是否准备到位。

(二)用物准备

血液净化机器、配套的管路、血管通路、生理盐水、透析置换液、肝素溶液。将机器与管路预冲检测完好,用物放置合理。

二、监测中护理

(一)严密监测生命体征

严密观察患者的病情变化,每 15～30min 监测患者生命体征、血压及尿量,观察患者的意识状态、瞳孔、肢体活动情况及末梢循环等情况,在CBP治疗中患者体温的监测不容忽视。

(二)机器参数观察

护理人员密切监测血液净化机的各项参数,合理设置血液净化机的血流速度、超滤量和补液速度。密切观察患者的动脉压、静脉压、跨膜压、数值和曲线的变化。观察血液净化机的滤器是否出现血凝块,并定期对患者进行凝血功能检测。

(三)液体的管理

CBP 治疗中保持出入液量动态平衡至关重要。根据患者的心、肺、肾的功能状态制订相应的计划,每小时准确记录出入液量,正确设置血流量、每小时脱水量等

(四)血电解质和血气的监测

严密监测患者的血生化、血气分析等指标。对于病情稍稳定的患者在开始 2h 内必须检测一次。

(五)血管通路的护理

在 CBP 治疗期间,应妥善固定血管通路,防止脱管。治疗结束后,局部消毒封管后用无菌敷料覆盖,妥善固定,防止扭曲。对凝血功能障碍,穿刺部位有渗血者,延长压迫止血的时间。

(六)其他

疼痛、焦虑、隔离和各种机器的噪声是危重患者每天面临的心理应激源,且患者较长时间地卧床接受治疗,所以应加强患者的心理护理、压力性损伤的预防及护理。

三、注意事项

体外循环中抗凝剂的应用可增加出血危险,密切观察患者各种引流液、粪便颜色、伤口渗血、术后肢体血运、皮肤温度、颜色等情况,及严密的监测凝血指标,及早发现出血并发症。严格无菌操作是预防感染的重要措施。加强监测及预防管路滤器凝血、空气栓塞、低体温及生物相容性与变态反应。严密监测患者,预防心律失常、低血压、酸碱电解质紊乱、营养成分丢失等临床并发症。

(高永霞)

第六章　急诊介入专科护理质量指标

第一节　护理质量敏感性指标的监测

一、护理质量敏感性指标监测的意义

护理质量指标数据是质量改进和患者安全的基础,监测护理质量指标数据有助于更好地评估监测护理项目质量。数据监测的目的是对共性、个性问题进行警醒,而不是惩罚,目的在于帮助临床护士和护理管理者发现问题并解决问题。通过对监测数据的分析可找到改善的策略,进一步监控有助于评估改进措施是否有效。资料分析为护理质量管理提供持续的反馈信息,有助于决策和护理质量持续改进。

二、护理质量敏感性指标的特征

理想的护理质量敏感性指标具备的特征如下：

1. 相关性。
2. 指标必须是普遍接受的,数据容易采集且不存在歧义。
3. 指标与高风险或不良事件的特定因素相关,或者通过指标监测可以预防不良事件的发生。
4. 指标和标准基于科学文献,确保最高强度的证据,并且是有效和可靠的。

三、护理质量敏感性指数据收集的方法

获得真实、可靠的数据是实施敏感性指标监测的重要环节。科学收集数据的途径和方法是从护理病历信息系统、护理管理信息系统、医院不良事件上报系统及护理质量核查表等途径抓取获得。这样获取的数据为原始信息,数据真实、可靠,操作便捷,不增加护士额外的工作负荷。从信息系统中提取数据是指标监测的必然趋势。

第二节　急诊介入专科护理质量指标推荐

一、颅内动脉瘤介入术中肝素化合格率

1. 指标名称　颅内动脉瘤介入术中肝素化合格率。

2. 指标类别　过程指标。

3. 定义　首次给予的时间和剂量、追加时间和剂量、动脉导管维持使用剂量正确例次 / 理论上需要的总例次。

4. 意义　指导正确给予肝素化,维持活化凝血时间(activated clotting time of whole blood,ACT)在 250～300s,避免发生术中出血 / 栓塞。

5. 公式　正确按时间和剂量给予肝素次数 / 理论上应该使用肝素总次数 ×100%。

6. 计算细则　可根据月、季度、年或科室为单位计算。

7. 分子说明　穿刺成功即给予首剂量,穿刺成功时间即正确给药时间,首剂量按照全身肝素化(1mg/kg,1mg=125U)全量的 1/2 计算;此后每小时追加肝素,剂量为上次剂量的 1/2,至手术结束。记录正确给药时间、剂量,每次给药计 2 次合格指标。经导引导管持续输注算一次给药。

8. 分母说明　穿刺成功即给予首剂量,穿刺成功时间即正确给药时间,首剂量按照全身肝素化(1mg/kg,1mg=125U)全量的 1/2 计算;此后每小时追加肝素,剂量为上次剂量的 1/2。至手术结束。统计应执行的总的经外周静脉注射给药次数 ×2+1 次持续输注。

二、脑卒中患者取栓术前误吸风险评估率

1. 指标名称　脑卒中患者取栓术前误吸风险评估率。

2. 指标类别　过程指标。

3. 定义　用误吸风险评估表评估患者的例数占总的脑卒中患者取栓治疗人数的百分比。

4. 意义　评估患者误吸风险评估是否能够有效对误吸进行风险筛查及预警,降低误吸发生率。

5. 公式　介入取栓术前误吸风险评估表评估患者的例数 / 总的脑卒中取栓患者人数 ×100%。

6. 计算细则　可根据月、季度、年或科室为单位计算。

7. 分子说明　某个时间段内介入取栓术前行误吸风险评估表评估患者的例数。

8. 分母说明　同一时间段内总的脑卒中取栓治疗患者例数。

三、留置溶栓导管护理规范化执行率

1. 指标名称　留置溶栓导管护理规范化执行率。

2. 指标类别　过程指标。

3. 定义　单位时间内留置溶栓导管患者执行护理规范的总例数占单位时间内留置溶栓导管患者需执行护理规范的总例数的百分比。

4. 意义　指导、规范并促进留置溶栓导管患者集束化护理措施的实施;防止非计划性导管滑脱不良事件的发生,确保患者安全;提高溶栓治疗效果;提升护理质量。

5. 公式　单位时间内留置溶栓导管患者执行护理规范的总例数 / 单位时间内留置溶栓导管患者需执行护理规范的总例数 ×100%。

6. 计算细则　每天晨监测当日留置溶栓导管患者各项护理规范落实情况,分别记录各项指标中执行护理规范的总例数及未执行护理规范的总例数;每月汇总后计算当月留置溶栓导管患者护理规范的执行率。

7. 分子说明　每天晨监测当日留置溶栓导管患者各项护理规范落实情况,记录各项指

标执行护理规范的总例数;统计监测周期内所监测患者中执行护理规范的总例数。

8. 分母说明 每天晨监测当日留置溶栓导管患者各项护理规范落实情况,记录各项护理规范执行的例数及未执行的例数;统计监测周期内所监测患者中执行护理规范总例数及未执行护理规范总例数之和。

四、股动脉穿刺术后24h内穿刺处出血性并发症发生率

1. 指标名称 股动脉穿刺术后24h内穿刺处出血性并发症发生率。

2. 指标类别 结果指标。

3. 定义 股动脉穿刺术后24h内穿刺处出血性并发症发生例数占行股动脉穿刺患者总例数的百分比。

4. 意义 指导、规范并促进股动脉穿刺术后集束化护理措施的实施;及时发现股动脉穿刺术后穿刺处出血的相关因素,针对性地采取有效的防护措施,预防或减少股动脉穿刺术后穿刺处出血性并发症的发生。

5. 公式 单位时间段内股动脉穿刺术后24h内穿刺处发生出血性并发症的例数/同时期内行股动脉穿刺患者的总例数 ×100%。

6. 计算细则 每天统计之前24h内行股动脉穿刺患者的总例数及穿刺处发生出血性并发症的例数,每月汇总后计算当月股动脉穿刺处出血性并发症的发生率。

7. 分子说明 介入治疗后,每天统计前24h内行股动脉穿刺患者中穿刺处发生出血性并发症(出血、渗血、皮下血肿)的总例数;统计监测周期内所监测患者中股动脉穿刺术后穿刺处发生出血性并发症的总例数。

8. 分母说明 每天统计之前24h内行股动脉穿刺患者的总例数;统计监测周期内所监测患者中行股动脉穿刺患者的总例数。

五、咯血患者介入术中窒息发生率

1. 指标名称 咯血患者介入术中窒息发生率。

2. 指标类型 结果指标。

3. 定义 介入手术患者在介入手术过程中,未预见性因血液或者分泌物等流向健康部分扩大病灶范围或者引发窒息的百分比。

4. 意义 通过介入咯血患者发生窒息数据监测,统计介入手术中咯血窒息的发生率,分析发生术中咯血的根本原因,为质量管理、保障患者安全、持续质量改进提供科学依据。

5. 公式 同期介入手术患者术中发生窒息例次数/统计周期内咯血介入手术患者总例数 ×100%。

6. 计算细则 统计同期介入手术患者发生窒息患者例次数与周期内咯血介入手术患者总例数的百分比。

7. 分子说明 统计周期内所介入手术患者发生窒息的例次数总和,如果某患者在介入期间发生2次以上窒息,则计算相应次数。

8. 分母说明 统计周期内咯血介入手术总例数。

六、TIPS术后1个月内肝性脑病发生率

1. 指标名称 TIPS术后1个月内肝性脑病发生率。

2.指标类别　结果指标。

3.定义　术后1个月内TIPS术后肝性脑病发生总例次数占TIPS手术患者总例数的百分比。

4.意义　通过分析TIPS术后1个月内肝性脑病发生率及原因,帮助临床护士及时发现TIPS术后肝性脑病发生的相关因素,针对性地采取有效的防护措施,预防或降低TIPS术后肝性脑病发生率,提高护理质量,提高患者遵医依从性和生活质量。指导、规范并促进TIPS术后延续性护理措施的实施。

5.公式　单位时间段内TIPS术后1个月内肝性脑病发生总例次数/单位时间内所有行TIPS术患者总例数×100%。

6.计算细则　通过在院期间的护理记录和出院后延伸护理记录,每周统计TIPS术后肝性脑病发生总例次数,每月汇总后计算当月TIPS术后肝性脑病的发生率。

7.分子说明　急性消化道大出血行TIPS治疗后,实施介入术后延续性护理措施,并密切观察术后有无肝性脑病的发生。统计监测周期内TIPS术后肝性脑病发生的总例次数。以处理后血氨恢复正常范围计为发生一次。

8.分母说明　统计监测周期内行TIPS术患者的总例数。

七、介入围手术期水化合格率

1.指标名称　介入围手术期水化合格率。

2.指标类别　过程指标。

3.定义　使用碘对比剂者于使用对比剂前4h至使用后24h内通过口服、静脉输注等途径充分水化,24h内尿量在2000ml以上为合格(突出补液时间、补液总量两个要点)。

4.意义　水化疗法可有效降低对比剂肾病发生率,是目前公认的预防措施。水化治疗价格便宜,易于实施。通过监测介入术后水化合格率,引导临床医护人员重视使用对比剂后的水化治疗,降低对比剂肾病发生率。

5.公式　正确给予水化人数/使用碘对比剂总例数。

6.计算细则　每天统计前一天使用碘对比剂患者正确给予水化人数和使用碘对比剂总例数,以月为单位汇总后,按照公式计算即可得出每月水化合格率。

7.分子说明　按照要求正确给予水化人数,以术后24h内尿常不少于2500ml为合格指标。

8.分母说明　统计周期内使用碘对比剂总人数。

八、介入术后24h内尿潴留发生率

1.指标名称　介入术后24h内尿潴留发生率。

2.指标类型　结果指标。

3.指标意义　介入术后患者因不习惯床上排尿、使用对比剂、疼痛及化疗药物等的不良反应等原因导致尿潴留,常发生于术后24h内。监测介入术后24h内尿潴留发生率,通过根本原因分析和有效的对策实施,减少患者不适,提高护理质量。

4.指标定义

(1)尿潴留:是指膀胱内充满尿液而不能正常排出。

(2)介入术后24h内尿潴留发生率:统计同期介入术后24h内发生尿潴留例数与统计周期内所有介入手术患者总数的百分比。

5. 公式　同期介入术后 24h 发生尿潴留的例次数 / 同周期内介入患者总例数 ×100%。

6. 计算细则　统计除尿毒症和非膀胱排尿的患者介入术后 24h 内发生尿潴留的例次数。无论采取什么措施解除尿潴留,24h 内再次发生尿潴留按次数统计。同时记录同周期内除外尿毒症和非膀胱排尿患者总例数。

7. 分子说明　为某一统计周期内介入治疗患者术后 24h 内发生尿潴留的例次数。

8. 分母说明　为该统计周期内行介入术的患者总数(除外尿毒症患者和肾盂置管、肾盂造瘘等非膀胱排尿患者)。

九、卒中患者急诊预检分诊符合率

1. 指标名称　卒中患者急诊预检分诊符合率。

2. 指标类别　指标过程。

3. 定义　一定时间周期内预检分诊正确的脑卒中患者例数占同一时间段内的急诊确诊脑卒中患者总数的比例。

4. 意义　预检分诊是指对急诊就诊患者进行快速评估,是急诊患者就诊的第一道关口,迅速识别脑卒中患者,有助于在有限的时间窗内确保患者得到及时有效的治疗。

5. 公式　一定时间周期内预检分诊正确的脑卒中患者例数 / 同一时间段内的急诊确诊脑卒中患者总数 ×100%。

6. 计算细则　可根据月、季度、年或科室为单位计算。

7. 分子说明　通过手工或电子记录,统计一定时间周期内预检分诊正确的脑卒中患者例数。

8. 分母说明　通过手工或电子记录,统计同期内的急诊预检分诊卒中患者总数。

十、介入术中非计划性拔管发生率

1. 指标名称　介入术中非计划性拔管发生率。

2. 指标类别　结果指标。

3. 定义　非计划拔管(unplanned extubation,UEX)又称意外拔管,是指患者有意造成或任何意外所致的拔管,即非医护人员计划范畴内的拔管。自患者进入介入手术室到返回病房,发生的非计划拔管统称为介入术中非计划拔管。

4. 意义　护理人员对介入术中 UEX 的系统分析,有助于及时发现 UEX 的现状、趋势、特征及危险因素,为其预防、控制和质量改进目标的制订提供科学依据。分析介入术中拔管发生原因并制订相应的防范措施,减少 UEX 发生,最终提升急诊介入服务规范性。

5. 公式　同期所有导管介入术中 UEX 例次数 / 周期内所有留置导管数 ×100%。

6. 计算细则　可根据月、季度、年或科室为单位计算。

7. 分子说明　指在统计周期内所监测患者在介入术中及术后返回病室途中发生 UEX 的例次数总和,如果同一患者某类导管多次发生 UEX,则按频次计算拔管次数。

8. 分母说明　统计周期内该急诊介入手术室所有患者留置的导管总数,包括术后即刻拔管数。

十一、急诊科护患比

1. 指标名称　急诊科护患比。

2. 指标类别　结构指标。

3. 定　义　急诊科固定在岗（本院）护士（师）总数占同期急诊科接诊患者总数（万人次）的比例。

4. 意　义　反映医疗机构急诊医疗质量的重要结构性指标之一。

5. 公　式　急诊科固定在岗（本院）护士（师）总数／同期急诊科接诊患者总数（万人次）×100%。

6. 计算细则　可根据月、季度、年为单位计算。

7. 分子说明　统计周期内急诊科在岗（本院）护士（师）总人数。

8. 分母说明　同期内急诊科所有接诊患者的总人数（万人次）。

十二、急诊预检分诊准确率

1. 指标名称　急诊预检分诊准确率。

2. 指标类别　过程指标。

3. 定　义　指周期内急诊预检分诊正确的患者数占同期内急诊预检分诊患者总数的比例。

4. 意　义　反映急诊就诊患者分级管理的质量指标。

5. 公　式　周期内急诊预检分诊正确的患者数／同期内急诊预检分诊患者总数 ×100%。

6. 计算细则　可根据月、季度、年为单位计算。

7. 分子说明　为统计周期内急诊预检分诊患者的总人数减去分诊错误的患者数。

8. 分母说明　同期内急诊预检分诊患者总数。

十三、急性缺血性脑卒中患者平均门药时间及门药时间达标率

1. 指标名称　急性缺血性脑卒中患者平均门药时间及门药时间达标率。

2. 指标类别　过程指标。

3. 定　义　急性缺血性脑卒中患者平均门药时间是指行溶栓药物治疗的急性缺血性脑卒中患者从进入急诊科到开始溶栓药物治疗的平均时间。急性缺血性脑卒中患者门药时间达标是指在溶栓药物时间窗（发病 4.5h）内，就诊的急性缺血性脑卒中患者门药时间在 60min 内。急性缺血性脑卒中患者门药时间达标率是指急性缺血性脑卒中患者门药时间达标的患者数占同期就诊时在溶栓药物时间窗内应行溶栓药物治疗的急性缺血性脑卒中患者总数的比例。

4. 意　义　反映急诊绿色通道的效率。

5. 公　式　行溶栓药物治疗的急性缺血性脑卒中患者门药时间总和／同期行溶栓药物治疗的急性缺血性脑卒中患者总数 ×100%；急性缺血性脑卒中患者门药时间达标的患者总数／同期就诊时在时间窗内应行溶栓药物治疗的急性缺血性脑卒中患者总数 ×100%。

6. 计算细则　可根据周、月、季度、年为单位计算。

7. 分子说明　统计周期内行溶栓药物治疗的急性缺血性脑卒中患者门药时间总和；统计时期内急性缺血性脑卒中患者门药时间达标的患者总数。

8. 分母说明　统计同期行溶栓药物治疗的急性缺血性脑卒中患者总数；统计同期就诊时在时间窗内应行溶栓药物治疗的急性缺血性脑卒中患者总数。

十四、急性心肌梗死患者平均门球时间及门球时间达标率

1. 指标名称　急性心肌梗死患者平均门球时间及门球时间达标率。

2.指标类别　过程指标。

3.定义　急性心肌梗死患者平均门球时间是指行急诊 PCI 的急性心肌梗死患者,从进入急诊科到开始经皮冠状动脉介入治疗(PCI)的平均时间。急性心肌梗死患者门球时间达标是指在 PCI 时间窗(发病 12h)内,就诊的急性心肌梗死患者门球时间在 90min 内。急性心肌梗死患者门球时间达标率是指急性心肌梗死患者门球时间达标的患者数占同期就诊时在 PCI 时间窗内应行 PCI 的急性心肌梗死患者总数的比例。

4.意义　反映急诊绿色通道的效率。

5.公式　行急诊 PCI 的急性心肌梗死患者的门球时间总和 / 同期行急诊 PCI 的急性心肌梗死患者总数 ×100%;统计时期内急性心肌梗死患者门球时间达标的患者总数 / 同期就诊时在 PCI 时间窗内行 PCI 的急性心肌梗死患者总数 ×100%。

6.计算细则　可根据月、季度、年为单位计算。

7.分子说明　统计周期内行急诊 PCI 的急性心肌梗死患者的门球时间总和;急性心肌梗死患者门球时间达标的患者总数。

8.分母说明　统计同期行急诊 PCI 的急性心肌梗死患者总数;统计同期就诊时在 PCI 时间窗内行 PCI 的急性心肌梗死患者总数。

十五、ROSC 成功率

1.指标名称　ROSC(心肺复苏术后自主呼吸循环恢复)成功率。

2.指标类别　结果指标。

3.定义　ROSC 成功是指急诊呼吸心搏骤停患者,心肺复苏术(CPR)后自主呼吸循环恢复超过 24h。ROSC 成功率是指 ROSC 成功总例次数占同期急诊呼吸心搏骤停患者行心肺复苏术总例次数的比例。

4.意义　反映急诊心肺复苏成功率。

5.公式　ROSC 成功总例次数 / 同期急诊心跳呼吸骤停患者行心肺复苏术总例次数 ×100%。

6.计算细则　可根据月、季度、年为单位计算。

7.分子说明　指统计周期内 ROSC 成功总例次数,同一患者 24h 内行多次心肺复苏术,记为"一例次"。

8.分母说明　统计同期急诊心跳呼吸骤停患者行心肺复苏术总例次数。

(王雪梅　李　玫)

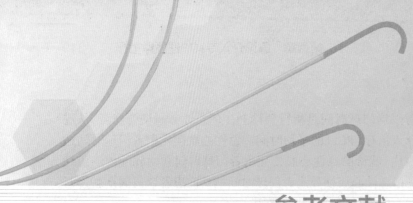

参考文献

[1] AZZALINI L, SPAGNOLI V, LY H Q. Contrast-induced nephropathy: from pathophysiology to preventive strategies[J]. Can J Cardiol，2016，32(2)：247-255.

[2] CALì G, TIMOR-TRITSCH I E, PALACIOS-JARAQUEMADA J, et al. Outcome of cesarean scar pregnancy managed expectantly: systematic review and meta-analysis[J]. Ultrasound Obstet Gynecol, 2018，51(2): 169-175.

[3] CYNTHIA REBIK CHRISTENSEN PATRICIA A LEWIS. 血管护理核心教程 [M]. 李海燕，陆清声，冯睿，译 . 上海：上海科学技术出版社，2018.

[4] GONZALEZ N, TULANDI T.Gesarean scar pregnaney: a systematic review[J]. J Minim Invasive Gy, necol, 2017, 24: 592-593.

[5] HAN X J, ZHAO F, SU H Y, et al. Outcome of decompression using a transnasal ileus tube in malignant adhesive bowel obstruction: a retrospective study[J]. Mol Clin Oncol, 2017, 7(4): 701-705.

[6] FERRO J M，BOUSSER M G，CANH(A) P O，等 . 欧洲卒中组织脑静脉血栓形成诊断和治疗指南 [J]. 国际脑血管病杂志，2017，25(11)：961-971.

[7] KIM H, KWON D, YOON S H, et al. Bronchovascular injury associated with clinically significant hemoptysis after CT-guided core biopsy of the lung: radiologic and histopathologic analysis[J]. PLoS One, 2018, 13(9): e0204064.

[8] LI X, ZHANG J, MENG Y, et al. Transplant renal artery stenosis caused by the stretch of an artey branch: a case report and literature review[J]. BMC Nephrol, 2018, 19(1): 56.

[9] MAMOULAKIS C, TSAROUHAS K, FRAGKIADOULAKI I, et al. Contrast-induced nephropathy: basic concepts, pathophysiological implications and prevention strategies[J]. Pharmacol Ther, 2017, 180: 99-112.

[10] MASTORAKI A, MASTORAKI S, TZIAVA E, et al.Mesenteric ischemia: pathogenesis and challenging diagnostic and therapeutic modalities[J]. World J Gastrointest Pathophysiol, 2016, 7(1): 125-130.

[11] RAMI REDDY S R, CAPPELL M S. A systematic review of the clinical presentation, diagnosis, and treatment of small bowel obstruction[J]. Curr Gastroenterol Rep, 2017, 19(6): 28.

[12] SCHARNWEBER T, ALHILALI L, FAKHRAN S. Contrast-induced acute kidney injury: pathophysiology, manifestations, prevention, and management[J]. Magn Reson Imaging

Clin N Am, 2017, 25(4): 743-753.

[13] SHI Y, ZHANG X P, QIN H, et al. Naso-intestinal tube is more effective in treating postoperative ileus than naso-gastric tube in elderly colorectal cancer patients[J]. Int J Colorectal Dis, 2017, 32(7): 1047-1050.

[14] SPANOS K, KARATHANOS C, STAMOULIS K, et al. Endovascular treatment of traumatic internal carotid artery pseudoaneurysm[J]. Injury, 2016, 47(2): 307-312.

[15] WANG D, LIU J, LIU M, et al. Patterns of stroke between university hospitals and nonuniversity hospitals in mainland china: prospective multicenter hospital-based registry study[J]. World Neurosurg, 2017, 98: 258-265.

[16] ZHONG S, ZHANG X, CHEN Z, et al. Erratum：endovascular repair of blunt popliteal arterial injuries[J]. Korean J Radiol, 2016, 17(6): 967.

[17] 白祥军,张连阳,赵小纲.推进区域性创伤中心建设与分级认证 [J].中华急诊医学杂志,2016,25(5):557-559.

[18] 曹凯.发力"五大中心"建设 [J].中国医院院长,2019,(3):86-89.

[19] 陈鹏飞,任建庄,韩新巍,等.医源性上消化道出血血管造影诊断和栓塞治疗 [J].介入放射学杂志,2016,25(2):111-115.

[20] 成守珍.急危重症护理学 [M].3 版.北京:人民卫生出版社,2018.

[21] 成甜田,王莹忠.我国基于胸痛中心建设的协同救治网络运行现状及展望 [J].实用心脑肺血管病杂志,2018,26(8):1-5.

[22] 崔银杰,苟姗,纪雪梅,等.经皮冠状动脉介入治疗改良早期预警评分表的制定与应用效果研究 [J].中国实用护理杂志,2017,33(34):2670-2673.

[23] 中国医促会泌尿健康促进分会,中国研究型医院协会泌尿外科学专业委员会.尿道狭窄治疗安全共识 [J].现代泌尿外科杂志,2019,24(2):93-97.

[24] 郭小花,沈琦,刘玉姣.专科护理质量敏感指标在手术室中的应用效果 [J].护理实践与研究,2019,16(6):1-5.

[25] 中华医学会器官移植学分会.肾移植术后外科并发症处理技术操作规范(2019 版)[J].器官移植,2019,10(6):653-660.

[26] 国家卫生和计划生育委员会.危重新生儿救治中心建设与管理指南 [J].发育医学电子杂志,2018,6(1):7-14.

[27] 中华医学会心血管病分会.急性 ST 段抬高型心肌梗死诊断和治疗指南 [J].中华心血管病杂志,2019,47(17):766-783.

[28] 韩炜,胡盈,石紫云,等.急危重孕产妇三级抢救网络平台搭建与运行实践 [J].中国卫生质量管理,2016,23(3):33-35.

[29] 韩新巍,水少锋.神经血管疾病介入治疗与研究进展 [M].2 版.郑州:郑州大学出版社,2017.

[30] 韩新巍.气道病变介入治疗与研究进展 [M].郑州:郑州大学出版社,2017:133-249.

[31] 胡凤林,尚东,张浩翔,等.《东京指南(2018)》急性胆道感染诊疗策略更新解读 [J].中国实用外科杂志,2018,38(7):763-766.

[32] 黄继续,陈蓉蓉,翁溢鑫,等.介入治疗梗阻性黄疸患者胆道感染的影响因素分析 [J].中华医院感染学杂志,2019,29(3):415-417,421.

[33] 高健,刘晓颖,史冬雷.《急诊危重症患者院内转运共识》解读——标准化分级转运方案的实施 [J].中国急救医学,2017,37(6):485-487.

[34] 江苏省妇幼保健协会妇产介入分会,江苏省医学会介入医学分会妇儿学组.剖宫产瘢痕妊娠诊断与介入治疗江苏共识 [J].介入放射学杂志,2018,27(10):911-916.

[35] 姜国攀.心血管介入术血管并发症的防治分析 [J].中国卫生标准管理,2019,10(1):154-156.

[36] 蒋雄京,邹玉宝.肾动脉狭窄的诊断和处理中国专家共识 [J].中国循环杂志,2017,32(09):835-844.

[37] 景在平,李海燕,莫伟.血管疾病临床护理案例分析 [M].上海:复旦大学出版社,2016.

[38] 李麟荪,滕皋军.介入放射学临床与并发症 [M].北京:人民卫生出版社,2010.

[39] 李麟荪,徐阳,林汉英,等.介入护理学 [M].北京:人民卫生出版社,2015.

[40] 李庆印,陈永强.重症专科护理 [M].北京:人民卫生出版社,2018.

[41] 李随丽,刘军,王忠睿,等.急性胸痛患者在多层螺旋 CT 血管造影检查中的护理体会 [J].中华危重症医学杂志(电子版),2017,10(3):214-216.

[42] 李臻,石冰涛,毕永华,等.肾动脉栓塞的介入诊疗新进展 [J].微创泌尿外科杂志,2016,5(03):189-192.

[43] 中华医学会呼吸病学分会.良性中心气道狭窄经支气管镜介入诊治专家共识 [J].中华结核和呼吸杂志,2017,40(06):408-418.

[44] 廖卫,刘秉彦,杨炳昂,等.介入性超声在细菌感染性肝脓肿患者中的应用效果研究 [J].中华医院感染学杂志,2017,27(16):3715-3718.

[45] 林长泼,符伟国.腹主动脉瘤的诊治进展 [J].中华血管外科杂志,2019,4(1):1-5.

[46] 刘彩云,何志娟,南莎.非计划性拔管风险评估工具的研究进展 [J].中国实用护理杂志,2016,32(33):2629-2632.

[47] 刘杰.危重孕产妇监测对孕产妇死亡率的影响研究 [J].中国实用医药,2018,13(9):62-63.

[48] 刘娟,刘波,李惠芬,等.胆道感染病原学分析 [J].中华医院感染学杂志,2018,28(20):3111-3114.

[49] 马莉,王志稳,葛宝兰,等.急诊科危重病人院内转运过程中不良事件及风险因素分析 [J].护理研究,2019,33(21):3676-3680.

[50] 么莉,冯志仙,朱宗蓝,等.护理敏感质量指标实用手册(2016 版)[M].北京:人民卫生出版社,2016.

[51] 莫伟,李海燕.外周血管疾病介入护理学 [M].北京:人民卫生出版社,2017.

[52] 莫伟,向华,阳秀春,等.股动脉穿刺介入术后制动时间的循证证据研究 [J].介入放射学杂志,2019,28(01):85-88.

[53] 沈莹,刘文娟,白海燕,等.急性 ST 段抬高型心肌梗死行急诊冠状动脉介入术患者家属真实体验的质性研究 [J].解放军护理杂志,2017,34(5):33-36,65.

[54] 施海彬,张劲松,赵卫.急诊介入治疗学 [M].北京:人民卫生出版社,2018.

[55] 苏甜,宿桂霞.早期预警评分系统的应用现状及进展 [J].护理研究,2018,32(6):856-859.

[56] 中国医师协会心血管外科分会大血管外科专业委员会.主动脉夹层诊断与治疗规范中国专家共识 [J].中华胸心血管外科杂志,2017,33(11):641-654.

[57] 王陇德,刘建民,杨弋,等.我国脑卒中防治仍面临巨大挑战 –《中国脑卒中防治报告2018》概要 [J].中国循环杂志,2019,34:105-119.

[58] 王秋磊,祁小红.心介入导管室专科护理质量敏感指标的初步构建 [J].中国实用护理杂志,2018,34(33):2587-2592.

[59] 王绍显,刘圣,贾振宇,等 . 血管内多技术联合应用治疗急性肾动脉闭塞的初步经验 [J].介入放射学杂志,2019,28(6):537-541.

[60] 王欣然,张芝颖,张宇.重症胰腺炎并发胰周假性动脉瘤出血患者的识别与急救护理 [J].中华护理杂志,2018,53(6):703-706.

[61] 吴欣娟,史冬梅.北京协和医院急诊科护理工作指南 [M].北京:人民卫生出版社,2016.

[62] 吴欣娟,张晓静,谢红,等 . 护理管理工具与方法实用手册 [M]. 北京:人民卫生出版社,2015.

[63] 肖书萍,陈冬萍,熊斌.介入治疗与护理 [M].北京:中国协和医科大学出版社,2016.

[64] 徐克,滕皋军.介入放射学 [M].北京:人民卫生出版社,2010:334-337.

[65] 徐寅,杨如美,顾美珍,等 . 经皮顺行性输尿管支架介入治疗输尿管狭窄的护理 [J].介入放射学杂志,2017,26(3):277-280.

[66] 血凝酶在急性出血临床应用专家组 . 血凝酶在急性出血性疾病中应用的专家共识 [J].中华急诊医学杂志,2018,27(2):137-140.

[67] 杨玲 . 血管内介入栓塞术治疗脑血管畸形出血的围术期护理 [J].实用临床医学,2016,17(12):84-85,98.

[68] 杨鹏霞,宋建东.输卵管间质部妊娠的早期诊断与价值及治疗进展 [J].中国计划生育和妇产科,2017,9(2):16-19.

[69] 杨仁杰,李文华,张靖 . 临床急症介入治疗学 [M].北京:人民卫生出版社,2017.

[70] 尹剑,赖凌峰,张炘,等.儿童颅内动静脉畸形破裂出血的危险因素分析及血管内栓塞治疗体会 [J].中华神经医学杂志,2016,15(11):1136-1141.

[71] 尤黎明,吴瑛.内科护理学 [M].北京:人民卫生出版社,2017.

[72] 袁丁,赵纪春,王家嵘,等 . 2018 年美国血管外科学会(ASVS)腹主动脉瘤诊治临床实践指南解读 [J].中国循证医学杂志,2018,12(18):1273-1280.

[73] 张波,桂莉.急危重症护理学 [M].4 版.北京:人民卫生出版社,2017.

[74] 张靖,单鸿,欧阳强.儿科介入放射学 [M].北京:中华医学电子音像出版社,2015:188-193.

[75] 张科,魏宁,徐浩,等.气管狭窄及支架置入后气流动力学参数改变及意义 [J].介入放射学杂志,2017,26(1):35-39.

[76] 张绍果,王雅洁,石美霞;等 . Nutric 量表在危重症病人营养不良风险评估中的应用 [J].循证护理,2019,5(5):440-444.

[77] 张希全,葛世堂,陈众,等 . 腔内介入术治疗急性肱动脉损伤的疗效 [J].中华创伤杂志,2017,33(3):281-284.

[78] 张鑫彤,祁兴顺.《2016 年意大利经颈静脉肝内门体分流术技术、适应证及禁忌证管理共识》推荐意见 [J].临床肝胆病杂志,2017,33(3):428-431.

[79] 赵纪春,王家嵘.腹主动脉瘤腔内修复术后并发症的处理 [J].中华血管外科杂志,2018,3(2):74-77.

[80] 中国医师协会急诊医师分会.急性上消化道出血急诊诊治流程专家共识 [J].中国急救医学,2015,35(10):865-873.

[81] 中国医师协会介入医师分会妇儿介入专委会,中华医学会放射学分会介入学组生殖泌尿专委会,中国妇儿介入联盟.围产期产科出血介入治疗中国专家共识 [J].中华介入放射学电子杂志,2020,8(1):1-5.

[82] 中国医师协会介入医师分会介入围手术专业委员会.介入护理实践指南(2019版)[M].南京:东南大学出版社,2019.

[83] 中国医师协会新生儿科医师分会.中国新生儿病房分级建设与管理指南(建议案)[J].发育医学电子杂志,2015,3(4):193-202.

[84] 中国医师协会新生儿专业委员会.中国新生儿转运指南(2013)[J].中华实用儿科临床杂志,2013,28(2):153-155.

[85] 中国医师协会整合医学分会呼吸专业委员会.大咯血诊疗规范 [J].中华肺部疾病杂志(电子版),2019,12(1):1-8.

[86] 《中华内科杂志》编辑委员会,《中华医学杂志》编辑委员会,《中华消化杂志》编辑委员会,等.急性非静脉曲张性上消化道出血诊治指南(2018 年,杭州)[J].中华内科杂志,2019,58(3):173-180.

[87] 中华心血管病杂志编辑委员会,胸痛规范化评估与诊断共识专家组.胸痛规范化评估与诊断中国专家共识 [J].中华心血管病杂志,2014,42(8):627-632.

[88] 中华医学会放射学分会对比剂安全使用工作组.碘对比剂使用指南(第 2 版)[J].中华放射学杂志,2013,47(10):869-872.

[89] 中华医学会妇产科学分会产科学组.产后出血预防与处理指南(2014)[J].中华妇产科杂志,2014,49(9):641-646.

[90] 中华医学会肝病学分会,中华医学会消化病学分会,中华医学会内镜学分会.肝硬化门脉高压食管胃底静脉曲张出血防治指南 [J].临床肝胆病杂志,2016,32(2):203-219.

[91] 中华医学会呼吸病学分会肺栓塞与肺血管病学组,中国医师协会呼吸医师分会肺栓塞与肺血管病工作委员会,全国肺栓塞与肺血管病防治协作组.肺血栓栓塞症诊治与预防指南 [J].中华医学杂志,2018,98(14):1060-1087.

[92] 中华医学会计划生育学分会.剖宫产瘢痕妊娠诊断与治疗共识 [J].中华医学杂志,2012,92(25):1731-1733.

[93] 中华医学会麻醉学分会神经外科麻醉学组.中国颅脑疾病介入治疗麻醉管理专家共识[J].中华医学杂志,2016,96(16):1241-1246.

[94] 中华医学会神经病学分会,中华医学会神经病学分会脑血管病学组.中国急性缺血性脑卒中诊治指南 2018[J].中华神经科杂志,2018,51(9):666-682.

[95] 中华医学会神经病学分会,中华医学会神经病学分会脑血管病学组.中国重症脑血管病管理共识 2015[J].中华神经科杂志,2016,49(3):192-202.

[96] 中华医学会神经外科学分会.神经外科重症管理专家共识(2013 版)[J].中华医学杂志,2013,93(23):1765-1779.